重订古今名医临证金鉴

水肿卷（上）

单书健 ◎ 编著

中国健康传媒集团
中国医药科技出版社

内 容 提 要

　　古今名医之临床实践经验，乃中医学术精华之最重要部分。本书选取了古今名医对水肿的临床经验、医案、医论之精华，旨在为临床中医诊治水肿提供借鉴。全书内容丰富，资料翔实，具有极高的临床应用价值和文献参考价值，以帮助读者开阔视野，增进学识。

图书在版编目（CIP）数据

　　重订古今名医临证金鉴. 水肿卷：全 2 册 / 单书健编著. — 北京：中国医药科技出版社，2017.8
　　ISBN 978-7-5067-9222-6

　　Ⅰ. ①重…　Ⅱ. ①单…　Ⅲ. ①水肿—中医临床—经验—中国　Ⅳ. ① R249.1

　　中国版本图书馆 CIP 数据核字（2017）第 071471 号

美术编辑	陈君杞
版式设计	也　在

出版	**中国健康传媒集团** ｜ 中国医药科技出版社
地址	北京市海淀区文慧园北路甲 22 号
邮编	100082
电话	发行：010 - 62227427　邮购：010 - 62236938
网址	www.cmstp.com
规格	710 × 1000 mm $\frac{1}{16}$
印张	40 $\frac{3}{4}$
字数	454 千字
版次	2017 年 8 月第 1 版
印次	2023 年 3 月第 2 次印刷
印刷	三河市百盛印装有限公司
经销	全国各地新华书店
书号	ISBN 978-7-5067-9222-6
定价	**79.00 元**（全 2 册）

获取新书信息、投稿、为图书纠错，请扫码联系我们。

困惑与抉择

——代前言

单书健

从 1979 年当编辑起，我就开始并一直在思考中医学术该如何发展？总是处于被证明、被廓清、被拷问的中医学，在现代科学如此昌明的境遇下，还能不能独立发展？该以什么形态发展？

一、科学主义——中医西化百年之困

（一）浑沌之死

百年中医的历史，就是一部中医西化的历史……

百年来西医快速崛起，中医快速萎缩，临床范围窄化，临床阵地缩小，信仰人群迁移，有真才实学、经验丰富的中医寥若晨星……

科研指导思想的偏差。全部采用西医的思路、方法、评价标准。科研成果大部分脱离了中医药学的最基本特点，以药为主，医药背离，皮之不存，毛将焉附？

中医教育亦不尽人意。学生无法建立起中医的思维方式，不能掌握中医学的精髓，不能用中医的思维方式去认识疾病，这是中医教育亟待解决的问题。中医学术后继乏人，绝非危言耸听，而是严酷的现实。

傅景华先生认为，科学主义首先将科学等同于绝对真理，把近代以来形成的科学体系奉为不可动摇的真理，那么一切理论与实践都要符合"科学"，并必须接受"科学"的验证。一个明显错误的观念，却变成不可抗衡的共识。事实上，这种认识一旦确立，中医已是死路一条。再用笼罩在现代科学光环之下的西医来检验中医则是顺理成章。"用现代科学方法研究中医，实现中医现代化"的方针应运而生，并通过行政手段，使之成为中医事业发展的惟一途径。中医走上了科学化、现代化、实证化、实验化、分析化、还原化、客观化、标准化、规范化、定量化的艰巨而漫长的征程，中医被验证、被曲解、被改造、被消化的命运已经注定。在"现代化"的迷途上，历尽艰辛而长途跋涉，费尽心机地寻找中医概念范畴和理论的"物质基础"与"科学内涵"，最高奢望不过是为了求人承认自己也有符合西医的"科学"成分。努力去其与西医学不相容的"糟粕"，取其西医学能够接受的"精华"，直至完全化入西医，以彻底消亡而告终。

中国科学院自然科学史研究所研究员宋正海先生认为科学是人类社会结构中的一个基本要素。从古至今，任何民族和国家，均存在科学这个要素，所不同的只是体系有类型不同、水平有高低之分。并非如科学主义者所认为的，只有西方体系的近代科学才算是"科学"。[1]

近代科学为西方科学体系所独霸，它的科学观、方法论所形成的科学主义，无限度发展，逐渐在全球形成强势文化，取得了话语权，致使各国民族的科学和文化越来越被扼杀乃至被完全取代。近百年来以科学主义评价中医科学性、以西医规范中医，正促使中医走上一条消亡之路。要真正振兴中医，首先要彻底批判科学主义，让中医先从束缚中走出来。

《庄子·应帝王》中浑沌之死十分深刻，发人深省……

南海之帝为倏，北海之帝为忽，中央之帝为浑沌。倏与忽时相与遇于浑沌之地，浑沌待之甚善。倏与忽谋报浑沌之德，曰："人皆有七

---

[1] 宋正海. 要振兴中医首先要彻底批判科学主义. 中国中医药报社. 哲眼看中医. 北京科学技术出版社，2005，71–78.

窍以视听食息，此独无有，尝试凿之。"日凿一窍，七日浑沌死。

《经典释文》："倏忽取神速之名，浑沌以合和为貌。"成玄英疏："夫运四肢以滞境，凿七窍以染尘，乖浑沌之至淳，顺有无之取舍，是以不终天年，中途夭折。""浑沌"象征本真的生命世界，他的一切原本如此，自然而然，无假安排，无须人为地给定它以任何秩序条理。道的根源性在于浑沌。在浩渺的时空中按人的模式去凿破天然，以分析去破毁混融，在自然主义的宇宙观看来，乃是对道的整体性和生命的整体性的斫丧。把自己的价值观强加给中医学，加给多样性的生命世界，中医西化无疑是重演"浑沌"的悲剧！

（二）中医是不为狭义科学见容的复杂性科学

2015 年 10 月 5 日，中国科学家屠呦呦凭发现青蒿素的治疟作用而获得 2015 年诺贝尔生理学与医学奖，这是中国科学家获得的第一个科学类诺贝尔奖。2011 年，屠呦呦获得拉斯克奖（Lasker Award）时曾表示，青蒿素的发现，是团队共同努力的成果，这也是中医走向世界的荣誉。

围绕屠呦呦的获奖，关于中医科学性的争论再次喧嚣一时。然而不管如何争议，中医跨越几千年历史为中华民族乃至全世界的生存做出了不可磨灭的贡献。

朱清时院士认为中医药是科学，是复杂性科学。只是当前流行的狭义的"科学"还不接受。

发源于西方的现代主流科学总是把复杂事物分解为基本组成单元来研究（即以还原论为基础）；以中医为代表的中国传统科学总是把复杂事物看作整体来研究，他们认为，若把事件简化成最基本的单元，就要把许多重要信息都去除掉，如单元之间的连接和组合方式等等，这样做就把复杂事物变样了。

朱清时院士指出，解剖学发现不了经络和气，气实际上是大量细胞和器官相互配合和集体组装形成的一种态势。这种态势正如战争中兵家的部署，士兵组织好了，战斗力就会大增，这种增量就是气。或者像放在山顶上蓄势待下的石头。总之，是一个复杂系统各个部分之间的关系、组装方式决定了它能产生巨大的作用。

英国《自然》杂志主编坎贝尔博士就世界科技发展趋势发表看法说：目前对生命科学的研究仍然局限在局部细节上，尚没有从整个生命系统角度去研究，未来对生命科学的研究应当上升到一个整体的、系统的高度，因为生命是一个整体。

著有《东方科学文化的复兴》的姜岩博士曾著文指出：混沌理论推动了复杂科学的诞生。而复杂科学的问世彻底动摇了还原论——能用还原论近似描述的仅仅是我们世界的很小的一部分。哥德尔不完备性定理断言，不仅仅是数学的全部，甚至任何一个系统，都不可能用类似哥德尔使用的能算术化的数学和逻辑公理系统加以概括。哥德尔的结果是对内涵公理化一个致命的打击。

著名生物学家、生命科学哲学家迈尔强调科学的多元性。他认为，由于近代物理学的进步，"仿佛世界上并没有活生生的有机世界。因此，必须建立一种新的哲学，这种哲学主要的任务是摆脱物理主义的影响"。他指出生物学中还原是徒劳的、没有意义的……生物学领域重要的不是本质而是个体。

诺贝尔奖获得者、杰出现代科学家普利高津说过："物理学正处于结束现实世界简单性信念的阶段，人们应当在各个单元的相互作用中了解整体，要了解在相当长的时间内，在宏观的尺度上组成整体的小单元怎样表现出一致的运动。"而这些观念与中医的学术思想更为接近。美国物理学家卡普拉把现代物理学与中国传统思想作了对比，认为两者在许多地方极其一致。哈肯提出"协同学和中国古代思想在整体性观念上有深刻的联系"，他创立协同学是受到中医等东方思维的启发。以中国古代整体论思想为基础的中医将大大促进医学和科学的发展。

（三）哲学家的洞见

曾深入研究过中医的哲学家刘长林先生指出，当前困扰中医学的不是中医药学术本身，而是哲学。一些流行的认识论观念必须突破、更新，这样才能树立正确的科学观，破除对西方和现代科学的迷信，正确理解中医学的科学价值，划清中医与西医的界限，此乃发展中医学的关键。

刘先生认为：科学多元的客观依据是宇宙的无限性，宇宙和任一具体事物都具有无限多的方面和层面……任何认识方法都是对世界的一种选择，都是主客体的一种特殊的耦合关系。你的方法选择认识这一方面，就不能同时认识那一方面；你建立的耦合关系进入这一层面，就不能同时进入那一层面，因为世界是由各种对立互补的方面、层面所组成的。这就形成了不同的认识方法，而认识方法的不同，导致了认识的结果也就不同，所获规律的形态也不一样，从而形成不同的科学模型，但却都是对这一事物的正确认识。于是形成形态各异的科学体系，这就是科学的多元性。[1]

恩格斯说：一切存在的基本形式是空间和时间。孟庆云先生认为，《内经》的思想主旨是从时间结构的不同内容阐发有机论人体观，提出了关于阴阳始终、藏象经络、四时气化、诊法治则等学说中时间要素的生命特征，具有独特的科学价值。

刘先生指出：西方科学体系以空间为主。空间性实，其特性在于广延和并列。空间可以分割，可以占有。空间关系的特点是相互排斥，突显差别。对空间的深入认识以分解为条件。在空间中，人与物

---

[1] 刘长林. 关于中国象科学的思考——兼谈中医学的认识论实质. 杭州师范大学学报（社会科学版），2009, 31（2）：4-11.

是不平等的，人居主位，对物持征服和主宰的态度。因此，主体与客体采取对立的形式……以空间为本位，就会着重研究事物的有形实体和物质构成，这与主客对立的认识方式是统一的。认识空间性质主要靠分析、抽象和有控制条件的实验。抽象的前提是在思维中将对象定格、与周围环境分割开，然后找出具有本质意义的共性。在控制的条件下做实验研究，是在有限的空间范围内（如实验室），在实际中将对象与周围环境分割开，然后寻找被分离出来的不同要素之间的规律性联系。

刘先生还认为：东方科学体系以时间为主。时间性虚，其特性在于持续和变异。时间不能分割，不能占有，只能共享。在时间里，人与人、人与万物是平等、共进的关系。主体与客体采取相融的方式……从时间的角度认识事物，着眼在自然的原本的整体，表现为现象和自然的流行。向宇宙彻底开放的状态，在"因""顺"对象的自然存在和流行中，寻找其本质和规律。用老子的话说，就是"道法自然"，这是总的原则。

"现象联系的本质是'气'，气是万物自然生化的根源。现象层面的规律体现为气的运动，通过气来实现。中医学研究的是现象层面的规律，在认识过程中，严格保持人和万物的自然整体状态，坚持整体决定和产生部分，部分受整体统摄，因而要从整体看部分，而不是从部分看整体。西医学研究的是现象背后的实体层面，把对象看作是合成的整体，因而认为部分决定整体，整体可以用部分来说明，故主要采取还原论的方法。"

"现象表达的是事物的波动性，是各种功能、信息的联系。现象论强调的是事物的运动变易，即时间方面。庄子说：'与物委蛇，而同其波。'（《庄子·庚桑楚》）'同其波'，就是因顺现象的自然流变，去发现并遵循其时间规律。所以中医学研究的是整体。而西医学以实体为支撑事物存在的本质，将生命活动归结为静态的物质形体元素，故西医学研究的是'粒子'的整体。"

"中医学认为：'器者，生化之宇。'（《素问·六微旨大论篇》）而生化之道，以气为本。'气始而生化，气散而有形，气布而蕃育，气终而象变，其致一也。'（《素问·五常政大论篇》）可见，中医学以无形的人体为主要对象，着意关注的是气化，把人看作是气的整体。而西医学则以有形的人体为对象，研究器官、细胞和分子对生命的意义，把人看作是实体的整体。"

刘先生进而指出：时间与空间是共存关系，不是因果关系。人无论依靠何种手段都不可能将时空两个方面同时准确测定，也不可能从其中的一个方面过渡到另一方面。量子力学的不确定性原理告诉我们，微观粒子的波动特性的关系也是这样。它们既相互补充，又相互排斥。

部分决定整体和整体决定部分，这两个反向的关系和过程同时存在。但是，观测前者时就看不清后者，观测后者时又看不清前者，所以我们只能肯定二者必定相互衔接，畅然联通，但却永远不能弄清其如何衔接，如何联通。这是认识的盲区，是认识不可逾越的局限。要承认这类盲区的存在，因为世界上有些不可分割的事物只是共存关系，而没有因果联系。

刘先生从哲学的高度对中西医把握客观事物认识论原理，燃犀烛微，深刻剖析，充满了哲学家的洞见，觉闻清钟，发人深省。

李约瑟曾经指出：中西医结合在技术层面是可以探讨的，理论层面是不可能的。刘长林先生也认为：人的自然整体（中医）与合成的整体（西医），这两个层面之间尽管没有因果联系，但却有某种程度的概率性的对应关系。寻求这种对应关系，有利于临床。我们永远做不到将两者真正沟通，就是说，无论用中医研究西医，还是用西医研究中医，永远不可能从一方走到另一方。

早在20世纪80年代，傅景华先生就形成了中医过程论思想。傅先生认为：中医不仅包括对有形世界的认识，而且具有对自然和生命本源以及发生演化过程的认识。中医的认识领域主要在生命过程与枢机，而不仅是人体结构与功能，中医是"天地人和通、神气形和通"的大道。傅先生认为中医五脏属于五行序列，分别代表五类最基本的生命活动方式。《素问·灵兰秘典论篇》喻以君主、相傅、将军、仓廪、作强之官，形象地反映出五类生命运动方式的特征。在生命信息的运行机制中，心、肺、肝、脾、肾恰似驱动、传递、反馈、演化、发生机制一样，立足于生命的动态过程，而非实体器官。针对实体层面探求中医脏腑经络实质已走入死胡同，傅景华先生以"中医过程论"诠释中医实质，空谷足音，振聋发聩，惜了无唱和。笔者曾多次和傅景华讨论，好像那时他并不知道怀特海的过程哲学，只是基于对《周易》等典籍中过程思想的理解，能提出如此深刻的见解，笔者十分敬佩他深邃的洞见。十几年后，怀特海的过程哲学已在中国传播，渐至大行其道了。

怀特海明确地说过，他的过程哲学与东方思想更加接近！而不是更接近于西方哲学。杨富斌教授指出，怀特海过程哲学的"生成"和"过程"思想，与中国哲学关于生成和变易的思想相接近。

怀特海的有机体概念，通常是指无限"绵延"（持续）的宇宙运动过程的某一点上包含了与其他点上的事物的相互关系，因而获得自身的具体现实规定性的事物。意在取代以牛顿物理学绝对时空观为基础的机械唯物论宇宙观中的"物质"或"实在"观，即宇宙观问题。在他看来，传统的机械论宇宙观中所说的"物质"或"实在"实际上都是处于过程之中的存在物或实有（entity），都是与其他存在物相互作用、相互影响、相互依赖的，并在此过程中获得自身的规定性，不是单纯的、永恒的、具有绝对意义的东西，而是具有过程性、可变性和相对性的复杂有机体；认识过程中的主体和客体也是同一运动（认识）过程中彼此相关、相互渗透和相互依赖的两个有机体，因而并没有完全自主、自足的"主体"，也没有绝对不受主体影响的、具有绝对意义的客体，因此对于主体与客体的关系，也应当从二者的相互作用、相互影响和相互渗透及其与周围的关系等方面来考察。而中国古代哲学追求超现象的本质、超感觉的概念、超个体性的普遍性（同一性）为哲学的最高任务。在中国哲学家看来，天地人相通，自然与社会相通，阴阳相通相合。《黄帝内经》通过揭示自然变化对人体生理的影响，自然变化与疾病、自然环境与治疗的关系，认为"人与天地相参也，与日月相应也。"（《灵枢·岁露论》）怀特海的有机体思想与中国哲学的天人合一确有相通之处。

（四）医学不是纯粹的科学

除了极少数的哲学家、科学家认为中医是科学，而中医不是科学几乎成为世人之共识。但医学哲学家同样拷问：西医学是科学吗？

西医学之父威廉姆·奥斯勒说，"医疗行为是植根于科学的一种艺术"，进而他解释道，"如果人和人都一样，那医学或许能成为一门科学，而不是艺术。"

1981 年 6 月密苏里大学哲学系的罗纳尔德·穆森在《医学与哲学》（The Journal of Medicine and Philosophy）发表了 25 页的长文"为什么医学不可能是一门科学"，医学圈里为之哗然，因为文章发表在暑月，因此常常被称为"暑月暴动"。依照穆森的观点，"医学是科学"缺乏有说服力的论证；从历史和哲学上可以论证医学"不是""不应该是"也"不可能是"（单一的、纯粹的）科学。在愿景、职业价值、终极关怀、职业目的与职业精神上，医学与科学之间是有冲突的；医学一旦成为科学，就会必然遮蔽偏离医学的职业愿景、价值、终极关怀、目的与精神。科学的基本目的是获得新知，以便理解这个世界和这个世界中的事物，医学的目的是通过预防或治疗疾病来增进人们的健康；科学的标准是获得真理，医学的标准是获得健康和疗效；科学的价值旨向为有知、有理（客观、实验、实证、还原）、有用、有利（效益最大化）；医学的价值旨向为有用、有理、有德、有情、有根、有灵，寻求科学性、人文性、社会性的统一。针对人的医学诉求和服务，科学存在严重的"缺损配置"。

穆森的结论是：尽管医学（知识）大部分是科学的，但它并不是、也不可能成为一门科学。

范瑞平先生指出，不能完全按照当代科学性与科学化的指标、方法与价值来衡量医学，裁判中西医之争，在当代科学万能和科学至上的意识形态中，技术乌托邦的期盼遮蔽了医学的独立价值，穆森的文章力矫时弊。

医学的原本是人学，这是众所周知的事实，其性质必须遵循人的属性而定。穆森和拥护者所做的，其实是站在我们所处的时代——医学有离科技更近、离人性更远，离具体更近、离整体更远的趋势——发出的"重拾医学人性"的呼吁。

我们还用为中医是不是科学而捶胸顿足地大声疾呼吗？

二、理论－实践脱节与"文字之医"

理论－实践脱节，即书本上的知识（包括教科书知识），并不能完全指导临床实践，这是中医学术发展未能解决的首要问题。形成理论－实践脱节的因素比较复杂，笔者认为欲分析解决这一问题，必须研究中医学术发展的历史，尤其是正确剖析文人治医对中医学术的影响。

迨医巫分野后，随着文人治医的不断增多，中医人员的素质不断提高，因为大量儒医的出现，极大地提高了医生的基础文化水平。文人治医，繁荣了中医学，增进了学术争鸣，促进了学术发展。通医文人增加，对医学发展的直接作用是形成了以整理编次医学文献为主的学派。由于儒家济世利天下的人生观，促使各阶层高度重视医籍的校勘整理、编撰刊行，使之广为流传。

文人治医对中医学术的消极影响约有以下诸端：

（一）尊经崇古阻碍了中医学的创新发展

两汉后，在儒生墨客中逐渐形成以研究经学、弘扬经书和从经探讨古代圣贤思想规范的风气，后人称之为"经学风气"。

儒家"信而好古""述而不作"一直成为医学写作的指导思想，这种牢固的趋同心理，削磨、遏制了医家的进取和创新。尊经泥古带给医坛的是万马齐喑，见解深邃的医家亦不敢自标新见，极大地禁锢了人们的思想，导致了医学新思想的难以产生及产生后易受抑压，也导致了人们沿用陈旧的形式来容纳与之并不相称的新内容，从而限制了新内容的进一步发展，极大地延缓了中医学的发展。

（二）侈谈玄理，无谓争辩

一些医学家受理学方法影响，以思辨为主要方法，过分强调理性作用，心外无物，盲目夸大了尽心明性在医学研究中的地位，对医学事实进行随意的演绎推理，以至于在各家学说中掺杂了大量的主观臆测、似是而非的内容（宋代以前文献尚重实效，宋代以后则多矜夸偏颇、侈谈玄理、思辨攻讦之作）。

无谓争辩中的医家，所运用的思辨玄学的方法，使某些医学概念外延无限拓宽，无限循环，反而使内涵减少和贫乏，事实上思辨只是把人引入凝固的空洞理论之中。这种理论似乎能解释一切，实际上却一切都解释不清。它以自然哲学的普遍性和涵容性左右逢源，一切临床经验都可以成为它的诠注和衍化，阻碍和束缚了人们对问题继续深入的研究。理论僵化，学术惰于创新，通过思辨玄学方法构建的某些理论，不但没有激起后来医家的创新心理，反而把人们拉离临床实践的土壤。命门之争，玄而又玄，六味、八味何以包治百病？

（三）无病呻吟，附庸风雅的因袭之作

"立言"的观念在文人中根深蒂固，一些稍涉医籍的文人，也常附庸风雅，编撰方书，有的仅是零星经验，有的只是道听途说，因袭之作，俯拾皆是。

（四）重文献，轻实践

受经学的影响，中医学的研究方法大抵停留在医书的重新修订、编次、整理、汇纂，呈现出"滚雪球"的势态。文献虽多，而少科学含量。从传统意义上看，尚有可取之处，但在时间上付出的代价是沉重的，因为这样的思想延缓了中医学的发展。

伤寒系统，有人统计注释《伤寒》不下千余家，主要是编次、注释，但大都停留在理论上的发挥和争鸣，甚或在如何恢复仲景全书原貌等问题上大做文章，进而争论诋毁不休，站在临床角度上深入研究者太少了。马继兴先生对《伤寒论》版本的研究，证明"重订错简"几百年形成的流派竟属子虚乌有。

整个中医研究体系中重经典文献，轻临床实践是十分明显的。

一些医家先儒而后医，或弃仕途而业医，他们系统研究中医时多已年逾不惑，还要从事著述，真正从事临床的时间并不多，其著作之实践价值仍需推敲。

苏东坡曾荐圣散子方。某年大疫，苏轼用圣散子方而获效，逾时永嘉又逢大疫，又告知民众用圣散子方，而贻误病情者甚伙。陈无择《三因方》云：此药实治寒疫，因东坡作序，天下通行。辛未年，永嘉瘟疫，被害者不可胜数。盖当东坡时寒疫流行，其药偶中而便谓与三建散同类。一切不问，似太不近人情。夫寒疫亦自能发狂，盖阴能发燥，阳能发厥，物极则反，理之常然，不可不知。今录以备寒疫治疗用者，宜审究寒温二疫，无使偏奏也。

《冷庐医话》记载了苏东坡孟浪服药自误：士大夫不知医，遇疾每为庸工所误。又有喜谈医事，孟浪服药以自误。如苏文忠公事可惋叹焉……

文人治医，其写作素养，在其学问成就上起到举足轻重的作用。而不是其在临床上有多少真知灼见。在中医学发展史上占有重要地位的医学著作并非都是经验丰富的临床大家所为。

《温病条辨》全面总结了叶天士的卫气营血理论，成为温病学术发展的里程碑，至今仍有人奉为必读之经典著作。其实吴鞠通著《温病条辨》时，从事临床只有六年，还不能说是经验宏富的临床家。《温病条辨》确系演绎《临证指南》之作，对其纰谬，前哲今贤之驳辨批评，多为灼见。研究吴鞠通学术思想，必须研究其晚年之作《医医病书》及其晚年医案。因《温病条辨》成书于1798年，吴氏40岁，而《医医病书》成于道光辛卯（1831）年，吴氏时已73岁。仔细研究即可发现风格为之大变，如倡三元气候不同医要随时变化，斥用药轻描淡写，倡治温重用石膏，从主张扶正祛邪，到主张祛除邪气，从重养阴到重扶阳……

《证治准绳》全书总结了明代以前中医临床成就，临床医生多奉为圭臬，至今仍有十分重要的学术价值。但是王肯堂并不是职业医生、临床家。肯堂少因母病而读岐黄家言，曾起其妹于垂死，并为邻里治病。后为其父严戒，乃不复究。万历十七年进士，选翰林院庶吉士，三年后受翰林院检讨，后引疾归。家居十四年，僻居读书。丙午补南行人司副，迁南膳部郎，壬子转福建参政……独好著书，于经传多所发明，凡阴阳五行、历象……术数，无不造其精微。著《尚书要旨》《论语义府》《律例笺释》《郁冈斋笔尘》，雅工书法，又为藏书大家。曾辑《郁冈斋帖》数十卷，手自钩拓，为一时刻石冠。

林珮琴之《类证治裁》于叶天士内科心法多有总结，实为内科之集大成者，为不可不读之书，但林氏在自序中讲得清清楚楚：本不业医。

目尽数千年，学识渊博，两次应诏入京的徐灵胎，亦非以医为业，如《洄溪医案》多次提及：非行道之人。

王三尊曾提出"文字之医"的概念（《医权初编》上卷论石室秘录第二十八）：

夫《石室秘录》一书，乃从《医贯》中化出。观其专于补肾、补脾、疏肝，即《医贯》之好用地黄汤、补中益气汤、枳术丸、逍遥散之意也。彼则补脾肾而不杂，此又好脾肾兼补者也……此乃读书多而临证少，所谓文字之医是也。惟恐世人不信，枉以神道设教。吾惧其十中必杀人之二三也。何则？病之虚者，虽十中七八，而实者岂无二三，彼只有补无泻，虚者自可取效，实者即可立毙……医贵切中病情，最忌迂远牵扯。凡病毕竟直取者多，隔治者少，彼皆用隔治而弃直取，是以伐卫致楚为奇策，而仗义执言为无谋也……何舍近而求远，尚奇而弃正哉。予业医之初，亦执补正则邪去之理，与隔治玄妙之法，每多不应。后改为直治病本，但使无虚虚实实之误，标本缓急之差，则效如桴鼓矣……是书论理甚微，辨症辨脉则甚疏，是又不及《医贯》矣……终为纸上谈兵。

"文字之医"实际的临床实践比较少，偶而幸中，不足为凭。某些疾病属于自限性疾病，即使不治疗也会向愈康复。偶然取效，即以偏概全，实不足为法。

"文字之医"为数不少，他们的著作影响并左右着中医学术。

笔者认为理论与实践脱节，正是文人治医对中医学术负性影响的集中体现。

必须指出，古代医学文献临床实用价值的研究是十分艰巨的工作。笔者虽引用王三尊之论，却认为《石室秘录》《辨证录》诸书，独到之处颇多，同样对非以医为业的医家，如王肯堂、徐灵胎、林珮琴等之著作，亦推崇备至，以为不可不读。

三、辨病下的辨证论治

笔者师从洪哲明先生临诊时，先生已近八旬。尝见其恒用某方治某一病，而非分型辨治。小儿腹泻概以"治中散"（理中丸方以苍术易白术）治之，其效甚捷；产后缺乳概用双解散送服马钱子；疝气每用《金匮》蜘蛛散。辨病还是辨证？

中医是先辨病再辨证，即辨证居于第二层次。《伤寒论》"辨太阳病脉证并治""辨阳明病脉症论治"……已甚明了。后世注家妄以己意，曲加发挥，才演绎出林林总总的"六经辨证"，已背离仲师原旨。

1985年，有一次拜谒张琪先生，以中医是辨病下的辨证论治为题就教，张老十分高兴地给我讲了一个多小时：同为中焦湿热，淋病、黄疸、湿温有何不同，先生毫分缕析，剀切详明。张老十分肯定中医是辨病下的辨证论治。

徐灵胎《兰台轨范》序：欲治病者，必先识病之名，能识病名，而后求其病之由生，知其所由生，又当辨其生之因各不同，而病状所由异，然后考其治之之法。一病必有主方，一方必有主药。或病名同而病因异，或病因同而病症异，则又各有主方，各有主药，千变万化之中，实有一定不移之法。

中医临床流派以经典杂病派为主流，张石顽、徐灵胎、尤在泾为其代表人物，《张氏医通》为其代表作。张石顽倡"一病有一病之祖方"，显系以辨病为纲领。细读《金匮要略》，自可发现仲景是努力建立辨病体系的，一如《伤寒论》。

外感热病中温病学派，临证每抓住疫疠之气外犯，热毒鸱盛这一基本病因病机，以祛邪为不易大法，一治到底，同样是以辨病为主导的。

《伤寒论》是由"三阴三阳"辨"病"与"八纲"辨"证"的两级构成诊断的。如"太阳病，桂枝证"（34条）、"太阳病……表证仍在"（128条）。首先是通过辨病，从整体上获得对该病的病性、病势、病位、发展变化规律以及转归预后等方面的全面了解，从而把握贯穿该病过程的始终，并明确其发生、发展的基本矛盾，然后才有可能对各个发展阶段和不同条件（如治疗、宿疾等）影响下所表现出来的症候现象做出正确的分析和估价，得出符合该阶段病理变化性质（即该阶段的主要矛盾）的"证"诊断，从而防止和克服单纯辨证的盲目性。只有首先明确"少阴病"的诊断，了解贯穿于少阴病整个发展过程中的主要矛盾是"心肾功能低下，水火阴阳俱不足"，才有可能在其"得之两三日"仅仅出现口燥咽干的情况下判断为"邪热亢盛，真阴被灼"，果断地用大承气汤急下存阴。正确的辨证分析，必须以明确的"病"诊断为前提，没有这个前提就难以对证候的表现意义做出应有的估价，势必影响辨证的准确性。

辨"病"诊断的意义在于揭示不同疾病的本质，掌握各病总体矛盾的特殊性；辨"证"诊断的意义在于认识每一疾病在不同阶段、不同条件下矛盾的个性和各病在一定时期内的共性矛盾，做到因时、因地、因人制宜。首先，辨病是准确诊断的基础和前提；结合辨证，则是对疾病认识的深入和补充。二者相辅相成，缺一不可。

"六经辨证"的说法之所以是错误的，就在于把仲景当时已经区分出的六个不同外感病种，看成了一种病的六个阶段，即所谓的太阳病是表证阶段，阳明病是里证阶段，少阳病是半表半里阶段等。这种认识混淆和抹杀了"病"与"证"概念区别，既与原文事实相违背，又与临床实际不相符合。按照这种说法去解释原文，就难免捉襟见肘，矛盾百出。"六经辨证"说认为太阳病即是表证，全不顾太阳病还有蓄血、蓄水的里证；认为阳明病是里证，却无视阳明病还有麻黄汤证和桂枝汤证。既为阳明病下了"里证"定义，却又有"阳明病兼表证"之说。试问阳明病既为里证，何以又能兼表证，则阳明病为里证之说又何以成立？

张正昭先生指出："六经辨证"说无端地给三阴三阳的名称加上一个"经"字，无形中把"三阴三阳"这六个抽象概念所包括的诸多含义变成了单一的经络含义，使人误认为"三阴三阳"病就是六条经络之病，违背了《伤寒论》以"三阴三阳"病名的原义。可见，把"三阴三阳"病说成"六经病"固属不妥，而称其为"六经证"就更是错误的了。

李心机先生鉴于《伤寒论》研究史上"注不破经，疏不破注"的顽固"误读传统"，就鲜明地指出"让伤寒论自己诠释自己"。

四、亚健康不是"未病"是"已病"

近年来，较多的中医学者把亚健康与中医治未病、欲病等同起来，亚健康不是中医的未病，机械的对应、简单的比附，不仅仅犯了逻辑上的错误，于全面继承中医学术精华并发扬光大十分不利。

（一）中医"未病"不能等同于亚健康

《素问·四气调神大论篇》："圣人不治已病，治未病，不治已乱，治未乱，此之谓也。夫病已成而后药之，乱已成而后治之，譬犹渴而穿井，斗而铸锥，不亦晚乎。"体现了治未病是中医对摄生保健的指导思想，强壮身体，防于未病之先。

"未病"是个体尚未患病，应注意未病先防。中医的"未病"和"已病"，是相对概念，健康属于未病，疾病属于已病。

《难经·七十七难》："上工治未病，中工治已病者，何谓也？然所谓治未病者，见肝之病，则知肝当传之与脾，故先实其脾气，无令得受肝之邪，故曰治未病焉。"此时，未病是以已病之脏腑为前提，以已病脏腑之转变趋向为依据，务先安未受邪之地。

《灵枢·官能》中有"正邪之中人也微，先见于色，不知于其身。"指出病邪初袭机体，首先见体表某部位颜色的变化，而身体并未感到任何不适，然机体的气血阴阳已出现失衡，仅表现一些细微病前征象的状态便为未病状态。由健康到出现机体症状，发生疾病，并非是卒然出现的，而是逐渐形成，由量变到质变的过程。

《灵枢·顺逆》也指出，"上工刺其未生者也；其次，刺其未盛者也……上工治未病，不治已病，此之谓也"。

《素问·八正神明论篇》："上工救其萌芽，必先见三部九候之气，尽调不败而救之，故曰上工。下工救其已成，救其已败。"显示早期诊断，把握时机，早期治疗，既病防变之意。

唐孙思邈的《千金方》中有"古之医者，上医治未病之病，中医治欲病之病，下医治已病之病"的论述，明确地将疾病分为"未病""欲病""已病"三个层次。未病指机体已有或无病理信息，未有任何临床表现的状态或不能明确诊断的一种状态，是病象未充分显露的隐潜阶段。

中医的治未病是一种原则和指导思想，既包涵未病先防的养生防病、预防保健思想，也包涵既病防变、早期治疗、控制病情的临床治疗原则。

亚健康无论如何都是有明显身体不适而又不能符合（西医的）某种疾病诊断标准的状态，把未病和亚健康等同起来，是毫无道理的。

（二）亚健康是中医的已病

作为"中间状态"的亚健康，应包括三条：首先，没有生物学意义上的疾病（尚未发现躯体构造方面的异常）及明确的精神心理障碍（属"疾病"）；其次，它涉及躯体上的不适（如虚弱、疲劳等非特异性的，尚无可明确躯体异常、却偏离健康的症状或体验，但还够不上西医的"疾病"）；再次，还可涉及精神心理上的不适（够不上精神医学诊断上的"障碍"），以及社会生存上的适应不良。以亚健康状态常见的头痛、头晕、失眠等为例，均已构成中医"病"的诊断。多数亚健康个体，其体内的病机已启动，已经出现了阴阳偏盛偏衰，或气血亏损，或气血瘀滞，或有某些病理性产物积聚等病机变化。

"亚健康状态"指机体正气不足或邪气侵犯时机体已具备疾病的一些病理条件或过程，已有一些或部分病症（证）存在，但是未具备西医学疾病的诊断标准。我们不能采取把中医的"病"的概念与西医"疾病"的概念等同起来的思考和研究方式。

笔者认为全部中医的"病"只要还不具备西医学疾病诊断的证据，均属亚健康范畴。

中医生存和发展有一最关键的因素，就是临床范围日益窄化，中医文化基础日渐式微，信仰人群的迁移，观念的转变，后继乏人。很多研究都表明，人群中健康状态占10%，疾病状态占15%，75%属于亚健康状态。西医还没有明确的方法和药物治疗亚健康。中医学在亚健康状态方面的潜在优势，不仅可拓展中医学术新的生存空间，而且必将促进整个世界医学的进化与发展，从而为全人类的健康做出新的贡献。

闫希军先生所著《大健康观》中提出了大健康医学模式。在大健康医学模式中，中医被赋予十分重要的地位，而拥有了更加广阔的空间。中医理论与系统生物学及大数据方法契合，并将与系统生物学和生态医学等领域取得的成果相互交通，水乳交融，这是未来西方医学和中医学发展必然的走向。

五、正本清源，重建中医范式

范式是某一科学共同体在某一专业或学科中所具有的共同信念，这种信念规定了它们的共同的基本观点、基本理论和基本方法，为它们提供了共同的理论模式和解决问题的框架，从而成为该学科的一种共同的传统，并为该学科的发展规定了共同的方向。

库恩认为"范式"是成熟科学的标志，由于"范式"的存在，科学家们一方面可以在特定领域里进行更有效率的研究，从而使他们的研究更加深入；而另一方面，"范式"也意味着该领域里"更严格的规定"，"如果有谁不肯或不能同它协调起来，就会陷于孤立，或者依附到别的集团那里去"。因此，同一范式内部，研究者拥有相同的世界观、研究方法、理论、仪器和交流方法，但在不同"范式"之间却是不可通约的。不同"范式"下的研究者对同一领域的看法就像是两个世界那样完全不同。这也是造成"一条定律对一组科学家甚至不能说明，而对另一组科学家有时好像直观那样显而易见"的原因。

李致重等学者从具体研究对象、研究方法及基础理论等方面论述了中西医范式的不可通约性。而且，中、西医关系的特殊之处还在于，它们不只是同一领域的两个不同"学派"，更是基于两种完全不同的文化而发展起来的，这也使得二者之间的不可通约性表现得尤其明显和强烈。正是由于这种不可通约性导致了中西医之争。屈于特定历史条件下"科学主义"的强势地位，中医最终被迫部分接受了西医"范式"。"范式丢失"是近现代中医举步维艰、发展停滞、甚至后退的根本原因。

任何一门科学的重大发展，都表现在基本概念的更新和范式的变革上……变革范式，是现时代中医理论发展的必经之路。

如何正本清源，重建范式？

正本清源是中医范式或重建的基础，这是一项十分艰巨浩大的工程。正本首先是建立传统范式。必须从经典著作入手，梳理还原，删汰芜杂，尽呈精华。

（一）解释学·语言能力与重建

东汉许慎在《说文解字·叙》中说："盖文字者，经艺之本，王政之始，前人所以垂后，后人所以识古。故曰：本立而道生。"给予中国古典解释学以崇高的地位。

解释学把生命哲学、现象学、存在主义分析哲学、语言哲学、心理学、符号学等理论融合在一起，强调语言的本体论地位，认为我们所能认识的世界只能是语言的世界，人与世界的关系的本质是语言的关系，不仅把解释当作人文科学的方法论基础，而且是哲学的普遍方法。

狭义解释学特指现代西方哲学领域中的解释学理论，它经过狄尔泰、海德格尔、伽达默尔、利科、哈贝马斯等思想巨匠在理论上的构建和推动，形成了哲学释义学；广义解释学则不限于西方哲学领域，一切关于文本的说明、注解、解读、校勘、训诂、修订、引申及阐释的工作都属于解释活动，都要依靠相应的解释方法和解释理论来完成，因而都可以称作解释学。中医书籍中只有少部分是经典原著，而其余大部分都属于关于经典原著的解释性著作。

从当代解释学观点看，任何现代理论或现代文化都发轫于传统，传统文化的生命力则在于不断的解释和再解释之中。传统文化和现代文化并不是对立的，而是统一的，确切地说，是对立统一。人类文化是一条河流，它从传统走来，向未来走去，亦如黑格尔所说，离开其源头愈远，它就膨胀得愈大。

拉法格相信：《老子》在其产生之初，在它的著者与当时的读者之间存在着一种共识，这种共识便是《老子》的初始意义，《老子》著者传达的是它，当时的读者从中读懂的也是它。那么，这种共识又是从何而来的呢？拉法格认为：处于同一时代同一环境中的人可能会在词义的联想、语言结构的使用、社会问题的关注上具有共同之处，所以他们之间能够彼此理解。拉法格采用语言学家乔姆斯基的"语言能力"一词来指代这种基于共有的语言与社会背景的理解能力。在他看来，这种"语言能力"是历史解释学的关键，是发现历史文本原始意义的途径。他建议读者利用多种传统方法增强自己理解《老子》的语言能力，如古汉语字词含义的研究、历史事件与古代社会结构的分析，其他古代思想家思想的讨论等。也就是说，旨在发现《老子》原始意义的现代读者应尽可能地将自己置于《老子》所处的时代，将当时的社会背景、语言现象等历史的事物内化为自己的"语言能力"。

历史的解释者的任务是利用历史的证据重新将《道德经》与它产生的背景联结起来，在该背景下对其进行分析研究。解释者首先必须去掉成见，不可以将我们现代的思想强加于古人，或用现代思想批判古人。

历史解释学方法是中医经典著作、传统理论研究的基本方法。其要旨在于忠实细密地根据经典话语资料和现代方法对原典重新解读。旧有的词语和概念通过词语组合方式和语境组件方式的特殊安排，突显出原典文本固有的基本意义结构。通过意义结构分析，探询其原始涵义、历史作用和现代意义。

（二）解构与重建

理解分析就是"解构"，而"解构"旨在重建，使新的理论概念或理论结构因此建立。自然科学家就是依循这一程序不断地改弦更张，发展其理论系统的……解构和重建与科恩所说的"范式变革"有所类同。何裕民先生认为：对原有理论概念或规则的重新理解和分析，对传统中医理论体系进行解构和重建，是现阶段中医理论发展的切实可行的最佳选择。

事实的确认和概念的重建是重建的途径与环节。

严肃的科学研究应以经验事实为基础，而不仅仅是古书古人的描述，古人的认识充其量只是帮助人们寻找经验事实，并在研究中给予一定的启示。

概念的重建与事实的确认可以说是互为因果的两大环节。梳理每个名词术语的历史演变和沿革情况、分析它们眼下使用情况及混乱原因，这两者有助于旧术语的解构；组织专家集体研讨以期相对清晰、合理地约定每一概念（名词术语）的特征和实质。

阴阳五行学说对传统中医理论之建构，具有决定性的作用。它们作为主导性观念和认识方法渗入中医学，有的又与具体的学术内容融合成一体，衍生出众多层次低得多的理论概念。藏象、经络、气血津液等可视作中医理论体系的第二层次，第三层次的是众多较为具体的概念或术语，其大多与病因病机、治法及"证"相关联。最低层次的是一些带有经验陈述性质的论述。形成这些概念，司外揣内、援物比类等起着主要作用，不少是从表象信息直接跳跃到理论概念的，许多概念与实体并不存在明确的对应关系，其内涵和外延有时也颇难作出清晰的界定。

一些学者主张：与学术内容融合在一起的阴阳五行术语，应通过概念的清晰化、实体化和可经验化而清理出去。亦即使哲学的阴阳五行与具体（中医）的科学理论分离……愚意以为不可，以其广泛渗透而不可剥离，阴阳五行已成为不可或缺的纲领框架，当以中医学理视之，而不仅仅视为居于指导地位的古典哲学思想。

（三）方法

正本清源，重建范式，必须有良好的方法。我们反对科学主义，但我们崇尚科学精神，我们必须学习运用科学方法，尤其是科学思维方法，科学观察方法，科学实证方法（不仅仅是实验室方法）。

"医林改错，越改越错"，《医林改错》中提出的"心无血，脉藏气"之说，显然是错误的。为什么导致错误的结论？主要是他不知道，观察是有其一定条件，一定范围的。离开原来的条件、时间、地点，观察结果会有很大差异。运用观察结论做超出原条件、原范围的外推时，必须十分审慎。他所观察的都是尸体，由于动脉弹力大，把血驱入静脉系统。这是尸体的条件，不可外推到活着的人体。对观察结果进行理解和处理时，必须注意其条件性、相对性和可变性。

在广泛占有资料的基础上，还必须要有正确的思维方法。对于马王堆汉墓出土的缣帛及竹木简医书成书年代的推定和对该批资料的运用，我国的有关专家认为："如果从《黄帝内经》成书于战国时期来推定，那么两部灸经的成书年代至少可以上溯到春秋战国之际甚至更早。"而日本山田庆儿先生认为，这种"推论的方法是错误的。不管我们最后会达到什么样的结论，我都不应该根据所谓《黄帝内经》是战国时期的著作这个还没有确证的假定，去推断帛书医书的成书年代，而必须相反地从关于后者已经确证了的事实出发，来推断前者成书的过程和年代"。山田庆儿先生基于"借助马王堆医书之光，可以逐渐看清中国医学的起源及其形成过程"。

吴坤安认为：喻嘉言、吴又可、张景岳辈，治疫可谓论切治详，发前人所未发。但景岳宜于汗，又可宜于下，嘉言又宜于芳香逐秽，三子皆名家，其治法之所以悬绝若此，以其所治之疫各有不同。景岳所论之疫，即六淫之邪，非时之气，其感同于伤寒，故每以伤寒并提，而以汗为主，欲尽汗法之妙，景岳书精切无遗。又可所论之疫，是热淫之气，从口鼻吸入，伏于募原，募原为半表半里之界，其邪非汗所能达，故有不可强汗、峻汗之戒；附胃最近，入里尤速，故有急下、屡下之法。欲究疫邪传变之情，惟又可之论最为详尽，然又可所论之疫，即四时之常疫，即俗名时气症也。若嘉言所论之疫，乃由于兵荒之后，因病致病，病气、尸气混合天地不正之气，更兼春夏温热暑湿之邪交结互蒸，人在气交中，无隙可避，由是沿门阖境，传染无休，而为两间之大疫，其秽恶之气，都从口鼻吸入，直行中道，流布三焦，非表非里，汗之不解，下之仍留，故以芳香逐秽为主，而以解毒兼之。是三子之治，各合其宜，不得执此而议彼。

学术研究中，所设置的讨论的问题必须同一，必须是一个总体，这是比较研究的基本原则。执此而议彼，古代医家多有此弊，六经辨证与卫气营血辨证、三焦辨证之争论，概源于方法之偏颇。

六、提高疗效是中医学术发展的关键

中医药学历数千年而不衰，并不断发展，主要依靠历代医学家临床经验的积累、整理提高。历代名医辈出，多得自家传师授。《周礼》有"医不三世，不服其药"，可见在很早人们即已重视了老中医经验。

以文献形式保留在中医典籍之中的中医学术精华仅仅是中医学术精华的一部分。为什么这样说？这是因为中医学术精华更为宝贵的部分是以经验的形式保留在老中医手中的。这是必须予以充分肯定、高度重视的问题。临床家，尤其是临床经验丰富、疗效卓著者，每每忙于诊务，无暇著述，其临床宝贵经验，留下来甚少。叶天士是临床大家，《外感温热篇》乃于舟中口述，弟子记录整理而成。《临证指南医案》，亦弟子侍诊笔录而成，真正是叶天士自己写的东西又有什么？

老中医经验，或禀家学，或承师传，通过几代人，或十几代或数百年的长期临床实践，反复验证，不断发展补充，这种经验比一般书本中所记述的知识要宝贵得多。老中医经验是中医学术精华的重要组成部分，舍全面继承，无法提高疗效。

书中的知识要通过自己的实践，不断摸索不断体会，有了一些感受，才能真正为自己所利用。真正达到积累一些经验，不消说对某些疾病能形成一些真知灼见，就是能准确地把握一些疾病的转归，亦属相当困难，没有十年二十年的长期摸索，是不可能的。很显然，通过看书把老中医经验学到手，等于间接地积累了经验，很快增加了几十

年的临床功力，这是中青年医生提高临床能力的必由之路。全面提高中医队伍的临床水平，必将对中医学术发展产生极大的推动作用。

老中医经验中不乏个人的真知灼见，尤其是独具特色的理论见解、自成体系的治疗规律都将为中医理论体系的发展提供重要的素材。尤其是传统的临床理论并不能完全满足临床需要时，理论与临床脱节时，老中医的自成规律的独特经验理论价值更大。

在强大的西医学冲击下，中医仍然能在某些领域卓然自立，是因为其临床实效，西医学尚不能取而代之。这是中医学赖以存在的基础，中医学的发展亦系之于此。无论如何，提高临床疗效都是中医学术发展的战略起点和关键所在。

中医以其疗效，被全世界越来越多的人认可，仅在英国就有3000多家中医诊所（这已是多年前的数字）。在美国有超过30%的人群，崇尚包括中医在内的替代医学自然疗法。在医学界也认为有一些疾病，西医学是束手无策的，应从中医学中寻求解决的办法。美国医学会在1997年出版的通用医疗程序编码中特别增加两个针灸专用编码，对没有解剖结构，没有物质基础的中医针灸学予以承认；在2015年实施的"国际疾病分类"ICD-11，辟专章将中医纳入其中。我们应客观地对待百年中医西化历史，襟怀大度地包容对中医的批评，矜平躁释，心态平和，目标清晰，化压力为动力，寓继承于创新，与时俱进。展望未来，我们对中医事业发展充满了信心。

单书健

2016 年 12 月

序

十年前出版之《当代名医临证精华》丛书，由于素材搜罗之宏富，编辑剪裁之精当，一经问世，即纸贵洛阳，一版再版，被医林同仁赞为当代中医临床学最切实用、最为新颖之百科全书。一卷在手，得益匪浅，如名师之亲炙，若醍醐之灌顶，沁人心脾，开慧迪智，予人以钥，深入堂奥，提高辨治之水平，顿获解难之捷径，乃近世不可多得之巨著，振兴中医之辉煌乐章也，厥功伟矣，令人颂赞！

名老中医之实践经验，乃中医学术精华之最重要部分，系砺炼卓识，心传秘诀，可谓珍贵至极。今杏林耆宿贤达，破除"传子不传女，传内不传外"之旧规，以仁者之心，和盘托出；又经书健同志广为征集，精心编选，画龙点睛，引人入胜。熟谙某一专辑，即可成为某病专家，此绝非虚夸。愚在各地讲学，曾多次向同道推荐，读者咸谓得益极大。

由于本丛书问世迄已十载，近年来各地之新经验、新创获，如雨后春笋，需加补充；而各省市名老中医珍贵之实践经验，未能整理入编者，亦复不少，更应广搜博采，而有重订《当代名医临证精华》之议，以期进一步充实提高，为振兴中医学术，继承当代临床大家之实践经验，提高中青年中医辨治之水平，促进新一代名医更多涌现，发展中医学术，作出卓越贡献。

与书健同志神交多年，常有鱼雁往还，愚对其长期埋首发掘整理老中医学术经验，采撷精华，指点迷津，详析底蕴，精心编辑，一心为振兴中医事业而勤奋笔耕，其淡泊之心志，崇高之精神，实令人钦佩。所写《继承老中医经验是中医学术发展的关键》一文，可谓切中时弊，力挽狂澜，为抢救老中医经验而呼吁，为振兴中医事业而献策，愚完全赞同，愿有识之士，共襄盛举。

顷接书健来函，出版社嘱加古代医家经验，颜曰：古今名医临证金鉴。愚以为熔冶古今，荟为一帙，览一编于某病即无遗蕴，学术发展之脉络了然于胸，如此巨构，实令人兴奋不已。

书健为人谦诚，善读书，且有悟性，编辑工作之余，能选择系之于中医学术如何发展之研究方向，足证其识见与功力，治学已臻成熟，远非浅尝浮躁者可比。欣慰之余，聊弁数语以为序。

八二叟朱良春谨识
时在一九九八年夏月

凡　例

1.明清之季中医临床体系方臻于成熟，故古代文献之选辑，以明清文献为主。

2.文献来源及整理者，均列入文后。未列整理者，多为老先生自撰。或所寄资料未列，或转抄遗漏，间亦有之，于兹恳请见谅。

3.古代文献，间有体例欠明晰者，则略作条理，少数文献乃原著之删节摘录，皆着眼实用，意在避免重复，简而有要。

4.古代文献中计量单位，悉遵古制，当代医家文献则改为法定计量单位。一书两制，实有所因。药名多遵原貌，不予划一。

5.曾请一些老先生对文章进行修改或重新整理素材，使主旨鲜明，识邃意新；或理纷治乱，重新组构，俾叶剪花明，云净月出。

6.各文章之题目多为编纂者所拟，或对仗不工，或平仄欠谐，或失雅训，或难概全貌，实为避免文题重复，勉强而为之，敬请读者鉴谅。

7.凡入药成分涉及国家禁猎和保护动物的（如犀角、虎骨等），为保持方剂原貌，原则上不改。但在临床运用时，应使用相关的替代品。

8.因涉及中医辨证论治，故对于普通读者而言，请务必在医生的指导下使用，切不可盲目选方，自行使用。

目 录

述 要

水肿，《内经》称之为水，阐述较多。在病因方面，提出劳汗当风，邪客玄府，饮食失调，气机不通。病机则认为与肺、脾、肾、三焦功能失调有关，并明确其中以肾为本。《素问·汤液醪醴论》之"平治于权衡，去宛陈莝……开鬼门，洁净府"，至今仍被奉为治疗水肿之大法。

《金匮要略》有水气专篇之设，对其病机的认识上承《内经》风水、皮水、正水、石水之辨，实为水肿辨证论治之嚆矢。越婢汤、越婢加术汤、防己黄芪汤、防己茯苓汤，简洁精练，效用确切，乃千古名方。饮由水停，与水气同源，仲景之"病痰饮者当以温药和之"乃水饮治疗不易大法。

后世医家据此每用《金匮》痰饮诸方：如苓桂术甘、己椒苈黄、桂枝去芍加麻辛附子以治水气，其效亦彰。

《诸病源候论·水肿病诸论》始有水肿之称。巢氏在《水肿候》《二十四水候》中多次强调脾虚不能制水，以致水气独归于肾，三焦不泻，经脉闭塞，水泛成肿。与《内经》"其本在肾，其末在肺"相辅相成。水肿病机在于肺脾肾之气化失调，于此初奠基础。

晋唐时，水肿之治，多守发汗利小便之旨，间出逐水之方。仍未出仲景藩篱。

宋·严用和在《济生方·水肿论治》中首先论及疮毒内归："有年少血热生疮，变为肿满，烦渴小便少，此为热肿。"并以赤小豆汤为治。阴水、阳水之分，亦始自严氏。"肿满当辨其阴阳，阴水为病，脉来沉迟，色多青白，不烦不渴，小便涩少而清，大腑多泄，此阴水也，则宜温暖之剂；……阳水为病，脉来沉数，色多黄赤，或烦或渴，小便赤涩，大腑多闭，此阳水也，则宜用清平之药……"严氏之疏凿饮，仍为临床所习用。

《济生方·水肿论治》云："水肿之病，皆由真阳怯少，劳伤脾胃，脾胃既寒，积寒化水"，治法宜"先实脾土，……后温肾水"，此即实脾饮名义之由来也。《丹溪治法心要》亦云"因脾虚不能行浊气，气聚则为水，水渍妄行""当以参术补脾……"可见，李中梓、张景岳、喻嘉言之三纲病机，虽义溯《内经》，实乃私淑用和、丹溪。

自严氏"真阳衰少"之后，李中梓、赵养葵、张景岳等都十分强调水肿与肾阳不足之关系。如李中梓在《医宗必读·水肿胀满》曰："水中制于脾，实统于肾，肾本水脏而元阳寓焉。命门火衰，既不能自制阴寒，又不能温阳脾土，则阴不从阳而精化为水，故水肿之证，多属火衰。"与景岳"水为至阴，故其本在肾，水化于气，其标在肺，水惟畏土，故其制在脾"所论相同。

对水肿之治疗，大体上隋唐之前，多从实治，概以汗利逐水，宋元以后，阴水之说昭世，多重调补脾肾。

《证治要诀》《医宗粹言》《医学入门》均论及疮毒内归，伤肾致肿。《证治汇补》于水肿之治，提出六法，可资师法。

喻嘉言、张景岳均有对水肿的论治。喻氏意本《金匮》，发皇古义，融汇新知，立律六条，指陈弊端，精警透辟。景岳之水肿论治，后人评价甚高。如沈金鳌在《杂病源流犀烛》中云：张景岳认为水肿未有不干于脾、肺、肾三脏者，其意以脾主运化精微，肺主气行治节，肾主五液而行水。凡五气所化之液，悉属于肾；五液所行之气，悉属于肺；转输二脏，利水生金，悉属于脾。所以肿胀之生，无不由三者失职。旨哉！洞本之论也。

重脾胃者，主张"补肾不如补脾"，奉后天以养先天；重肾阳者，主张"补脾不如补肾"。中阳非命火无以温，舍补火以生土何求？各持己见，学力不足者，临证每每茫然，难以定夺。究竟是扶土，抑或补火？清代医家王旭高云："久病虚羸，胸无痞满者宜补肾，胸有痞满者宜补脾"。要言不繁，一语中的，精辟之至。

清及近代，诸家于水肿之治，虽渐臻细密，然理论上并无突破。

20世纪70年代，山西省中医研究所倡用益肾汤（当归、赤芍、川芎、红花、桃仁、益母草、板蓝根、银花、白茅根、紫花地丁）治疗肾小球肾炎，引起临床界的重视。俟后北京医学院应用肾炎化瘀汤（当归、川芎、赤芍、桃仁、红花、益母草）治疗肾小球肾炎，取得了较满意的疗效。多数医家认为以化瘀法治疗水肿肇始于兹。其实瘀血而致水肿，前贤亦早有论述。《金匮要略·水气病脉证并治》云："少阴脉细，男子则小便不利，妇人则经水不通，经为血，血不利则为水，名曰血分。""问曰：病有血分水分何也？师曰：经水前断，后病水，名曰血分，此病难治；先病水，后经水断，名曰水分。"唐容川阐扬仲景遗奥，"瘀血化水，亦发水肿"。《医学管见》于此亦有论述："水肿之证，盖水盛而火不能化也。火衰不能化水，故水入之于脾胃者，皆渗入血脉骨肉，血亦化水，肉发肿胀，皆自然之湿也。"所论水肿之成因，颇类西医学之认识。

关格一词，最早见于《内经》。一指脉象；一指病理阴阳偏盛，不能相互营运之严重状态。

《伤寒论》发展《内经》对于"关格"的认识。"寸口脉浮而大，浮为虚，大为实；在尺为关，在寸为格，关则不得小便，格则吐逆。""心脉洪大而长，上微头小者，则汗出，下微本大者则关格不通，不得尿。"明确地提出关格是以小便不通和呕吐为主症的疾患，补充了具体症状，指出此乃邪气闭塞三焦，正气虚弱，气机不能畅通，属于危重证候。

清代沈金鳌认为："关格，即《内经》三焦约病也。约者不行之谓，谓三焦之气，不得通行也。惟三焦之气不行，故上而吐逆为格，下而不得大小便曰关。"（《沈氏尊生书》）孙德润《医学汇海·卷十九·二便闭》亦强调说："二便齐闭，最为恶候。乃阴阳关格，天地不交，《内经》谓之三焦约是也。"

"关格"一病在现代中医临床上是指与西医学肾衰竭，特别是慢性肾衰尿毒症期相类似的疾患，临证可见呕吐拒食，二便齐闭等危证，故当代名医岳美中分析说：肾为胃关，职司开合，肾气从阳则开，从阴则合……脉细肢凉，显然阳气衰微，不能温养四肢。肾关因阳微而不能开，遂成尿闭。病在少阴，故用真武汤鼓阳利尿，肾关得阳则开，尿毒之患可解。（《岳美中医话》）。

近年来，运用历代医家治疗关格之通腑降浊法治疗肾功能衰竭，取得了一定的疗效。关于关格之病理机制，亦进一步阐明。治疗方法亦有较大的发展。

任继学教授：宗《内经》之旨，主张正名，对急性肾炎，主张当宗《内经》名以急性肾风，每分证辨治，体会爵床子、土茯苓乃肾炎水肿之良药。

马骥教授：风水每析为五证，斟酌其阳衰阴虚。

周仲瑛教授：体会肾炎需重治肺，或用疏导，或用清养，论述细致透彻，精切不浮。

姜春华教授重宣透清络，益气温阳。杜雨茂教授治从六经，医理深湛，发皇古义，参以已见，洵为佳构。钟新渊先生急性肾炎乃湿热内伏，每执清热解毒、活血利水为基本大法，而反对滥施温补。

水肿之治肝，论述较少，陈亦人先生于此独积心得，每以治之，此实从仲景古法悟出，乃善学古人者。

邹云翔先生治肺治肾治肝治脾，难循一法；用宣用清用疏用补，惟求应机。赵锡武先生主张慢性肾病治应燮理五脏，兼顾气血，体用兼补，更别先后次第而调治有序。钟新渊先生治疗慢性肾炎，每重化瘀养血，而慎温补益气，尤其反对滥用黄芪，自有见地。赵绍琴先生重宣肺凉血，托邪化瘀，而远滞腻温补。

慢性肾炎扶正祛邪，攻补兼施，为诸家之共识。然诸先生各积心得。裘沛然教授治以补气摄精，利尿祛毒。刘树农先生留精去粗。陈苏生先生强肾以葆真，泄浊以排毒。赵金铎先生存精而兼去粗，方用虽异，殊途而同归。

于难治性肾炎，张志坚先生体会总需宣肺，以澄源洁流，扶土佐以填督。王与贤先生又每用滋肺养阴。一些医家于此虚实错杂之证主张祛邪以扶正，如江尔逊先生每以十枣、控涎为治。

慢性肾功能不全当属肾劳，而尿毒症则为关格。

对于慢性肾功能衰竭，一些医家积累了十分宝贵的经验：吴翰香先生曾长期从事慢性肾病的研究，对纯用中药经较长时间观察的肾病氮质血症统计分析，发现了一些治则、药物对氮质血症、红细胞计数的作用。结论是培本不宜温补，宜清滋而远血肉有情；祛邪需标本兼顾，宜缓图为上而禁攻伐。

张镜人先生认为基本病机是湿热蕴阻，耗气伤阴，正气亏损，邪毒内盛，主张清化湿热，和胃泄浊，益气养阴而慎用刚燥之桂附，泻下以直肠给药为佳。

肾病大家邹云翔先生体会肾劳之治，切勿株守一法，当顾护脾胃，惟求辨证收功。

张琪先生固本主以温肾健脾益气，为缓标急每施以化湿解毒活血。

何炎燊先生体验尿毒症期多属浊阴火化，当急治其标，每施以神芎导水汤；赵恩俭先生于排毒解毒探索有效方剂；李文瑞教授主张祛邪以扶正，主用大黄粉，认为早中期肾功不全用大黄，湿浊可泻，热毒可清，瘀血可化，推陈致新。

骆安邦先生治疗尿毒症每用温胆汤加味，调和胆胃，升清降浊，以启枢机。余亦曾数见陈玉峰先生以温胆汤治疗尿毒症而收卓效。

严用和

水肿济生方

严用和（1199~1267），字子礼，宋代医家

　　水肿为病，皆由真阳怯少，劳伤脾胃，脾胃既寒，积寒化水。盖脾者土也，肾者水也。肾能摄水，脾能舍水。肾水不流，脾舍通塞，是以上为喘呼咳嗽，下为足膝跗肿，面浮腹胀，小便不利，外肾或肿，甚则肌肉崩溃，足胫流水，多致不救。岐伯所谓，水有肤胀、臌胀、肠覃、石瘕，种类不一，皆聚水所致。失水之始起也，目窠微肿，如卧蚕起之状，颈脉动，喘时咳，阴股间寒，足胫肿，腹乃大，为满已成，以手按其腹，随手而起，如裹水之状，此其候也。又有蛊胀，腹满不肿；水肿，面目四肢俱肿。治蛊以水药，治水以蛊药，非其治也。治疗之法，先实脾土，脾实则能舍水，土得其政，面色纯黄，江河通流，肾水行矣，肿满自消。次温肾水，骨髓坚固，气血乃从。极阴不能化水而成冰，中焦温和，阴水泮流，然后肿满自消而形自盛，骨肉相保，巨气乃平。然此病证不可治者有五证，见《巢氏病源》。然水病最难治，特须慎于口味，戒房劳谑戏，若不能戒此，愈而复病者多矣。经云：治水之法，腰以上肿宜发汗，腰以下肿宜利小便，此至当之论。然肿满最慎于下，当辨其阴阳。阴水为病，脉来沉迟，色多青白。不烦不渴，小便涩少而清，大腑多泄，此阴水也，则宜用温暖之剂，如实脾散、复元丹是也；阳水为病，脉来沉数，色多

黄赤，或烦或渴，小便赤涩，大腑多闭，此阳水也，则宜用清平之药，如疏凿饮子、鸭头丸是也。又有年少，血热生疮，变为肿满，烦渴，小便少，此为热肿。《素问》所谓：结阳者肿四肢是也。

实脾散　治阴水，先实脾土。

厚朴去皮，姜制，炒　白术　木瓜去瓤　木香不见火　草果仁　大腹子　附子炮，去皮脐　白茯苓去皮　干姜炮，各一两　甘草炙，半两

上㕮咀，每服四钱，水一盏半，生姜五片，枣子一枚，煎至七分，去滓，温服，不拘时候。

复元丹　治阴水，次温肾水。

附子炮，二两　木香煨　茴香炒　川椒炒出汗　独活去芦　厚朴姜制，炒　橘红　吴茱萸炒　桂心不见火　白术　肉豆蔻面裹煨　槟榔各半两　泽泻一两

上为细末，面糊为丸，如梧桐子大，每服七十丸，用紫苏汤送下，空心食前。

疏凿饮子　治水气，通身洪肿，喘呼气急，烦躁多渴，大小便不利，服热药不得者。

泽泻　赤小豆炒　商陆　羌活去芦　大腹皮　椒目　木通　秦艽去芦　槟榔　茯苓皮

上等份，㕮咀，每服四钱，水一盏半，生姜五片，煎至七分，去滓，温服，不拘时候。

葶苈丸　治肿满，水气蛊胀。

甜葶苈半两　白术半两　桑白皮　赤茯苓　防己各三分　牵牛半生半熟，半两　羌活　陈皮　泽泻各三分　郁李仁烫去皮，熟紫色，称三分，与葶苈二味别研如膏，令极细

上为细末，与上二味同研，炼蜜和，入臼内杵之，丸如桐子大，初服十丸，空心晚食前，一日二服，生姜橘皮汤下，不知加至二三十

丸，以知为度。或加萝卜子、甘遂各二分，切片炒。

鸭头丸　治水肿，面赤烦渴，面目肢体悉肿，腹胀喘急，小便涩少。

甜葶苈略炒　猪苓去皮　汉防己各一两

上为细末，绿头鸭血为丸，如梧桐子大，每服七十丸，用木通汤送下。

麻黄甘草汤　治水肿，从腰以上俱肿，以此汤发汗。

麻黄去根节，四两　甘草二两

上㕮咀，每服三钱，水一盏半，煮麻黄再沸，内甘草煎至八分，取汗，慎风冷。有人患气促，积久不瘥，遂成水肿，服之有效。但此药发表，老人不可轻用，更宜详审。

七皮饮

大腹皮　陈皮　茯苓皮　生姜皮　青皮　地骨皮　甘草皮各半两

上为细末，每服三钱，水一大盏，煎八分，温服，无时候。

赤小豆汤　治年少血气俱热，遂生疮疥，变为肿满，或烦或渴，小便不利。

赤小豆炒　当归去芦，炒　商陆　泽泻　连翘仁　赤芍药　汉防己　木猪苓去皮　桑白皮炙　泽漆各半两

上㕮咀，每服四钱，水一盏半，生姜五片，煎至八分，去滓，温服，不拘时候。热甚者，加犀角二钱半。

三仁丸　治水肿喘急，大小便不利。

郁李仁　杏仁炮，去皮尖　薏苡仁各一两

上为细末，用米糊为丸，如梧桐子大，每服四十丸，不拘时候，米饮下。

脾约麻仁丸　虽不言治肿，然水肿人，肾肿水充，不可行者，三服神验。

麻仁别研，五两　枳实麸炒，半斤　厚朴去粗皮，姜制，半斤　芍药半斤　大黄去皮，蒸切，一斤　杏仁烫去皮，炒黄，别研，五两

上前二味，别研如泥，用四味为细末，入臼杵匀，蜜丸如梧桐子大，每服二十丸，临卧温水下，以大便通利为度，未利再服。此是古法今治，肾肿水充只一二服，以退为度，不必利可也。

涂脐膏　治水肿，小便绝少。

地龙　猪苓去皮　针砂各一两

上为细末，擂葱涎调成膏。敷脐中，约一寸厚，绢帛束之，以小便多为度，日两易。

加味肾气丸　治肾虚腰重脚重，小便不利。

附子炮，二两　白茯苓去皮，　泽泻　山茱萸取肉，　山药炒　车前子酒蒸　牡丹皮去木，各一两　官桂不见火　川牛膝去芦，酒浸　熟地黄各半两

上为细末，炼蜜为丸，如梧桐子丸，每服七十丸，空心米饮下。

（《重订严氏济生方》）

朱丹溪

水 肿 心 法

朱丹溪（1281~1358），名震亨，字彦修，元代医家

水肿因脾虚不能制水，水渍妄行，当以参术补脾，使脾气得实，则自健运，自能升降运动其枢机，则水自行，非五苓神佑之行水也。宜补中行湿利小便，切不可下，用二陈汤加白术、人参、苍术为主，佐以黄芩、麦冬、炒栀子制肝木。若腹胀，少佐以厚朴；气不运，加木香、木通；气若陷下，加升麻、柴胡提之。随病加减，必须补中行湿，二陈治湿加升提之药。能使大便润而小便长，产后必须大补血气为主，少佐苍术、茯苓，使水自降，用大剂白术补脾，若壅满，用半夏、陈皮、香附监之，有热当清肺金，麦门冬、黄芩之属。

腰以下肿，宜利小便，腰以上肿，宜发汗，此仲景之要法也。

诸家只知治湿当利小便之说，执此一途，用诸去水之药，往往多死，又用导水丸、舟车丸、神佑丸之类大下之，此速死之兆。盖脾极虚而败，愈下愈虚，虽取效目前，而阴损正气，然祸亦不旋踵而至。

大法宜大补中宫为主，看所挟加减，不尔则死，当以严氏实脾散加减治之。

阳病水兼阳证者，脉必沉数。阴病水兼阴证者，脉必沉迟。水之为病不一，贾洛阳以病肿不治，必为痼疾，虽有扁鹊，亦莫能为，则知肿之危恶，非他病比也。夫人之所以得全其性命者，水与谷而已。

水则肾主之，谷则脾主之，惟肾虚不能行水，惟脾虚不能制水，胃与脾合气，胃为水谷之海，又因虚而不能传化焉，故肾水泛溢，反得以浸渍脾土，于是三焦停滞，经络壅塞，水渗于皮肤，注于肌肉而发肿矣。其状目胞上下微起，肢体重着，咳喘，怔忡，股间清冷，小便涩黄，皮薄而光，手按成窟，举手即满是也。治法：身有热者，水气在表，可汗；身无热，水气在里，可下。其间通利小便，顺气和脾，俱不可缓耳。证虽可下，又当权其重轻，不可过用芫花、大戟、甘遂猛烈之剂，一发不收。吾恐峻决者易，固闭者难，水气复来而无以治之也。风肿者皮粗，麻木不仁，走注疼痛；气肿者皮厚，四肢瘦削，腹胁膨胀；其皮间有细缕赤痕者，此血肿也。

妇人怀胎，亦有气遏水道而虚肿者，此但顺气安脾，饮食无阻，既产而肿自消。

大凡水肿，先起于腹而后散四肢者，可治；先起于四肢而后归于腹者，不治。又或男从脚下肿而上，女从身上肿而下，皆不治。若遍身肿，烦渴，小便赤涩，大便闭，此属阳水，先以五皮散，或四磨饮添磨生枳壳，重则疏凿饮。

若遍身肿，不烦渴，大便溏，小便少、不涩赤，此属阴水，宜实脾饮，或木香流气饮。

阳水肿，败荷叶烧灰存性为末，米饮调下。若病可下者，以三圣散，牵牛、枳实、萝卜子三味，看大小虚实与服。气实者三花神佑丸、舟车丸、禹功散选用。

（《丹溪心法》）

戴思恭

水肿证治要诀

戴思恭（1324~1405），字原礼，明代医家

水 肿 方 治

肿病不一，遍身肿、四肢肿、面肿、脚肿，方书谓之水气。然有阳水，有阴水，并宜先用五皮饮、升降汤，或除湿汤加木瓜、腹皮各半钱，如未效，继以四磨饮，兼吞桂黄丸。肿者，钟也，寒热气所钟聚也，应阴水阳水及蛊胀服药外，并宜赤小豆粥佐之。

遍身肿，烦渴，小便赤涩，大便多闭，此属阳水。轻宜四磨饮，添磨生枳壳，兼进莱菔饮，重则疏凿饮子、万灵饮利之，以通为度。

亦有虽烦渴而大便已利者，此不可更利，宜用五苓散加木通：大腹皮各半钱，以通小便，或分心气饮。

遍身肿，不烦渴，大便自调或溏泄，小便虽少而涩赤，此属阴水，宜实脾饮。小便多少如常，有赤时有不赤时，至晚则微赤，却无涩滞者，亦属阴也，不可遽补，木香流气饮，继进复元丹。若大便不溏，气息胀满，宜四磨饮下黑锡丹。

感湿而肿者，其身虽肿，而自腰下至脚重，腿胀满尤甚于身，气或急或不急，大便或溏或不溏。但宜通利小便，多服五苓散，吞木瓜

圆。间进除湿汤加木瓜、腹皮各半钱，炒萝卜子七分半碾碎之。

有患生疮，用疮药太早，致遍身肿，不可妄施他剂。若大便不通，升麻和气饮，若大便如常，或已自利，当导其气，自小便导之，宜五皮饮和生料五苓散。腹若肿，只在下，宜除湿汤和生料五苓散加木瓜、泽泻之类。

有肾气下注而成脚肿，此当就源头上治，不可妄以脚气药施之。盖气入肾，则先脚肿而后肾疼，肾气注，则先肾疼而后脚肿，五心缺而平，唇肿脐突者不可治。

病后浮肿，此系脾虚，用二分平胃散、一分五苓散，和匀汤调，或生料煎服，或用生料平胃散加木瓜、腹皮、人参各半钱，茯苓一钱，或六君子汤加木香半钱，肿甚者，木香流气饮。

四肢肿，谓之肢肿，宜五皮饮加姜黄、木瓜各一钱，或四磨饮。

面独肿，苏子降气汤，兼气急者尤宜，或煎熟去滓后，更磨沉香一呷。

有一身之间惟面与双脚浮肿，早起则面甚，晚则脚甚，经云：面肿为风，脚肿为水，乃风湿所致。须问其大小腑门通闭，别其阴阳二证，前后用药，惟除湿汤加木香、腹皮、白芷各半钱可通用，或以苏子降气汤、除湿汤各半帖煎之。

治用汗吐，取其气化

小便不通，治以吐法何也？曰：取其气化而已。经曰：三焦者，决渎之官，水道出焉。膀胱者，州都之官，津液藏焉，气化则能出矣。故上、中、下三焦之气，有一不化，则不得如决渎之水而出矣，岂独下焦膀胱气塞而已！上焦肺者，主行荣卫，通调水道，下输膀胱，而肾又上连肺，岂非小便从上焦之气化者乎？仲景谓：胃气行则小便宣通。《内经》谓：脾病则九窍不通。小便不利者，其病一也。由是三焦所伤之邪不一，气之变化无穷，故当随处治邪行水，大要在乎阴阳无相偏负，然后气得以化。若方盛衰论曰：至阴虚天气绝，至阳盛地气不足。夫肾肝在下，地道也；心肺在上，天道也；脾胃居中，气交之分也。故天之阳绝，而不下交于地者，尚且白露不下，况人同乎天，其上之阳不下交于阴，则下之阴虚，在上之阳盛不务其德而乘之，致肾气之不化，必泻其阳而举之，则阴可得而平也。若此条所叙之证，皆用吐法，盖因气道闭塞，升降不常者而用耳！

其他众法，何尝舍之而独施是哉！先生尝曰：吾以吐法通小便，譬如滴水之器，开其上窍则下窍水自出焉。

一妇年五十，患小便涩，治以八正散等剂，小肠胀急不通，身如芒刺。余以所感霖淫雨湿，邪尚在表，因用苍术为君，附子佐之发表，一服即汗，小便随通。一人年八旬，小便短涩，分利太过，致涓滴不出。盖饮食过伤，其胃气陷于下焦，用补中益气汤，一服即通。

（《推求师意》）

李　梴

水肿证治纲要

李梴，字健斋，明代医家

论阴阳　阳水多外因，涉水冒雨或兼风寒暑气而见阳证；阴水多内因，饮水及茶酒过多或饥饱、劳役、房欲而见阴证。阳水先肿上体，肩背手膊，手三阳经，阴水先肿下体，腰腹髀跗，足三阴经。故男从脚下肿起、女从头上肿起为逆。阴阳微妙如此，不可不辨。

阴水多因久病或产后，言久病者，盖谓久病喘咳疟痢，或误服凉药，以致肿者，危证也，俱宜补脾为主。大概挟喘者，分气紫苏饮、五皮散、葶苈丸；久痢加味八味丸，久疟退黄丸；产后肿，必大补气血，使水自降，八物汤加苍术、陈皮、半夏、香附。有热加麦门冬、黄芩，气不顺加木香、砂仁。怀胎气遏水道肿者，去半夏，加紫苏、大腹皮。饮食无阻者，虽不药，而既产自消矣。

阳水多兼食积，或饮毒水，或疮痍所致也。食积者，用香平丸、枳术丸。因酒，小萝皂丸。饮毒水而肿者，名水蛊，漆雄丸。不服水土者，胃苓汤。脓疮搽药，愈后发肿，败毒散。便闭，升麻和气饮。干疮洗浴，水气入腹者，赤小豆汤。疮久倦怠嗜卧肿者，五苓散加橘皮、木香、槟榔、滑石、甘草、枳壳、大腹皮、砂仁，姜煎温服。

湿热变化总属脾经　人身真水真火，消化万物以养生，脾病则水流为湿，火炎为热，初起目下微肿如卧蚕，及至水浮膜外，则为肤胀，流于下焦，则为腹肿。手按随手而起，如裹水之状，以指画之成字者，名燥水，不成字者，名湿水。有按之作水声者，乃气虚不能宣泄，久成水瘕。

下注肾经则阴腑肿 肾主水也，惟脾病则不化饮食，滋真水，非惟肾精损削，而湿热下注，阴腑独肿者有之，甚则泛滥，遍体无归，必土实而后足以收摄邪水，肾气归元。

肺气上升则为喘 金生水也，惟脾病则肺金失养，非惟肺气孤危，而失降下之令，渗道不通，且湿热则浊气上升，为喘为咳，必土实而后肺金清肃，以滋化源。或曰：独无寒湿者乎？寒则土坚水清间有，亦易治。

阳水治法 阳水必热渴、二便闭。经曰：诸腹肿疼酸，皆属于火。又曰：结阳肢肿是也。治与水证湿证大同，大法：腰以上肿，宜汗，腰以下肿，宜下。表证喘咳，小青龙汤、越婢汤、古麻甘汤、桂枝苦酒汤；里证腹肿胁硬，十枣汤、泽泻汤、泽泻牡蛎汤、导水丸、三花神佑丸、浚川丸、布海丸。然证虽可下，又当权其轻重，年衰久病及虚者，黄米丸。初起只宜上下分消其湿，五苓散用桂枝，合六一散，加橘皮、木香、槟榔、生姜煎服，或单山栀丸，木香、白术煎汤下，兼黄者，茵陈五苓散渗之。

阴水治法 阴水必身凉大便利。经曰：阴蓄于内，水气胀满是也，治宜补脾土以复运化之常，清心火，降肺金，俾肝木有制，而渗导又且开通，此补中行湿，兼金虚而有湿热者最宜。若中寒者，温补则气暖而小便自通，气陷者，升提则阳举而阴自降，故曰行湿，非五苓、神佑之谓也。补中气，六君子汤加木香；泻者，参苓白术散、升阳除湿防风汤；呕者，赤茯苓汤；中寒者，玄武汤、实脾散；挟食积者，紧皮丸、千金养脾丸；挟湿热者，中满分消汤丸；湿甚者，退黄丸；虚甚气陷，口无味者，六君子汤加升麻、柴胡以提之，复元丹，切忌淡渗；肾虚腰重脚肿湿热者，加味八味丸、滋肾丸；阳虚小便不利者，古沉附汤；二便俱利，术附汤、复元丹。

风气血因 阳水阴水肿外，又有风、气、血肿，惟肠覃、石瘕，乃妇人病也。风肿者，即痛风肿，肿面多风热，肿脚多风湿，关脉浮洪弦者，风热湿三气郁而为肿。因脾土不足，木火太盛，胃中纯是风气，所以清气不升，腹作膜胀，浊气不降，大便闭涩。经曰：中满泻之于内者是也。外证走注疼痛，面皮粗，麻木不仁，先服三和散，次服小续命汤。大便闭，去附子，加槟榔、牵牛；日久者，小金丹，风从汗散故也；虚弱不敢汗者，四君子汤加升麻、柴胡、苍术、防风；多汗者，防己黄芪汤；气肿者，七情所伤，郁为湿热，脾肺俱病，四肢瘦削，腹胁膨胀，与水气相似。但以手按之成凹，不即起者，湿也，按之皮厚，不成凹者，气也，六君子汤加木香、木通。喘者，木香流气饮；大便闭者，三和散、六磨汤、木香槟榔丸；小便闭者，分心气饮；呕满者，四妙枳壳丸；泻者，单香附丸；挟痰腹胀满者，加味枳术汤、控涎丹；瘀血肿者，皮间必有赤缕血痕，用四物汤加桃仁、红花，或续断饮、加味八味丸；妇人经闭败血肿者，肾气丸加红花，或红矾丸。

阴肿治法 玉茎与阴囊，伸缩痿强，乃身中阴阳之机。有阳火，玉茎肿胀，健强不休者，柴青泻肝汤；湿热下流者，四苓散加山栀、木通、金铃子；茎囊肿大通明者，木香流气饮加木通煎，吞青木香丸；暴风客热，阴挺肿胀者，龙胆泻肝汤；膀胱热甚，囊肿二便不通者，三白散、八正散；肿痛者，用小茴、全蝎、穿山甲、木香，等份为末，每服二钱，空心酒下；有阴寒湿肿痿弱者，五苓散加茴香，或八味丸；肾大如斗者，荔核散；上热下虚，玉茎肿痛者，清心莲子饮；阴肿大如升斗者，用马鞭草捣烂涂之，或干地龙为末，鸡子清调敷，囊软者可治；妇人阴肿便闭，枳橘炒热熨之。

忌宜　凡阳水，宜辛寒散结行气，苦寒泻火燥湿；阴水宜苦温燥脾，或辛热导气，极忌甘药助湿作满，尤忌针刺，犯之，流水而死。凡先肿腹而后散于四肢者可治，先肿四肢而后归于腹者难治。若肌肉崩溃，足胫流水，唇黑耳焦，缺盆平，脐凸，背平，手足掌平，肉硬，腹多青筋，大便滑泻者，不治。又面黑者肝死，两手无纹者心死，脐凸者脾死，两肩凸者肺死，下注脚肿者肾死。

（《医学入门》）

方 谷

水 肿 绳 墨

方谷（1508~1600），明代医家

设或水肿者，脾虚不能健运，水溢于皮肤，按之多冷，重按多凹，病久，所按之处，青红陷下，肌肉如腐，或有肿盛皮肉出水，起泡湿烂。或射于肺，则咳嗽气急，逆于脾则痰涎不利。宜用实脾利水之剂，如二陈加厚朴、苡仁、白术、泽泻之类。黄肿者，皮肉色黄，四肢怠惰，头眩体倦，懒于作为，小便短而少，大便溏而频，食欲善进，不能生力，宜当健脾为主。治用二陈汤，加参、术、黄连、厚朴、香附之类。面肿者，面目浮肿，此气虚也，盖面为诸阳之首，阳聚于面，所以面耐寒也。今也面目浮肿，皆因阳之不聚，气之不行，停滞上焦，壅塞而为肿也。治当清理上焦之气，使肃清而不浊，利耳目之窍，使周行而不滞，如枳桔二陈汤，加玄参、天花粉、连翘之类。若脾虚者，当实其脾，白术、茯苓、苡仁、山药。湿肿者，当清其湿，苍术、厚朴、泽泻、茵陈。有风者，兼驱其风，防风、防己。有寒者可清其寒，羌活、独活、消风凉膈散亦治。足肿者，谓腿足作肿也，有湿热太甚而作肿者，其色红肿，当清湿热，如当归拈痛汤亦可；有脾虚不足而作肿者，其色白肿，当养脾气，如参苓白术散，加牛膝、苡仁；有脾虚气滞而不行者，肿久必有水出，破之难痊，宜当实脾为要，如参苓白术散，加升麻、泽泻；有病久而作肿者，其肿下连足跗，如皮肿可治，肉肿难除，宜当养正健脾，如补中益气汤，加牛膝、续断；有久卧而作肿者，此气之不行也，久立而作肿者，此气之不顺也。气不行者，当以行气为要，如二陈汤加苍白二术、厚朴、香附；气不顺者，当以顺气为先，如二陈汤加当归、续断、香附、乌药。肢肿者，四肢作肿也，盖四肢者，脾之脉络也，脾有所郁则气血不调，以见四肢作肿，大率滞于血者则痛肿难移，滞于气者则俛仰不便。行血宜芎归汤，加丹皮、白芷、秦艽、续断，行气宜二陈汤，加厚朴、山楂、白术、黄芩。便肿者，男子小便作肿，妇人阴门作肿也，皆由肝气之不和，肾气之不泄，宜当泻肝补肾可也，治宜黄连、青皮、当归、芍药、山楂、柴胡、乌药、香附之类；囊肿者，阴囊之作肿也，此因脾湿聚而生肿，宜当利水实脾，燥湿为要，如苍术、厚朴、茱萸、茴香、青皮、乌药、山楂、青木香之类；子肿者，阴子大而生肿，亦肝气之不和也，宜当清气伐肝，如囊肿之药可用。但红肿去茱萸，加山栀。肿而冷湿，去山栀用茱萸，命坠亦然。有用椒囊，以艾叶、川椒焙燥，作末袋之，收其极湿自可。眼胞肿者，眼胞上下之肿也，此因脾气空虚，心事不乐，怒不能越，饮食不进，朝夕作卧，故令眼胞作肿也，治宜清气健脾之剂，如二陈汤，加归、术、青皮、黄连之类。儿肿者，妇人孕子之时，身面手足作肿，此脾虚成孕也，宜以安胎健脾，其肿自消，如四物，加炒白术、阿胶、人参、香附、黄芩之类。大抵肿之为证，皆属于于脾，然脾不能行气，则气滞而作肿矣，不可专理其气，而用导泄之药，不治其本，而反攻其末也。丹溪曰：气虚不补，何由以行？经曰：塞因塞用，正谓此也。医者当治肿之时，即以是求，而为法守。

治法注意：肿当利水而实脾，胀宜清气而开郁，此治肿胀之大端也。

（《医林绳墨》）

王肯堂

水肿证治准绳

王肯堂（1549~1613），字宇泰，明代医家

《素问·汤液醪醴论》云：帝曰：其有不从毫毛而生，五脏阳以竭也。津液充郭，其魄独居，孤精于内，气耗于外，形不可与衣相保，此四极急而动中，是气拒于内而形施于外，治之奈何？岐伯曰：平治于权衡，去宛陈莝，微动四极，温衣，缪刺其处，以复其形；开鬼门，洁净府，精以时服，五阳以布，疏涤五脏。故精自生，形自盛，骨肉相保，巨气乃平。释云：不从毫毛生者，明其邪不自腠理入，是水从内而溢出于外者也。五脏阳以竭者，为由脾胃虚弱。夫脾胃者土也，法天地，生万物，故水谷入胃，清阳化气，浊阴成味，五脏禀其气曰阳，禀其味曰精，即经之谓五阳者，胃脘之阳声也。气和精生，今不得禀水谷气，则无气以生，不得禀五味，则无精以化。肺主气而魄藏焉，无气则魄独居二肾为阳，故动之。经脉行则脾胃之水谷得以化，四脏亦得以禀之，然后可以施治。其水在表在上者汗之，在下在里者分利之。夫如是，此条所治，正与评热论阴虚者对待而言也。彼为肾之阴虚，不能敌夫所凑之阳；此为胃之阳虚，不能制夫溢水之阴也。仲景法，诸有水者，腰以下肿，当利小便，腰以上肿，当发汗乃愈。防己黄芪汤、防己茯苓汤、蒲灰散，以上利小便。越婢汤、越婢加术汤、甘草麻黄汤、麻黄附子汤、杏子汤，以上发汗。观此可见仲

景之法，一出于《内经》。后世治水肿方，有五皮散、香苏散，中用姜、橘、紫苏、大腹皮辛以散之，茯苓、防己、木通、桑皮淡以渗之，是开鬼门洁净府同用也。

丹溪云：因脾虚不能制水，水渍妄行，当以参、术补脾，气得实则自能健运，自能升降，运动其枢机，则水自行，非五苓之行水也。又云：《内经》曰，诸气膹郁，皆属于肺。诸湿肿满，皆属于脾。诸腹胀大，皆属于热。是三者相因而为病。盖湿者土之气，土者火之子，故湿每生于热，热气亦能自湿者，母气感子，湿之变也。湿气盛，肺气不行而膹郁矣。故水肿病者，脾失运化之职，清浊混淆，因郁而为水。脾土既病，肺为之子，而肺亦虚，荣卫不布，气停水积，凝聚浊液，渗透经络，涵流溪谷，窒碍津液，久久灌入隧道，血亦化水矣。凡治肿，皆宜以治湿为主，所挟不同，故治法亦异。更宜清心经之火，补养脾土，火退则肺气下降而水道通，脾土旺则运化行，清浊分，其清者复回而为气、为血、为津液。其败浊之甚者，在上为汗，在下为溺，以渐而分消矣。卢砥镜治水肿类例，以肺金盛而生水，水溢妄行，气息闭、枢机壅而为肿，必欲导肾以决去之，岂理也哉。夫肺者肾之母也，其气清肃，若果由肺盛生水，则将奉行降令，通调水道，下输膀胱，水精四布，五经并行，而何病肿之有？

或问丹溪所论水病之源，在于脾土。卢氏论水，宗于水热篇，阴盛水溢，其源在肾。所起不同，故治必异。今如溪之论，则《内经》非欤？曰：不然。试用水热篇三章之义绎之，则晰然矣。首章问少阴何以主肾，肾何以主水。曰：肾者至阴也，至阴者盛水也。肺者太阴也，少阴春冬脉也。故其本在脾，其末在肺，皆积水也。此以少阴经脉在上，主肾行冬令，至阴盛水气化之常者而言也。非是为病之因也。当时若遇邪伤，则二脏之气停而皆积水矣。令卢氏不求其为因所感之邪，而致气停水积，乃辄以至阴盛水，谓是脏气有余而生病者，误矣。不然，何乃次章复问，肾何以能聚水而生病？曰：肾者胃之关也，关门不利，故聚水而从其类也。上下溢于皮肤，故为胕肿，胕肿者，聚水而生病也。此承上章积水之病，故注文以肾主下焦，膀胱为腑，主其分注，开窍二阴，故肾气化则二阴通，二阴闭则胃填满，故云肾者胃之关也。关闭则水积。然而气停水溢之义，尚有可言者焉，当是下焦之气也。何则？《灵枢·本输》曰：少阴者属肾，上连肺，故将两脏；三焦者，决渎之府也，水道出焉，属膀胱，是孤府也。宣明五气篇：下焦溢为水。注文以分注之所，气窒不泻，则溢而为水也。又三焦病者，腹气满，小腹尤坚，不得小便，窘急，溢则水留即为胀。以此观之，其下焦少阳之经气，当相火之化，六气中惟相火有其经，无其腑脏，游行于五者之间，故曰少阳为游部，其经脉之在上者，布膻中，散络心包，在下者，出于委阳，上络膀胱。岂非上佐天道之施化，下佐地道之生发，与手厥阴为表里，以行诸经之使者乎？是故肾经受邪，则下焦之火气郁矣。火气郁则水精不得四布，而水聚矣。火郁之久必发，发则与冲脉之属火者同逆而上。盖冲脉者，十二经之海，其上者，出于颃颡，渗诸阳，灌诸精；其下者，并少阳下足，渗三阴，灌诸络。由是水从火溢，上积于肺，而为喘呼不得卧；散聚于阴络，而为胕肿；随五脏之虚者，入而聚之，为五脏之胀。夫如是之病，皆相火泛滥其水而生病者也。非相火则水不溢，而止为积水之病。如《内经》所谓阴阳结斜，多阴少阳曰石水，少腹肿；三阴结寒为水；肾肝并沉为石水之类是也。又尝推其肾气不化之由，多是四气相乘害之。盖胃是肾之胜脏，或湿热盛而伤之，或胃气不足下陷而害之，或心火太过下乘而侮之，或燥金敛涩之，或风木摇撼之，与夫劳役色欲，七情外感，皆足以致肾气之不足也。夫胃之关，不惟因肾气不化而后闭，其胃之病者，而关亦自闭矣。其水不待肾水而生，所饮之水亦自聚矣。盖胃主中焦，为水谷之海，胃气和则升降出纳之气行，水谷各从其道而输泄也。胃气不和，则出纳之关皆不利，故水谷之津液皆积聚而变水也。即《灵枢·经脉》曰：胃所生病，大腹水肿，膝膑肿痛。《灵枢·五癃津液别》曰：五谷之津液……阴阳不和，则气道不通，四海闭塞，三焦不泻，津液不化，水谷并于肠胃之中，留于下焦，不得渗膀胱，则下焦胀，水溢则为水胀。王叔和《脉经》曰：脾常怀抱其子，子，肺金也。子胃火伤，下避水中，木畏金乘，下为荆棘，脾复畏木居一隅，水遂上溢而为胀也。即此诸论观之，所谓关门不利云云者，盖以二脏相因而然耳。

第三章问诸水皆生于肾乎。曰：肾者牝脏也。地气上者，属于肾，而生水液也，故曰至阴。勇而劳甚则肾汗出，肾汗出，逢于风，内不得入于脏腑，外不得越于皮肤，客于玄府，行于皮里，传为跗肿，本之于肾，名曰风水。观是章所谓地气上者，指人形体皆禀地之阴以生者而言也。肾居五脏之下，是至阴，主水，以生津液，是故津液在百体，犹水在地中行，五气所化之五液，悉属于肾。今因劳火迫于肾气之液，发出为汗，因逢风而玄府闭，其汗与风相搏，遂结于皮肤，于是五气所化新旧之液，则皆类聚而成水矣。用是比例推之，则肾气之劳，不止房事一端而已，如夜行劳甚，渡水跌仆，持重远行，极怒惊恐之类，岂无越出肾液于表，亦得以逢于风者乎。此圣人之言简而意博，举一而可十者也。又按《素问·评热病论》曰：有病肾风者，面胕疱然壅，害于言，虚不当刺。不当刺而刺，后五日其气必至。至必少气时热，时热从胸背上至头，汗出手热，口干苦渴，小便黄，目下肿，腹中鸣，自重难以行，月事不来，烦而不能食，不能正偃，正偃则咳甚，病名曰风水。此肾虚不可妄治，治之则阴愈虚而阳必凑之，转及五脏，有是热病状也。用此比类前后所叙，诸水溢之病，未有不因肾虚得之。设不顾虚，辄攻其水，是重虚其阴也。虚则诸邪可入，而转生病矣。《内经》又谓肝肾脉并浮为风水，此尤见是阴虚之甚者也。何则？关肾肝二脏，同居下焦。肾为阴主静，其脉沉。肝为阳主动，其脉浮。而阴道易乏，阳道易饶，为二脏俱有相火故也。若相火所动，不得其正，动于肾者，犹龙火之于海，故水附而龙起。动于肝者，犹雷火之出于地，疾风暴发，故水如波涌。今水从风，是以肝肾并浮也。王注以为风薄于下，似若水风之邪，世人莫知肝木内发之风也。《灵枢·水胀》有水胀、肤胀、臌胀、肠覃、石痕、石水之病。治肤胀、臌胀者，先泻其胀之血络，后调其经，刺去其血络也。观此肤胀，与胀论篇谓荣气循脉，冲气逆为脉胀，冲气并脉循分肉为肤胀，三里而泻，近者一下，远者三下，无问虚实，工在疾泻。此篇之臌胀，亦与腹中论中之臌胀同其病状。彼则治之以鸡矢醴，一剂知，二剂已。若饮食不节，其病虽已，当病气复聚于腹也。何与此篇治是二证，皆先泻其胀之血络，刺去其血，而复调其经，如是之不同。何哉？盖彼以气聚之病，此以气停与血相搏，故血凝于络，气凝于经，而生水液为胀，故治不同也。仲景云：风水，其脉自浮，外证骨节疼痛，恶风。《针经·论疾诊尺》篇云：视人之目窠上微肿，如新卧起状，其颈脉动，时咳，按其手足上，窅而不起者，风水肤胀也。又仲景云：太阳脉浮而紧，法当骨节疼痛，反不痛，身体反重而酸，其人不渴，汗出即愈，为风水。风水，脉浮，身重，汗出恶风者，防己黄芪汤主之。风水恶风，一身悉肿，脉浮不渴，续自汗出，无大热，越婢汤主之。恶风者，加附子（炮）一枚。续法：风水，身体浮肿，发歇不定，肢节疼痛，上气喘急，大腹皮散主之。风水毒气，遍身肿满，楮白皮散主之。皮水，其脉亦浮，外证跗肿，按之没指，不恶风，其腹如鼓，不渴，当发其汗。又云：渴而不恶寒者，此是皮水。盖法当风水恶寒不渴，皮水不恶寒而渴。假令皮水不渴，亦当发汗也。皮水为病，四肢肿，水气在皮肤中，四肢聂聂动者，防己茯苓汤主之。厥而皮水者，蒲灰散主之。续法：皮水，身体面目悉浮肿，木香丸主之。正水，其脉沉迟，外证自喘。石水，其脉自沉，外证腹满不喘。大奇论：肾肝并沉为石水，并浮为风水。续法：石水四肢细瘦，腹独肿大，海蛤丸主之。皮水，病腹光紧急如鼓，大小便涩，槟榔散主之，黄汗，其脉沉迟，身发热，胸满，四肢头面肿，久不愈，必致痈脓。又云：身肿而冷，状如周痹，胸中窒，不能食，反聚痛，暮躁不得眠，此为黄汗。治法见黄疸门。里水者，一身面目黄肿，其脉沉，小便不利，故令病水。假如小便自利，此亡津液，故令渴，越婢加术汤主之。甘草麻黄汤亦主之。水之为病，其脉沉小属少阴，浮者为风，无水虚胀者为气。水，发其汗即已，脉沉者宜麻黄附子汤，浮者宜杏子汤。心水者，其身重而少气，不得卧，烦而躁，其阴大肿。肝水者，其腹大不能自转侧，胁下腹中痛，时时津液微生，小便续通。肺水者，身肿，小便难，时时鸭溏。脾水者，其腹大，四肢苦重，津液不生，但苦少气，小便难。肾水者，其腹大脐肿，腰痛不得溺，阴下湿如牛鼻上汗，其足逆冷，面黄瘦，大便反坚。诸病水者，渴而不利，小便数者，皆不可发汗。问曰：病者苦水，面目四肢皆肿，小便不利，脉之，不言水，反言胸中痛，气上冲咽，状如炙脔，当微咳喘，审如师言，其脉何类？师曰：寸口脉沉而紧，沉为水，紧为寒，沉紧相搏，结在关元，始时当微；年盛不觉，阳衰之后，荣卫相干，阳损阴盛，结寒微动，肾气上冲，喉咽塞噎，胁下急痛。医以为留饮而大下之，气系不去，其病不除；后重吐之，胃家虚烦，咽燥欲饮水，小便不利，水谷不化，面目手足浮肿；又与葶苈丸下之，当时如小瘥，食饮过度，肿复如前，胸胁苦痛，象若奔豚，其水扬溢，则浮咳喘逆。当先攻击冲气，令止，乃治咳，咳止其喘自瘥，先治新病，病当在后。

上仲景治水诸方，皆用脉病为本，然后量轻重虚实而施治，皆守圣经之法耳。奈何今世俗之医，因病者急求一时之效，以破气去水为功，不知过一二日，则病复至而不可救矣。呜呼！予每痛夫世人病水肿多死不救者有二，一以患者不善调取，二以医误投下药之过，竭其阴阳，绝其胃气，故多死。于是详摘《素》《灵》《金匮》之言而稍发明之，有志者当不厌其烦也。

肿病不一，或遍身肿，或四肢肿，面肿脚肿，皆谓之水气。然有阳水，有阴水，并可先用五皮饮，或除湿汤加木瓜、腹皮各半钱，如未效，继以四磨饮兼吞桂黄丸，仍用赤小豆粥佐之。遍身肿，烦渴，小便赤涩，大便多闭，此属阳水。轻宜四磨饮，添磨生枳壳，兼进保和丸；重则疏凿饮子利之，以通为度。亦有虽烦渴而大便已利者，此不可更利，宜用五苓散加木通、大腹皮各半钱，以通小便。遍身肿，不烦渴，大便自调或溏泄，小便虽少而不赤涩，此属阴水，宜实脾饮。小便多少如常，有时赤，有时不赤，至晚则微赤，却无涩滞者，亦属阴也，不可遽补，木香流气饮，继进复元丹。若大便不溏，气息胀满，宜四磨饮下黑锡丹。四肢肿，谓之肢肿，宜五皮饮加姜黄、木瓜各一钱，或四磨饮，或用白术三两，㕮咀，每服半两，水一盏半，大枣三枚，拍破，同煎至九分，去渣温服，日三无时，名大枣汤。面独肿，苏子降气汤，兼气急者尤宜，或煎熟去滓后，更磨沉香一呷。有一身之间，惟面与双脚浮肿，早则面甚，晚则脚甚。经云：面肿为风，脚肿为水，乃风湿所致，须问其大小腑通闭，别其阴阳二证，前后用药。惟除湿汤加木瓜、腹皮、白芷各半钱，可通用。或以苏子降气汤、除湿汤各半帖煎之。罗谦甫导滞通经汤，治面目手足浮肿。感湿而肿者，其身虽肿，而自腰下到脚尤重，腿胀满尤甚于身，气或急或不急，大便或溏或不溏，但宜通利小便为佳，以五苓散吞木瓜丸。内犯牵牛，亦不可轻服。间进除湿汤，加木瓜、腹皮各半钱，炒莱菔子七分半。因气而肿者，其脉沉伏，或腹胀，或喘急，宜分气香苏饮。饮食所伤而肿，或胸满，或嗳气，宜消导宽中汤。不服水土而肿者，胃苓汤、加味五皮汤。有患生疮，用干疮药太早，致遍身肿，宜消风败毒散。若大便不通，升麻和气饮。若大便如常或自利，当导其气，自小便出，宜五皮饮和生料五苓散。腹若肿，只在下，宜除湿汤和生料五苓散，加木瓜如泽泻之数。以上数条为有余之证。

大病后浮肿，此系脾虚，宜加味六君子汤。白术三钱，人参、黄芪各一钱半，白茯苓二钱，陈皮、半夏曲、芍药、木瓜各一钱，炙甘草、大腹皮、木瓜各五分，姜、枣煎服。小便不利，间入五苓散。有脾肺虚弱，不能通调水道者，宜用补中益气汤补脾肺，六味丸补肾。有心火克肺金，不能生肾水，以致小便不利而成水证者，用人参平肺散以治肺，滋阴丸以滋小便。若肾经阴亏，虚火铄肺金，而小便不生者，用六味地黄丸以补肾水，用补中益气汤以培脾土，肺脾肾之气交通，则水谷自然克化。二经既虚，渐成水胀，又误用行气分利之药，以致小便不利，喘急痰盛，已成蛊证，宜加减金匮肾气丸主之。以上数条，为不足之证。

不足者，正气不足。有余者，邪气有余。凡邪之所凑，必正气虚也。故以治不足之法治有余则可，以治有余之法治不足则不可。洁古法：如水肿，因气为肿者，加橘皮。因湿为肿者，煎防己黄芪汤，调五苓散。因热为肿者，八正散，如以热燥于肺为肿者，乃绝水源也。当清肺除燥，水自生矣。于栀子豉汤中加黄芩。如热在下焦阴消，使气不得化者，当益阴而阳气自化，黄柏内加黄连是也。如水胀之病，当开鬼门，洁净府也，白茯苓汤主之。白茯苓汤能变水，白茯苓、泽泻各二两，郁李仁五钱，水一碗，煎至一半，生姜自然汁入药，常服无时，从少至多，服五七日后，觉腹下再肿，治以白术散，白术、泽泻各半两，为末，煎服三钱。或丸亦可，煎茯苓汤下三十丸，以黄芪芍药建中汤之类调养之。平复后，忌房室猪鱼盐麦等物。香薷熬膏，丸如桐子大，每服五丸，日三渐增，以小便利为度，冬瓜，不限多少任吃。鲤鱼一头，重一斤以上者，煮熟取汁，和冬瓜、葱白作羹食之。青头鸭或白鸭，治如食法，细切，和米并五味，煮熟作粥食之，宜空腹时进。

何柏斋学士云：造化之机，水火而已，宜平不宜偏，宜交不宜分。水为湿为寒，火为燥为热，火性炎上，水性润下，故火宜在下，水宜在上，则易交也。交则为既济，不交则为未济，不交之极，则分离而死矣。消渴证不交，而火偏盛也，水气证不交，而水偏盛也。制其偏而使之交，则治之之法也。小火不能化大水，故必先泻其水，后补其火。开鬼门，泻在表在上之水也。洁净府，泻在里在下之水也。

水热既减，然后用暖药以补元气，使水火交，则用药之次第也。又云：卢氏以水肿隶肝肾胃而不及脾，丹溪非之似矣，然实则皆非也。盖造化生物，天地水火而已矣。主之者天也，成之者地也。故曰乾知太始，坤作成物，至于天地交合变化之用，则水火二气也。天运水火之气于地之中，则物生矣。然水火不可偏盛，太旱物不生，火偏盛也。太涝物亦不生，水偏盛也。水火和平则物生矣，此自然之理也。人之脏腑，以脾胃为主，盖饮食皆入于胃而运以脾，犹地之土也。然脾胃能化物与否，实由于水火二气，非脾胃所能也。火盛则脾胃燥，水盛则脾胃湿，皆不能化物，乃生诸病。水肿之证，盖水盛而火不能化也。火衰则不能化水，故水之入于脾胃者，皆渗入血脉骨肉，血亦化水，肉发肿胀，皆自然之理也。导去其水，使水气少减，复补其火，使二气平和则病去矣。丹溪谓脾失运化，由肝木侮脾，乃欲清心经之火，使肺金得令以制肝木，则脾土全运化之职，水自顺道，乃不为肿，其词迂而不切，故书此辨之。按：何公虽于医学未精，其论水火，则医书所未发，是可存也，放附著于此。

〔诊〕目窠微肿，如卧蚕之状，曰水。足胫肿，曰水。颈脉动，喘疾咳，曰水。病下利后，渴饮水，小便不利，腹满因肿，此法当病水。若小便自利及汗出者，自当愈。趺阳脉当伏，今反数，本自有热，消谷，小便数，今反不利，此欲作水。寸口脉浮而迟，浮脉则热，迟脉则潜，热潜相搏，名曰沉。趺阳脉浮而数，浮脉则热，数脉则止，热止相搏，名曰伏。沉伏相搏，名曰水。沉则络脉虚，伏则小便难，虚难相搏，水走皮肤，则为水矣。脉得诸沉，当责有水，身体肿重，水病脉出者死。《三因》云：大抵脉带数，既是虚寒潜止于其间，久必沉伏，沉伏则阳虚阴实，为水必矣。面庞然浮肿，疼痛，其色黧黑，多汗恶风者，属肾风。阳水兼阳证，脉必沉数。阴水兼阴证，脉必沉迟。沉而滑，为风水。浮而迟，弦而紧，皆为肿。水病脉洪大者可治，微细者不可治。又云：浮大轻者生，沉细虚小者死。

又云：实者生，虚者死。唇黑则伤肝，缺盆平则伤心，脐出则伤脾，足心平则伤肾，背平则伤肺。凡此五伤，必不可治。

（《证治准绳》）

秦昌遇

六味，四物加味治疗水肿重证案

秦昌遇，明代医家

一人年三十，病水肿，面光如泡，腹大如箕，脚肿如槌，饮食减少，其脉浮缓而濡，两尺尤弱。此得酒后使内，宜补肾水。家人骇曰：水势如此，视者不曰通利，则曰渗泄，先生乃欲补之，水不益深耶？余谓：经云水极似土，正此病也。水极者，本病也；似土者，虚象也。今用通利渗泄而治其虚象，则下多亡阴，渗泄耗肾，是愈伤其本病，而增土湿之势矣。岂知亢则害，承乃制之旨乎？遂令空腹服六味丸，再以四物加黄柏、木通、厚朴、广皮、人参、白术、防风，三十剂而愈。

（《医验大成》）

龚廷贤

水 肿 保 元

龚廷贤（1538~1635），字子才，明代医家。

水肿之证，有阴有阳，察脉观色，问症须详。阴脉沉迟，其色青白，不渴而泻，小便清涩。脉或沉数，色赤而黄，燥粪赤溺，兼渴为阳。水肿气急而小便涩，血肿气满而四骑寒。

蛊证大要有二，曰单腹胀，曰双腹胀。喘急气满，肿而不安，四肢微肿，此单腹胀，因内伤七情所致，取效微迟；四肢浮肿，肚大身重，此双腹胀，因外感风湿所致，取效甚速。又有水肿、气肿之分，以指肿处，有陷随起。随起者气肿，先须理气。陷指起迟者，水肿也，只须导水立愈。凡人年四十以上，气血壮盛者，得效之后，善自调摄，终身不发。五十以后，气血稍衰，调摄不谨，时或再复，此药尚能治之。但屡复屡治而元气耗，则难为矣。脉浮洪易治，沉细难治。浮洪者只用金不换木香丸，沉细者兼用沉香快脾丸，先服木香流气饮。

一论诸气痞滞不通，胸膈膨胀，口苦咽干，呕吐不食，或肩背腹胁走注刺痛，及喘急痰嗽，面目虚浮，四肢肿满，大小便闭涩。又治忧思太过，怔忡郁积，脚气风湿，聚结肿痛，喘满胀急。此药调顺荣卫，流通血脉，快利三焦，安和五脏，凡治蛊胀，当先用此。

木香流气饮

木香七钱五分　丁皮七钱五分　藿香七钱五分　半夏汤泡，二钱五分　人

参五钱 白术去芦，五钱 赤茯苓五钱 厚朴姜炒，二两 青皮去瓤，二两 陈皮四两 草果七钱五分 槟榔七钱五分 大腹皮七钱五分 香附二两 紫苏二两 木瓜五钱 白芷五钱 麦门冬去心，五钱 莪术煨，七钱五分 肉桂七钱五分 木通一两 石菖蒲五钱 甘草二两

上锉八钱，生姜三片，枣一枚，水一碗半，煎至七分，去渣热服。本方加沉香、枳壳、大黄，去藿香、石菖蒲，名二十四味流气饮。

蛊肿加白豆蔻；肿满加黑牵牛；头面肿加葱白，肚腹肿加枳实，倍青皮、陈皮；脐至脚肿，加桑白皮。

一论金不换木香丸，治蛊肿之神药也。先服木香流气饮三五剂，通加白豆蔻。次用金不换木香丸收功，后用沉香化气丸调理。或心头烦热者，竹叶石膏汤，热甚加黄芩。前贤论蛊肿之症有五不治者，面黑如霉，肚大青筋，掌中无纹，脚肿无坑，脐中凸起。此五症亦能治之，间有得生者。如败下黑水者不治，阳事不举者不治，其余青黄红紫，皆能治之。又一证，或肿或消，或作泄泻，知脾弱即泻，名曰洪水横流，服此宜之，其肿自消，其泻自止。忌一切生冷毒物、油盐酱醋、鱼鲊鹅鸭、房事等件一百日，无有不效者。

金不换木香丸

大戟五钱 芫花炒，五钱 甘遂五钱 黑牵牛头末，二钱 巴豆去壳，半生半熟，五钱 大黄生，五钱 青皮去瓤，五钱 南木香五钱 青木香五钱 胡椒病冷倍用，一钱 川椒去目，五钱 益智仁五钱 槟榔五钱 大腹皮五钱 苦葶苈炒，五钱 射干三钱 桑白皮五钱 木通去皮，五钱 泽泻五钱 连翘五钱 砂仁五钱

上二十二味为末，醋煮，面糊为丸，如梧桐子大。每服五十丸，壮盛人加七八十丸。第一消头面肿，五更初用葱白酒送下。第二消中膈胸腹肿，五更初用陈皮汤送下。第三消脐以下脚肿，五更初，桑白

皮汤送下。

沉香快脾丸

青皮四钱　陈皮四钱　三棱煨，四钱　莪术煨，四钱　苍术米泔浸，炒，四钱　白术去芦，四钱　白茯苓四钱　砂仁四钱　草果仁四钱　木香四钱　沉香二钱　丁香三钱　藿香四钱　良姜三钱　肉桂三钱　连翘四钱　商陆白的，四钱　黑牵牛头末，四钱　大腹皮二钱　僵蚕三钱　神曲四钱　麦芽四钱　益智仁四钱　雄附子五钱，看病虚实，实者不用

上二十四味为末，面糊为丸，如梧桐子大，每服三四十丸，照前用之。第一，五更葱白汤下；第二，五更陈皮汤下；第三，五更紫苏汤下；第四，五更桑白皮汤下。

沉香化气丸　治盅，常服调理。

青皮去瓤　陈皮　三棱煨　莪术煨　人参　白术去芦　白茯苓　山药　砂仁　白豆蔻　丁香　木香　沉香　槟榔　石菖蒲各六钱　官桂一两　萝卜子二两　黑牵牛头末，二两八钱

上为末，醋糊为丸，如梧桐子大，每服五七十丸，姜汤下。

一治前证，服药忌盐醋一百日之后，用药开盐法。

猪苓　泽泻　白术　白茯苓　肉桂　盐各等份

上每用七钱，用鲫鱼一个，破肚去净，将前药入鱼肚内，加麝香少许，入瓦内火焙，黄色存性为末，姜枣调服。

一论腹胀紧硬如石，或阴囊肿大，先用甘草煎汤一盅，热服之，后即用此药敷之。

大戟　芫花　甘遂　海藻各等份

上为末，醋糊和药，涂肿处。一加椒目尤效。

按：上诸方治诸臌胀肿满殊效，其中，有患者气血虚不敢服者，又有服之而不效者，此皆得病日久，或误投攻击太过，以致脾肾元气虚损之极，宜服后诸方，实有起死回生之功也。

一凡看蛊识症：朝肿暮消是阳蛊；朝消暮肿是阴蛊；腹上青筋起，气喘潮热是气蛊；四肢不收，无肉肚大是食蛊；遍体肿，肚不胀，是翳油蛊；遍身潮热是脾蛊；房室过多是肾蛊；泄泻潮热是脾蛊；龃望上下，大小不通，是胃蛊。

一论水肿，四肢头面皆浮而肿，或单腹臌胀，皆属脾虚不能制水，气虚不能运化。治之，补元气，养心血，健脾胃以培其本，清湿热，平肝木，利水道以治其标，此药主之。

行湿补气养血汤

大拣参_{去芦} 不油白术_{去芦} 陈皮 当归 川芎 白芍_{酒炒} 白茯苓 苏梗 厚朴_{姜炒} 大腹皮 萝卜子_炒 海金沙 木香 木通 甘草

上锉，姜、枣煎服。气虚倍参、苓、术，血虚倍芎、归、芍，小便短少加猪苓、泽泻、滑石，以消其肿也。服后肿胀俱退，惟面足不消，此阳明经气虚，倍用白术、茯苓。

一论单腹蛊胀，只宜补中行湿利小便，切不可用下。

行湿补中汤

人参八分 白术_{麸炒，一钱} 白茯苓一钱 苍术_{米泔浸，一钱} 陈皮一钱 厚朴_{姜炒，一钱} 黄芩八分 麦门冬_{去心，五分} 泽泻五分

气不运加木香、木通，气下陷加柴胡、升麻。

朝宽暮急血虚，加当归、川芎、白芍（炒）、香附、黄连（姜炒），去人参。

朝急暮宽气虚，倍参、术。

朝暮急者，气血俱虚，宜双补之。

一论肿胀之证，因内伤而得者，或误服攻击杀伐之过，以致元气脾胃虚损之极，肿胀尤甚于前。此气血两虚，肾水干涸，用此方，以金匮肾气丸兼进。

加味补中益气汤

黄芪炒，二钱　人参一钱　白术去芦，炒，二钱　白茯苓二钱　陈皮八分　当归酒洗，一钱　白芍酒炒，一钱五分　柴胡四分　升麻三分　萝卜子炒，一钱　厚朴姜炒，一钱　甘草炙，二分　枳实麸炒，五分

上锉一剂，生姜煎服。

一论脾肾虚，腰痛脚肿，小便不利，或吐，腹胀痛，四肢浮肿。或喘急痰盛，已成蛊证，其效如神。此证多因脾胃虚弱，治失其宜，元气复伤而变证者，非此药不能救。必以补中益气汤早晚兼济，可收全功矣。

金匮肾气丸

怀熟地黄四两　白茯苓三两　牛膝去芦，酒洗　肉桂　泽泻　车前子　山茱萸酒蒸，去核　山药　牡丹皮各一两　大附子炮，去皮脐，五钱

上为细末，炼蜜为丸，如梧桐子大，每服百丸，空心米饮送下，临卧服补中益气汤。

一论单腹胀，及脾虚肿满，膈间闭塞，或胃口作痛，此补中有消之意也。

调中健脾丸

黄芪蜜炙，二两　人参二两　白术去芦，黄土拌炒，六两　白茯苓二两　陈皮盐水炒，二两　半夏泡七次，三两　苍术米泔浸，炒，二两　香附童便浸，炒，三两　白芍煨，二两五钱　黄连　吴茱萸煎水炒，去茱萸，二两半　苏子炒，二两五钱　萝卜子炒，一两五钱　山楂肉炒，三两　薏苡仁炒，三两　泽泻炒，一两五钱　沉香另研，六钱　五加皮炒，二两　草豆蔻酒拌炒，一两半　法制瓜蒌用大瓜蒌二个，镂一孔，每个入川椒三钱，多年粪二钱，敲米粒大，外用绵纸糊完，再用纸筋、盐泥封固，晒干，炭火煅通红，取出去泥，其黑色，一并入药，一两

上为细末，煎荷叶、大腹皮汤，打黄米糊为丸，如梧桐子大，每

服百丸，日进三服，白汤送下。

上方法制瓜蒌，多不便制，予每不用此味亦获奇功，如有更妙。

按：右诸方治肿胀属虚，皆宜用此王道之剂，病者苦其胀肿难堪，予令朝服丸药，夕服汤药，或三朝五日，间服蟠桃丸，或石干散一服，谓之下棋打劫而治，病者暂抒一时之宽。医者一补一攻，亦善治之良法也。

一人 脾胃虚弱，肚腹臕胀，遍身肿，按之成窠。其脉沉细，右寸为甚，此脾肺虚寒之证。治以八味丸或金匮肾气丸，以补肾阴行生化之源，至暮服之小便通，又数剂肿消，即止前药。复与六君子汤加木香、官桂、炮姜，以燥脾导气而瘥。后因不戒性，病复作，但有气恼或饮食稍多即泄泻，仍用八味丸，倍附子。

一儒者 失于调养，饮食难化，胸膈不利，或用行气消导药，咳嗽喘促，服行气化痰药，肚腹渐胀。服行气分利药，睡卧不能，两足浮肿，小便不利，大便不实，脉浮大，按之微细，两寸皆短，此脾胃亏损。朝用补中益气加姜、附，夕用金匮肾气加骨脂、肉豆蔻，各数剂，诸症渐愈，再佐以八味丸，两月乃能步履，却服补中、八味，半载而康。

补　　遗

蟠桃丸（益国主秘传） 治男妇浑身头面手足浮肿，肚腹胀满疼痛，上气喘急，千金不传之妙。

沉香三钱　木香三钱　乳香箬上炙，三钱　没药箬上炙，三钱　琥珀一钱或五分　白牵牛生用头末，八钱　黑牵牛用牙皂煎浓汁，浸半日，铺锅底焙，一半生一半熟，取出研末，八钱　槟榔一半生，一半用牙皂煎汁浸透，焙熟，一两

上为细末，牙皂水打稀面糊为丸，如梧桐子大。每服二钱七分，

五更侵晨，砂糖煎汤送下。

张静虚道人治虫胀神方薛兵巡传。

石干散

石干一钱　黑牵牛头末，一钱　沉香五分　槟榔一钱　葶苈八分　琥珀五分　海金沙一钱

上共为末，听用，患者先服五皮散一二帖，然后服此药，实者一钱，虚者九分，空心葱白汤下，隔一日一服，轻者二帖，重者不过三帖。痊愈后，服健脾养胃之药，永不发也。服药要忌盐、荤腥二七，则肠胃清，病根拔。

一治肿胀仙方，名金枣儿。

红芽大戟一斤，红枣三斤，水煮一日夜，去大戟，用枣，晒干食之立消。

一治水胀，黑豆煮去皮，焙干为末，每二钱，米饮调服。

一治肿胀仙方，名天命饮。

白商陆根似人形者，捣取汁一合，生姜自然汁二合，点黄酒一盏和服，空心，三日服一次，元气厚者服五次，薄者三次止，忌盐酱，凡人年五十以里者可服，五十以外者不必用。

一治肿，用粟米、绿豆各一秒，猪肝一叶，切碎三味，煮作粥食之，至重者不过五次，其肿自消，切忌气恼、生冷之物。

一治十肿水病不瘥，垂死者。

用青头雄鸭一只，治如食法，细切，和米并五味，煮极熟化粥食之。

一方用鲤鱼一尾，重一斤，和冬瓜、葱白煮食之。

一方用癞蛤蟆一个，入猪肚煮熟，去蛤蟆，将猪肚一日俱食尽。

一治蛊肿，用田螺不拘多少，水漂，加香油一盏于水内，其涎自然吐出，取其涎晒干为末，每服不过三分，酒调下，其水自小便而

下，其气自大便而出，其肿即消，即服养脾胃之药为妙。

一治水气肿满腹胀者，用黑白牵牛头末，每服二钱，大麦面三钱，水和为饼，以火煨熟，取出食之，茶汤送下。

一治水肿蛊胀，轻者服此立效。

苦丁香去梗，微焙为末，用枣肉为丸，如梧桐子大，每服三十丸，空心米汤下，行水，日进二服。

一治十肿水气，五蛊胀气，其效如神。一人患腹胀，阴囊肿大，不一剂而病愈，真仙方也。

甘遂（赤皮细花不蛀者，不拘多少），用荞麦面水和作厚饼，内掺神曲末，将纸厚包甘遂在内，灰火中烧熟，取出晒干为末，每用一钱二分，以细面约一两许合和水调，赶作面片，次用商陆二钱，巴豆一个去壳，水一碗半，砂锅内煎至一碗，去渣，再入锅内，入前面片煮熟食之。其商陆汤任其意，服与不服，不在其限。服不一二时，水从大便出，如是血蛊即下血，气蛊即气下，当时肿消。若有喘嗽，尽皆妥帖。若腹中块渐消散，只一服见效。忌盐、酱、冬瓜、香油、荤腥之物，半月后用盐亦须炒过用之。若蛊证加胡椒一钱，与巴豆同煮，其巴豆须看虚实加减，其壮者加至二三个，无不效。

（《寿世保元》）

张景岳

治从肺脾肾，虚实夹杂本无定法
法取温补消，各求其宜尤重气化

张景岳（1563~1640），名介宾，明代医家

论　证

肿胀之病，原有内外之分，盖中满者谓之胀，而肌肤之胀者亦谓之胀。若以肿言，则单言肌表，此其所以当辨也。但胀于内者，本由脏病，而肿于外者，亦无不由乎脏病。第脏气之病，各有不同，虽方书所载有湿热、寒暑、血气、水食之辨，然余察之经旨，验之病情，则惟在气水二者，足以尽之。故凡治此证者，不在气分，则在水分，能辨此二者而知其虚实，无余蕴矣。病在气分，则当以治气为主，病在水分，则当以治水为主。然水气本为同类，故治水者当兼理气，盖气化水自化也；治气者亦当兼水，以水行气亦行也。此中玄妙，难以尽言，兹虽条列如下，然运用之法，贵在因机通变也。

病在水分者，以阴胜于阳，而肌肤皆肿，此与气证本有不同。凡水之为病，其色明润，其皮光薄，其肿不速，每自下而上，按肉如泥，肿有分界。盖阴本于下，而浸渍有渐，皆水病之症也。观水胀篇言寒气之胀，按其腹，窅而不起；水肿之病，以手按其腹，随手而

起，如囊裹水之状，此其候也。然以愚见，乃察之证验，则若与此论相反。盖凡是水证，必按之窅而不起，此其水在肉中，如糟如泥，按而散之，猝之能聚，未必如水囊之比；凡随按随起者，亦惟虚无之气，其速乃然，故辨当若此也。凡欲辨水气之异者，在欲辨其阴阳耳。若病在气分，则阳证阴证皆有之，若病在水分，则多为阴证。何也？盖水之与气，虽为同类，但阳旺则气化，而水即为精，阳衰则气不化，而精即为水。故凡病水者，本即身中之血气，但其为邪为正，总在化与不化耳。水有能化，因气之虚，岂非阴中无阳乎？此水肿之病，所以多属阳虚也。然水主于肾，气主于肺，水渍于下而气竭于上，所以下为肿满，上为喘急，标本俱病，危斯极矣，此当速救本源，庶保万一，倘以虚喘作实邪而犹然泄肺，无不败矣。

······

大凡水肿先起于腹而后散四肢者可治，先起于四肢而后归于腹者难治。掌肿无纹者死。大便滑泄，水肿不消者死。唇黑，唇肿，齿焦者死。脐肿突出者死。缺盆平者死。阴囊及茎俱肿者死。脉绝，口张，足肿者死。足趺肿，膝如斗者死。肚上青筋见，泻后腹肿者死。男从身下肿上，女从身上肿下，皆难治。

······

大人小儿，素无脾虚泄泻等证，而忽尔通身浮肿，或小水不利者，多由饮食失节或湿热所致，宜廓清饮加减主之，或四苓散、胃苓汤之类皆可用；或湿胜者，宜平胃散之类主之。

凡感毒风，邪留肤腠，则亦能忽然浮肿，如东垣所谓八益之邪自外而入者是也。然其来必速，其证则必有脉紧及头疼骨痛等症，方是外感之候，先宜解散其邪，如正柴胡饮、小柴胡汤、败毒散、参苏饮、葛根葱白汤之类，随宜用之。若风因火炽而表里俱热者，宜芍药清肝散或龙胆泻肝汤之类主之。若邪传入里，太阳阳明并病，而胃实热甚，必日晡潮热，大渴引饮者，白虎汤主之。若大实大满而热结不退者，大承气汤或百顺丸下之。若少阳阳明并病，寒热往来，满而实者，宜大柴胡汤下之。《素问·五常政大论》曰：下之则胀已。此之类也。

肿胀之治，凡脾肾虚证，如前论所列薛氏肾气汤者，诚然善矣，然用之之法，犹当因此廓充，不宜执也。向余尝治一陶姓之友，年逾四旬，因患伤寒，为医误治，危在呼吸，乃以大剂参、附、熟地之类，幸得挽回。愈后喜饮，未及两月，忽病足股尽肿，胀及于腹，按之如鼓，坚而且硬，观其前次之病，中气本伤，近日之病，又因酒湿，度非加减肾气汤不可治，遂连进数服，虽无所碍，然终不见效，人旋料其必不可治。余熟计其前后，病因本属脾肾大虚，而参兼以渗利，未免减去补力，亦与实漏卮者何异？元气不能复，病必不能退。遂悉去利水等药，而专用参附理阴煎，仍加白术，大剂与之，三剂而足胫渐消，二十余剂而腹胀尽退，愈后人皆叹服，曰：此证本无生理，以此之胀，而以此之治，何其见之神也。自后凡治全虚者，悉用此法，无一不效，可见妙法之中，更有妙焉，顾在用者之何如耳。塞因塞用，斯其最也，学者当切识此意。

凡水肿等证，乃脾、肺、肾三脏相干之病。盖水为至阴，故其本在肾；水化于气，故其标在肺；水惟畏土，故其制在脾。今肺虚则气不化精而化水，脾虚则土不制水而反克，肾虚则水无所主而妄行。水不归经则逆而上泛，故传入于脾而肌肉浮肿，传入于肺则气息喘急。虽分而言之，而三脏各有所主；然合而言之，则总由阴胜之害，而病本皆归于肾。经曰：肾为胃关，关门不利，故聚水而从其类也。然关门何以不利也？经曰：膀胱者，州都之官，津液藏焉，气化则能出矣。夫所谓气化者，即肾中之气也，即阴中之火也。阴中无阳则气不能化，所以水道不通，溢而为肿。故凡治肿者，必先治水；治水者，必先治气。若气不能化，则水必不利。惟下焦之真气得行，始能传化；惟下焦之真水得位，始能分清。求古治法，惟薛立斋先生加减金匮肾气汤，诚对证之方也，余屡用之，无不见效。此虽壮水之剂，而实即脾、肺、肾三脏之正治也。何也？盖肾为先天生气之源，若先天元气亏于下，则后天胃气失其所本，而由脾及肺，治节所以不行，是以水积于下，则气壅于上，而喘胀由生，但宜峻补命门，使气复元，则三脏必皆安矣。今论其方，如所用桂、附，以化阴中之阳也；熟地、山药、牛膝，以养阴中之水也；茯苓、泽泻、车前子，以利阴中之滞也。此能使气化于精，即所以治肺也；补火生土，即所以治脾也；壮水通窍，即所以治肾也。此方补而不滞，利而不伐，凡病水肿于中年之后，及气体本弱者，但能随证加减用之，其应如响，诚诸方之第一，更无出其右者。证有全由脾肺不足，而为肿胀者，治宜以四君、归脾之属为主，固是正治之法，然亦须兼补命门。盖脾土非命门之火不能生，肺气非命门之火不能化，人知土能制水，而不知阳实制阴，人知气化为精，而不知精化为气也。虚则补母，正此之谓。凡素禀阳盛，三焦多火，而病为水肿者，其证必烦渴喜冷，或面赤便结，或热而喘嗽，或头面皆肿，或脉见滑实。此湿热相因，阴虚之证也。凡辛香燥热等剂，必所不堪，宜用六味地黄汤加牛膝、车前、麦冬之类，大剂与之。其有热甚者，宜加减一阴煎加茯苓、泽泻、车前、牛膝之类主之。其有虚中夹实，胸膈不清，宜加陈皮、白芥子之类佐之。其有生平不宜熟地者，则单用生地亦可。但此等壮水之剂，必十余服后方可望效，若先因克伐致虚者，其效尤迟，慎毋欲速，自求伊戚也。凡年少纵酒，致为湿热所乘，元气尚强，脉实有力，而不便于温补者，此当逐去湿热，亦能速效，宜禹功散、导水丸、浚川散、三花神佑丸之类，皆可择用。泻后宜薄滋味，戒饮酒，久之方可复元。古法治肿，大都不用补剂，而多用去水等药，微则分利，甚则推逐，如五苓散、五淋散、五皮散、导水茯苓汤之类，皆所以利水也。如舟车神佑丸、浚川散、禹功散、十枣汤之类，皆所以逐水也。再如巴豆、朴硝、针砂、滑石、三棱、莪术、麝香、琥珀、土狗、地龙、田螺、水蛭、鲤鱼、鲫鱼、萝卜子、苏子、商陆、葶苈、杏仁、防己、秦艽、木瓜、瞿麦、通草、厚朴、赤小豆、猪苓、海金沙、五加皮、大腹皮、羌活、独活之类，无非逐水利水之剂。但察其果系实邪，则此等治法诚不可废，但必须审证的确，用当详慎也。凡今方士所用，则悉皆此类，故能晚服而早通，朝用而暮泻，去水斗许，肿胀顿消，效诚速也，但彼不顾人之虚实，不虑人之死生，惟以见效索谢而去，不知随消随胀，不数日而腹胀必愈甚，苟以年衰积损之证，而复遭此劫，则百无一生矣。水肿证以精血皆化为水，多属虚败，治宜温脾补肾，此正法也。然有一等不能受补者，则不得不从半补，有并半补亦不能受者，则不得不全用分消。然以消治肿，惟少年之暂病则可，若气血既衰，而复不能受补，则大危之候也。故凡遇此辈，必须千方百计，务救根本，庶可保全。尝见有专用消伐而退肿定喘者，于肿消之后，必尫羸骨立，略似人形，多则半年，少则旬日，终无免者。故余之治此，凡属中年积损者，必以温补而愈，皆终身绝无后患。盖气虚者不可复行气，肾虚者不可复利水，且温补即所以化气。气化而痊愈者，愈出自然；消伐所以逐邪，邪逐而暂愈者，愈由勉强。此其一为真愈，一为假愈，亦岂有假愈而果愈者哉？

（《景岳全书》）

李中梓

水肿临证必读

李中梓（1588~1655），字士材，明代医家

六元正纪、至真要等论有云：太阴所至为跗肿。及土郁之发，太阴之初气，太阳之胜复，皆湿胜之肿胀也。或曰水连太过，或曰寒胜则浮，或曰太阳司天，太阳胜复，皆寒胜之肿胀也。或曰少阴司天、少阴胜复，少阳司天、少阳胜复，或热胜则肿，皆火胜之肿胀也。或曰厥阴司天在泉，厥阴之复，或曰阳明之复，皆木邪侮土，及金气反胜之肿胀也。由是则五运六气，亦各有肿胀矣。

然经有提其纲者曰：诸湿肿满皆属于脾。又曰：其本在肾，其末在肺。皆聚水也。又曰：肾者，胃之关也。关门不利，聚水而从其类也。可见诸经虽皆有肿胀，无不由于脾、肺、肾者。盖脾土主运行，肺金主气血，肾水主五液。凡五气所化之液，悉属于肾；五液所行之气，悉属于肺；转输二脏，以制水生金者，悉属于脾。故肿胀不外此三经也。

但阴阳虚实，不可不辨，大抵阳证必热，热者多实；阴证必寒，寒者多虚。先胀于内，而后肿于外者为实；先肿于外而后胀于里者为虚。小便黄赤，大便秘结为实；小便清白，大便清泄为虚。滑数有力为实，弦浮微细为虚。色红气粗为实，色悴声短为虚。凡诸实证，或六淫外客，或饮食内伤，阳邪急速，其至必暴，每成于数日之间。若

是虚证，或情志多劳，或酒色过度，日积月累，其来有渐，每成于经月之后。

然治实颇易，理虚恒难。虚人气胀者，脾虚不能运气也；虚人水肿者，土虚不能制水也。水难制于脾，实则统于肾，肾本水脏，而元阳寓焉。命门火衰，既不能自制阴寒，又不能温养脾土，则阴不从阳而精化为水，故水肿之证，多属火衰也。

丹溪以为湿热，宜养金以制木，使脾无贼邪之患；滋水以制火，使肺得清化之权。夫制火固可保金，独不虑其害土乎？惟属热者宜之。若阳虚者，岂不益其病哉？更有不明虚实，专守下则胀已之一法，难得少宽于一时，真气愈衰，未几而肿胀再作，遂致不救，殊可叹也！

余于此证，察其实者，直清阳明，反掌收功；苟涉虚者，温补脾肾，渐次康复。其有不大实，亦不大虚者，先以清利见功，继以补中调摄。又有标实而本虚者，泻之不可，补之无功，极为危险。

在病名有臌胀与虫胀之殊。臌胀者，中空无物，腹皮绷急，多属于气也；虫胀者，中实有物，腹形充大，非虫即血也。

在女科有气分与血分之殊。气分者，心胸坚大，而病发于上，先病水胀而后经断；血分者，血结胞门，而病发于下，先因经断，而后水胀。

在治法：有理肺与理脾之殊，先喘而后胀者，治在肺；先胀而后喘者，治在脾。

以上诸法，此其大略也。若夫虚实混淆，阴阳疑似，贵在临证之顷，神而明之，其免于实实虚虚之害乎。四肢不肿，但腹胀者，名单腹胀，难愈。

死证　腹胀身热者死。腹胀寒热如疟者死。腹大胀，四肢青，脱形，泄甚为逆。腹胀便血，脉大时绝者死。以上胀满。唇黑或肿，肝伤；缺盆平，心伤；脐突，脾伤；足心平，肾伤；背平，肺伤。五伤者死。阴囊及茎肿腐者死。泻后腹胀而有青筋者死。大便滑泄，水肿不消者死。水肿先起于腹，后散四肢者可治；先起于四肢，后归于腹者死。以上水肿。

脉法　盛而紧，大坚以溏，迟而滑，皆胀满。沉而滑，浮而迟，弦而紧，水肿。二病之脉实大者可治，虚微者难治。

太学何宗鲁　夏月好饮水。一日太宗师发放，自早起候至未申，为炎威所逼，饮水计十余碗，归寓便胀闷不能食，越旬日，腹如抱瓮，气高而喘。余曰：皮薄而光，水停不化也。且六脉坚实，其病暴成，法当利之。遂以舟车丸，每服三钱，香薷汤送，再剂而二便涌决如泉，复进一钱五分，腹减如故，用六君子十帖即愈。

徽州方太和　大怒之后复大醉，至明日，目下如卧蚕，居七日而肢体皆肿，不能转侧，二便不通，烦闷欲绝。余诊之，脉沉且坚，当逐其水，用疏凿饮子，一服而二便快，再服而四肢宽，更以五皮饮，服三日遂愈。以上两案，水肿实证。

武林文学钱赏之　酒色无度，秋初腹胀，冬杪遍体肿急，脐突背平，在法不治，迎余治之。举家叩首，求救哀迫。余曰：我非有起死金丹，但当尽心力而圆之耳。即用金匮肾气丸料，大剂煎服，兼进理中汤，服五日无效，余欲辞归矣。其家曰：自知必死，但活一日则求一日之药，即使不起，安敢归咎乎？勉用人参一两，生附子三钱，牛膝、茯苓各五钱。三日之间，小便解下约有四十余碗，腹有皱纹，举家拜曰：皆再造之恩也。约服人参四斤，附子一斤，姜、桂各一斤余，半载而瘥。

此水肿之虚者。

都宪李来吴　积劳多郁，肢体胀满，以自知医，取用胃苓汤加枳壳。三月以来，转加痞闷，余诊其脉，沉涩而软，视其色，黄白而枯，此虚证也，宜大温大补。始犹不信，争之甚力，仅用参二钱，稍觉宽舒；欲加桂、附，执不肯从。余曰：证属虚寒，喜行攻伐，已见既坚，良言不纳，虽有扁、仓，岂能救耶？越两月果殁。气胀之虚者。

锦衣太传徐澹宁 禀界素壮，病余肥甘过度，腹胀气粗。余诊之，脉盛无滑，按之不甚虚，宜以利气之剂，少佐参、术。惑于多歧之说，旦暮更医。余复曰：既畏参不用，攻击之剂，决不可投也。后与他医商之，仍用理脾疏气之剂而安。此气胀之不实，亦不大虚者。

光禄卿吴伯玉夫人 患腹满而痛，喘急异常，大便不通，饮食不进，医者用顺气利水之剂，二十日不效。余诊之，脉大而数，右尺为甚。令人按腹，手不可近。余曰：此大肠痈也。脉数为脓已成，用黄芪、皂刺、白芷之类，加葵根一两，兼碗，顿服之。未申痛甚，至夜半而脓血大下，昏晕不支，即与独参汤稍安，更与十全大补，一月而愈。此似胀而实非者。

五皮饮 治脾肺不能运行，气满皮胀，水停不利。

大腹皮洗　赤茯苓皮　生姜皮　陈皮　桑白皮炒，各一钱五分

水盅半，煎八分，日进三服。

香苏散 治水气虚肿，小便赤涩。

橘红去白，二钱　防己　木通　紫苏叶各一钱

水盅半，姜三片，煎八分服。

实脾饮 治阴水发肿，用以实脾。

厚朴　姜汁　白术炒　木瓜　大腹皮　附子炮　木香忌火　草果　白茯苓　干姜炒，各一钱

水盅半，姜五片，煎七分服。

复元丹 治脾肾俱虚，遍身水肿，小便不通。

附子炮，二两　木香煨　茴香炒　川椒炒出汗　厚朴姜汁炒　独活　白术炒　橘红　茱萸炒　桂心春一两　泽泻二两　肉豆蔻煨　槟榔

各五钱

为末，糊丸，桐子大，每服三钱，紫苏汤送下。

金匮肾气丸　治肺、脾、肾俱虚，遍身肿胀，小便不利，气喘急，非此药不救。

白茯苓四两　附子炮，七钱　川牛膝　肉桂去皮　泽泻去皮　车前子　山茱萸去核　山药　牡丹皮各一两　熟地黄酒浸，杵膏，四两

蜜丸，桐子大，每服四五钱，空心白汤下。

导水茯苓汤　治遍身水肿，喘满，小便秘涩。诸药不效此即愈。

赤茯苓　麦门冬去心　泽泻　白术各三两　桑白皮　槟榔　木瓜各一两　大腹皮　陈皮　砂仁　木香各七钱半

上为粗末，每服五钱，水二盏，灯心草二十五根，煎八分间，连进三服，小便渐利。

沉香琥珀丸　治水肿小便闭。

琥珀　杏仁去皮尖，炒　紫苏　赤茯苓　泽泻各五钱　葶苈炒　郁李仁去皮　沉香各一两五钱　陈皮去白　防己各七钱五分

为末，蜜丸，梧桐子大，以麝香为衣，每服二钱五分，加至五钱，空心人参汤送下。

疏凿饮子　治通身水肿，喘呼气急，烦躁多渴，大小便不通，服热药不得者。

泽泻　商陆　赤小豆炒　羌活去芦　大腹皮　椒目　木通　秦艽去芦　茯苓皮　槟榔各一钱

水盏半，姜五片，煎九分服。

敷药　治腹满如石，或阴囊肿大，先用甘草嚼，后用此。

大戟　芫花　甘遂　海藻各等份

上为细末，用酽醋调面和药，摊绵纸上，覆贴肿处，以软绵裹住。

小胃丹

芫花醋拌一宿，瓦器内炒黑，不可焦　甘遂长流水浸半日，煮晒干　大戟长流水煮，再用水洗，各五钱　大黄湿纸裹煨，切，酒炒，一两五钱　黄柏炒，三两

上为细末，以白术膏丸，如萝卜子大，临卧白汤送下，每服一钱，欲利，空心服。

十枣汤

舟车神佑丸　去一切水湿、痰饮如神。

甘遂　芫花　大戟俱醋炒，各一两　大黄二两　轻粉一钱　黑牵牛头末，四两　青皮　木香　槟榔各五钱

为细末，水丸，椒目大。空心服五丸，日三服。痞闷者，多服反烦满，宜初服二丸，每服加二丸，快利为度。戴人每令病者先服百余粒，继以浚川等药投之，五更当下，种种病出，轻者一二度，重者五六度方愈。药虽峻急，为极神，弱者当信河间渐次进，实者依戴人治之。

大圣浚川散

大黄煨　牵牛取头末　郁李仁各一两　木香三钱　芒硝三钱　甘遂五分

评曰：诸湿为土，火热能生湿土，故夏热则湿，秋凉则燥。尝考戴人治法，假令肝木乘脾土，土不胜木，求救于子，己土能生庚金，味辛者为金，大加生姜，后以姜汁调浚川散大下之，是泻其所胜也。戴人每言：导水丸必用禹功散继之，舟车丸必以浚川散继之。

神芎导水丸　治一切因热积聚。

黄芩一两　黄连　川芎　薄荷各五钱　大黄二两　滑石　黑牵牛头末，各四两

为末，水丸。有血积者，加桂五钱。

加味枳术汤　治气为痰饮所隔，心下坚胀，名曰气分。

枳壳麸炒　官桂去皮　紫苏　陈皮　槟榔　桔梗　白术炒　五灵脂炒　木香各八分　半夏姜制　茯苓　甘草各四分

水二盅，生姜三片，煎一盅服。

椒仁丸　治先因经水断绝，后至四肢浮肿，小便不通，血化为水。

椒仁　甘遂　续断子去皮，研　附子炮　郁李仁　黑牵牛炒　五灵脂研　当归　茱萸　玄胡索各五钱　芫花醋浸，一钱　虻青去头、翅、足，米炒，十枚　斑蝥制同虻青，十枚　胆矾　信砒各一钱　石膏二钱

为末，糊丸，鸡蛋大，每服一丸，橘皮汤下。药虽峻厉，所用不多，畏而不服，有养病害身之患。

鸡矢醴法

羯鸡矢炒微焦，八合

无灰好酒二碗，煎至碗半，滤取汁，五更热饮，则腹鸣，辰巳时行二三次黑水。次日足有皱纹，又饮一次，渐皱至膝上而愈。

鸡金散

鸡内金焙真，一具　沉香二钱　砂仁三钱　陈香橼去白，五钱

为末，每用一钱五分，姜汤下，虚者参汤下。

中满分消丸　治中满热胀，有寒者忌服。

黄芩去腐，炒，一两　黄连炒，五钱　姜黄　白术炒　人参去芦　甘草炙　猪苓去皮，炙，一钱　白茯苓　去皮　干生姜　砂仁各二钱　枳实炒　半夏泡，各五钱　厚朴姜炒，一两　知母炒，四钱　泽泻　陈皮各三钱

为末，蒸饼丸，如桐子大。每服百丸，白汤下。

中满分消汤　治中满寒胀。热者忌用。

黄芪炒　吴茱萸炒　厚朴姜制　草豆蔻　黄柏各五分　益智仁　半夏　制茯苓　木香　升麻各三分　人参　青皮炒　当归　黄连炒　泽泻　生姜　麻黄不去节　柴胡　干姜炒　川乌　荜澄茄各二分

水二盅，煎一盅服。

禹余粮丸 许学士、朱丹溪，皆赞此方为水胀之圣药。

蛇含石大者三两。铁铫盛，烧通红，钳取出，倾入醋中，候冷取出，研极细 禹余粮石三两 真针砂五两，淘净，炒干，用醋二盅，同余粮铫内煮干，更用铫并药烧红，倾净砖地上候冷，研极细 羌活 木香 茯苓 川芎 牛膝酒浸 桂心 白豆蔻 大茴香炒 蓬术炮 附子 干姜炮 青皮 京三棱炮 白蒺藜 当归酒浸，各五钱

为末，入前三味拌匀，蒸饼丸如桐子大，食前白汤下三十丸至五十丸。前三味，非甘遂、芫花之比，又有各项药扶持，虚人、老人亦可服也。最忌盐，一毫入口，发疾愈甚。服药后，即于小便内旋去，不动脏腑，每日三服，更以温补之药助之，真神方也。

土狗一名蝼蛄，焙干为末，用上半节，即消上身之水；下半身，即消下身之水；左可消左；右可消右。方以此为神奇。

（《医宗必读》）

喻　昌

发皇古义遵经旨，辨析水肿陈法律

喻昌（1585~1664），字嘉言，清初医家

病机之切于人身者，水火而已矣。水流湿，火就燥。水柔弱，火猛烈。水泛溢于表里，火游行于三焦。拯溺救焚，可无具以应之乎？经谓二阳结谓之消，三阴结谓之水，手足阳明热结而病消渴，火之为害，已论之矣。而三阴者，手足太阴脾肺二脏也。胃为水谷之海，水病莫不本之于胃，经乃以属之脾肺者何耶？使足太阴脾足以转输水精于上，手太阴肺足以通调水道于下，海不扬波矣。惟脾肺二脏之气结而不行，后乃胃中之水日蓄，浸灌表里，无所不到也。是则脾肺之权，可不伸耶？然其权尤重于肾。肾者，胃之关也。肾司开阖，肾气从阳则开，阳太盛则关门大开，水直下而为消；肾气从阴则阖，阴太盛则关门常阖，水不通而为肿。经又以肾本肺标，相输俱受为言，然则水病以脾、肺、肾为三纲矣。于中节目，尤难辨析。《金匮》分五水之名，及五脏表里主病，彻底言之，后世漫不加察，其治水辄宗霸术，不能行所无事，可谓智乎？五水者，风水、皮水、正水、石水、黄汗也。风水其脉自浮，外证骨节疼痛，恶风，浑是伤风本证，从表治之宜矣。皮水其脉亦浮，外证跗肿，按之没指，不恶风，其腹如鼓，不渴，当发其汗。证不同而治同，其理安在？则以皮毛者，肺之合也，肺行荣卫，水渍皮间，荣卫之气膹郁不行，其腹如鼓，发汗以

散皮毛之邪，外气通而内郁自解耳。正水其脉沉迟，外证自喘，北方壬癸自病，阳不上通，关门闭而水日聚，上下溢于皮肤，跗肿腹大，上为喘呼，不得卧，肾本肺标，子母俱病也。石水其脉自沉，外证腹满不喘，所主在肾，不合肺而连肝，经谓肝肾并沉为石水，以其水积胞中，坚满如石，不上大腹，适在厥阴所部，即少腹疝瘕之类也。不知者每治他病，误动其气，上为呕逆，多主死也。《巢氏病源》谓石水自引两胁下胀痛，或上至胃脘则死。虽不及于误治，大抵肝多肾少之证耳。黄汗汗如柏汁，其脉沉迟，身发热胸满，四肢头面肿，久不愈必致痈脓，阴脉阳证，肾本胃标，其病皆胃之经脉所过，后世名之瘅水者是也。夫水饮入胃不行，郁而为热，热则荣卫之气亦热，热之所过，末流之患不可胜言，皆从瘅水而浸淫不已耳。然水在心之部，则郁心火炳明之化；水在肝之部，则郁肝木发生之化；水在肺之部，则孤阳竭于外，其魄独居；水在脾之部，则阴竭于内而谷精不布；水在肾之部，不但诸阳退伏，即从阳之阴亦且退伏，孤阴独居于下而隔绝也。故胃中之水，惟恐其有火，有火仍属消渴，而传中满之不救；肾中之水，惟恐其无火，无火则真阳灭没而生气内绝。其在心之水，遏抑君火，若得脾土健运，子必救母，即在肝在肺在肾之水，脾土一旺，水，有所制，犹不敢于横发，第当怀山襄陵之日，求土不委颓足矣，欲土宜稼穑，岂不难哉？夫水土平成，以神禹为师，医门欲平水土，不师仲景而谁师乎？

　　凡治水肿病，不分风水、皮水、正水、石水、黄汗五证，及脾肺肾三脏所主，恣用驱水恶劣之药，及禹功、舟车、导水等定方者，杀人之事也。

　　凡治水肿病，有当发汗散邪者，不知兼实其卫，致水随汗越，浸淫皮腠，不得顺趋水道，医之罪也。

　　凡治水肿病，遇渴而下利之证，误利其水，致津液随竭，中土坐困，甚者脉代气促，濒于死亡，医之罪也。

凡治水肿病，遇少腹素有积块疝瘕，误行发表攻里，致其人浊气上冲胸胃，大呕大逆，痛引阴筋，卒死无救者，医杀之也。

凡治水肿黄汗证，乃胃热酿成痹水，误用热药，转增其热，贻患痈脓，医之罪也。

凡治水肿病，不察寸口脉之浮沉迟数，弦紧微涩，以及趺阳脉之浮数微迟紧伏，则无从辨证用药，动罹凶祸，医之罪也。

（《医门法律》）

张　璐

水肿证治大法

张璐（1617~1699），字路玉，号石顽，清初医家

经云：肺移寒于肾为涌水。涌水者，按腹不坚，水气客于大肠，疾行则鸣濯濯，如囊裹浆，水之病也。

水始起也，目窠上微肿，如新卧起之状，其颈脉动，时咳，阴股间寒，足胫肿，腹乃大，其水已成矣。以手按其腹随手而起，如裹水之状，此其候也。

邪气内逆，则气为之闭塞而不行，不行则为水胀。

三阴结谓之水。

平治权衡，去宛陈莝，微动四极，温衣，缪刺其处，开鬼门，洁净府，精以时复，五阳布，故精自生，形自盛，骨肉相保，巨气乃平。

此言土虚不能制水之病。平治权衡者，使阴阳各得其平也，宛者积也，陈者久也，莝者腐也，阴阳平治，水气自去。微动四极者，运动四肢也。温则水气易行，故须温衣。不拘隧穴，名曰缪刺。腠理谓之鬼门，膀胱谓之净府。开者发汗也，洁者渗利也，阳气既和，阴精时复，由是五阳宣布，阴水尽涤，精血自生，形肉自盛，骨肉与衣相保，大气平矣。《金匮》云：师曰：病有风水，有皮水，有正水，有石水，有黄汗。风水其脉自浮，外证骨节疼痛，恶风；皮水其脉亦浮，

外证跗肿，按之没指，不恶风，其腹如鼓，不渴，当发其汗；正水其脉沉迟，外证自喘；石水其脉自沉，外证腹满不喘；黄汗其脉沉迟，身发热，胸满，四肢头面肿，久不愈，必致痈脓。

风水者，肾本属水，因风而水积也。经云：并浮为风水，传为跗肿。又曰：肾风者，面跗庞然壅，害于言，不能正偃，正偃则咳，名曰风水，其本在肾，其末在肺，皆积水也，上下溢于皮肤，故为跗肿。今止言外证骨节疼痛、恶风，不言跗肿，脱文也。肾外合于骨，水则病骨，肝外合于筋，风则筋束关节，故骨节痛。脉浮恶风者，知其风水之在外也。皮水者，皮肤跗肿是也。盖肺主气以行营卫，外合皮毛，皮毛病甚则肺气膹郁，当发其汗，散皮毛之邪，外气通而郁解矣。正水者，肾经之水自病也。经曰：肾者，胃之关也。关门不利，故聚水成病，上下溢于皮肤，跗肿腹大，上为喘呼，不得卧，标本俱病也。石水者，乃水积小腹胞内，坚满如石。经曰：阴阳结邪，阴多阳少名石水。又曰：肾肝并沉为石水，水积胞内，下从足少阴，故不发喘。黄汗者，病发身黄，汗出如柏汁，有阳明胃热，故见色于外。今之发热胸满，四肢头面肿者，正属足阳明经脉之证也。热久在肌肉，故化痈脓。

风水脉浮，身重汗出恶风，防己黄芪汤主之，腹痛者加芍药。风水恶风，一身悉肿，脉浮不渴，续自汗出，无大热，越婢汤主之。

水主肾病，肾脉本沉，以其肝木过盛，火热生风，水势乘风上涌，所以风水之脉反浮也。《素问》云：肾肝并浮为风水。盖肾肝同处，肾为阴主静，其脉常沉，肝为阴主动，其脉常浮，二脏俱有相火。动于肾者，犹龙火之出于海，动于肝者，犹雷火之出于泽，龙起而水随，风发而波涌。今水从风涌，是以肾肝并浮也。水既从风而脉浮，其病在表也。骨节疼痛，表之虚也。身重，水客分肉也。汗出恶风，卫气虚也。防己疗风肿水肿，通腠理，黄芪温分肉，补卫虚，白术治风主汗，甘草和药益土，姜枣辛甘发散。腹痛者，肝邪气塞，不得升降，再用芍药以收阴也。若见一身悉肿而脉浮不渴，续自汗出，无大热，此风气鼓搏其水，骤骤向外，当与越婢汤发之，此因势利导之法。且中有石膏化热，而无上逆喘满之虞也。

皮水为病，四肢肿，水气在皮肤中，四肢聂聂动者，防己茯苓汤主之；厥而皮水者，蒲灰散主之。

风水脉浮，用防己黄芪汤，而皮水即仿佛用之。前脉论中，同一开鬼门，而标中之本则微有分。风水下郁其土气，则用白术崇土，姜枣和中，皮水内合于肺，肺病则气病，故又名气水，金郁泄之，水积于皮，以淡渗之，故以茯苓易白术，加桂枝解肌以散水于外，不用姜、枣和之于中也。况四肢聂聂，风在营卫，触动经络，桂枝安得不用耶？若皮水而见厥逆，知水溃入肾，胃病不能行阳气于四末，故手足诸阳之本先病也，与伤寒厥而心下悸，当先治水，药虽异而理则同也。

水之为病，其脉沉小属少阴。浮者为风水，虚胀者为气水，发其汗即已。脉沉者宜麻黄附子汤，浮者宜杏子汤。

此论少阴正水之病，其脉自见沉小，殊无外出之意，若脉见浮者，风发于外也，虚胀者，手太阴气郁不行，而为虚胀也。风气之病，发其汗则已，即脉沉无他证者，当效伤寒少阴例，用麻黄附子甘草汤，动其水以救肾邪。若见外证喘满，知水气之在上而不在下，即于方除去附子，而加杏仁以救肺邪。此治金水二脏之正法也。里水者，一身面目黄肿，其脉沉，小便不利，故令病水，假令小便自利，此亡津液，故令渴也，越婢加术汤主之，甘草麻黄汤主之。

里水即石水，水积膀胱内胞，而小腹硬满如石也，首条言其脉自沉，外证腹满不喘，肾肝并沉之象，其水潜伏于里，砣然不动，非借风水越婢汤之法，不能激之四溢也。此言一身面目黄肿，脉沉小便不利，虽显阳邪内动，究竟脉沉不鼓，不能破阴邪之坚垒，必需前汤加术以发越脾气，俾阴邪从阳，里邪从表，一发而阴霾迅扫。此《内经》开鬼门法也。夫小便不利而水积为患，理固宜然，设小便自利而水道顺趋，可无病水之虑矣，何至亡津作渴耶？不知《金匮》设以为例，意谓此证皆由小便不利所致，即使溲溺忽利，反加烦渴，此必阳邪内扰，迫其阴津下亡，当非寒去欲解之比，故证虽变而治不殊，总不出越婢加术之范围也。按正水与石水似同而实异，正水则外证自喘，其本在肾，其末在肺；石水其脉自沉，外证腹满不喘，其水伏于脏，积结如石可知，求其如风水皮水之脉浮，殊不可得，非用麻黄、石膏重剂发之，永无解散之期也。甘草麻黄汤即越婢汤之变法，病气本轻，但需开发肺气于上，则膀胱气化行矣。

问曰：黄汗之为病，身体肿，发热汗出而渴，状如风水，汗出沾衣，色正黄如柏汁，脉自沉，何从得之？师曰：以汗出入水中浴，水从汗孔入得之，宜芪芍桂酒汤主之，温服一升，当心烦，服至六七日乃解。若心烦不止者，以苦酒阻故也。黄汗之病，两胫自冷，假令发热，此属历节，食已汗出，又身常暮卧盗汗出者，此营气也。若汗出已，反发热者，久久其身必甲错。发热不止者，必生恶疮。若身重汗出已辄轻者，久久必身𥆧，𥆧即胸中痛，又从腰以上必汗出，下无汗，腰髋弛痛，如有物在皮中状，剧者不能食，身疼重，烦躁，小便不利，此为黄汗，桂枝加黄芪汤方主之，须臾，饮热粥一升余以助药力，温覆取微汗。若汗不出，更服。

黄汗皆由营气不和，水气乘虚袭入，所以有发热汗出，身体重痛，皮肤甲错，肌肉𥆧动等证，至于胫冷髋弛，腰下无汗，《内经》所谓身半以下，湿中之也。脉沉迟者，水湿之气渗于经脉，而显迟滞不行之状。证虽多歧，观其所治，咸以桂、芍和营散邪，即兼黄芪司开阖之权，杜邪气复入之路也。按仲景于瘀热壅滞之候，每云甲错，即肌若鱼鳞之状，故发热不止则瘀热溃腐而为恶疮。每言身眴，乃经脉动惕之兆，故发汗不已，则营气内乏，而胸中痛也。气分心下坚大如盘，边如旋杯，水饮所作，桂枝去芍药加麻辛附子汤主之，当汗出如虫行皮中即愈。心下坚大如盘，边如旋盘，水饮所作，枳术汤主之，腹中软，即当散也。

肺主一身之气而治节行焉，今气分心下坚大如盘，边如旋杯，水饮所作，形容水饮久积胸中不散，伤其氤氲之气，乃至心下坚大如盘，遮蔽大气，不得透达，只从旁边辘转，如旋杯之状，正举空洞之位，水饮占据为言。其用桂枝去芍药加麻黄、附辛，以通胸中阳气，阳主开，阳盛则有开无塞，而水饮之阴可见睍耳。若胸中之阳不亏，当损其有余，则用枳、术二味，开其痰结，健其脾胃，而阳分之邪解之自易耳。人但知枳实太过，而用白术和之，不知痰饮所积，皆由脾不健运之故，苟非白术豁痰利水，则徒用枳实无益耳。

夫水患者，目下有卧蚕，面目鲜泽，脉伏，其人消渴，病腹大，小便不利，其脉沉绝者，有水，可下也。诸有水者，腰以下肿，当利小便，腰以上肿，当发汗乃愈。

水肿有阴阳之辨，阳水者，脉息浮数，遍身肿，烦渴，小便赤涩，大便多秘，急宜疏凿饮、禹功散、浚川散、神芎丸、神佑丸选用。小便不通，危急旦夕者，沉香琥珀丸。阴囊肿胀，二便不通者，三白散。然骤发便剧，元气未衰者，可用上法；若病后脾虚发肿，只宜轻剂投之，如六君、五苓、理苓之类，俱可应用。阴水者，脉沉迟，或细紧，遍身肿，不烦渴，大便自调，或溏泄，小便虽少而不赤涩，实脾散加减，小便频数者，济生肾气丸，小便有时黄赤，有时不赤，晚则微赤，此阴本阳标，未可遽用温补，先与五苓散清理其标，次与复元丹，阴阳结邪，多阴少阳为石水，越婢加术汤发之，肾肝并沉为石水，真武汤温之。小便涓滴不通，诸药不应，急用金液丹，灶心赤土煎汤送半钱。误用峻利，小便不通者，理苓汤和之。经云：结阳者肿四肢。四肢为诸阳之本，阳结则不行其极，故留结为之肢肿，五苓散分利之。水肿暴发，脉浮喘满，咳逆烦热者，小青龙汤。上热戴阳，下虚足冷，小青龙去麻黄换肉桂，加熟附子四五分。面目四肢浮肿属湿热，五皮散。初起脉实气盛，五子五皮汤。面独肿而气急，苏子降气汤，煎成磨沉香调服。有一身惟面与足肿，早则面甚，晚则足甚，苏子降气合除湿汤各半贴和服。右半边肿甚者，肺胃中有积滞也，导气为先，大忌琥珀、郁金、苏木、五灵之类；左半边肿甚者，肝肾间有瘀血也，散血为要，大忌胃苓，非特苍术性燥能阻滞恶血，即白术亦须生用，生则有逐湿散血之功而无壅滞之患。皮水四肢肿而聂聂动者，防己茯苓汤。感湿而肿者，其身虽肿，而腰以下至脚尤重，防己黄芪汤加黑黄牛尿，轻者除湿汤加木瓜、大腹皮。因于气为肿者，脉必沉伏而肿满喘急，增损流气饮。大腹水肿喘胀，大小便秘者，葶苈木香散。不服水土而肿，胃苓汤。病后腰脚浮肿，为有水气，胃苓汤加黄连。因患疮，用干疮药太早而致身肿，上半身甚者，羌活胜湿汤加升麻、白芷、苏叶，下半身甚者，五苓散换茅术，加木瓜、大腹皮。妇人经水先断，后至四肢浮肿，小便不通，通身皆肿，此血化为水，名曰血分，此病乃七情乖违，脾胃亏损，不能统摄而成，最为难治，日用归脾汤下椒仁丸一丸，药虽峻厉，数日当效，畏而不用，有养病害身之患。若先小便不利，后至身面浮肿，经水不通者，血为水败也，名曰水分，用归脾汤送葶苈丸七丸。其经脉不通而化为水，流走四肢，悉皆肿满者，亦曰血分，其证与水肿相类，而实非水也，归脾汤送人参丸十五丸，皆形气不足，邪淫隧道，必用此药以宣导其邪，佐以调补元气，庶药力有所仗而行，则邪自不能容，而真气亦不独伤矣。

水肿死证，见一即危，伤肝唇黑及肿，伤心缺盆平、掌无纹，伤脾脐突，伤肾足底平，伤肺背平肩耸。如卵缩向上，阴囊无缝，及茎肿腐者死；大便滑泄，水肿不消者死；加以喘满，虽暴病亦必不治；泄后腹胀而有青筋者死；鼻煽目青，耳焦面黑，破䐃脱肉者，死期迫矣。先起于腹，后散于四肢者可治；先起于四肢，后归于腹者死。如肺气不能下行，两足肿溃而小水全无，腹中之痛不可名状，以手揉左则痛攻于右，揉右则痛攻于左，当脐揉熨则满腹俱痛，叫喊不绝，利水敷脐之药俱不效，无可治矣。

开鬼门之剂：麻黄、羌活、防风、柴胡、葱白，及柳枝煎洗。洁净府之剂，泽泻、木通、通草、防己、葶苈、茯苓、猪苓，秋石代盐，

去宛陈莝之剂：商陆、大戟、甘遂、芫花、牵牛。宣布五阳之剂：附子、肉桂、干姜、吴茱萸。血肿之剂：琥珀、郁金、刘寄奴、苏木，丹方。治水肿用灶心赤土升许，烧红，乘热以陈三白酒或火酒淋，澄清，空腹食之愈。血肿，红酒淋服。虚人，用伏龙肝煎汤澄清，每日煮粥食之。血肿脉证俱实，大便闭者，生莱菔捣汁半盏，和白蜜少许，隔汤炖热食之，生牛膝捣绞汁服亦通。但精滑人禁用丹方。治水肿用蛤蟆七只，去头皮足，白酒漂净，同独蒜四五十枚入猪肚中，白酒煮烂，去蛤蟆，食猪肚，食后溲便频，肿即消。又方：活鲤鱼一枚，去肠垢，入独蒜满腹，白酒煮食，食后大小便与矢气齐通，即消。虚人，煅灰分三次砂糖调服，亦消。消后复胀者，过三四日再服一次，三次必尽，后以健脾理气及温肾药调之。水肿小便不通，诸药不应，用车前草叶捣烂，绞自然汁一盏，入烧酒半杯炖热，空心通口服，不过七日效。病久虚极，不胜开泄者，用薏苡四两，汤泡煮数沸，频与热服即通，勿过熟，过熟即不效，赤豆煮汤代茶良。鲤鱼重斤许者，和冬瓜、葱白煮汁食，鲫鱼亦佳，鲤鱼作羹，用醋勿用盐。而千金水肿，蒜醋皆忌。以其性味之浊也，而血肿尤忌，绿头

鸭，或白鸭，同赤豆煮汁，空腹食之。切忌盐酱，入口病必转甚，以盐能助肾水之邪，豆、麦助湿发热也。不能戒者，用赤豆、大麦面合成黄色，以伏龙肝水澄清，化青盐下之。青盐产砂土，与煮海水成盐不同，能清心滋肾而无助水之患也，忌猪羊鸡鹅虾蟹麸面及一切生冷炙煿，尤戒房室忧劳醉饱。

（诊）脉沉主水，沉而滑，浮而迟，弦而紧，皆水肿。水病腹大，脉实大者生，浮虚者死。水病腹闭，其脉沉实弦者生，沉细虚小者死。水病一身悉肿，泻利厥逆，脉沉实者急温之，虚大者必死，加以喘迫，此为命绝。

李士材治钱赏之 遍体肿急，脐突背平，法在不治。举家坚请用药，以金匮肾气丸料大剂煎服，兼进理中汤。五日不效，乃以人参一两，生附三钱，牛膝、茯苓各五钱，小便忽通进食。计服人参四斤，附子、姜桂各斤余而安。

刘默生治汪去尘 脾虚水逆伤肺，喘嗽不食，小水不通，脉虚不胜补泻，用茯苓五钱，泽泻、橘红各一钱五分，防风、肉桂、熟附各五分。二服水去，后加人参调理而安。

石顽治王庸若 呕逆水肿，溲便涓滴不通，或用五苓八正不应，六脉沉细如丝，因与金液丹十五丸，溺如泉涌而势顿平，后以济生肾气培养而安。

（《张氏医通》）

陈士铎

夺水逐壅鸡矢醴，扶正培本脾肾方

陈士铎（1627~1707），号远公，清初医家

人有两足跗上先肿，渐渐肿胀至腹，按胀上如泥之可抟，小便不利，大便反结，人以为水肿也，谁知皆由于土气之郁乎？人生脾胃之气健旺，则土能克水，而水自灌注于经络，两不相碍也。惟脾胃之气虚，则土不能转输，水积于土，而胃中之水积而不流。然而脾胃之气虚，非脾胃之故也。由于肾气之虚，土无升腾之气，而土乃郁而不伸，力不能制水，使水之相侮，而脾胃之气愈虚也。夫肾司开阖，阳太盛则水道大开，阴太盛则水道常阖，阳为肾中之火，阴为肾中之寒也，肾寒则脾胃亦寒。水畏热而不畏寒，此寒土之所以难制水也。然则治水肿之法，焉可舍补肾之火而他求蓄水之土哉！虽然，水势滔天，补火以生土，迂缓而难以决排，放水以全土，利便而易于蓄泄，故补肾中之火，可治久病之水臌，泄脾胃中之水，实益初病之水胀也。下身胀而上身未胀，正初起之病也，急宜泻其水之为得。

方用泄水至神汤

大麦须二两　茯苓一两　白术二两　赤小豆三钱

水煎服。

一剂而腹必雷鸣，泻水如注，再剂而水尽泻无遗，不必三剂也。论理，牵牛、甘遂之方，未尝不可用，但虑世人天禀日薄，而脾胃肾

之三经多虚，恐不胜药力之过迅，故又改立此方。于补中泄水，正气无伤，而邪水又尽出之为妙。方中白术、茯苓，健脾胃之土，而又能通脾胃之气，则土之郁可解，土郁既解，力足以制水矣。况大麦须能消无形之水，赤小豆能泄有形之湿，合而相济，自能化水，直出于膀胱，由尾闾之间，尽泄而出矣。

人有水肿既久，遍身手足俱胀，面目亦浮，口不渴而皮毛出水，手按其肤如泥，此水臌之真病也，乃土气郁塞之甚，以致水湿不化耳。夫土本克水，何为反致水侮，盖土虚则崩，土崩则淤泥带水而流缓，于是日积月累，下焦阻滞，而水乃上浮。脾胃之中，原能藏水，然水过于多，则脾胃不能受，而散见于经络，分积于皮肤矣。迨至经络皮肤不能受，势不得不渗于皮肤之外。水势如此之横，泛滥于一身，不用下夺之法，又休以泻滔天之水哉！故必大开水道，夺门而决，而水乃大流也。

方用决水汤

车前子一两　茯苓二两　王不留行五钱　肉桂三分　赤小豆三钱

水煎服。

一剂而小便如注不绝，二剂而肿胀尽消矣。论理用鸡矢醴逐水，亦有神效，然而鸡矢醴逐水，从大便而出，而此方逐水，从小便而出也。水从大便出者，其势逆，水从小便出者，其势顺，逆则效速而气伤，顺则效缓而气固。利水，从小便而出，利其膀胱也。凡水必从膀胱之气化，而后由阴气以出，土气不宣，则膀胱之气闭，吾用王不留行之迅药以开其口，加入肉桂，引车前、茯苓、赤小豆直入膀胱而利导之，茯苓、车前虽利水而不耗气，而茯苓且是健土药，水决而土又不崩，此夺法之善也。至于脐突手掌无纹，用此方尚可救也，惟是服此方泻水而愈，必须禁用食盐者一月，倘不能禁，则又胀矣，胀则不可再治也。

人有气喘作胀，腹肿，小便不利，大便亦溏，渐渐一身俱肿，人以为水臌之病也，而不知不然，盖脾胃肾三经之虚也。夫水气不能分消，大都病在胃，然胃之所以病者，正由于三经之虚也。胃为水谷之海，凡水入于胃为归，盖五脏六腑之大源也，但胃能容水而不能行水，所恃脾之散水以行于肺，肺之通水以入于膀胱，肾之化水而达于小肠也。惟脾虚则不能散胃之水精于肺，而病在中矣；肺虚则不能通胃之水道于膀胱，而病在上矣；肾虚则不能司胃之关门，使其输泄，而病在下矣。三经既虚，而胃中积水浸淫，遂遍走于经络皮肤而无所止耳。治之之法，补其三经之气，而胃气自旺，胃气旺而肿胀尽消。

方用消胀丹

白术三钱　茯苓一两　麦冬五钱　熟地五钱　山药一两　芡实五钱　苏子一钱

水煎服，一剂而喘少定，二剂而胀渐消，十剂而小便利，二十剂而一身水肿无不尽愈也。

方中白术、茯苓以健其脾土，麦冬、苏子以益其肺金，熟地、山药、芡实以滋其肾水，自然脾气旺而不至健运之失职，肺气旺而不至治节之不行，肾之气旺而平至关门之不开，水自膀胱之府而尽出于小肠矣，安得而再胀哉。

人有腰重脚肿，小便不利，或肚腹肿胀，四肢浮肿，喘急痰盛，不可以卧，此肺肾俱虚之病，非臌胀之证也。夫水证多是脾胃之虚，兹何以肺肾之虚亦成水胀也？不知肺虚必盗脾胃之气，而肾虚则不能生脾胃之气矣，二经之气既虚，则脾胃之气更虚矣。脾胃之气日虚，土虽生金，而肺之气化不行矣。肺之气化不行，而肾之关门不开矣，于是水不能消而泛滥，一如水肿之病也。治之之法，似宜补肺而兼补肾，然补肺尤不若专补之为得。盖肺虽生肾，然止能生肾水，而不能生肾火也。脾胃必得肾火以相生，水气必得肾火以相化，况补肾则肺不必来生肾水，而肺金自安矣，是补肾即所以补肺也。

方用**金匮肾气丸**

茯苓十两　附子一个　牛膝三两　官桂二两　熟地四两　山药六两　丹皮二两　泽泻十两　车前子三两　山茱萸二两

各为末，蜜为丸，每日分早晚，白滚水各送下一两，服三日而小便利，再服三日而病轻，服十日而上下之肿尽消，服二十日而喘急痰盛无不尽除，服一料完，痊愈，再服一料，断不再发也。此方经后人改篡分两，以致治肺肾之水胀，多致不效，因世人畏茯苓、泽泻之过于泄水耳。不知水势滔天，既不用扫荡之药以决水，乃畏利导之品，而不用之以消水乎。故必须多用车前、茯苓为君，则水可泄之以从膀胱而下出。然而肾之关门不开，非附子、肉桂回阳助火以蒸动肾气，则关何以开耶？肾关不开，而胃之积水以何以下哉？故必用桂、附以开关，关既开矣，则茯苓、车前、牛膝得尽利水而俱下矣。又恐水过于利，未免损伤阴气，又得熟地、丹皮、山药以佐之，则利中有补，阳得阴而生，则火无炎亢之虞，土有升腾之益，诚治水之神方，补土之妙药也。世人倘疑吾说之偏，而妄增药味，或更改轻重，断不能收功也。

此方名为培土消满汤，专治大病初起伤脾胃，以致气衰中满，得成气臌者，服此方数剂，便可奏功。

方用**培土消满汤**

人参三分　白术五钱　茯苓三钱　萝卜子五分　陈皮三分　山药五钱　芡实三钱　甘草一分　神曲三分　山楂五粒　苏子五分

人有手足尽胀，腹肿如鼓，面目亦浮，皮肤流水，手按之不如泥，但陷下成孔，手起而胀满如故，饮食知味，大便亦溏泄，小便闭涩，气喘不能倒卧。人以为水臌之证，而不知乃肾水之衰也。夫肾水之衰，何以致水之泛滥至此？不知真水足，而邪水不敢横行，真水衰，而邪水乃致泛决。况真水既衰，则虚火必盛，虚火既盛，而真水力不能制，则火性炎上，三焦之火与冲脉之属火者，皆同群以助逆，无不逆冲而上行矣。火既上冲，而水从火泛，上充于肺，喘嗽而不宁。卧主肾，肾气既逆，又安得而卧也？人至不得卧，则肺气夜不得归于肾之中，而肾之中水空而无非火气，则肺之气不敢久留于肾，仍归于肺经。母因子虚，则清肃之令不行于膀胱，于是水入于膀胱之口而膀胱不受，乃散聚于阴络，随五脏六腑之虚者入而注之，不走小肠而走手足皮肤，而毛窍出水也。此种水证，世人未知。治之之法，必须补肾之水以制肾火，尤宜补肺之金以生肾水。盖肾水不能速生，助肺气之旺，则皮毛闭塞，而后肾气下行，水趋膀胱而不走腠理矣。

方用六味地黄汤加麦冬、五味

熟地二两　山茱萸一两　山药一两　茯苓二两　丹皮六钱　泽泻一两　麦冬一两　北五味子三钱

水煎服，一剂而可卧，二剂而水如注，四剂而一身之肿尽消，十剂而诸症痊愈。愈后必须戒色至一年，禁盐至三月，否则虽愈而必发也。盖此证原有肾火，故补水而不必补火也，肾虚以致火动，肺虚以致水流，补其水则火自静，补其金则水自通，实有至理，而非泛然以作论也。

人有上身先肿，因而下身亦肿，久之一身尽肿，气喘嗽，不得卧，小腹如光亮之色，人以为水臌之已成也，谁知是水臌之假证乎。夫湿从下受，未闻湿从上受者也。凡人脾土健旺，必能散精于肺，通调水道，下输膀胱，水精四布，五经并行，何致水气之上侵。惟脾土既虚，所食之饮食，不化精而化水，所化之水，乃邪水而非真水也。真水既无所生，则肾中干涸。于是同冲任之属火者俱逆而上出。是水从火溢，上积于肺而嗽，奔越于肺而喘。既喘且嗽，身自难卧，散聚于阴络而成跗肿。故先上肿而后下肿也。似乎治之法，急宜治肾矣。

然而火盛由于水衰，而水衰实先由于土衰也，补土其可缓乎。惟是既补脾以健土，必致燥肾以旺火矣，故补脾又必须补肾，而补肾又必须补脾，所贵二者之兼治也。

方用二天同补丹

山药一两　芡实一两　茯苓五钱　白术二两　肉桂三分　诃子一钱　百合五钱

水煎服。二剂而喘嗽轻，又二剂而喘嗽止。十剂而胀肿消，再十剂痊愈。此方无一味非治脾之药，即无一味非补肾之药也。健其土而不亏其肾，滋其水而不损于脾，两相分消，而又两相资益，得利之功而无利之失。治水臌之假证，实有鬼神不测之妙也。

水肿之疾，腹胀如鼓，两胕俱浮，按之如泥，小便泄不利，大便反结。人以为水病，谁知皆由于土气之郁。方用鸡矢醴一升，炒黄色为末，以黄酒一斤，先将鸡矢末盛于新布上，后将黄酒洒之，不可太骤，缓缓冲之，则药味尽下，取汁一碗，患者服之。切不可令患者先知，则不肯信心而服，使生别病。下喉之后，腹即作雷鸣，一饭之间，倾腹而出，两足即减大半，再饮一碗全消。盖鸡屎善能逐水，而又通土性，无微不入，将从前所蓄之水，无不开其水口，尽归大肠而泄，此夺治之法也。一法用大麦芒二两，煎汤饮之，亦消，且无后病。但须一连数月作汤饮之，即泄水而愈。药味平常而奏功甚奇，此类是也，然此方止可治初起之水肿，而不可治久病之水肿也。

（《辨证录》《石室秘录》）

李用粹

水肿证治汇补

李用粹（1662~1722），字修之，号惺庵，清代医家

大意

诸湿肿满，皆属于脾。(《内经》)脾主水谷，虚而失运，水湿潴留，大经小络，尽皆浊腐。津液与血，悉化为水。故面目四肢浮肿。(《汇补》)

内因

人身真水火，消化万物以养身。(《入门》)故水则肾主之，土则火生之。惟肾虚不能行水，脾虚不能制水，故肾水泛滥，反得浸渍脾土。是以三焦停滞，经络壅塞，水渗于皮肤，注于肌肉而为肿。(《心法》)

外候

水始起也，目窠下微肿，如新卧起状，颈脉动时咳，阴股间寒，足胫肿，腹乃大，以手按其腹，随手而起，如裹水之状，皮薄而光。(《针经》)

阳水阴水

若遍身肿，皮色黄赤，烦渴溺涩，大便闭，脉沉数，此为阳水；若遍身肿，皮色青白，不渴，大便溏，小便少不涩，此属阴水。(丹溪)阳水外因涉水冒雨，或兼风、寒、暑气，先肿上体，肩背手面，

手之三阳经；阴水内因冷水酒茶，或兼劳欲房色，先肿下体，腰腹胫跗，足之三阴经。（《入门》）

气肿水肿

皮厚色苍，四肢削瘦，胸腹痞满，自上而下者，多属气。皮薄色嫩，肿有分界，自下而上者，多属水。又按之不成凹而即起者气也，按之成凹不即起者湿也。（《入门》）

风肿瘀肿

风肿走注疼痛，皮粗麻木，即痛风身肿是也；瘀肿皮肤光亮，现赤痕血缕，乃血化为水也。（《入门》）

风水石水

风水面浮身肿，自汗恶风，脉浮体重，骨节疼痛，不渴，宜表散；石水腹满不喘，其脉沉，宜利便。（《准绳》）

水分血分

妇人身肿，有水分血分之殊。水分者，中州停湿，心下坚大，病发于上，先水肿而后经断，治在中焦。血分者，血结胞门，脐下胀，病发于下，先经断而后水肿，治在下焦。且血分之病，小腹硬痛，手不可按，而水道清长，与脾虚之候，大腹柔软，水道涩滞者各别。宜破瘀之剂。若属怀孕，亦有气遏水道而肿者，但宜顺气安胎，俟产而肿自消。（《汇补》）

喘胀相因

先喘后肿，此肺不化气，水流为肿，治在肺。先肿后喘皆，乃脾不运化，水泛为喘，治在脾。（《杂著》）治肺宜清金降气，而行水次之。治脾宜实脾理湿，而降气兼之。（《汇补》）

肺肾相传

脾病则肺金失养，不但肺气孤危，且浊气上升，喘急咳嗽者有之，必土实而后肺金清肃，以滋化源。又脾病则津液不化，不特肾精损削，且湿热下注，足跗浮肿者有之，必土强而后肾水收摄，以归隧道。(《入门》)

脉法

脉洪大者，易治。微细者，难治。又脉乍出者，死。(《脉经》)

治法

大法：宜调中健脾。脾气实，自能升降运行，则水湿自除。此治其本也。(丹溪)

分治六法

治水之法，行其所无事，随表里寒热上下，因其势而利导之。故宜汗，宜下，宜渗，宜清，宜燥，宜温。六者之中，变化莫拘。(《汇补》)

治分阴阳

阳水，宜辛寒散结行气，苦寒泻火燥湿。阴水，宜苦温燥脾胜湿，辛热导气扶阳。(《入门》)

治分汗渗

身有热者，可汗。身无热者，可利。肌肤痛者，可汗。溺赤涩者，可利。腰以上肿者，可汗。腰以下肿者，可利。所谓开鬼门，洁净府，上下分消之也。(《汇补》)

湿热宜清

湿者土之气，土者火之子。故湿每生热，热亦成湿，母子相感，气之变也。故湿热太盛，火势乘脾而肿者，宜清心火，降肺金，俾肝木有制，脾无贼邪之患。清浊运行，湿热气化，而渗道又且开通，其败浊之气，清者复回而为气为血为津液，浊者在上为汗，在下为溺，以渐去矣。(丹溪)

寒湿宜温

水虽制于脾，实则统于肾，肾本水脏，元阳寓焉。命门火衰，不能自制阴寒，温养脾土，则阴不从阳精化为水，故水肿有属火衰者。外证肢体肿胀，手足并冷，饮食难化，大便泄泻，呼吸气冷。此真阳衰败，脾肺肾俱虚。（立斋）法当暖中州，温下焦。俾少火生气，上蒸脾土，元阳复而阴翳消，三焦有所禀命，决渎得宜，水道自通。（《必读》）

阴虚宜补

肾者，胃之关。关门不利，聚水生病，故水肿有属阴虚者，肺金不降而浮肿。其症腹大脐肿，腰痛足硬，小水短涩，咳嗽有痰，不得卧倒，面赤口渴，但饮食知味，大便反燥。此水附龙起，相火溢水故也。宜滋阴补肾，兼以保肺化气。（《准绳》）

邪实当攻

有外触怒气，内伤饮食而肿者。盖肝常有余，触怒则益旺而伤脾。脾愈不足，伤食则不运而生湿。湿热太盛，郁极而发，上达于头，下流于足，中满于身之前后，浮肿如匏，坚实如石，寒冷如冰，坐卧不得者，最难论治。本当利便，然内而膀胱，外而阴囊，相连紧急，阻塞道路，苦无一线之通，病何由去？必开其大便，以逐其水，随下而随补，则邪去而正无损。渐为调理，庶可得生。（《寓意草》）

渗忌太过

治湿当利小便，虽为常法。然执此一说以治虚证，往往多死。盖脾气虚败，愈下愈虚。虽劫效目前，而正气阴损。（丹溪）

水肿禁法

水肿初起，其势方锐，最忌甘温助湿作满之药。尤戒针刺，犯之流水而死。当绝酒色，却盐酱，戒忿怒，以全太和。否则不治。

（《入门》）

水肿死证

先腹胀而后散于四肢者，可治。先肢肿而后归于腹者，难治。若唇黑耳焦，人中胀满，背平肉硬，赤肿如绯，腹多青筋，阴囊无纵，五谷不化，大便滑泻者，俱危。又面黧黑者，肝绝。掌无纹者，心绝。神阙突者，脾绝。缺盆平者，肺绝。涌泉平者，肾绝。断绝饮食者死，胃气已亡也。又股间出水皆死，脾伤胭破也。(《汇补》)

水肿用药

主以四苓散加苍术、木香、陈皮、厚朴、枳壳、姜皮。阳水，加黄芩、山栀、防己。阴水，加椒目、干姜、肉桂。肿在上，加苏叶、防风汗之。肿在下，加木通、木瓜利之。中满，加腹皮、厚朴泄之。便溺闭，加牵牛下之。肺气喘，加葶苈泻之。气下陷，升柴提之。脾虚羸弱，加人参、白术补之。脉实便实者，用牵牛、甘遂、大戟、芫花泻之。脾肾两虚者，用金匮肾气丸救之。阳衰水冷者，术附汤主之。阴虚水溢者，地黄汤加门冬、五味主之。血瘀成水者，椒仁丸主之。虚弱泻利胕肿者，四君加减治之。

附：肺胀身肿

肺主皮毛，风邪入肺，不得宣通，肺胀叶举，不能通调水道，下输膀胱，亦能作肿。其症眼胞先肿，初起即喘急不卧，小腹无恙，宜清肺葶苈丸主之。

清肺葶苈丸

葶苈隔纸炒　贝母煨黄色　木通各一两　杏仁　防己各二两

为末，枣肉丸。每服五十丸，桑白皮汤下。

水肿选方

加减胃苓汤　统治水肿，随症虚实寒热加减用之。

苍术　茯苓　大腹皮　猪苓　陈皮　泽泻　厚朴　砂仁　桑皮

水煎，加生姜皮三分。实滞，减去白术。虚寒，加肉桂。

金匮肾气丸　治脾肾两败，水溢于外，土因于中而成水肿。

复元丹（《三因》）　治脾肾俱虚，发为水肿，四肢浮，心腹坚小便不通。

附子炮　南木香煨　茴香炒　川椒炒　厚朴炒　独活　白术炒　桂心　陈皮　吴萸炒，各一两　泽泻半两　肉豆蔻　槟榔各半两

为末，糊丸桐子大。每服五十丸，紫苏汤下。

实脾散（《济生》）　治阴水发肿。

白术　茯苓　木香　厚朴姜炒　炮姜　陈皮　大腹皮　草果　木瓜去瓤　附子炮，各一两　甘草炙，五钱

加姜、枣水煎。

四将军汤　人壮病实，便闭可下者，先攻后补。

甘遂　大戟　苦葶苈　大黄

水煎服。待大便行二三次后用。

实脾调气丸

白术　陈皮　人参　神曲

水丸。米饮送下二钱。

牵牛散　治脾湿太过，遍身浮肿，喘不得卧，腹胀如鼓，大便不溏，小便涩滞。

黑牵牛　白牵牛半生半炒，各一两　大豆一合　白术五钱　甘遂二钱五分

为末，米饮调下三钱。以利为度。

琥珀丸（《秘方》）

沉香镑　木香　乳香箬上炙　没药箬上炙，各三钱　琥珀研，一钱半　白牵牛生用，六钱　黑牵牛去头末，一半生用一半用牙皂水浸，一钱六

分　槟榔一半生，一半用牙皂煎汁浸，焙熟，一两

上为末，牙皂水打糊为丸，每服二钱七分，砂糖汤下一服，稍行其水，即服补剂二三帖。再下琥珀丸一服，又去水寻，仍复补剂二三帖。以行尽水为度。

椒仁丸　治水气太盛，泛滥皮肉，挟血化瘀而成水肿。

椒仁　甘遂　续随子　附子　郁李仁　黑牵牛　五灵脂　当归　吴萸　延胡索各五钱　芫花一钱　石膏　蚖青十枚　斑蝥十个　胆矾　人言各一钱

上末之，糊丸如豌豆大每服一丸。虚者人参汤下。

捷径方　用大戟、牵牛各一两，大枣二斤同煮，去药食枣。又法：用田鸡和黄瓜煮食亦好。

外治法　用商陆根打烂，入麝香少许，贴脐中。外以绵裹暖，引水下行。又用蝼蛄劈作四块，分上下左右烘脆，研末和入药中，术家以此称奇，终非正法。

又法　用田螺、大蒜、车前草研为膏，作大饼，覆于脐上，使从便旋出，数日可愈。

（《证治汇补》）

水 肿 心 悟

程国彭（1662~1735），字钟龄，清代医家

　　水肿病，有表里、寒热、肾胃之分。大抵四肢肿，腹不肿者，表也。四肢肿，腹亦肿者，里也。烦渴口燥，溺赤便闭，饮食喜凉，此属阳明，热也。不烦渴，大便自调，饮食喜热，此属阴水，寒也。先喘而后肿者，肾经聚水也。先肿而后喘，或但肿而不喘者，胃经蓄水也。经云：肾者，胃之关也。关闭则水积，然胃病而关亦自闭矣。治胃者，五加皮饮加减主之。治肾者，肾气丸加减主之。或问：书云：先喘后肿，其病在肺，何也？答曰：喘虽肺病，其本在肾。经云：诸痿喘呕，皆属于下是也。若外感致喘，或专属肺经受邪，内伤致喘，未有不由于肾者，治者详之。

　　五皮饮　治胃经聚水，乃通用之剂，华佗《中藏经》之方也。累用累验。

　　大腹皮黑豆汁洗　茯苓皮　陈皮　桑白皮各一钱五分　生姜皮八分
　　水煎服。

　　仲景云：腰以上肿，宜发汗，加紫苏、秦艽、荆芥、防风。腰以下肿，宜利小便，加赤小豆、赤茯苓、泽泻、车前子、萆薢、防己。若大便不通，宜下之，加大黄、葶苈。

　　腹中胀满，加补骨脂、厚朴、陈皮、麦芽、山楂。体虚者，加白

术、人参、茯苓。审是阴水，加附子、干姜、肉桂。审是阳水，加连翘、黄柏、黄芩。挟痰者，加半夏、生姜。既消之后，宜用理中汤健脾实胃，或以金匮丸温暖命门，或以六味加牛膝、车前，滋肾水，清余热，庶收全功。

附子理中汤

金匮肾气丸　治肾经聚水，小便不利，腹胀肢肿，或痰喘气急，渐成水盅，其效如神。然肾经聚水，亦有阴阳之分，不可不辨也。经云：阴无阳，无以生；阳无阴，无以化。经又云：膀胱者，州都之官，津液藏焉，气化则能出矣。假如肾经阳虚，阴无以生，真火不能制水者，宜用此丸。假如肾经阴虚，阳无以化，真阴不能化气者，宜用本方去附、桂主之。东垣云：土在雨中化为泥，阴水之象也。河间云：夏热之甚，庶土蒸溽，阳水之象也。知斯意者，可以治水矣。

大熟地八两　山药四两　山萸肉　丹皮　泽泻　车前子　牛膝各二两　茯苓六两　肉桂一两　附子一两，虚寒甚者倍之

用五加皮八两，煮水一大碗，滤去渣，和药，炼蜜为丸，如梧桐子大，每早开水下四钱。

前证若属阴虚，本方去桂附，加文蛤、牡蛎各二两。湿热甚者，加黄柏五钱，不用五加皮，以萆薢八两熬汁代之。

通经丸

当归尾　赤芍药　生地黄　川芎　牛膝　五灵脂各一两　红花　桃仁各五钱　香附二两　琥珀七钱五分

苏木屑二两，煎酒，和砂糖，熬化为丸，如桐子大，每服三钱，酒下。体虚者，用理中汤送下。若血寒，加肉桂五钱。

（《医学心悟》）

叶天士

水 肿 案 绎

叶天士（1667~1746），名桂，号香岩，清代医家

叶氏治疗肿胀，常用开鬼门（宣肺）、洁净府（利小便）、去宛陈莝（通逐大便）、温通阳气、活血通利诸法。治疗水肿的大法，基本已经齐备。其中以宣肺法最为突出的叶氏常选轻宣开肺的平淡之品治疗水肿，效果甚佳。

叶氏治疗水肿，除了重视宣肺、理脾胃外，还有一个特点，主张宣通和通阳。他说："大凡经脉六腑之病，总以宣通为是""细推病属肝脾，气血不通，则为郁遏，久则阳微痹结，上下不行，有若否卦之义，阅医药或消或补，总不见效者，未知通阳之奥耳""考古治胀名家，必以通阳为务"。至于所谓宣通，他说："初用疏滞，继通三焦，续进通幽""辛香通其经腑之邪"，因此他对张仲景的麻杏石甘汤、瓜蒌薤白汤、泻心汤、五苓散、牡蛎泽泻散、附子汤、真武汤，甚则白通汤，用来得心应手。他还将仲景的大黄䗪虫丸加减，以创宣通血络治胀之法，更为可贵。

叶氏对肿胀治法，在《三时伏气外感篇》中曾总结说："凡病皆本乎阴阳，通表利小便，乃宣经气，利腑气，是阳病治法；暖水脏、温脾肾，补土以驱水，是阴病治法。治肺痹以轻开上，治脾必佐温通。若阴阳表里乖违，脏真日漓，阴阳不运，亦必作胀，治以通阳，乃可

奏绩，如局方禹余粮丸；甚至三焦交阻，必用分清；肠胃窒塞，必用下夺。然不得与伤寒实热同例，擅投硝、黄、枳、朴扰动阴血。若太阴脾脏，饮湿阻气，温之补之不应，欲用下法，少佐甘遂为丸可也。"这是他临床的心得。

辨 治 规 律

一、肺气不降

症见面肿、喘胀、便不通爽、溺短浑浊、时或点滴、脉浮小带促，此外邪壅肺，气分不通，治当从风水、皮水，急急开上为法，宣其经隧，用前胡麻黄方（前胡、麻黄、牛蒡子、姜皮、紫菀、杏仁、茯苓皮、广皮）。如果口渴舌绛，夹热者，宜清肃上焦，用枇杷叶煎（滑石、杏仁、生苡仁、通草、鲜枇杷叶、茯苓皮、淡豆豉、黑山栀），或麻杏石甘汤加苡仁。

二、湿阻太阳

症见胀满跗肿、小溲短涩不利，便泄不爽，或湿自内起，渐渐浮肿、以上及下，至于喘咳不能卧息、小便不利，或初起胸痹呕吐，渐致跗臁少腹悉肿、食谷不运、溲短不利。当开太阳为主，以祛湿邪。用五苓散（猪苓、茯苓、泽泻、白术、桂枝）加减。或加椒目，或去白术，加防己、厚朴。如喘息不能卧，可去白术、猪苓，加杏仁、干姜、五味、白芍、牡蛎。如下焦寒湿，症见髀尻微肿，小腿下廉肿甚，病甚于暮，为腑阳不行，治宜辛香通郁，用於术川乌方（生於术、炮川乌、细辛、茯苓、汉防己、独活）。

三、湿壅三焦

症见痰喘、跗肿腹满、两便不爽，脉沉弦，为水寒痰滞，阻遏气分，上下皆不通调，治当从三焦分消，用杏仁莱菔子方（杏仁、莱菔子、猪苓、泽泻、葶苈子、厚朴、桑皮、广皮、木通），或五子五皮汤加减（大腹皮、茯苓皮、厚朴、猪苓、泽泻、老姜皮、新会皮、葶苈、杏仁）。如湿热壅塞三焦，症见肿自下起、胀及心胸、遍身肌肤赤瘰、溺无便滑、喘急，湿热充斥三焦，治宜分利，用通草海金沙方（通草、海金沙、黄柏皮、猪苓、赤豆皮、细辛），或去细辛，加茯苓皮、葶苈、晚蚕沙；或用木防己汤加减（木防己、石膏、杏仁、苡仁、滑石、寒水石、通草）。如症见囊肿腹胀，用茯苓皮海金沙方（茯苓皮、海金沙、通草、大腹皮、厚朴、广皮、猪苓、泽泻）。如湿结阻气，症见浮肿、能食不化、大便秘塞、阴囊肿大，用甘露饮去石膏（滑石、寒水石、甘草、白术、茯苓、泽泻、猪苓、肉桂）。如症见肿胀腹满、茎缩、溺不利、痰饮咳嗽、气逆不得卧、脉沉迟，速予通利水道，用子和浚川丸（大黄、郁李仁、甘遂、芒硝、牵牛）攻逐。如病久形消，不宜攻逐，可用保和丸缓疏中焦，得宣六腑，渐渐升降。

四、肝犯脾胃

久郁伤及脾胃之阳，如症见面无华色、纳粥欲呕、脘闷跗肿、大便溏泄，治宜人参益智仁方（人参、益智、煨姜、茯苓、木瓜、炒广皮）。如症见腹满喘促、肢肿面浮、寒热汗出、小便不利、大便涩滞，治宜分清以通腑泄浊，用五苓散加减（生於术、茯苓、泽泻、猪苓、厚朴、椒目）为主，或加海金沙汤煎，或加淡姜渣。

五、脾胃阳虚

症见面浮足肿、呼吸皆喘、卧着气冲欲起、食纳留中不运、中满腹胀、饮水即中脘不舒、顷之少腹急痛便稀，为胃阳虚伤，治宜健运胃阳，用厚朴杏仁方（厚朴、杏仁、人参、茯苓、煨姜、南枣）。如症见食下胀、足肿，或临晚跗肿腹满，或素有脘痛气逆呕吐，渐起肿胀，为太阴脾脏之阳受伤，不司鼓动运行，诸气不司运行，浊阴渐尔窃踞，阴土宜温，治以辛温宣通，用实脾饮加减，如：生白术、茯苓、熟附、草果、厚朴、陈皮，或生白术、草蔻、茯苓、厚朴、附子、泽泻，或生於术、茯苓、广皮、椒目、厚朴、益智仁、良姜，或白术、茯苓、苡仁、牡蛎、附子、草薢、防己、泽泻。其中，白术、茯苓、附子、厚朴、草果为主药。

六、脾肾阳虚

症见肿胀由足入腹、浮肿渐起、自下腹满、泄泻、小便不利、不能运谷、色衰萎黄、脉细软或微而迟，为脾肾阳虚，治宜益火生土，用茅术熟地方（生茅术、熟地炭、熟附、干姜、茯苓、车前），或人参白术方（人参、白术、附子、益智、菟丝、茯苓）。如症见腹胀跗肿、下午渐甚，或跗肿昼甚、头胀夜甚、气喘，为肾阳虚微，治宜温肾利水，用济生肾气丸，或金匮肾气丸合五苓散同服，或真武汤（白术、白芍、茯苓、干姜、附子），或用附子细辛方（附子、苡仁、白术、木防己、泽泻、细辛），或用川乌附子方（川乌、附子、白术、茯苓、木香、黑豆皮）。

七、阳虚血滞

症见髀尻足跗肿浮，为阳虚血滞，治宜温经活络，用加味活络丹（炮川乌、地龙、乳香、没药、细辛、桂枝、油松节，酒水煎汁为丸）。如果肿胀、下部如针刺、二便欲出则痛如刀刺，治宜宣通以利窍，用琥珀麝香方（琥珀屑、麝香、大黑豆皮、杜牛膝）；待二便通后，接服茺蔚子郁李仁方（茺蔚子、郁李仁、杜牛膝、当归身、冬葵子）。

方 案 选 析

一、前胡麻黄方

组成：前胡　蜜炙麻黄　牛蒡子　姜皮　紫菀　杏仁　茯苓皮　广皮

主治：外邪壅肺，气分不通，暴肿气急，小溲涩少。

方义：方中以麻黄、杏仁、牛蒡、紫菀、前胡宣肺，广皮、姜皮、茯苓皮调气利水。全方有宣肺利水之功，以开鬼门为主。

加减：有肺热，加石膏，并可加苡仁利水渗湿。

引证：某，暴肿气急，小溲涩少，此外邪壅肺，气分不通，治当从风水皮水，宣其经隧，以能食能寝为佳，勿得诛伐无过之地。

前胡，蜜炙麻黄，牛蒡子，姜皮，紫菀，杏仁，茯苓皮，广皮。（《临证指南医案·肿胀》）

二、枇杷叶煎方

组成：滑石钱半　杏仁十粒　生苡仁三钱　通草一钱　鲜枇杷叶三钱　茯苓皮三钱　淡豆豉钱半　黑山栀一钱

用法：急火煎服。

主治：温热布散三焦，面肿腹满，气壅不通，二便皆少，喘胀，口渴，舌绛。

方义：湿热布散三焦，肿从上之下者必先治其上，以清肃上焦为先。叶氏说："此手太阴肺经药也。肺气窒塞，当降不降。杏仁微苦则能降；滑石甘凉，渗湿解热；苡仁、通草，淡而渗气分；枇杷叶辛凉，能开肺气；茯苓用皮，谓诸皮皆凉；栀、豉宣其陈腐郁结，凡此气味俱薄，为上焦药，仿齐之才轻可去实之义。"（何廉臣《通俗伤寒论》）将此方定名为"枇杷叶煎"，方中以杏仁、枇杷叶辛开苦降，宣通肺气；豆豉、焦栀泄热化浊，宣其陈腐郁结；苓皮、薏苡仁、滑石、通草淡渗性凉，全方药性平和，不比发汗易损上焦之阳，凉下易伤中焦之气，利尿易耗下焦之阴。徐灵胎评说："喘胀此方甚合；足见心思灵巧，此等治法，真可编入医案。"

引证：朱，初因面肿，邪干阳位，气壅不通，二便皆少，桂、附不应，即与导滞。滞属有质，湿热无形，入肺为喘，乘脾为胀，六腑开合皆废，便不通爽，溺短浑浊，时或点滴。视其舌绛口渴，腑病背胀，脏病腹满，更兼倚倒左右，肿胀随着处为甚，其湿热布散三焦，明眼难以决胜矣。经云：从上之下者治其上。又云：从上之下而甚于下者，必先治其上，而后治其下。此症逆乱纷更，全无头绪，皆不辨有形无形之误，姑以清肃上焦为先。

飞滑石钱半，大杏仁（去皮尖）十粒，生苡仁三钱，白通草一钱，鲜枇杷叶（刷净毛、去筋、手内揉软）三钱，茯苓皮三钱，淡豆豉钱半，黑山栀壳一钱，急火煎服。（《临证指南医案·肿胀》）

三、五子五皮汤

组成：陈皮　茯苓皮　生姜皮　桑白皮　大腹皮　杏仁　苏子　葶苈子　白芥子　莱菔子

主治：水湿阻遏气分，三焦壅塞，跗肿腹满，二便不爽，痰喘，脉沉弦。

方义：本方载于《临证指南医案·附录集方》。方中以杏仁、苏子、桑皮开肺降气，茯苓皮、生姜皮、大腹皮、陈皮使气行水散，白芥子行皮里膜外之痰气，葶苈、莱菔子通滞畅便。全方从三焦分治，开肺、行气、利尿、通浊并用，对三焦壅塞肿胀有效。今人雍履平报道，用此方随证配伍治疗各类水肿（如肾炎、肺源性心脏病、血管神经性水肿），疗效显著，并说："五子内通脏络，降气化痰，以荡浊邪，配五皮以皮走皮，行疏浮络，行水化湿，使其内外分消。此虽治标，但含竭泽浚源两全之举。"

加减：气滞湿重，可去白芥子、苏子，加厚朴、猪苓、泽泻、木通以行气利尿。

引证：脉沉属水，初因食物之滞，继为下夺太速，脾阳顿伤，气窒湿聚，为肿胀矣。

大腹皮，茯苓皮，厚朴，猪苓，泽泻，老姜皮，新会皮，甜葶苈，杏仁。（《叶案存真类编·肿胀》）

四、通草海金沙方

组成：通草钱半　海金沙五钱　黄柏皮钱半　猪苓三钱　生赤豆皮钱半　北细辛一分

主治：湿热壅塞经隧，肿自下起，胀及心胸，溺无便滑，喘急，遍身肌肤赤瘰。

方义：方中以黄柏皮、海金沙清利湿热；通草、猪苓、赤豆皮利水；细辛用量特轻，通阳平喘，作为反佐。全方清利湿热为法。

加减：湿热甚，加晚蚕沙。水肿甚，加茯苓皮、葶苈子。

五、茅术熟地方

组成：生茅术　熟地炭　熟附子　淡干姜　茯苓　车前

主治：脾肾阳虚，色衰萎黄，浮肿渐起自下，腹满泄泻，小便不利，脉微而迟。

方义：方中以茅术、茯苓健脾燥湿，熟地、车前滋肾利水，附子、干姜温通脾肾。全方有温通脾肾、利水渗湿之功。

加减：如无熟地炭，可加菟丝子、益智仁。

引证：顾，脉微血迟，色衰萎黄。蟹为介属，咸寒沉降。凡阳气不足者，食之损阳，其致病之由，自试二次矣。久利久泄，古云无不伤肾。今浮肿渐起自下，是水失火而败，若非暖下，徒见泄泻有红，为脾胃湿热，必致中满败坏。

生茅术，熟地炭，熟附子，淡干姜，茯苓，车前。(《临证指南医案·肿胀》)

六、琥珀麝香方

组成：琥珀屑一钱　麝香一分　大黑豆皮四钱　杜牛膝一两

主治：气结阻滞，肿胀，二便欲出则痛如刀割，下部如针刺。

方义：方中以杜牛膝活血祛瘀，琥珀、麝香宣通利窍，大黑豆皮补肾固阴。全方为通利小便，治肿胀的急治良方。

加减：二便通后，可减去琥珀、麝香之峻剂，加入冬葵子利尿、郁李仁润便、茺蔚子活血。

引证：太平，左胁有形，渐次腹大，每投攻下泄夺，大便得泻，胀必少减，继则仍然不通，频频便下，希图暂缓，病中胀浮，下部如针刺，以决水之出，肿消，病仍不去。病患六年，久已断想此病之愈。要知此病，初由肝气不和，气聚成瘕，屡发攻泻，脾胃反伤，古云脐突伤脾，今之所苦，愈结，宣通宜以利窍润剂。

琥珀屑一钱，麝香一分，大黑豆皮四钱，杜牛膝一两。

二便通后，接服：茺蔚子，郁李仁，杜牛膝，当归身，冬葵子。(《叶案存真类编·肿胀》)

(陈克正主编《叶天士诊治大全》)

尤 怡

水病方治，羽翼金匮

尤怡（1650~1749），字在泾，清代医家

风　水

水为风激而上行也。其脉浮而洪，其症骨节疼痛，恶风，面目四肢皆肿，治宜驱散风气为主，风去则水自下也。

麻黄附子汤

麻黄三两　甘草一两　附子一枚

水七升，先煎麻黄去上沫，纳诸药煮取二升半，温服八分，日三。此治风水挟寒之剂。

越婢汤

麻黄六两　石膏半斤　生姜三两　大枣十五枚　甘草二两

水六升，先煮麻黄去上沫，纳诸药煮取三升，分温三服。此治风水挟热之剂。

香薷丸（《外台》）

干香薷五十斤

细锉，纳釜中，以水淹之，出香薷上数寸，煮使气尽，去滓澄清，慢火煎令可丸，丸如桐子大，每服五十丸，日三，稍加之，以小

便利为度，无所忌。

薷术丸

干香薷一斤　白术七两

先将白术为末，后浓煎香薷汁和丸，如桐子大，饮服十丸，日夜四五服，利小便良。

五加皮散（《和剂》）

五加皮　地骨皮　生姜皮　大腹皮　茯苓皮

以上三方，并苦辛淡利之法。东垣云：风水宜以辛散之，以苦泻之，以淡渗利之，使上下分消其虚。

皮　水

从肺闭得之，盖肺主诸气而行水道，肺闭则水不下行而泛滥皮肤，状与风水相似，但不恶风为异。

防己茯苓汤

防己　黄芪　桂枝各三两　茯苓六两　甘草二两

水六升，煮取三升，分温服。

崔氏疗大腹水肿，上气，小便赤涩，颈脉动，不得卧方。

苦葶苈炒黑色，五两　杏仁炒令色黄，二两　大枣饭上蒸去皮核，四十枚

先捣葶苈一百杵，再别捣杏仁三百杵，总和枣膏捣烂，丸如枣核大，空心服八丸，日晚食消，更服五丸，米饮下。

三日后平旦服五丸，晚服三丸。

葶苈散（《圣济》）　治十种水气，百方不愈，面目四肢俱肿，气息喘急，眠卧不安，小便渐涩，腹胀气闷，水不入口，命垂绝者。

椒目微炒，三两　猪苓　泽泻各四两　牵牛　苦葶苈炒，各六两

加姜、葱煎三钱，酒半盏冲服，良久吃葱白粥一碗，酒一盏，面

东热服，百日消尽。

白前汤

白前二两　紫菀二两　半夏五合　泽漆根三两

水一斗，纳药至水痕后，加水七升，微火煎令至痕边，去滓纳药六种：白术二两、吴茱萸五合、桂心三两、人参一两、干姜一两、瓜蒌五合，微火煎取三升，分三服，小便当利，或溏下，勿怪，气即降，肿即减。

海藻散　治男子妇人通身浮肿，喘闷不更。

海藻　大戟　大黄　续断子去壳，锉碎，好酒二盏，净碗内浸一宿，取出晒干，后用，各一两　白牵牛头末一两　滑石半两　甘遂麸炒黄，一两　青皮去白　橘红各半两　肉豆蔻一个

共前药一处为细末，每服二钱，平旦淡茶清调下，至食时取下水二三行，肿减五六分，隔二三日，平旦又一服肿消。忌盐、鱼肉百日。小儿只用一钱，五岁以下用半钱，孕妇不可服。

石　　水

从膀胱不利得之。四肢瘦，腹大肿，是其症也。王太仆云：下焦为分注之所，气窒不利，则溢而为水也。亦名里水，其根在少腹是也。

鲤鱼泽漆汤

鲤鱼重五斤者一头，以水二斗煮汁去鱼　泽漆五两　茯苓三两　桑白皮三升　泽泻五两

将后四味，纳鱼汁中煮取四升，去渣，分四服，小便当利，渐消也。忌酢物。《千金翼》有赤小豆、甘草、麦冬、人参、生姜。一方无泽漆，有赤小豆、白术、陈皮、葱白。

《千金》疗膀胱石水，腹肿四肢瘰方。

桑白皮六两　射干　茯苓　黄芩各四两　泽泻五两　白术四两　泽漆一升　防己一两　大豆三升

水五斗，先煮大豆取三斗，去滓澄清，取汁一斗，下诸药煮取三升，分温三服。

禹功散　张子和云：病水之人，如长川泛滥，非杯勺可取，必以神禹决水之法治之，故名禹功散。

黑牵牛头末四两　茴香炒为末，一两

每服一二钱，以生姜自然汁调下，当转下气也。

肾　水

肾为水脏而元阳寓焉。肾虚阳弱，水无所制而泛滥，肢体浮肿，咳嗽喘急，腰重足冷，小便不利，或因脾胃虚弱，治失其宜，元气复伤而变症者，非《金匮》加减肾气丸不效。

金匮肾气丸

白茯苓三两　附子五钱　牛膝　官桂　泽泻　车前　山萸肉　山药　丹皮各一两　熟地四两

为末，和地黄膏炼蜜丸桐子大，每服七八十丸，空心白汤下。

妇 人 水 病

先经断后病水，名曰血分，此病难治。先病水后经水断，名曰水分，此病正易治。何以故，去水其经自下。

调荣饮　治瘀血凝滞，血化为水，四肢浮肿，皮肤赤纹，名血分。

　　蓬术　川芎　当归　延胡索　槟榔　陈皮　赤芍　桑皮炒　大腹皮　赤茯苓　葶苈　瞿麦各一钱　大黄一钱五分　细辛　官桂　甘草炙，各五分

　　姜、枣水煎服。

（《金匮翼》）

沈金鳌

或虚或实难循一法，用攻用补总求应机

沈金鳌（1717~1776），字芊绿，清代医家

肿胀，脾肺肾三经病也。考《内经》五脏六腑，五运六气，司天在泉，胜复淫郁，无不成肿胀之病。而张景岳以为未有不由于脾肺肾三脏者，其意以脾主运化精微、肺主气行治节、肾主五液而行水。凡五气所化之液，悉属于肾；五液所行之气，悉属于肺；输转二脏，利水生金，悉属于脾，所以肿胀之生，无不由三者失职，旨哉，洞本之论也。然又必先肾气不足，下气厥上，三合而成。经曰：厥气在下，营卫留止，寒气逆上，真邪相攻，两气相搏，乃合为胀。又曰：五脏阳已竭。又曰：合之于真，三合乃得。夫厥气在下，此病根也。人身上下，阳布阴生，则肺行而肾纳，于何有厥？厥气在下，则肺不行而肾失纳矣。至气已厥，必营卫之流行经络者留止，无根之阴气，于是逆上，与真气相搏，寒留而不行，乃合为胀也。况脏阳即元运之气，脏阳竭，诸停而不行可知，其曰合之于真，三合乃得拿者，人之胀虽由卫逆于营，而既在血脉，则合胀之本耳。故经又以诊之而其脉大坚以涩者为胀。盖大者邪气盛也，坚者邪气实也，两气相攻，胀势已成，故其脉大坚，以厥于阳而实也。涩者气血虚而不流利也，是为阴气衰，阴气衰即真气衰，此厥于阴而虚也。阴虚阳坚，中气已损，能无胀乎？是以涩而坚者，其病在阴，即胀在脏，经故曰阴为脏；大而

93

坚者，其病在阳，则胀在腑，经故曰阳为腑。于是有脉胀，有肤胀，有五脏胀，有六腑胀，又有水胀，有臌胀，有蛊胀，有单腹胀，有石水，种种之证。而其为证，又虚实不伦，虚中有实，实中有虚，行实当顾虚，补虚毋忘实，而其要惟大补脾肾以培根本，则得之矣。至于辨验虚实，莫善于士材，其说云：阳证必热，热者多实，阴证必寒，寒者多虚。先胀于内而后肿于外者为实，先肿于外而后胀于内者为虚。小便黄赤，大便秘结者为实；小便清白，大便溏泄者为虚。脉滑数有力者为实，脉浮弦细溏者为虚；色红气粗者为实，色瘁声短者为虚。凡实，或六淫外客，或饮食内伤，阳邪急速，其至必暴，每成于数日之间；凡虚，或情志多劳，或酒色过度，日积月累，其来有渐，每成于经月之后。故治实易，治虚难，士材之言，当奉以为则，而于虚实疑似之间，复能察脉审形，辨别毫厘，庶无实实虚虚之害。

且夫胀与肿，内因则各殊，而外形多相似。要有其易辨者，如先腹大，后四肢肿，为胀病；先头足肿，后腹大，是水也；但腹肿，四肢竟不肿，为胀病；脐腹四肢悉肿，是水也。皮厚色苍，或一身皆肿，或自上而下，为胀病；皮薄色白，或自下而上，是水也。至若胀病有肿有不肿，肿病有胀有不胀，皆当分辨。

兹更即肿病而条分之，肿不一，而为害莫有大于水肿者。经曰：水始起也，目窠上微肿如新起之状，其颈脉动，时咳，阴股间寒，足胫肿，腹乃大，其水已成矣。以手按其腹，随手而起，如裹水之状，此其候也。颈脉者，足阳明人迎，阳明胃脉自人迎下循腹里。水邪乘之，故颈脉动，水之标在肺，故时咳，阴邪结阴分，故阴股间寒也。又曰：三阴结谓之水。三阴者，太阴脾也。太阴为六经之主，三阴邪结，则坤土不能运精，如是而二阴肾独主里而气更盛，反来侮土，故气盛阳不得入，阳不得入，则肺气不得通调，斯寒水不行而壅，故成水肿之病。盖中州结则气壅而关门不利，不利则水聚而从其类。类者本在肾，标在肺也，此言肾与肺之水，因脾虚而类聚者。又曰：肺移寒于肾，谓之涌水。涌水者，水气客于大肠，如囊裹浆者，形寒饮冷，肺气不足则肺寒，母病传子，则寒可移肾，肾本寒水，以寒济寒，故水气不升而为涌，涌不于肾而于大肠，大肠为肺下流，故如囊裹不能散也。此言肺肾之寒之水相移，而由脏归腑者。以上皆致水之原也。由是观之，水之为病，有不由脾土虚弱不能制水，水逆上行，干及于肺，渗透经络，流注溪谷，灌入隧道。血亦因经水，精亦因而化水者乎，顾尝反复究之，水虽制于脾，实主于肾。肾水脏也，元气寓焉。若土阳虚则命门火衰，既不能自制阴寒，又不能温养脾土，阴阳不得其正，则化而为邪。盖气即火，阴即水，阳旺则化，而精能为气，阳衰则不能化，而水即为邪也。夫火盛水亏则病燥，水盛火亏则病湿。故火不能化，则阴不从阳，而精气亦皆化为水，所以水肿又未有不由于阳虚。肾为胃关，不惟肾气不化而闭，即胃亦能令关闭，故水之聚，不待肾水后成，即所饮汤水，亦聚而为患。盖胃主中焦，为水谷之海，胃和则升降出纳之气行，水谷从其道而输泄，胃不和则出纳之关滞，水谷之液皆积而成水。故经言胃所生病，大腹水肿，膝膑肿痛。又言五谷精液，因阴阳不和，则并于肠胃中，留于下焦，不得泌入膀胱，则下焦水溢而为水胀。又言肾者牝脏，勇而劳甚，则肾汗出，遇于风，内不得入脏腑，外不得越皮肤，客于元府，行于皮里，传于䟃踵，本之于肾，名曰风水。所以水肿又未有不由于胃虚。

经又曰：肝肾脉并浮为风水。盖肝肾同居下焦，肾为阴主静，脉常沉，肝为阳主动，脉常浮，二脏俱有相火，动于肾者，犹龙火出于海，动于肝者，犹雷火出于泽。龙起而火随，风发而水随。今水从风，是以肾与肝并浮，犹言肾脉本沉，因从肝化而与之俱浮也，所以水肿又未有不由于肝盛。经又曰：三焦为决渎之官，水道出焉者，气化也。气即是火，三焦病，气满，小腹光坚，不得小便，溢则水流作胀，以火衰则水胜也，所以水肿又未有不由于三焦病。

夫既明其水之所由来，当必稔乎水之所由治。其一为水肿之常法，肿在腰以上者宜发汗，即经所谓开鬼门也，（鬼门即腠理，宜麻黄、羌活、防风、柴胡、牛蒡子、葱白、忍冬藤以开之，或用柳枝煎汤洗），肿在腰以下者宜利小便，即经所谓洁净府也，净府即膀胱，宜泽泻、木通、香薷、甘草、灯心、冬葵子、蜀葵子、葶苈、防己、昆布、海藻、海金沙、赤小豆、茯苓、猪苓、青蛙、海蛤、白螺、鲤鱼、鲫鱼、白鱼、鲈鱼、绿头鸭，秋石代盐以洁清之。上下分消，使阴阳平治，水气可去，即经所谓去宛陈莝是也，（宛者积也，陈者久也，莝者腐也，宜甘遂、芫花、大戟、牵牛子、续随子，同大麦面作面食，或商陆同赤粳米作饭，日食大效，或郁李仁酒服七七粒，或末之，和面作饵食，或老丝瓜巴豆拌炒，又同陈粳米炒，去巴豆，丸服）。然皆治其标而已，尤当理气养脾以治其本，治宜参术健脾丸，使脾气实而健运，则水自行，故宜以参术为君。更视水之所属，或为阴，或为阳，加减治之。盖病水者，脾必虚，故必健脾为主也，其治水肿太甚者权宜之法。大抵水肿多由肝盛脾弱之人，肝盛则触怒益胀而干于脾，脾弱则食伤不化而生湿，湿郁甚则化为水，上至头，下至足，中满，身之前后浮肿如匏，寒冷如石，行坐卧起不安，本宜专利小水以除其肿，但肿热太甚，内而膀胱，外而阴囊，相连紧急，道路阻塞，即欲利小便，苦无一线之通，惟宜权开大便以逐水，随下而随补，逐水宜硝黄等，补救宜参术等，渐渐调理可痊。若肿不极甚，只宜利小水以治标，养脾胃以治本。而水有阴阳之别，阳水多外因，或涉水冒雨，或感风寒暑湿，其肿先现上体，其脉沉数，其症兼发热烦渴，溲赤便秘，轻则四磨汤、五苓散，重则疏凿饮子。阴水多内因，因饮水及茶酒，饥饱劳役房劳。其肿先现下体，其感沉迟，其症兼身凉不渴，溲清便利或溏，宜实脾饮；或小便照常，时赤时不赤，晚则微赤，却不涩，亦属阴也，宜先用木香、香附、乌药、茯苓、猪苓等，次进复元丹，未可骤补，宜分次第治之。有一身惟早则面甚，晚则足甚，面肿为风，宜白蒺藜、益母草、杏仁、葶苈、防风、昆布、甘遂、郁李仁，足肿为水，宜防己、香附、麻黄、赤小豆等，或败荷叶同藁本煎汤洗，或杏仁、葱白、楠木、桐木煎洗。更须察二便通秘，别其阴阳治之（即用前文阳水阴水之药）。水之肿胀，又有内外之别。先胀于内后肿于外者，小便赤涩，大便秘结，色泽红亮，声音高爽，脉滑数而有力，实热也，宜以治脾为主，宜木香、沉香、砂仁、枳实、厚朴、苍术、大腹皮，兼理肺，宜桑皮、葶苈、枳壳、蔻仁、桔梗、苏子、陈皮，专利小便，宜木通、通草、茯苓、防己、车前子、泽泻、猪苓，或发汗，宜麻黄、防风、羌活、川芎、桂枝。如气壮年少新病者，必泻其实热，硝黄亦可酌用。先肿于外后胀于内者，小便淡黄，大便不实，气色枯白，语音低怯，脉微细而无力，虚寒也，宜以补脾为主，宜陈皮、白术、茯苓、甘草，兼补肺理气，补肺宜人参、黄芪、桔梗、苡仁，理中宜沉香、木香、陈香橼、佛手，专利小便，宜五苓散，或发汗，宜升麻、柴胡。如虚甚多寒，必须大剂频投，方可救援，宜多用参、术，即桂、附、干姜、吴茱萸，亦可选用。古人以金匮肾气丸治水，诚为切要。至其他药品，有与本病相关者，亦须研核其所以然。如白芍能于土中泻木，忍冬藤能和缓下气，木瓜、赤豆利水下气，片脑、雄鸡金，温中与宽膨并用。皂荚烧灰存性，神曲为丸，取利甚捷；鸡屎白炒热，袋盛浸酒，空心饮，下水大奇；青蛙入猪肚，烹为馔，皆奇方立效。

水之胀肿，在女科又有气分血分之别。先病水肿，经水后断，因而心胸坚大，病发于上者，属气分，宜木香调气散；经水先断，后病水胀，因而血结胞门，病发于下者，属血分，宜代抵当汤。而又有上半身肿太甚者，宜羌活、防风、升麻、白芷、苏叶，有下半身肿太甚者，宜五苓散加苍术、木通。有肿而心腹坚胀喘满者，宜当归散，有头身俱肿，腹前胀疼者，宜蟠桃丸。有肿而不能食，不能卧，小便秘者，宜白术木香散，有大病后肿，明属脾虚不能通调水道者，宜补中益气汤，送六味丸。有肾水不足，虚火铄金，小便不生而患肿者，急补之，宜补中益气汤、六味丸互用，久服自效，误与疏风行水，将贻性命之忧，宜急投金匮肾气丸尚可救。有血热生疮，变为肿病，烦渴，小便少者。经曰：纯阳者肿四肢，此热证也。如便闭，更须和气，宜消风败毒散。有遍身水肿，喘满，小便闭涩，诸药不效者，宜导水茯苓汤。有肿而因于风者，宜黄芪防己汤，有肿而因于寒者，宜中满分消汤，有热者忌；有肿而因于热者，宜中满分消丸，有寒者忌，或神芎导水丸；有肿而因于湿者，宜二蛟散，如虚宜间服加味胃苓散，此二方百发百中，无不效。有孕妇遍身浮肿，腹胀满，小便不利者，宜防己汤、葶苈散，有产后肿满，喘息而渴，小便不利者，宜大调经散。凡此皆水病之支分派委所可溯流以穷源者也。

　　吾因举水之发源于五脏者而分言之。大凡水肿，必有目胞上下浮肿，肢体沉重，咳嗽怔忡，腰间清冷，小便黄涩，皮肤光亮诸状。今若心水病必兼身重，少气不得卧，烦而躁，其阴必大肿；肝火病必腹大不能转侧，胁腹痛，时时津液生，小便续连；肺水病必身肿，小便难；时鸭溏；脾水病必腹大四肢重，津液不生，少气，小便难；肾水病必腹大脐肿，腰痛不得卧，阴下湿，足逆冷，面黄瘦，大便反坚。皆当审形辨脉，知其水从何经而来，于治水药中各加引经之品，以开导之，各引经药已详在前。五脏之外，又有九种水，其根源症状治法，有可一一明之者。一曰青水，先从两胁肿起，根在肝，主治宜大戟；二曰赤水，先从舌根肿起，根在心，主治宜葶苈；三曰黄水，先从腰腹肿起，根在脾，主治宜甘遂；四曰白水，先从足肿起，根在肺，主治宜桑皮；五曰黑水，先从阴上肿起，根在肾，主治宜连翘；

六曰元水，先从面颊肿起，根在外肾，主治宜芫花；七曰风水，先从四肢肿起，根在膀胱，主治宜藁本；八曰高水，先从少腹肿起，根在小肠，主治宜巴霜；九曰气水，或盛或衰，根在三焦，主治宜赤小豆。上九种药等份，配合主治某经者倍之，蜜丸，赤茯苓汤下三丸，日三服，忌盐二三十日自愈。凡患水肿者，皆自此推之，可知其所从来，而治之无不瘥矣。

大约水肿之病，唇黑伤肝，缺盆平伤心，脐突伤脾，背平伤肺，足心平伤肾。五伤者必死，不可不知之也。

血肿一证，尤为奇害。其为状，四肢浮肿，皮肉间必有红痕赤缕。皆由血溢离经，留滞于中，与水湿相比，因变为水也，宜调荣饮，或酌用代抵当汤。而产妇败血留滞以致化水，亦能成肿，必四肢浮，面皮黄，宜小调经散。不论妇人女子，经水为患，亦能化水，四肢肿，小便不通，此血不归经之故，宜椒目丸。三者皆不易治，皆水肿病之类也。

石水一证，《内经》虽有其名，却无明文。然本章虽未群言，而阴阳别论篇曰：阴阳结邪，多阴少阳，曰石水，少腹肿。以既见于阴阳篇，故不必重出也，并非阙文，其理自可互参。邪应作斜，阳结肿四肢，是在阳之发处，阴结便血，是在阴之聚处。今邪交入阴阳，而交结之势，必结于阴阳之所共生处矣。生阴惟肾，生阳惟胆，皆根源下焦。而肾职行水，胆职泌水，若两家交壅，正所谓不能通调水道也。然阴多阳少，则肾病为多。肾病则阴之真水沉寒，而无阳以化气，此病固不在膀胱而在肾，肾既留水不能化精，故石坚一处，惟见少腹而不及他所也。

水蛊一证，因水毒之气结聚于内，遂令其腹渐大，动摇有声，常欲饮水，皮肤粗恶，其原多因他病久而变成，盖亦有蛊败之义焉，故亦名蛊。其为证治，有可指陈者，或因雨湿而浮肿，宜平胃散加白术、赤苓、草蔻仁，或饮水过多而浮肿，宜胃苓汤，或久喘后积水气而浮肿，宜葶苈丸，或久疟变水气而浮肿，宜黄甲丸，或久痢变水气而浮肿，宜补中益气汤加附子，此等皆水证之别也。

而水证之外，又有结阳证，《内经》曰：结阳者肿四肢。注曰：素尝气疾，湿热加之，气湿热，故邪气渐甚，正气渐微，阳气少，致邪伐正气，不能宣通，故四维发肿，诸阳受气于如维也。今人见手足关节肿痛，概以为风证治者，误矣，宜犀角汤。

嗟乎，胀肿之为患，重且大如此，倘忽视之，不几委人命于草莽乎。业师孙庆会先生尝谓余曰：胀肿门惟水病难治，其人必真火衰微，不能化生脾土，故水无所摄，泛溢于肌肉间。法惟助脾扶火，足以概之。而助脾扶火之剂最妙是五苓散，肉桂以益火，火暖则水流，白术以补土，土实则水自障，茯苓、猪苓、泽泻以引水，则水自渗泄而可不为患。每见先生治人水病，无不用五苓散加减，无不应手而愈，如响应者，可见无人不知五苓散。而不能用治水病，以致决溃而死者，皆未明病之根源、方之奥妙而尊之信之、加减以收功也。然其加减，则必有神明乎药物之性，洞悉乎病根所在者，而后者所加所减，悉与原方配合，悉与本病无乖，故可投之立效，否则无益也。

（《杂病源流犀烛》）

程从周

病肿正衰，不可妄用劫剂

程从周，字茂先，清代医家

　　汪敬坡一婢，仆夫女也，年及笄，尚未出室，形长，色苍而黄。去年十二月，患咳嗽，内热倦怠，经事不通半载矣。今年二月，予适在彼，托予诊视。面色通身浮肿，艰于行步，六脉沉濡细微，腹胀喘闷，夜不能向左而卧。余曰："曾服何药？"出示其方，非五苓、平胃，即渗湿、五皮、二陈、桑杏之类，余曰："此徒治其标而遗其本。经云：二阳之病发心脾，有不得隐曲，女子不月。二阳者，胃与大肠也。今经事半载不通，胞脉闭也。胞脉者，属于心而络于胞中，今气上迫于肺，故作喘息。《内经》云：其传为息贲之类。又云：诸湿肿满，皆属于脾。今遍身浮肿者，脾虚之极也。乃不用补中行湿之法，而反渗利是耽，则胃气之存也几希矣。《脉经》云：水气浮大者生，沉细者死。又云：咳嗽左右不得眠者，法皆不治。故不与之。"敬坡素颇知医，因余所言，乃自用参苓白术之类。余曰："药须如此，奈何用失其时。胃中正气已虚，恐不能运行其药力，正犹渴而穿井，斗而铸兵，不亦晚乎？"缠延半月，未愈。又医乃与劫药四分，法用牛肉数两，作肉饼二个，均纳其药于内，蒸熟，作二次，早晨与食之。下午肿且消去大半，其仆意谓余诊不专精，乃特告于余曰："今早服某先生药只得四分重，今肿已消去一半。"余曰："药果如此，医其神乎！"

斯夜二鼓，腹中大胀，痰喘厥逆而死。呜呼！病者支离若此，仍复用以劫剂，果乃病家之不度耶？抑亦医者之未察也？

（《程茂先医案》）

缪遵义

温运脾胃，以祛寒湿

缪遵义（1710~1793），号松心，清代医家

面目浮肿，不及股足，三疟未除，宜运脾胃之阳，兼益命门真火，以祛寒湿。斯不治疟而疟自止。

桂枝木　生白术　茯苓　法半夏　淡附子　生姜

由不得汗，肿从面起，其为风水显然。水不得泄，由肺气郁遏，不得外达，并不得下行而为小便，故遂直走肠间而便溏。所谓不得横遍，转为竖穷。正合庐氏之说也。不从此参究病情，再以寒滑之品，欲从前阴驱之，不顾其利，斯亦左矣！

桂枝　白术　羌活　防风　川芎　独活　桔梗　姜皮　椒目　赤豆

（《缪氏医案》）

黄凯钧

温运中气，渗利消肿

黄凯钧，清代医家

沈氏 四十二，三疟住后足肿，旋及入腹胸胁，纳食大减，气急脉细，此分明脾肾两虚。脾虚则不能制水，肾寒则膀胱不能化，失渗泄之能，以成泛滥之势。治法莫稳于四明加减肾气丸，并补中益气汤，分早晚而进。但此法久服方有效，又奈汤丸中药品，有力者方能办，今田家之妇，粒食不缺为幸，焉能办此？坐忍其毙，又非仁人之用心。因推敲一方，以欲退其肿，必在利水；欲利其水，必先利气，而不知单利其气，仍如无云而致雨，岂可得耶！然则何如？须按《内经》气化能出之法，在温而利之也。

椒目一钱　丁香十只　老姜皮七分　橘皮一钱二分　苏梗八分　通草七分　大腹皮二钱　泽泻一钱五分　车前子一钱　茯苓皮二钱

五帖，皮肤发痒，纳增，又五帖，皮肤皱揭，顿觉宽松。前方应效虽速，所谓急则治标，非万全之法。改用培土利气暖肾，以冀痊愈。前方去通草、车前子，加党参二钱，生冬术二钱，十服，病去其半。又用异功散，加黄芪、苡仁、丁香、椒目、泽泻、老姜皮、大苏梗，十余剂，而饮食起居如常。

赵 六十，甲周之年，患水肿，由于气虚少运，膀胱失利，非旦晚可愈，耐性服药，庶可奏效。

党参　黄芪　生冬术　大腹皮　苏梗　砂仁壳　橘红　茯苓　泽泻　姜皮

又，前方添归身、白芍、木香，减砂仁壳、苏梗。有效，脚肿退，腹胀宽，制丸剂可以收功。

（《肘后偶钞》）

许豫和

治肿之要，在于气化

许豫和（1737~？），号橡村，清代医家

治小便不利，其法甚多。有肺气虚，不能通调水道、下输膀胱，服补中益气汤而愈者；有脾胃蕴热，熏铄肺金失降下之令，用黄芩、知母、栀子、木通，火降而气化者；有肾命火衰，不能生土，水无所制，小便不利而成肿满，服金匮肾气而愈者；东垣治王善夫小便不通，腹坚如石，腿裂出水，是无阴则阳无以化，内关外格之证，死在旦夕，制滋肾丸而起之者。皆利水之大法。若不务求气化，徒事木通、车前，末矣！予治后坞张薪传病时疫，太阳邪热传入膀胱腑，小便不利，急胀欲死，用五苓一剂，不逾时床下成流，邪热遂解。仲景五苓，太阳膀胱腑之下药也，但欲医家用之对证耳！

二便闭涩，常有之病。大便闭虽一月两月，愈者甚多，可以缓治。小便不利，俗称前闭，点滴不通，服药不应者，总在三四日死。惟鲍康侯兄子至五日死，其情状不堪言矣。凡治此早宜加意，人言七日而死者，我未之见。

小便不通而致死者，皆由"利水"二字误之，医能求之气化，则得之矣。

客曰：气化有据乎？予指案头砚示之曰：一砚池受水无几，以盖覆之，近池处次日有上蒸之水，非气化乎？砚无水呵其腹，墨可研，

非气生水乎？

以筒吸水，闭其上口，则水不泄，放之则水泄，此即小便不利，开提肺气之义。

（《散记续编》）

吴 麠

生脉益气，清金愈肺治水肿

吴麠（1751~1837），字渭泉，江苏如皋人，清代医家

宗室禄迪园相国　戊辰仲夏，其太翁年已七十有八，向来饭食甚少，惟好饮酒。缘坐功多年，精神素健。忽下身浮肿，饮食不进，彻夜不睡，烦渴津少，治总无效。余视其肿从足起，上至脐腹，按之随手而起，如裹水之状，肾囊肿如碗大，脉息微细，此火衰土败，过饮无节，湿热积渐日久，致成水臌。年高得此，服药无益，只宜服生脉散，既能保肺复脉，又可生津止渴，或有生机。遂连服半月，神气苏，肿渐退，能食粥。嗣逐日往视，俱用原方，或偶嗽有痰，加橘红数分，日渐见好。服至两月后，饮食大进，肿退囊消。自五月至八月，服人参二斤余而愈。友人问曰："此等危证仅用生脉散竟能成功，何也？"余答曰："伊虽老而禀质厚，且闭关打坐三十余年，肝肾不亏，此番之肿，不过好饮受湿耳。因年高，不敢轻投重剂，惟用生脉散治之。盖人参甘寒能泻火热、益元气；麦冬、五味子益气生津，除烦热、消水胀，况时当溽暑，火旺铄金，服之尤宜。老年得此清虚之品，且又对证，所以成功。"

陈敬斋　肢体俱肿，少腹不急，喘满气促。医者用实脾导水之剂，兼旬无效。余诊，右寸数大，尺脉虚数，此阴虚劳损，火铄肺金，肺热则失其下降之令，以致水溢高原淫于皮肤，而为水肿。经

曰：三焦者，决渎之官，水道出焉。上焦不治，水溢高原；中焦不治，水停中脘；下焦不治，水蓄膀胱是也。宜投麦门冬汤。盖麦冬清肺，开其下降之源；粳米益脾，培乎生金之母。服之颇效，易以《金匮》肾气汤，随证加减三月始愈。

（《临证医案笔记》）

陈修园

肿胀效方妙用

陈修园（1753~1823），名念祖，清代医家

肿者，皮肤肿大也；胀者，心腹胀满也；臌者，心腹痞满，而四肢瘦小，昔人谓之蛊胀；或心腹胀满，外实中空，其象如鼓，昔人谓之臌胀。兹分为三门。

肿证，从来有气肿、水肿之辨。《内经》以按之脐而不起者为气，即起者为水，后医多反其说。然气滞水亦滞，水行气亦行，正不必分，总以不起为肿甚，即起为肿轻，肾囊及茎中肿大多死。

脉本沉，若浮而弦，宜发汗；若浮而鼓指有力，宜越婢汤；若浮在皮外，多死；若沉而紧，宜麻黄、细辛、附子之类；若沉而缓，易愈；若沉而微细，宜温补。

初起面上微肿，两目下如卧蚕，更肿些，一身觉重滞，微喘，小便不利，即肿证之渐，宜香苏饮加杏仁、防风各三钱。

如皮肤肿大，气喘，小便不利，宜五皮饮。上肿宜发汗，加苏叶、防风、杏仁各三钱；下肿宜利水，加猪苓、防己各二钱，木通一钱；小水多为阴水，加附子、干姜各二钱，白术三钱，川椒、木香各一钱；小便不利为阳水，加防己、猪苓、知母各二钱。凡脉虚人羸，宜加白术、人参、肉桂、附子；脉实人健，加莱菔子、枳壳各二钱；凡畏风之甚，宜加生黄芪三四钱，或再加附子二钱。

如小便点滴俱无，气喘，口不渴，宜滋肾丸。

如前药不效，宜用济生肾气丸，药料作汤服，或前症愈后，亦以此丸服一月收功。

如服利水之药而小便愈少者，宜补中益气汤，首煎照常服，二煎服后，以手指探吐。

愚按：水肿病浅者，照上法治之愈矣；深者，必遵《金匮》五水而治之。余著有《金匮浅注》，颇有发明。风水由于外邪，法宜发汗。皮水者，外邪已去经而入皮，故不恶风；病在皮间，故内不胀而外如鼓，皮病不涉于内，故口不渴。然水在于皮，亦必从汗以泄之也。石水病在脐下，阴邪多沉于下，法用麻黄附子甘草汤，重在附子以破阴也。黄汗者，外邪伤心，郁热成黄，胸满，四肢、头面俱肿，病在于上，法用桂枝汤加黄芪，啜热粥以取微汗，重在桂枝以化气，尤赖啜粥取汗，以发内外交郁之邪也。惟正水一证，正《内经》所谓"三阴结谓之水"，结则脉沉，水属阴则脉迟，三阴结则下焦阴气不复与胸中之阳相调，水气格阳则为喘，其目窠如蚕，一身尽肿。可知《金匮》之论甚精，徐忠可之注甚妙，试节录之。《金匮》云：寸口脉浮而迟，浮脉则热，迟脉则潜，热潜相搏，名曰沉；趺阳脉浮而数，浮脉即热，数脉即止，热止相搏，名曰伏。沉伏相搏，名曰水。沉则脉络虚，伏则小便难，虚难相搏，水走皮肤，即为水矣。徐忠可注云：此段论正水之由也，谓人身中健运不息，所以成云行雨施之用，故人之汗，以天地之雨名之；人之气，以天地之疾风名之。寸口脉主上，犹之天道必下济而光明，故曰阴生于阳；趺阳脉主下，犹之地轴必上出而旋运，故曰卫气起于下焦。今寸口脉浮而迟，浮主热，乃又见迟，迟者，元气潜于下也。既见热脉，又见止脉，是客气为热，而真气为止，故曰热止相搏，名曰伏，言其宣上出之卫气，伏而不能升也。从上而下者，不返而终沉；从下而上者，停止而久伏，则旋运之气几乎熄矣。熄则阴水乘之，故曰沉伏相搏名曰水，见非止客水也。又恐人之不明乎沉伏之义，故又曰：络脉者，阴精阳气所往来也，寸口阳气沉而在下，则络脉虚。小便者，水道之所以出也，跌阳真气止而在下，气有余即是火，火热甚则小便难。于是上不能运其水，下不能出其水，又焉能禁水之胡行乱走耶？故曰虚难相搏，水走皮肤，即为水矣。水者，即身中之阴气，合水饮而横溢也。沉伏二义，俱于浮脉见之，非真明天地升降阴阳之道者，其能道只字耶？此仲景所以为万世师也。徐忠可此注，妙不可言，独惜仲景不立方，忠可又不补出应用何方，致世之患此者，或死于庸医之舟车丸、神佑丸、疏凿饮子等方，或死于明医之实脾饮、济生肾气丸、补中益气汤、导水茯苓汤等方，以挺与刃，余又不忍坐视而不救，故拟方于后。

消水圣愈汤

治水第一方，然必两手脉浮而迟，足跌阳脉浮而数，诊法丝毫不错，一服即验，五服痊愈，否则不可轻用此秘方也。大道无私，方不宜秘。然黄帝有兰台之藏，长桑有无泄之戒者，一恐轻试之误，一恐泄天地之机也，余出此方，以俟一隅之反，非谓一方可以统治斯病也。

天雄制，一钱　牡桂去皮，二钱　细辛一钱　麻黄一钱五分　甘草炙，一钱　生姜二钱　大枣二枚　知母去皮，二钱

水二杯半，先煎麻黄，吹去沫，次入诸药，煮八分，日夜作三服，当汗出如虫行皮中即愈。水盛者，加防己二钱。

天雄补上焦之阳，而下行入肾，犹天造下济而光明，而又恐下济之气潜而不返，故取细辛之一茎直上者以举之。牡桂暖下焦之水，而上通于心，犹地轴之上出而旋运，而又恐其上出之气出而不上，故取麻黄之走而不守者以鼓之。人身小天地，惟健运不息，所以有云行雨施之用，若潜而不返，则气不外濡而络脉虚，故用姜、枣、甘草化气

生液，以补络脉。若止而不上，则气聚为火而小便难，故以知母滋阴化阳，以通小便。且知母治肿，出自《神农本草经》，而《金匮》治历节风脚肿如脱，与麻黄、附子并用，可以此例而明也。此方即仲景桂甘姜枣麻辛附子汤加知母一味，主治迥殊，可知经方之变化如龙也。

野老某，年旬有奇，传予奇方，用生金樱根，去粗皮，一两半，吴风草三钱，香菌极小团者七枚，水煎服。一服小便即通而肿愈。余细绎此方极妙，麻黄大发汗，而根又能止汗；橘肉生痰壅气，而皮又能化痰顺气；蚕因风而致僵，反能祛风如神，此大开大阖之道，金樱子之大涩小便，即可悟其根之大通小便矣；吴风草原名鹿衔草，能除湿热，故《素问》与泽泻、白术同用，以治酒风。更妙是小香菌一味，此物本湿热所化，用之于除湿祛热队中，同气相感，引药力至于病所，而诸药之性一发，则湿热无余地以自藏，俱从小便而下矣。此必异人所授遗下，所谓礼失而求诸野也。惜余未试。

（《时方妙用》）

王九峰

着眼气血水湿治疗肿满

王九峰（1753~1815），名之政，清代医家

脏寒生满病，脾虚生气胀，湿热不行，肿胀见矣。左边胀甚，脾胃俱亏。清浊混淆，升清降浊，补阴益气，开太阴以泻湿邪，诸法服之皆不应。鄙见浅陋，当访诸高明。晚服金匮肾气丸三钱，早服资生丸三钱，一助坤顺，一助乾健。

五苓散加蟾皮、羌活。

复诊：开太阴以走湿邪，调气血，已服二剂，尚属平平。右边气逆肿胀隐痛，脐上下肿胀，动劳则喘，左右能卧，俯仰不能，阴阳皆病，气血不化也。小溲已行，气血未畅。气属无定，左右上下不一，升降无常。气血不足，虽曰虚象，不能再补。汤药虽投，肿胀中满，尚有开通阳气之法。

茯苓　赤豆　猪苓　苏子　椒目　通草　蜜楂　生熟莱菔子

三诊：细思肿胀无非水湿气病，肝脾肾三经次之。治肿治胀，不外着眼气血水湿。金匮肾气、济生肾气，气血湿热无不统治，毫无一效，危危待毙。《内经》鸡矢醴尚未用过。又思一法，尽人事而已。

五灵脂　生蒲黄　榧子　白果　芜荑　坚槟榔　宣木瓜　使君子　鹤虱　冬术　雷丸　莱菔子　锡灰　川椒　白薇

四诊：男怕着靴，女怕戴帽。着靴者，腿先肿也；戴帽者，头面

先肿也。药医病不能医命，命由天定，非人力所能挽也。久已言明，拟力尽人事。

　麻黄　赤小豆　椒目　茯苓　防己　猪苓　泽泻　大腹皮　冬瓜仁　车前草

　肿为水溢，胀属气凝。肾主藏水，肺行诸气，肝肾两亏，水不运行，溢于皮肤则肿，留于脏腑则胀。夫水非气不行，非土莫制，证本脾土先亏不能制水，肺失所生不能行水，气不相搏，不归正化。然脾虚必由肾火不足，是以古法补脾，先以补肾，以火能生土，补肾宜兼补脾，以脾为生化之源。治水必先行气，以气化水亦化，治气宜兼治水，以水行气亦行。此脾肾气水之不分，理当兼顾，必伏其所主，而先其所因，此肿胀之所以不易治。

（《王九峰医案》）

吴鞠通

宣肺蠲饮，化气行水，斟酌权重

吴鞠通（1758~1836），名瑭，清代医家

通女 十九岁。甲子三月二十一日。

右脉大于左，浮而紧，诸有水气者腰以上肿，当发汗，但其人自汗，不得再发，咳而齁。仍以肺气主，用小青龙汤加麻、辛。

杏仁泥四钱 半夏五钱 制五味一钱 生薏仁三钱 炙甘草二钱 桂枝三钱 炒白芍一钱五分 干姜二钱

水五杯，煮取二杯，分二次服。

二十二日：于前方内加茯苓块五钱。

二十四日：风水愈后，咳亦止，多汗。议苓桂术甘汤加黄芪蠲肺饮而护表。

茯苓五钱 生绵芪三钱 炙甘草三钱 桂枝四钱 於术二钱

煮取二杯，分二次服。三帖。

吴氏 二十八岁。

春夏间乘舟由南而北，途间温毒愈后，感受风湿，内胀外肿，又因寡居肝郁之故，时当季夏，左手劳宫穴忽起劳宫毒，如桃大。此证有治热碍湿、治湿碍热之弊，选用幼科痘后余毒归肺，喘促咳逆之实脾利水法，加极苦合为苦淡法，俾热毒由小肠下入膀胱，随湿气一齐泄出也。盖劳宫毒属心火，泻心者必泻小肠，小肠火腑非苦不通；腰

116

以下肿，当利小便，利小便者亦用苦淡也。

飞滑石二两　茯苓皮一两　黄柏四钱　猪苓一两　晚蚕沙四钱　黄芩四钱　泽泻一两　白通草三钱　雅连四钱

煮成五杯，分五次服。以小便长为度。

此方服七帖，分量不增不减，肿胀与劳宫毒俱消，以后补脾收功。

陈　三十二岁。甲寅二月初四日。

太阴所至，发为膜胀者，脾主散津，脾病不能散津，土曰敦阜，斯膜胀矣。厥阴所至，发为膜胀者，肝主疏泄，肝病不能疏泄，木穿土位，亦膜胀矣。此证起于肝经郁勃，从头面肿起，腹固胀大的系蛊胀，而非水肿。何以知之？满腹青筋暴起如虫纹，并非本身筋骨之筋，故知之。治法以行太阳之阳、泄厥阴之阴为要。医者误用八味丸，反摄少阴之阴，又重加牡蛎涩阴恋阴，使阳不得行，而阴凝日甚，六脉沉弦而细，耳无所闻，目无所见，口中血块累累续出，经所谓血脉凝泣者是也。势太危急，不敢骤然用药，思至阳而极灵者，莫如龙，非龙不足以行水，而开介属之翕，惟鲤鱼三十六鳞能化龙，孙真人曾用之矣。但孙真人《千金》原方去鳞甲用醋煮，兹改用活鲤鱼大者一尾，得六斤，不去鳞甲，不破肚，加葱一斤，姜一斤，水煮熟透，加醋一斤，任服之。服鲤鱼汤一昼夜，耳闻如旧，目视如旧，口中血块全无，神气清爽，但肿胀未除。

初五日：经谓病始于下，而盛于上者，先治其下，后治其上；病始于上，而盛于下者，先治其上，后治其下。此证始于上肿，当发其汗，与金匮麻黄附子甘草汤。

麻黄去节，二两　熟附子一两六钱　炙甘草一两二钱

煮成五饭碗，先服半碗，得汗止后服，不汗再服，以得汗为度。

此方甫立，未书分量，陈颂帚先生一见，云："断然无效。"予问

曰："何以不效？"陈先生云："吾曾用来。"予曰："此方在先生用诚然不效，予用或可效耳。"王先生名谟，忘其字，云："吾甚不解，同一方也，药止三味，并无增减，何以为吴用则利，陈用则否，岂无知之草木，独听吾兄使令哉？"余曰："盖有故也。陈先生之性情忠厚，其胆最小，伊恐麻黄发阳，必用八分，附子护阳，用至一钱，以监麻黄，又恐麻黄、附子皆剽悍药也，甘草平，遂用一钱二分，又监制麻黄、附子，服一帖无汗，改用八味丸矣。八味阴柔药多，乃敢大用，如何能效？"陈荫山先生入内室，取二十八日陈颂箒所用原方，分量一毫不差。在座者六七人皆哗然，笑曰："何吴先生之神也？"余曰："余常与颂箒先生一同医病，故知之深矣。"于是麻黄去净节用二两，附子大者一枚，得一两六钱，少麻黄四钱，让麻黄出头，甘草用一两二钱，又少附子四钱，让麻黄、附子出头，甘草但坐镇中州而已。众见分量，又大哗曰："麻黄可如是用乎？"颂箒先生云："不妨，如有过差，吾敢保。"众云："君用八分，未敢足钱，反敢保二两之多乎？"颂箒云："吾在菊溪先生处治产后郁冒，用当归二钱，吴兄痛责，谓当归血中气药，最能窜阳，产后阴虚阳越，例在禁条，岂可用乎？夫麻黄之去当归，奚啻十百，吾用当归，伊责之甚，岂伊用麻黄又如是之多，竟无定见乎？"余曰："人之所以畏麻黄如虎者，为其能大汗亡阳也。未有汗不出而阳亡于内者，汤虽多，但服一杯或半杯，得汗即止，不汗再服，不可使汗淋漓，何畏其亡阳哉？但此证闭锢已久，阴霾太重，虽尽剂未必有汗，余明日再来发汗。"病家始敢买药，而仙芝堂药铺竟不卖，谓钱字想是先生误写两字。主人亲自去买，方得药。服尽剂，竟无汗。

初六日：众人见汗不出，金谓汗不出者死，此症不可为矣。予曰："不然，若竟系死证，鲤鱼汤不见效矣。"余化裁仲景先师桂枝汤，用粥发胃家汗法，竟用原方分量一剂，再备用一帖，又用活鲤鱼一尾，得四斤，煮如前法。服麻黄汤一饭碗，即接服鲤鱼汤一碗，汗至眉上；又一次，汗至上眼皮；又一次，汗至下眼皮；又一次，汗至鼻；又一次，汗至上唇。大约每一次汗出寸许。二帖俱服完，鲤鱼汤一锅，合一昼夜亦服尽。汗至伏兔而已，未过膝也。脐以上肿俱消，腹仍大。

初七日：经谓汗出不至足者死，此证未全活。虽腰以上肿消，而腹仍大，腰以下其肿如故。因用腰以下肿当利小便例，与五苓散。服至二十一日，共十五天，不效，病亦不增不减。陈荫山云："先生前用麻黄，其效如神，兹小便涓滴不下，奈何？祈转方。"余曰："病之所以不效者，药不精良耳。今日先生去求好肉桂，若仍系前所用之桂，明日予不能立方，方固无可转也。"

二十二日：陈荫山购得新鲜紫油安边青花桂一枝，重八钱，乞余视之。予曰："得此桂，必有小便，但恐脱耳。"膀胱为州都之官，气化则能出焉，气虚亦不能化，于是五苓散二两，加桂四钱，顶高辽参三钱。服之尽剂，病者所睡系棕床，予嘱其备大盆二三枚，置之床下，溺完被湿不可动，俟明日予亲视挪床。其溺自子正始通，至卯正方完，共得溺三大盆有半。予辰正至其家，视其周身如空布袋，又如腐皮，于是用调理脾胃，百日痊愈。

洪氏 六十八岁。

孀居三十余年，体厚，忧郁太多，肝经郁勃久矣；又因暴怒重忧，致成厥阴太阴两经膜胀并发，水不得行，肿从跗起，先与腰以下肿当利小便例之五苓散法。但阴气太重，六脉沉细如丝，断非轻剂所能了。

桂枝五钱　茯苓皮六钱　肉桂四钱　猪苓五钱　生苍术五钱　广皮五钱　泽泻五钱　老厚朴四钱

煮三杯，分三次服。

前方服三五帖不效，亦无坏处，小便总不见长，肉桂加至二三两，桂枝加至四五两，他药称是，每剂近一斤之多，作五六碗。服五七帖后，六脉丝毫不起，肿不消，便亦不长。所以然之故，肉桂不佳，阴气太重，忧郁多年，暴怒伤肝，必有陈宛。仍用原方加鸡矢醴熬净烟六钱，又加附子八钱，服之小便稍通，一连七帖，肿渐消饮食渐进，形色渐喜。于是渐减前方分量，服至十四帖，肿胀全消，后以补脾阳疏肝郁收功。

章 四十岁。

腰以下肿，当利小便，六脉沉细之极，肠鸣色黑，阳气几微湮没矣。

茯苓八钱　桂枝八钱　良姜三钱　生茅术五钱　泽泻六钱　老厚朴三钱　猪苓六钱　椒目三钱　安边桂三钱　广皮二钱

水八碗，煮取三碗，渣再煮一碗，分四次服。以小便利为度。

又：肿胀胸痞，用半夏泻心汤法，俟痞愈再服前方。

半夏　川连　生姜　黄芩　干姜

某 甲子三月二十六日。

前因中焦停饮咳嗽，转用温药，今虽饮咳见效，小便究未畅行，脉之沉而洪较有力。证本湿中生热，又有酒毒，仍以凉利小便之苦辛淡法。

飞滑石六钱　晚蚕沙三钱　杏仁四钱　云苓皮五钱　黄柏炭二钱　海金沙五钱　生薏仁四钱　半夏二钱　白蔻仁一钱五分　白通草一钱　冬霜叶三钱

煮成三杯，分三次服。

二十八日：风水已愈其半，复感风寒，身热头痛，身半以上复肿，口渴，脉浮数，与越婢加术法。

生石膏二两　麻黄去节，五钱　炒苍术三钱　杏仁泥五钱　桂枝三钱　炙甘草二钱

煮成三杯，先服一杯，得微汗即止。

二十九日：风水汗后，脉洪数，渴而停水，肿未全消，犹宜凉开膀胱。

生石膏二两　云苓皮五钱　白蔻仁二钱　杏仁泥五钱　姜半夏三钱　飞滑石六钱　小枳实四钱　晚蚕沙三钱　生薏仁三钱　海金沙五钱　益智仁三钱　白通草一钱　猪苓三钱　广皮一钱

煮成三杯，分三次服。

四月初一日：改用前方去石膏。

初二日：水肿未全消，脾阳不醒，食不能磨，粪后见红。

灶中黄土一两　飞滑石五钱　熟附子二钱　杏仁泥五钱　云茯苓皮五钱　黄芩炭一钱　海金沙四钱　白通草一钱　鹅眼枳实二钱　生薏仁五钱　南苍术三钱

煮成三杯，分三次服。

初五日：小便犹不甚长，胃中得热物微噎，右脉滑数。

飞滑石五钱　杏仁五钱　小枳实二钱　草薢三钱　益智仁一钱　云苓皮五钱　厚朴一钱　海金沙五钱　木通一钱　广皮炭二钱　生薏仁三钱

煮成三杯，分三次服。

初七日：小便仍未通畅，右脉数大未退，仍宜凉肺以开膀胱。

飞滑石六钱　杏仁五钱　晚蚕沙三钱　云苓皮五钱　蔻仁连皮，一钱五分　大腹皮二钱　厚朴二钱　生薏仁四钱　海金沙六钱　桑皮三钱　白通草一钱

煮成三杯，分三次服。

初九日：肿未全消，又发痰饮咳嗽，表通则小便长，右脉洪数，议照溢饮例，与大青龙法。

云苓皮三钱　炙黄芪三钱　生姜三片　炙甘草三钱　大枣去核，二枚

煮成三杯，分三次服。

十三日：腰以下肿已消，腰以上肿尚重，与治上焦法。

茯苓皮五钱　生薏仁五钱　麻黄去节，三钱　姜半夏五钱　白茅根三钱　生石膏四两　白通草一钱五分　杏仁五钱　芦根五钱

煮成三杯，分三次服。

十五日：肿减咳增，脉洪数，衄未止。

杏仁泥八钱　麻黄蜜炙，三钱　生薏仁三钱　旋覆花包煎，三钱　生石膏四钱　半夏三钱　白茅根三钱　白通草一钱　飞滑石六钱　芦根五钱

煮成三杯，分三次服。

十七日：咳虽减，脉仍滑数，肿未全消。

生石膏四两　杏仁六钱　苦葶苈炒，三钱　飞滑石六钱　海金沙五钱　茯苓皮三钱　半夏五钱　苏叶连梗，三钱

煮成三杯，分三次服。

福　二十四岁。

初因爱饮冰镇黄酒与冰镇水果，内湿不行，又受外风，从头面肿起，不能卧，昼夜坐被上，头大如斗，六脉洪大，先以越婢汤发汗，肿渐消，继以调理脾胃药，服至一百四十三帖而愈。嘱其戒猪肉、黄酒、水果，伊虽不饮，而冰镇水果不能戒也。一年后，粪后便血如注，与金匮黄土汤，每剂黄土用一斤，附子用八钱，服至三十余剂，而血始止。后与温补脾阳，至九十帖而始壮。

范　十八岁。风水肿胀。

生石膏四两　麻黄去节，六钱　生姜三钱　桂枝三钱　杏仁泥五钱　炙甘草三钱　大枣去核，二枚

煮成三杯，分三次服。

一帖而汗解，头面肿消；次日与实脾利水，五日痊愈。

戒其避风，伊不听，后八日，腹肿如故，仍与前法而愈。后受戒规，故不再发。

周　十八岁。肿从头面起。

麻黄去节，六钱　生石膏一两　杏仁五钱　桂枝三钱　炙甘草三钱　苍术三钱

煮成三杯，分三次服。如汗出不止，以松花粉扑之服一帖，汗出不至足；次日又服半帖，肿全消。后以理脾收功。

缪　五十一岁。壬辰四月十一日。

先喘后肿大，脉洪大有力，左尺独大，肺肾之热可知，腰以下肿，本当利小便，但不宜温利耳，且置喘于不问，其如治病必求其本者何哉！

生石膏四两　云苓皮五钱　海金沙五钱，先煎代水　飞滑石一两　姜半夏三钱　晚蚕沙三钱　杏仁泥六钱　小枳实四钱　白通草一钱五分

甘澜水八杯，煮成三杯，分三次服。

十七日：六脉仍洪数，左尺仍独大，犹宜凉利小便。

飞滑石一两，先煎代水　海金沙五钱　杏仁六钱　生石膏四钱　小枳实四钱　厚朴三钱　半夏五钱　晚蚕沙三钱　橘皮三钱　云苓皮五钱　白通草一钱五分

甘澜水八杯，煮成三杯，分三次服。

陈　二十六岁。乙酉五月十五日。

脉弦涩而紧，不知饥，内胀外肿，小便不利与腰以下肿，当利小便法，阳欲灭绝，重加温热以通阳，况今年燥金，太乙天符，经谓必先岁气，毋伐天和。

桂枝六钱　茯苓皮六钱　川椒炭五钱　猪苓五钱　生茅术三钱　广皮三钱　泽泻五钱　公丁香二钱　杉皮一两　厚朴四钱

煮四杯，分四次服。

二十五日：诸症皆效，知饥，肿胀消其大半，惟少腹有疝，竟若有一根筋吊痛。于原方内减丁香一钱，加小茴香三钱。

（《吴鞠通医案》）

李 铎

温理中阳，化阴驱湿治水肿

李铎，清代医家

上舍双泽承庚兄，久客滇黔烟瘴之地，平日嗜酒无度，患痔血病十余年。今长夏以来，血下如注，肌肉痿黄，面目唇爪皆无华色，乃血脱血馁。渐加浮肿喘促，下午尤甚，晨起略轻，是阴损及阳，致气机不化水谷，内因之湿，得以泛滥肢体而为肿矣。诊脉尺寸俱虚，两尺反大，中阳衰微，浊阴互结，足为明验。据述参、茸、术、附一派大补，服至无算，而厥疾不瘳。要知病有变候，法宜斡旋，执一方而可以统治百病，则余未敢信也。兹拟温理中阳、化阴祛湿一法，俟肿消喘定，再治夙疴为宜。

附片制 茅山术 姜炭 茯苓 蜀椒带目炒出汗 泽泻 川牛膝 木瓜

依方十剂，清晨金匮肾气丸五钱，白汤下。

又，前进通阳化阴法，浮肿渐消，已属投洽，然亦时肿时消耳。复诊脉，两关浮大而滑，右更鼓指，足征阳微阴结不谬。《内经》曰：三阴结谓之水。三阴结者，脾肺肾寒结化水也。人身一小天地，阴阳和则健运不息，所以成云行雨施之用。今阴阳乖逆，则气机不运，身中之阴气尽化为水。又诸书载阴水发黄，湿胜则肿。又水气格阳则为喘，水寒乘肺亦为喘，肺主气，肾纳气，肾虚则水不安其位，故治以肾气丸即此义也。又据述，腹中常痛则下血，明是浊阴锢结，肾关不固，是以任进归脾无效。此后当别开生面以治，目前仍照前议，冀其肿退喘止，为一着也。另纸具方，小春五日案。

附子　於术　炒川姜　炒蜀椒　云苓　茄南沉　炒泽泻　小茴香炒　安桂　木瓜

兼吞黑锡丸。

又，十六日诊。初五方叠进十剂，肿消十七，大效已著。

(《医案偶存》)

林珮琴

水 肿 脉 案

林珮琴（1772~1836），号羲桐，清代医家

房兄 病后失调，面浮跗肿，腹膨食少，小水短涩，腰膝乏力。经言：诸湿肿满，皆属于脾。然土衰必补其母，非命火不能生脾土。且肾为胃关，关门不利，故聚水。必得桂、附之阳蒸动肾气，其关始开，积水乃下，经所谓膀胱气化则能出也。用桂、附、参、术、炮姜、茯苓、车前、牛膝、砂仁、陈皮、山药为丸。一料而安。

族某 水湿与气互搏，走注上下表里经络不定。其走注处必略肿，肤热如芒刺，前自耳项，直下胸乡，汩汩走肠，别注茎囊，后自背脊，走腰注臀，行髀膝，至右胻，肿重，手按不即起，口燥咽痛，溺少便艰，此湿饮为风气鼓动，溢于支络，游走升降，肠腑郁痹，针刺罔效。治用表里宣泄。杏仁、石膏、山栀、赤苓、木通、秦艽、黑豆皮、大腹皮、黄柏（酒炒）。二服痹痛减，二便爽。再用宣理行痹。钩藤、薏苡仁各三钱，山栀、杏仁、车前各一钱，茯苓、腹皮、川楝子、桑寄生各二钱，牛膝、狗脊、防己各三钱。四服诸症平。再去牛膝、狗脊、川楝等，加神曲、半夏、椒目以运水湿，而肿退。

邹 六旬外，由泄泻渐次足肿，入腹为胀，延及通腹坚满，面浮肢肿，水湿不运，溏泻未止。若论平昔嗜饮便红，宜丹溪小温中丸分理湿热。然脉来沉小，两尺如丝，明系脾肾久衰，火土俱弱，致气钝

湿壅，清浊混淆。此消导破气，决非治法。但温理脾肾，兼佐泄湿，自可向安。炮姜三分，肉蔻、神曲（炒）各一钱，益智仁（煨）钱半，茯苓三钱，牛膝（蒸）、砂仁壳各一钱半，大腹皮（洗）二钱，车前子、橘白各八分，冬瓜皮二钱，倒蚀牛口籼稻草二两，煎汤代水，数服肿退泻止。去姜、蔻、神曲，加沙苑子、半夏曲、粳米（炒）。数十服胀全消。匝月后不节荤茹湿面，腹胀，溺少，仍用牛膝、车前、茯苓、益智仁、炮姜、莱菔子、砂仁、麦芽、鸡内金俱炒，胀消而健。

弟　寒湿肿胀，水渍经隧，少腹阴囊腿足通肿，大腹按之硬，缺盆平，肢冷目黄，面颊俱浮，便滑溺少，脉沉迟而虚，背寒腹热，坐不得卧，病在水分。法先分消，佐以通阳。防己、木通、大腹皮（洗）、猪苓、茯苓、薏米、半夏、砂仁壳、附子、姜。三服肿退肢暖。命却咸食淡，然后主以健运，佐以淡渗。去防己、木通、腹皮、附子，加生术、鸡内金（炙）、半夏曲（炒）、杜仲。数服食进，微汗出，囊湿便干，此经腑水湿俱有出路。惟诊左尺虚，肾气汤酌加桂心、牛膝、车前、茯苓、山药、椒目、茵陈、五加皮、薏米。十数服悉愈。后用八味丸调理得安。

（《类证治裁》）

何书田

脾肾俱亏，寒湿为患

何书田（1774~1837），名其伟，清代名医

某　经阻数月，周体肿胀，面黄而浮，脉沉而微。此脾阳不振，非浅恙也。

制附子　炮姜　炭法　半夏　秦艽　带皮苓　五加皮　炒白芍　生白术　炒苡仁　陈皮　冬瓜皮

复诊：照前方去白术、秦艽、五加皮、冬瓜皮，加制於术、炒熟地、山萸肉、车前。

再复：肢肿稍退，腹胀未舒。此脾肾两亏所致，证属棘手，安望其通经？

上肉桂　炒白芍　炒怀膝　生苡仁　泽泻　大熟地　焦於术　制香附　茯苓皮　腹皮

某　疮后阴虚浮肿，脉象微弦无力，重患也。舍补别无他策。

制附子　大熟地　怀膝炒　牡蛎煅　茯苓皮　大腹皮　炒冬术　山萸肉　陈皮　泽泻　胡芦巴

复诊：服前方胀势略松，然命火衰微，不能蒸化谷食，腹胀颇坚，六脉沉微不振，终难收全功也。不得已用肾气法为治。

制附子　大熟地炒　冬术炒　怀膝　建泽泻　上肉桂　山萸肉　炒山药　茯苓皮

某 脾肾两亏，兼挟寒湿为患。舍温补下元，无良策也。

生茅术 制附子 大熟地 牡蛎 茯苓皮 生於术 淡干姜 炒黄柏 苦参 冬瓜皮

复诊：下体肿势渐退，而喘急转甚，纳减腹鸣，便溏溺短，脉象虚弦，而手渐肿，夜不安卧，全属脾肾两亏之象。夏令殊可惧也。

制附子 炮姜 炙五味 半夏 陈皮 车前子 制於术 熟地 怀牛膝 茯苓 泽泻 大腹皮

某 大泻后脾肾两亏，下体发肿。恐延久上升，腹满，不可不虑也。急投温补，或可奏效。

制附子 炒白芍 枸杞子 炮姜炭 陈皮 制於术 菟丝子 补骨脂 带皮苓 泽泻

某 脾肾两亏，而致面黄足肿，兼之泄挥，舍温补无他策。

制附子 制於术 菟丝子 法半夏 陈皮 煨姜 西党参 炒白芍 补骨脂 白茯苓 砂仁

（《龢山草堂医案》）

张千里

扶阳化湿，缓以图功

张千里（1782~1834），清代医家

王店张 嗜酒烦劳，皆伤阳气，阳虚者湿必胜，况酒易酿湿乎。今夏湿土司令之时，胃纳骤钝，则中阳益虚，以致足跗先肿，湿胜于下也。浸假而致肿势日上，渐及腿髀、茎囊、腰腹，则肿盛于下者，当先治其下也。肿盛必喘，是湿浊上干清阳也。今溺少而黄，肤腠似斑似瘰似痱，皆湿火内蕴之的据，况舌胖大而鲜赤，阳明亦有火也，脉沉迟，宜专以扶阳化湿。宗古人病在躯壳经隧者，毋犯脏腑之训，缓以图功。

生冬术一钱五分　陈皮一钱五分　大腹皮二钱　商陆根五分　木防己一钱五分　米仁三钱五　加皮二钱　潞党参二钱　赤苓皮四钱　甘遂末五分　桑皮一钱五分　丝瓜络三钱

姚光祖按：既曰阳虚湿胜，则商陆甘遂总嫌太峻，且外见斑疹形，则邪已入于肌腠，正可用越婢法，迎机导之，徒用攻下无益。

某 又阳虚不复，恣啖生冷，中阳受伤，上逆为呃，下壅为肿，汗多食减，舌鲜苔黄，便干，溺涩少而赤，脉沉微迟涩。凡阳虚者，湿必胜，此物理之自然，故水肿之反复，皆当责诸阳虚也，第此中有区别焉。今阳虽虚而湿又甚，一味补阳，未免助湿，宜用通阳法，以调中疏腑，冀其呃止肿缓退，切宜樽节饮食，毋使壅遏其式微之阳。

潞党参　法半夏　米仁　大腹皮　生冬术　陈皮　泽泻　广藿香　茯苓皮　木防己　生姜皮　丝瓜络

某　又饮食不节，骤伤中阳，以致呃逆，人身之阳宜通运，不宜壅遏。既阳伤呃作，则不能敷布矣，所以水肿旧恙复作。凡水肿多阳微。此脾阳不振，非浅恙也。

制附子　炮姜炭　法半夏　秦艽　带皮苓　五加皮　炒白芍　生白术　炒苡仁　陈皮　冬瓜皮

复诊：照前方去白术、秦艽、五加皮、冬瓜皮，加制於术、炒熟地、山萸肉、车前。

再复：肢肿箭退，腹胀未舒。此脾肾两亏所致，证属棘手，安望其通经耶！

上肉桂　白芍炒　怀膝炒　生苡仁　泽泻　大熟地　焦於术　制香附　茯苓皮　腹皮

（《张千里医案》）

王旭高

水肿医案选辑

王旭高（1798~1862），名泰林，清代医家

吴　《内经》有石瘕、石水之证，多属阳气不布，水道胆塞。少腹有块坚硬者为石瘕，水气上攻而腹满者为石水。

此症初起小便不利，今反小便不禁，而腹渐胀满，是石水之象。考古石水治法，不越通阳利水，浅则治膀胱，深则治肾，久则治脾。兹以一方备采。

四苓散去猪苓，加大腹皮、陈皮、川朴、桑白皮、乌药、桂枝、鸡内金。朝服肾气丸三钱。

朱　肿胀已退，脉象较前稍大，汗出至膝而止。阳气有流通之象，阴湿有消化之机。今以温理中州，中州得运，庶几决渎流通，寒转为温，否转为泰矣。然须调养百日，庶无反复之虞。

熟附子　冬术　茯苓　通草　桂枝　焦六曲　牛膝　陈皮　泽泻　姜皮

又：肿胀由乎脾肾，阳虚水湿偏淫。通阳化湿水邪平，方法原为对证。面目四肢俱瘪，单单大腹膨脝，更兼遗泄再伤阴，久病恐难胜任。

桂枝　陈皮　冬瓜皮　益智仁　姜皮

另：六味丸三钱，药汁送下。

王 湿热素伏下焦，皮肤顽癣。近感风邪着腠理，陡然寒热，面目上部先肿，蔓延中下，急不行运。今以扶脾和中理气，宣达三焦，冀其气化流通。

冬术　生芪皮　大腹皮　防己　陈皮　防风　茯苓皮　冬瓜皮　姜皮

杜 风水相搏，一身暴肿，上则咳嗽，喉有痰声，下则溏泄，小便不利。发汗而利小便，是其大法。计不出此，迁延匝月，节近清明，天气温暖，肺胃久蕴之风，从中暗化为热。反服肾气汤方，意欲通阳化水，阳未通而阴先劫，水未化而火反起矣。于是舌燥唇焦齿黑，心烦囊缩，胸腹肤红，危险之象，已造极中之极。勉拟清肃肺胃，存阴泄热，以冀转机为幸。

生石膏　杏仁　通草　茯苓皮　豆豉　北沙参　麦冬　川贝　丹皮　芦根　鲜薄荷根

绿豆汤代水。

又：肺得热而不降，肝有火而上升，胃居于中，受肝火之冲激，欲降不能而反上逆，由是呕吐不纳矣。昨用清金以通决渎，幸水道已通，高原得清肃之令。然中焦格拒，艮阳失游溢之权，似宜转运其中。但肝火炽甚，徒运其中无益也。当清肝之亢，以衰木火之威，胃不受肝之克，而中气得和，则呕可以宁矣。

川连姜汁炒　黄芩姜汁炒　半夏　泽泻　陈皮　黑山栀　竹茹姜汁炒　茯苓皮　川贝　芦根　枇杷叶

当归龙荟丸三钱，绿豆生姜汤送下。

渊按：风水坏证也。两方应变俱佳。

奚 湿热内阻肠胃之间，横连膜原。膜原者，脏腑之外，肌肉之内，膜之所舍，三焦决渎之道路，邪留不去，是为肿胀。胀属气，肿属水。是必理气而疏决渎，以杜肿胀之萌。

黑白丑各五钱　莱菔子—两　砂仁—两

用葫芦大者一枚，将三味纳入，再入陈酒一大杯，隔汤煎一炷香。取出葫芦中药，炒研为末，再以葫芦炙炭共研和。每晨服二钱。

惠　湿伤脾肾之阳，先腰痛而后足肿，脘中作痛，口沃酸水。用甘姜苓术汤合五苓散加味。

甘草　干姜　茯苓　白术　猪苓　泽泻　肉桂　半夏　陈皮　通草　五加皮

渊按：沃酸一证，《内经》言热，东垣言寒，究竟辛通药最效。

又：前用辛温通阳，甘淡祛湿，脘痛、足肿、呕酸等症皆除，惟跗肿未退。减其制以调之。

白术　茯苓　泽泻　川断　苡仁　牛膝　陈皮　通草　桑白皮　五加皮

薛　先足肿而后腹满，面浮，寒湿伤于下而渐上攻也。通阳化湿以利小便立法。

桂枝　泽泻　陈皮　川朴　桑白皮　莱菔子　五加皮　茯苓皮　半夏　大腹皮　姜皮

僧　水肿自下而起，腿足阴囊，大腹胸膈，泛滥莫御。

今先从上泻下。肺主一身之气，又曰水出高原，古人开鬼门，洁净府，虽从太阳，其实不离乎肺也。

葶苈子　杏仁　川朴　陈皮　茯苓　川椒目　生姜　大枣

控涎丹，每日服五分。

渊按：水肿实证，治法如是。经云：其本在肾，其末在肺。葶苈泻肺，椒目泻肾。控涎丹不及舟车丸合拍。

白　火炎于上，水溢高原。肺金受邪，面红浮肿，唇鼻俱赤，而有皮烂之形。腹部腿足亦肿，三焦俱受其病矣。行步咳喘，邪在手太阴无疑。用吴鹤皋麦门冬汤泻火泄水为法。

麦冬　冬瓜皮　通草　姜皮　桑白皮　丝瓜络　枇杷叶　陈粳米

渊按：此水肿之变证也。用轻清宣化上焦，所谓轻可去实。

范　下有湿热，上受风温，初起寒热，即便周身浮肿，咳嗽气塞，似与风水同例。拟越婢加术汤。

麻黄　葶苈子　半夏　赤苓　焦白术　桑白皮　射干　通草　杏仁　大腹皮　冬瓜皮　姜皮

诸　面肿曰风，足胫肿曰水。盖风伤于上，湿伤于下，气道蕴塞，肺失宣降，脾失转输，上则咳喘，下则溲涩，中则腹满，而水肿成焉。证名风水，载于《金匮》。病在肺脾，法在开上、疏中、渗下，从三焦分泄。

二陈汤　前胡　射干　川朴　泽泻　车前子　羌活　桔梗　桑白皮　大腹皮　通草　姜皮

王　内有湿热，外着风邪，风与水搏，一身悉肿。此属风水。当发汗。

羌活　香薷　陈皮　防风　赤苓　焦六曲　通草　葱白　生姜

（《王旭高临证医案》）

王孟英

水 肿 治 验

王孟英（1808~1868），名士雄，清代医家

钟耀辉 年逾花甲，在都患肿，起自肾囊。气逆便溏，诸治不效。急买车返杭，托所亲谢金堂邀孟英治之。

切其脉，微且弱；询其溺，清且长。因问曰：都中所服，其五苓（散）、八正（散）耶？抑肾气（汤）、五皮（饮）也？钟云：诚如君言，遍尝之矣，而病反日剧者何？孟英曰：此土虚不制水也。通利无功，滋阴亦谬，补土胜湿，与大剂（人）参、（白）术，果即向安，越八载，以他疾终。

黄履吉 截疟后，患浮肿，越某闻其体素虚，切其脉弦细，遂用温补。驯至呃忒不休，气冲碍卧，饮食不进，势濒于危。

请孟英决其（犹）及返余杭否？孟英曰：脉虽弦细而有力，子必误服温补矣。肯服吾药，犹可无恐。因与瓜蒌、薤白，合小陷胸（汤）、橘皮竹茹汤，加柿蒂、旋覆、苏子、香附、赭石、紫菀、枇杷叶为方，四剂而瘳。

石北涯令正 久患龈痛，渐至身面浮肿，或以为虚，或以为湿，病日以剧，气逆不饥。

孟英察脉，左洪数，右弦滑。阴分虽虚，先当清其肺胃之痰热

者。投白虎（汤）加沙参、花粉、冬瓜皮、枇杷叶、栀子、竹茹、芦根，服之，肿即消。继佐滋阴，龈痛亦止。

（《王氏医案》）

罗国纲

水肿会约

罗国纲，字振召，号整斋，清代医家

肿胀之病，皆由中而形于外者，有气与水之分也。使见之不确，必治之有误。气胀者，其色苍，其肉坚，或连胸腹而无界限，随按随起，气速易平，如鼓皮焉。或倏而浮肿者，阳性自速也；或自上而始者，阳本乎上也；或通身尽肿者，气无不至也。然有寒、热、虚、实之辨。大都阳证多热，属实；阴证多寒，属虚。先胀于内，而后及于外者多实；先胀于外，而后及于内，或外胀而内不甚胀者多虚。脉滑有力者多实；浮弦微细者多虚。兼察乎形色、老少，与夫二便气力，自昭然矣。夫气何以病也？其病在肺，其源在脾，其贼在肝。木若安位，不至克土，则脾司运化，能使心肺之阳下降，肝肾之阴上升，而成天地之交泰，是为平人。然又有七情内伤，六淫外感，饮食失节，房劳致虚；脾土之阴受伤，运化之官失职，胃虽受谷，不能运化；清浊相混，郁而为热，热留为湿，湿热相生，遂成胀满。本无形之气为病，难作有形之症以治。医者，宜补其脾，又须制火养肺，金旺制木，使脾无贼邪之害，则运化行而水谷消矣。又看所挟而兼用药：挟气则散气，挟血则破血，挟寒则温寒，挟热则清热，挟水则利水，挟风则祛风，自无不愈。水肿者，其色明润，其皮光薄，其肿不速，肿有分界。阴本乎下，其浸渍自下渐上，阴中无阳也。按之脊而不起，以水在肉中，如糟如泥，按而散之，猝不能聚也。其病为脾、肺、肾三脏相干之证。盖水为至阴，其本在肾；水化于气，其标在肺；水惟畏土，其制在脾。今肺虚则气不化精而化水，脾虚则土不制水而反克肾，肾虚则水无所主而妄行，水不归经则逆而上泛。故传于脾而肌肉浮肿，传于肺则气息喘急。虽三脏各有所干，而其本则在肾。《内经》曰：肾为胃关。关门不利，故聚水而从其类也。夫关门何以不利？以阴中无火，是无阳也，故气不化，水道不通，溢而为肿。治者惟补命门之火，使下焦之真气得行，始能传化；滋肾中之水，使下焦之真水得位，始能分清。故惟薛立斋金匮肾气汤，无有出其右者矣。肾为先天生气之源，峻补命门，则元气复，而后天胃气，生之有本，土旺能生金，且水安火息，肺气舒矣。是方实三经悉顾者也。后人用之，必须重剂，始能注下。或汤药不顺，为丸服之，但桂、附须重，勿拘古方分量，相体而裁之，乃为善用。

金匮肾气丸　此治水肿之圣方。水亏则浮泛，六味以补肾。土虚不能治水，桂附补火以益脾土。金虚自气不化，脾旺足以养肺。水足则火息，可以保肺。水肿原系脾、肺、肾三经之病，此方兼治最妙。

大怀庆地黄用元砂仁四钱微炒，研末，同酒九蒸九晒，忌铁，八两　白茯苓留皮，六两　山茱萸去核酒蒸，四两　怀山药四两　牛膝酒炒，二两五钱　车前子去壳微炒，二两　粉丹皮酒浸晒，二两　建泽泻淡盐水浸酒，二两　上肉桂去粗皮，三两　附子制，三两

上为末。先将地黄、枣皮杵化，后加药末，炼蜜捣匀为丸，梧桐子大。每服七八十丸，空心白开水下。忌铁与三白。若病急，改丸为汤，须重剂方可。

利水渗湿汤（新）　治水肿从脚而上，六脉细而迟，小便短少，脚膝疼痛。

苍术二钱　黄柏钱半　川牛膝二钱　赤茯苓　怀木通　建泽泻　汉防己各一钱二分　车前子去壳，一钱　猪苓半钱

水煎服。余友水肿皮破，用此一服，夜间小便遂多，以宿水从小便出也，来日肿消一半，再服四剂痊愈。如服此而小便不清不长，是湿滞膀胱入水之路，加萆薢五钱自效。

有素禀阳旺，三焦多火而水肿者，必脉实便燥、烦渴喜冷、目赤喘嗽等症，宜六味地黄汤。不宜熟地者，改用生地，加麦冬、牛膝、车前之类，大剂与之。气滞者，佐以陈皮、白芥子之类。必须多服，方可有效。

凡水肿宜补脾肾，有不能受补者，大危之候，必百计以救根本或温补于前，分消于后；或以补为主，而佐以分消。且温补所以化气，病愈而不反也。

大补阴汤（新） 治肾中水火大亏，服肾气丸不效者。以药味杂，有非补者，不如用此纯补之剂，可以挽回，而肿自消也。

熟地一两或五钱　附子三钱　肉桂三钱　白术二钱半　当归三钱　茯苓一钱　人参二钱　干姜炒，一钱　炙甘草一钱

大剂与之，必须多服，方得有效。若难办参者，亦照方服，但力轻效缓。

五皮散 治身肿烦渴，小便赤，大便结。此属阳水，脉必沉数。

大腹皮　陈皮　生姜皮　桑白皮　赤茯苓皮各等份

水煎服。

实脾散 治身中不渴，大便溏，小便少，不赤。此属阴水，脉必沉迟。大凡水肿之脉沉，在数与迟，分阳水、阴水也。

附子制，钱半　干姜炮，一钱　厚朴姜炒，一钱　木香七分　大腹皮二钱　草蔻仁　木瓜各钱半　甘草八分

姜三片，枣二枚，水煎服。

大凡水肿邪气有余，证实脉实，或者下之；若证虚脉虚，只宜补土为主，看所挟加之。若用去水之药，大下之剂，则脾气愈虚，去死

不远。病者、医者宜知之。

备拣古来治肿胀至简至稳神方于后，以便取用。

水肿，用鲤鱼煮汁，或用乌鱼亦妙，和冬瓜、葱白作羹食之。阴囊肿痛，用连根葱白头二十一根，不必水洗，川椒一两，麦芽（炒）一两，地肤子一两，共煎汤淋洗，日三度。

气虚水肿，用大蒜煮半熟，入蛤粉，捣为丸，食前白汤下二十丸，小便下数桶而愈，随服补脾药。水气肿满，用大蒜、田螺、车前子等份，熬膏，摊贴脐上，水从小便而下。二便不利，下焦湿肿，用汉防己五钱，茯苓二钱煎服。身肿尿短，用葶苈为末，枣肉丸服。臌胀喘急，用沙参、白术、甘草、牵牛为末，水调服。肺湿肿喘，马兜铃煎服。水肿，用乌鱼同白术、茯苓、橘皮、姜皮煮食，大效。蛊胀在上，升麻吐之；在腹，郁金下之，合二物服之，不吐则下。气胀、气蛊，用萝卜子以水研汁，浸砂仁一两，炒干，如是者七次，为末，每米汤下一钱。水蛊胀满，用黑白牵牛末各二钱，麦面四两，炒熟，作饼食。水肿，用甘遂末二钱，以雄猪腰子一枚切作七片，入末，湿纸包煨令熟，每日食二片至五片，当觉腹鸣，小便利，是其效也。水肿，以甘遂末一两，水调，涂腹绕脐，内服甘草汤，其肿便消。二物相反，而感应如神。水肿腹胀，用赤商陆二两，入麝三分，捣贴脐，水便利，则肿消。又方：苍术一斤，黄酒面曲三两，青矾八两，醋拌，入缶，火煅为末，醋糊丸，酒下，名伐木丸。阳水暴肿，面赤烦躁，喘急，尿短赤涩，用甜葶苈炒二两熬膏，汉防己末二两，以绿头鸭血同头捣为丸，木通煎汤，下七十丸，日三服。或加猪苓一两，其效如神。

凡肿属脾，胀属肝。肿则阳气犹行；如单胀而不肿者，名蛊胀；为木横克土，难治。肿胀由心腹而散四肢者吉，四肢而入心腹者凶。男自下而上，女自上而下，皆难治。

（《罗氏会约医镜》）

江涵暾

水肿治气肺胃膀胱，法取金匮其效彰彰

江涵暾，字笔花，清代医家

水肿一证，固属脾虚不能制水，肾虚不能行水而成。然宜急于润肺，气顺则膀胱之气化而水自行矣。试验诸禽畜，有肺者有尿，无肺者无尿可悟也。至于治气之法，一治肺气，主周身之气下行。二治胃气，主胸中之气下行。三治膀胱之气，主吸引胸中之气下行。治肺气者，开鬼门之谓也，用麻黄、羌活、防风、柴胡、葱白及柳枝煎洗法，并苏子降气汤之类；治胃气者，洁净府之谓也，用泽泻、木通、通草、防己、葶苈、茯苓、猪苓、秋石之类；治膀胱之气者，宣布五阳之谓也，用附子、肉桂、干姜、吴萸及肾气丸之属。其形气实满，外内壅塞，喘肿危迫者，则始用"去宛陈莝"法，如商陆、大戟、甘遂、芫花、牵牛等，及十枣、神佑、疏凿诸方，亦干戈捍患之所必用也。至《金匮》风水、皮水、正水、石水之别，不可不精求其义。

风水者，肾因风而水积，经所谓肾风者，面庞然肿，壅害于言，多汗恶风脊痛，不能正偃，正偃则咳，其本在肾，其末在肺，皆积水也。脉浮恶风，骨节痛，知风水之在外也。用防己黄芪汤者，防己疗风水，通腠理，黄芪温肉补气，白术治风主汗，甘草益土，枣姜辛散。若腹痛，则肝邪气塞，故加芍药。若身肿不渴自汗，此风气鼓水向外，故用越婢汤发之，中有石膏化热，使无上逆之虞也。皮水者，肺主皮毛，皮毛有邪，则肺气郁，发其汗则外气通而郁解矣，所谓"金郁泄之"也。水渍于脾，以淡渗之，一用茯苓汤，以茯苓易白术，加桂枝解肌，以散水于外也。况四肢风动，则桂枝更宜矣。正水者，肾经之水自病，即所谓"关门不利"也，其脉沉小，本无外出之急，若浮而虚胀，则风气欲发于外，宜发汗。即脉沉而无他症，亦宜用麻黄附子甘草，荡动其水，以救肾邪。若外症喘满，则水气在上矣，宜去附子而加杏仁以救肺，此治金水二脏法也。石水者，脉自沉小，水积膀胱，故小腹硬满如石而不喘。但其水潜伏不动，非借风水越婢汤之法，不能激之四溢。此即所谓"开鬼门"法也，甘草麻黄汤，即越婢汤之变法。病体本轻，一发肺气，则膀胱气化行矣。凡《金匮》一切治方，每嫌峻厉，难合今病，独此水肿数方，周匝精详，非此不足以胜病，真神方也。若病之浅者，则五苓、五皮亦能消水。肿在下焦，非肾气丸不能益火而化气。余尝用大赤鲤鱼，加坚细赤小豆一升煮服，水势应手而行，肿亦即退。或以大鲤鱼破开，入五苓散、瓦合炙焦为末，加麝少许、姜枣汤送服，亦佳。臌胀水肿，同出一源，气不离乎水，水不离乎气。更有兼气水而为患者。然气胀则腹色苍黄，腹筋起，按之成窟；水胀则皮薄色泽，按不成窟。凡病在气分，则治气为主而兼宜行水；病在水分，则治水为主而兼宜理气，此中自有玄妙。大约气实，宜沉、乌、枳、朴；若坚甚，则宜用硝、黄；气虚宜芪、术、参；若火衰，则必加附、桂。且血虚则朝宽暮急，气虚则朝急暮宽。水之轻者，五苓、五皮；水之重者，十枣、神佑；水在表，越婢、杏子；水在里，降气、分消；土不制水，则用六君；肾不行水，则宗肾气，治法无遗蕴矣。

（《奉时旨要》）

柳宝诒

疏通脾肺，温理下焦治疗水肿

柳宝诒（1842~1901），字谷孙，号冠群，晚清医家

王 向患脾阳不健，湿积易停。夏间滞痢两月，中气愈伤。入秋足跗浮肿，渐侵及腹，面目浮黄，四肢不温，病属阳虚湿郁，自无疑义。惟刻下肿势日甚，两更不利，气逆咳促，浊气上干，苟非急与温利，别无松路可寻。拟煎方用温化法，合疏通脾肺之意；另用丸剂以温理下焦，冀得气水两畅，乃有转机。

於术　长牛膝　制附片煎汁，拌服　杏仁　连皮苓　桂心煎汁，拌炒　春砂仁　西茵陈　桑白皮　瓜蒌皮　冬瓜皮　苡仁酒炒　莱菔子炭

别：禹余粮丸，开水送下；黑白丑、白芥子研末，广陈皮汤送下。

二诊：改方，去苡仁、杏仁，加车前子、黑山栀、番泻叶泡汤服。

周 浮肿渐减，而四肢麻酸不仁。阴络热而阳络寒。脉象软数。风气乘产虚而流注四末，较之寻常风疾，尤难得效。拟方用透络息风之法，服十剂后再议。

桂枝　赤芍　秦艽　独活　五加皮　细生地　全当归　丹皮　牛膝　羚羊角　夜交藤　橘络　丝瓜络　嫩桑枝

成 洪水滔天，幸得尾闾一泄，稍见阳光，使阳气得伸，其形寒发热，亦理势之常，无足怪者。所述病情，惟气促痰鸣一证，似有关系。要知气平肿减，邪水固有退舍之机；而神疲少纳，正气之伤，亦可相见。刻下痰黄，脉数舌干，乃邪郁生热之候，温剂补剂，似非所宜，而攻克之剂，亦宜暂停一二日，以观病机之进退。鄙意且以清宣肺气之法，间服两剂；倘两便就此通畅，则肿势可望其日退，不必再至通利。或水势仍窒而不行，则看其光景，再定行止可也。

紫菀 杏仁 桑白皮 苏子 瓜蒌皮姜汁炒 左牡蛎 泽泻 防风 防己 通草 陈葫芦瓢煎汤代水

沈 肤肿起于头面，渐及于下。风湿相搏，脾肺气窒。

治当疏表。

白杏仁 紫苏叶 防风 茯苓 青陈皮 瓜蒌皮姜汁炒 桑白皮 冬瓜皮 本山术 川桂枝 野猪苓 泽泻 姜皮

(《柳宝诒医案》)

马培之

越婢防己初时法，正水石水天真丹

马培之（1820~1903），名文植，晚清医家

肿胀之证，《灵枢》有肤胀、臌胀、肠覃、石水之名。《金匮》以水病分而为五：曰风水、皮水、正水、石水、黄汗。寒热虚实，靡不有之。迨至唐、宋，著述诸家，各申其义，宜温宜补，宜汗宜导，无不备详。近时之著述者，但以水与肤胀立论主方，属之于寒。其风水、皮水、正水、石水、黄汗诸种，略而不言，属热者不论，殊失经旨。如目窠微肿，腹中始有水气，《金匮》云：有因于风者，水为风激，因风而病水也。若不及早疏导，迨至遍行周身，如江河之水泛滥，必至决裂。腹水由渐而来，由渐而甚。初起之时，如越婢、防己二汤，即《内经》开鬼门之则也；如舟车、浚川，即洁净府之则也。予未敢特创一方一解，以为立异，惟宗前贤之法论治。东垣有天真丹一方，以之治正水、石水颇验。正水即少阴肾水之正病，石水即里水，水积膀胱内胞，而少腹坚满，小水不利，腿肿而木硬，水之潜伏，屹然不动，即水泛于上，而致喘咳，亦服之有效，故特录之。

天真丹

沉香一两　琥珀一两　巴戟天酒浸，去心，一两　茴香盐炒香，去盐用，一两　肉桂一两　补骨脂炒香，一两　胡芦巴炒香，一两　杜仲炒去丝，一两　草薢酒浸，炒香，一两　牵牛子盐炒香黑，去盐，一两

上十味，为细末，用原浸药酒打面糊为丸，如桐子大，每服五十丸至七八十丸，空心温酒下。

天真丹治下焦阳虚，脐腹痃冷，腿肿如斗，囊肿如升，肌肉坚硬，按之不肯。是皆形气不及之病，非因寒而肿硬也。阳虚湿至则肿，阳气去则坚如石。不因寒而肿硬者，则非理中、真武之通阳，舟车、神佑之去湿矣。盖阳去肉坚，当以辛香走气，起阳破坚。阳虚湿至，当以辛热利水，逐湿消肿。细绎是方，用沉香入肾，消风水之肿毒；琥珀达命门，利水道，破坚瘕；巴戟疗脚气寒湿；胡芦巴搜下焦冷气潜伏；舶茴香辟膀胱冷气，除下焦气分之湿；补骨脂暖腰膝，逐囊湿；杜仲健腰膂，除阴下湿；肉桂除下焦沉寒痃冷；萆薢味苦疗痛痹，去下焦风湿；牵牛子性大热，除气分之湿、三焦壅结、脚浮水肿。以上诸药，辛香者居多，其苦辛无香，或借酒浸，或令炒香，俾阳通湿去，其肿自消，肌肉自柔，以迎阳下返，积气全角，命曰天真，形不坏也。

仪征郑右 肝胃痛吐多年，嗣增喘咳足肿，次年益甚。少腹坚满，肢冷喘汗，腿足肿而木硬，二便不利，脉沉细如丝，右三部似不应指。脾肾阳衰，水积胞中，成为石水，症势极险。早服黑锡丹一钱五分，晚进天真丹一剂。次日二便已行，喘亦稍定，经事行而色淡，觉心烦内热，原方加当归。仍进黑锡丹一钱五分，天真丹二钱，煎方照天真丹加附子、延胡索。又两剂，肿势退，喘亦定，仍前丸，煎用真武、理中，又两剂，病退三四。腑气四日未通，加郁李仁四钱，服三剂，恙退八成，仍真武、理中加当归、巴戟、补骨脂、杜仲、小茴、苁蓉、五加皮，调理而愈。

（《医略传真》）

邵兰荪

苦降肃肺辛淡渗湿，运气消积兼顾心肾

邵兰荪，清代医家

遗风庞 暑湿内着，口腹不慎，化胀，脉濡左弦，舌白苔灰，呛咳脘闷，最重之症。宜分消，候正。八月十一号丁未二十九日。

金沸花包煎，三钱 赤小豆四钱 大腹皮三钱 冬瓜皮三钱 赤苓四钱 光杏仁三钱 炒枳壳钱半 鸡内金三钱 前胡钱半 蔻壳钱半 通草钱半

清煎三帖。

复诊：浮肿稍减，脉浮濡，舌滑白，呛咳音嘶，脘中略和。仍宜分消为稳。八月十四号戊申初二日。

金沸花包煎，三钱 桑白皮三钱 冬瓜皮三钱 莱菔子三钱 赤苓四钱 光杏仁三钱 原滑石四钱 川草薢三钱 大腹皮三钱 杜赤小豆三钱 鸡内金三钱 引路路通七个

三帖。

三诊：浮肿已退，脉弦劲，呛咳音嘶，舌滑。宜清肺利湿为妥。八月二十号戊申初八日。

霜桑叶三钱 生米仁四钱 射干钱半 白前钱半 石决明四钱 川贝钱半 茯苓四钱 粉丹皮二钱 光杏仁三钱 冬瓜子四钱 通草钱半 引鲜枇杷叶五片

四帖。

史介生评：暑热外受，湿自内起，无形夹有形之邪，阻遏肺气下降之司而为咳嗽，乘入脾脏而为肿胀。治方仿徐之才轻可去实之意，而以苦降肃肺，辛淡渗湿，故能奏效。最后一诊，浮肿已退，而亦以清肺渗湿为治，方法井井有条。

渔庄沈 木克土化胀，两跗皆肿，脉沉弦，便泻不爽，气逆溺少，非轻藐之证。七月初三日。

大腹皮三钱　鸡内金三钱　新会皮钱半　川朴一钱　车前三钱　沉香五分　冲枳壳钱半　炒米仁四钱　通草钱半　省头草三钱　杜赤豆四钱

清煎三帖。

又：浮肿已退，脉虚细，腰痛，胃纳尚和。宜《金匮》肾气丸加减治之。

生地四钱　陈萸肉钱半　怀牛膝三钱　豨莶草三钱　茯苓四钱　丹皮一钱　炒车前三钱　炒杜仲三钱　怀山药三钱　泽泻三钱　五加皮三钱

清煎五帖。

又：诸款悉减，脉虚，夜不安寐，临晚跗浮，嘈杂已瘥。仍遵前法加减为妥。九月二十二日。

当归钱半　夜交藤三钱　仙半夏钱　半谷芽四钱　炒川连六分　茯神四钱　新会皮钱半　海桐皮三钱　柏子仁三钱　枣仁三钱　豨莶草三钱

清煎四帖。

又：诸款悉瘥，脉虚细，临晚跗浮酸楚。宜分清为妥。九月二十七日。

生牡蛎四钱　杜赤豆三钱　海桐皮三钱　大腹皮三钱　泽泻三钱　茯苓四钱　冬瓜子三钱　通草钱半　防己钱半　豨莶草三钱　柏子仁三钱

清煎四帖。

又：两跗犹肿，脉涩滞，面浮。宜分消，防化胀。十月初三日。

生牡蛎四钱　冬瓜子三钱　新会皮钱半　豨莶草三钱　泽泻三钱　赤苓四钱　猪苓钱半　五加皮三钱　防己钱半　商陆切，忌甜，钱半　大腹皮三钱

清煎四帖。

史介生评：李中梓曰：肿胀之病，诸经虽有，无不由于脾肺肾者。盖脾主运行，肺主气化，肾主五液。凡五气所化之液，悉属于肾；五液所行之气，悉属于肺；转轮二脏以制水生金者，悉属于脾。故肿胀不外此三经也。然其治法，有内外、上下、虚实，不可不辨也。在外则肿，越婢汤、小青龙汤证也；在内则胀，十枣汤、神佑丸证也；在上则喘，葶苈大枣汤、防己椒目汤、葶苈大黄丸证也；在下则小便闭，沉香琥珀丸、疏凿饮子证也。此皆治实之法。若夫虚者，实脾饮、肾气丸证也。李氏此言，发明尽致，但此证初起，系是情怀少阳，以致清气不转，肝木侮脾，而湿热停滞化胀。第一方宗鸡内金散加减，以运气消积，参用渗湿之品。次则因其利久伤阴，宗肾气汤意以养阴渗湿，补而不滞，利而不伐，洵治虚胀之良方，故此三诊而诸款悉减。然此时肾液未充，心神未安，则宗安神丸以补心而渗湿。四、五两方，皆以牡蛎泽泻散加减，以分消下焦未净之湿热。步伐井然，故多奏效。但三诊方中，有仍遵前法加减之言，而且浮肿已退，则此诊以前，似乎遗失一方，深怀未窥全豹之感。

（《邵兰荪医案》）

张士骧

真武加甘遂治肿案

张士骧，字伯龙，晚清医家

脐下小腹积如鸡卵，日见其大，虽能左右移动，仍不离小腹部位。两年来，攻伐消水迅利之药服之殆遍，病未能除，元气大伤。每月例胀一次，不治亦能自消，诊脉沉弦而牢。石水为患，宜进真武汤，王道缓攻之法。

云茯苓三钱　生白术二钱　炒白芍三钱　熟附子二钱　大生姜三钱　甘遂末一钱

连服五六剂，其积略小。再加腹皮三钱，间日一服，其积渐消七八，仅如酒杯大。嗣去腹皮、甘遂，遂十余剂而痊。

(《雪雅堂医案》)

张聿青

利湿泄浊，温运脾土

张聿青（1804~1905），名乃修，晚清医家

范左　目窠先肿，渐至腿足俱胀，脘腹不舒。脉细沉迟。此湿寒泛滥，水气重症。方兴未艾之际也。

川朴　泽泻　广皮　大腹皮　防风　羌活　川芎　猪苓　防己　五加皮　桂枝　姜衣　内金炙，研，先调服，一钱五分

二诊：脘腹胀舒，足肿未退。

苍术　川朴　五加皮　连皮茯苓　炒冬瓜皮　广皮　薏仁　大腹皮　建泽　泻木　猪苓　姜衣　鸡内金炙，研，调服

三诊：肿势已退，偏右头痛。湿渐解而风未解也。

炒冬瓜皮　青防风　连皮茯苓　川芎　白术　生薏仁　熟薏仁　川羌活　白僵蚕　猪苓　泽泻

以上三方，初剂腹肿退，三剂痊愈矣。

朱幼　遍体虚浮，肿满窒塞，小溲不利，气逆喘促。脉沉，苔黄质腻。此脾虚而湿热泛滥莫制。将至喘脱。

大腹皮二钱　广陈皮一钱　赤小豆二钱　细木通一钱　羌活一钱　制川朴一钱　川椒目七分　云茯苓皮三钱　建泽泻二钱　舟车丸三钱

开水送服。

二诊：肿势虽减，腹仍胀满，腿股晶澈溃烂，胃呆厌食。湿热充斥，尚在险途。

大腹皮三钱　汉防己酒炒，三钱　生薏仁五钱　川通草一钱　广皮一钱　黑山栀三钱　连皮苓五钱　滑石块四钱　光杏仁三钱　枇杷叶四片

师云：溃烂不致伤命，险在腹胀厌食。炒冬瓜泥可服。水果甜物忌。盐大忌，以秋石代之。

三诊：浮肿已退，而湿热下趋，两足糜烂。急延疡科商治。

西茵陈　赤白苓　泽泻　生薏仁　车前子　台白术　制半夏　广皮　木猪苓　粉当归

周左　足肿稍退，面部仍浮，腹筒膨急，而不自觉胀，其湿热横溢于皮肤肌肉可知。上则痰多，下则便闭。运脾利湿泄浊，再望应手。

大腹皮二钱　茯苓皮三钱　建泽泻一钱五分　五加皮二钱　猪苓二钱　神曲一钱五分　上广皮一钱　炙内金一钱五分　老姜衣三分　小温中丸先服，三钱

二诊：体半以下，肿势渐消，而体半以上，仍肿不退。脉沉细，舌苔黄滑。湿热溢于皮肤肌肉。用《金匮》越婢汤，以发越脾土之湿邪。

生甘草三分　茯苓皮四钱　炙内金一钱　煨石膏二钱　大腹皮二钱　生麻黄另煎，去沫后入，五分　陈橘皮一钱　老姜三片

三诊：太阳膀胱为六经之首，主皮肤而统卫，所以开太阳之经气，而膀胱之腑气自通。小溲较畅，面浮肤肿略退。再风以胜湿，淡以渗湿，温脾土以燥湿。

青防风一钱　川芎一钱　木猪苓二钱　泽泻一钱五分　川羌活一钱　大腹皮二钱　连皮苓三钱　川朴一钱　广皮一钱　姜衣四分

（《张聿青医案》）

费绳甫

肿胀医案选辑

费绳甫（1851~1914），晚清医家

《内经》论五脏六腑之胀以及臌胀、肤胀、水肿已详。此外尚有气虚成臌，血瘀成蛊，湿热成胀，蛊积成臌，不可不辨。

某 面浮足肿，胸腹胀大如鼓，口淡无味，心悸神倦，小溲清利，右关脉弱。此气虚作胀，填实则稍轻，所谓塞因塞用也。治宜理中汤加减。

吉林参一钱五分 野於术一钱 炙甘草五分 陈广皮一钱 炮姜炭五分 大枣三枚

某 面浮腿肿，胸腹胀大如鼓，小溲清利，大便泄泻，喜暖畏寒，脉来沉细，气虚兼寒，阳不用事。治宜补火生土。

吉林参一钱五分 野於术一钱 炙甘草五分 制附子一钱 炮姜炭八分 大枣三枚

某 腿足浮肿，胸腹胀大如鼓，结块作痛，舌苔青，唇焦漱水，小溲清利，大便黑色，脉来沉牢，瘀血成蛊。治宜和营行瘀。

当归尾一钱五分 大丹参二钱 延胡索一钱 净红花五分 桃泥一钱 广木香五分 泽兰叶三钱 白蒺藜三钱 川郁金二钱 䗪虫二枚

某 面浮腹胀，腿足浮肿，舌色淡红，心悸头眩，眼花耳鸣，小溲清利，脉来细弱，血虚不能养气，气散作胀。治宜补血益气。

炒熟地四钱　全当归二钱　大白芍一钱五分　高丽参一钱五分　大白术一钱　粉甘草五分　甘枸杞三钱　淡苁蓉三钱　柏子仁二钱　陈广皮一钱　红枣五枚

原按：此证产后最多，因去瘀太过，虚气不归，因此作胀。

某　面浮时咳，胸腹胀大如鼓，颈脉动，目窠肿如卧蚕，腿足名肿，脉来沉弦，此积水成胀。治宜运脾行水。

净蝼蛄三钱　地肤子三钱　茯苓皮三钱　冬瓜子四钱　光杏仁三钱　焦茅术一钱　陈广皮一钱　川厚朴一钱　通天草三钱　灯心十尺

某　湿热成胀，面浮，胸腹胀大如鼓，腿足浮肿，小溲不利，舌苔白腻，脉来细弦。治宜健脾渗湿。

连皮苓四钱　细青皮一钱　冬瓜子皮各四钱　大腹皮一钱五分　陈皮一钱　焦茅术一钱　川厚朴一钱　车前子三钱　汉防己酒炒，一钱五分　生熟苡仁各四钱　五加皮二钱　生熟谷芽各四钱

某　有肝火极旺，挟湿热阻胃，胸腹胀大如鼓，口渴引饮，目赤头痛，脉来弦数。宜当归龙荟丸三钱，污其火则胀自消。

某　湿热阻肺，不能通调水道，下输膀胱，小溲不利，腹胀足肿，咳嗽内热，脉来右寸浮大。治宜清肃肺气，兼化湿热。

南沙参四钱　象贝母三钱　瓜蒌皮三钱　光杏仁三钱　连皮苓四钱　冬瓜皮子各四钱　地肤子三钱　五加皮二钱　陈广皮一钱　汉防己一钱　梨五片

丹徒黄某　脾土败坏，积湿不化，肚腹作胀。急宜健运分消。

陈广皮一钱　焦白术一钱　川厚朴一钱　广木香五分　大砂仁一钱　细青皮一钱　半大腹皮二钱　冬瓜皮四钱　川牛膝二钱　赤茯苓三钱　福泽泻二钱　车前子二钱　生苡仁一两　鲜姜皮五分

如皋马仲良之室　腿足浮肿，胸腹胀大如鼓，面浮手肿，小溲不利，延余诊治。脉来细弦，此湿热充塞，气失流行。仲圣谓："治湿不

利小便，非其治也。"湿必以小便为出路，若得小便畅行，湿热可从下泄。

　　车前草六钱　　瞿麦草六钱　　连皮苓四钱　　冬瓜子皮各四钱　　桑白皮三钱　　陈皮一钱　　大腹皮一钱半　　汉防己一钱半　　川厚朴一钱　　苍术一钱　　苡仁四钱　　杏仁三钱

　　连服十剂，小便即利。续服十剂，面浮手肿皆退。再服十剂胸腹胀大，腿足浮肿全消。惟经停三月，腹内结块，湿热已清，积瘀未化。照前方去车前、瞿麦、汉防己、桑皮、大腹皮，加当归尾一钱半、红花五分、桃仁一钱、丹参二钱、香附一钱半、茺蔚子二钱、䗪虫二钱。

　　进六剂，经通块消而愈。

　　淮安陈君柏堂之室　患肚腹胀大，脐凸偏左，气觉下堕，头眩溲数，诊脉细弱而弦。肝阳挟痰，耗气灼阴，气虚不摄，横逆作胀。非补气健脾，清肝化痰不为功。

　　人参须一钱　　炙黄芪五钱　　甘草八分　　当归二钱　　白芍一钱半　　苁蓉三钱　　枸杞三钱　　钩藤一钱半　　橘红一钱　　制半夏一钱半　　竹茹一钱半　　红枣五枚

　　进二剂，气坠头眩已止，照前方加白术一钱，连服三十剂而愈。

　　淮安刘君少瑜　患胸腹作胀，渐及四肢，上至头面。胀极难受，必须人为按摩，得食则安。故时常强食，以冀胀缓。脉来沉弱，气虚不摄已著，向来湿痰多，从来投补。此证非益气不为功，佐以化痰消湿，即无流弊。

　　潞党参三钱　　炙黄芪四钱　　甘草五分　　当归二钱　　白芍一钱半　　陈皮一钱　　半夏一钱半　　苍术一钱　　茯苓二钱　　大枣五枚

　　连服二十剂而愈。

　　镇江李君慕尧　先气喘而后腹胀，面浮腿肿。书云：先喘后胀治在肺，先胀后喘治在脾。医治肺无功，因脾虚气弱，中无砥柱，湿痰阻肺，清肃无权，当脾肺兼治。脉来右关沉弱，右寸细弦，纳谷无多，小溲短少，肺脾同病已著。

吉林参须八分　北沙参四钱　连皮苓四钱　冬瓜子皮各三钱　地肤子三钱　汉防己一钱　炙内金三钱　甜川贝三钱　甜杏仁三钱　瓜蒌皮三钱　薄橘红一钱　鲜竹茹一钱　紫苏子八分

连服十八剂，腹胀面浮、腿足浮肿皆消，气喘亦止。照前方去防己，加麦门冬三钱、苡仁三钱，以善其后。

安徽金君惠臣之室　胸腹胀大，作痛结块，腿足浮肿，内热口干，神倦力乏，势成臌胀，遍治无功。余诊脉沉细而滑，气液皆虚。肝阳上升，挟湿热阻气灼阴，流灌失职。治必培养气液，兼清肝化湿，方能获效。

人参须八分　西洋参一钱半　麦冬三钱　连皮苓四钱　冬瓜子皮三钱　地肤子三钱　酒炒黄连一分　吴茱萸一分　川石斛三钱　炙内金三钱　鲜竹茹一钱　薄橘红一钱　生熟谷芽各四钱　大白芍一钱　川楝肉一钱半

连服二十剂而痊。

浙江朱竹石之夫人　病咳嗽气喘，难以平卧，心烦懊侬，脘闷口腻，饮食少进，面浮腿肿，夜不成寐，势极危险。延余往诊，脉来洪大弦数，气液皆虚，肝阳上亢，挟素蕴之痰湿，阻塞肺胃，肃降无权。法当培养气液，清肝化痰。

吉林人参须一钱　西洋参一钱半　杜仲三钱　茯神二钱　川贝母三钱　枳壳一钱　瓜蒌皮三钱　女贞子三钱　杏仁三钱　白芍一钱半　牡蛎四钱　龙齿二钱　冬瓜子四钱　竹茹一钱

进二剂，肝阳上亢之势渐平，心烦懊侬已止，夜能安寐。照前方加石斛三钱、梨五片、荸荠五枚。大便畅行，痰从下泄，肺胃肃降，喘咳皆平，夜能平卧，饮食渐进，面浮腿肿渐消。照前方加毛燕三钱，调理半月而康。

佚名 经谓：肝主筋。肝阳升腾无制，挟湿火痰热，流窜节络，筋络缩短，手、足、肩、臂作痛浮肿，内热烦躁，齿痛苔黄，胸脘不舒，饮食少进，腹胀且硬。湿、火、痰、热充塞三焦，流行之气皆阻。脉来沉弦而滑。脉症皆实，可用下夺之法。诚恐年高气虚难支，拟养阴清火，化湿豁痰。

羚羊角五分　甜川贝三钱　瓜蒌皮三钱　生苡仁三钱　海浮石三钱　川萆薢三钱　南沙参四钱　川石斛三钱　薄橘红一钱　炙内金三钱　竹沥二两　甜瓜子三钱

福建郑雅村协戎之夫人 咳嗽面浮，腹胀，腿足浮肿。余诊其脉，右寸浮弦。此乃湿热上灼肺阴，肺不能通调水道，下输膀胱所致。

南沙参四钱　大麦冬三钱　川贝母三钱　瓜蒌皮三钱　大杏仁三钱　连皮苓四钱　香豆豉三钱　地肤子三钱　五加皮二钱　冬瓜子四钱　薄橘红一钱

连服六剂，咳嗽即止，面浮腹胀、腿足浮肿皆消。惟天癸过期不行，心悸内热。此胃中气液皆虚，阴血不能下注冲任。遂用人参须五分，北沙参四钱，大麦冬三钱，生白芍一钱半，粉甘草三分，川石斛三钱，川贝母三钱，陈广皮五分，云茯神二钱，藕五片。进十剂，经通而愈。

镇江许仲修 脚足浮肿，囊肿腹胀，咳嗽面浮，小溲不利。遍治无功，延余诊治。脉来右寸浮弦，此水肿也。肺不能通调水道，下输膀胱，水气旁流横溢，充塞肌肤分肉之间。考禹治洪水，先疏下流，令水有出路，自无泛滥之虑。

净蝼蛄三钱　通天草三钱　地肤子三钱　五加皮二钱　连皮苓四

钱　冬瓜子四钱　光杏仁三钱　川贝母三钱　薄橘红一钱　灯心三尺

　　服药不过十剂，小溲通畅，面浮腹胀、囊肿腿肿皆消，咳嗽亦止。照前方去蝼蛄、通天草，加南沙参四钱、川石斛三钱、瓜蒌皮三钱。接服六剂，饮食增而精神振，已康复如初。

（《费绳甫医话医案》）

曹南笙

湿热郁阻水肿案

曹南笙（1876~1918），清代医家

某左 酒客中虚，粤地潮湿，长夏涉水，外受之湿下起，水谷不运，中焦之湿内聚，治法不以宣通经腑，致湿阻气分，郁而为热，脾胃不主运通，水湿横渍肤腠之间，二便不爽，湿热浊气交扭混乱。前医治中满必曰分消，此分字谓分解之义。但乱药既多，不能去病，脾胃受伤于药，蔓延腿肢，肿极且痛，病深路远。药必从喉入胃，然后四布，病所未得药益，清阳先已受伤，此汤药难以进商也。议用丹溪小温中丸三钱，专以疏利肠中，取其不致流散诸经，亦一理也。

小温中丸。

（《吴门曹氏三代医验集》）

陈良夫

宣降疏利，升阳运中，扶养脾肾

陈良夫（1868~1920），晚清民国医家

朱男 遍体浮肿，便薄囊大，脉沉苔白腻，咳痰不爽，此脾湿生痰，上乘肺金。治宜宣降疏利，不致喘逆为佳。

葶苈子　川朴　官桂　陈皮　大腹绒　紫菀　茯苓皮　猪苓　泽泻　冬瓜皮　车前子

沈男 肢面浮肿，虽经得汗而减，惟寒热仍甚，脉弦数，苔黄腻，中宫湿热尚盛，宜清宣化利。

大豆卷　山栀　连翘　辰滑石　炒枳壳　生米仁　赤苓　泽泻　枯芩　姜竹茹　冬瓜子

程男 初诊：土贯五行，发育万物，东垣专主治脾，以培后天根本。诚以人之真气，出于中焦。若脾土馁弱，则食易滞，湿易聚，分利无权，而中州之关键为之不利。故治之者，首在运中升阳，以培根底。据述偶因停食，便下先溏，腹胀溲少，似属脾运偶乖，湿邪偏渗之象，惟便时里急后重，或坐圊不便，小溲热涩，肢酸纳减，已是脾虚气陷，湿邪内胜，脉来濡细带滑，苔腻根糙，夜分不能安寐，恐内蕴之湿，久则化热生痰，而心肝之阳为之浮露。阴病及阳，亦意中事，其变端殊难逆料。不过眼前征象，脾湿尚盛，中气下陷，致膀胱之气化无权。当宗东垣治法，投以升阳运中，俾水道通利，不致一传

而为肿，再传而为胀，庶得递臻康泰。爰拟培养脾土，助其气化，参以升阳渗湿主治。其虚阳之浮露与否，姑置缓图。即《内经》本急治本，标急治标之意。未识高明以为然否？录后教正。

於术　益智仁　新会皮　怀山药　防风炭　炒苡仁　赤茯苓　泽泻　谷芽　车前草

二诊：人之正气，出于中焦，气属阳，主卫外者也。脾为生痰之源，饮食之精气，得脾气以鼓运，即成生生之气。倘脾运有乖，则食不易化，其精气泛为痰沫，古人所谓流则为津，止则为痰是也。且脾恶湿而喜刚燥，脾气馁弱，湿内胜而阳气被遏，外溢为肿，亦自然之理。考脾主四肢，人生举动属阳，四肢为诸阳之本，其肢疲力软，不便举动。阳气之不振可知。近日肢末浮肿，前曾便薄，脉细缓，苔薄腻。当责之脾虚不健，湿胜为肿。据述每饮茶水，则痰必上溢，此必气虚生湿，一复滞气，痰从内生之征。总之，此证以气虚为本，湿痰为标，虑其肿势蔓延，胀与喘相逼而来，致难收拾。拙拟标本两顾，投以培土化湿，合化痰利水之法，录之候方家教正之。

甜冬术　益智仁　炙远志　法半夏　新会皮　焦米仁　扁豆衣　云苓粉　猪苓　炒泽泻　谷芽

丁男　初诊：人之阳气，约分三种。卫护于肌表者，谓之表阳；健运于中州者，谓之中阳；内寓于肾脏者，谓之真阳。在表之阳，肺气所主；胃中之阳，应乎卫外；在里之阳，肺气所主；胃中之阳，应乎卫外；在里之阳，脾肾所司，所以互相承应而运行不息者也。水与湿皆属阴邪，最能郁遏阳气，阻滞经隧，此自然之理，必然之势也。素体丰伟，咳痰时作，甚则兼有喘象，其为湿胜气滞，痰从内生，显然可见。迩来肌肤浮肿，自下及上，遂致腹形满大，阳痿而缩，便艰溲赤，时或腿部筋急，语言气怯，脉象六部濡细，舌苔薄腻淡黄。拙见是正气素弱，积湿成水，表里之阳失其运行之职，久之而邪势日盛，气机愈滞，成为邪胜正怯之候。若任其淹缠，不特脾肾之阳不能鼓运，水湿无从分泄，且虑阴邪上攻，肺气失于肃降，更增喘逆。考肺气以下行为顺，脾为湿土，是生痰之源，一身之肌肉，皆脾土所司。水湿泛滥，则为浮肿，阳气被阴邪所遏，则阳缩而筋急。《内经》所谓湿热不攘，则大筋软短是也。古云通阳在利小便。又云：治湿不利小便，非其治也。合诸说而参之，目前治法，急宜扶养脾肾，固护卫阳，参以化痰利湿之品，必得溲畅肿消，元阳渐壮，庶可递臻佳境也。录方候正。

吉林参　黄芪　肉桂　橘红　防己　茯苓　淡附子　於术　怀山药　制半夏　冬葵子　川牛膝　泽泻　车前子

二诊：大腹属脾，四肢乃脾土所辖，积湿成水，脾土受困，于是腹满肢肿，蔓延日久，似宜温运脾阳，以化水湿。然人之真阳，实内寓于肾脏，真阳既弱，水湿更难速化，或平卧则水势上升，或起坐则足部流水，盖水性喜平，亦善下流故也。总之小便不利，肤肿未退，则水湿阴邪，未免偏胜于经隧，只宜鼓运阳气，通利水道，为扶阳抑阴之计，服后再觇动静。

炒茅术　大腹绒　煨甘遂　上官桂　川椒目　粉猪苓　制川朴　川牛膝　红芽大戟　淡附片　赤茯苓

另陈蒲壳、冬瓜子、车前草、麦柴秆等煎汤代水。

王男　初诊：肺气以下行为顺。经有云，气从上逆者谓之喘。喘证之因，在肺为实，在肾为虚。昔人又有先肿后喘治在脾。据述疮疖之后，遍体浮肿，又复囊大溲涩，原属脾经积湿，下注厥阴，泛溢肌表之候，近日肿势不退，更增喘逆，喉间有声如锯，坐卧均属不适，小溲不行，按脉沉细滑，苔花腻。拙见是积湿成水，脾气先滞而肺又被冲动，失其宣降之常，昔人所谓水气乘肺，即此候也。此为肺喘，而非肾喘，亦属实证，而非虚证。惟喘证虽分虚实，见之均为重候。

考下流之水，上出高原，今溲涩不行则水从何去，而肺气何由而降？目前证象，总期气顺为吉，《内经》本有急则治标之旨，爰拟泻肺汤主治，参以通利水道，望其气降溲通，方为佳兆。候商：

甜葶苈　大腹皮　杏仁　川贝母　川牛膝　旋覆梗　煅礞石　代赭石　花槟榔　赤茯苓　车前子　青铅

二诊：咳不离乎肺病，肺气以下行为顺。肿喘之后，咳呛不净，气易逆而脉仍滑，疮疖频发，此气分湿痰，肺失顺降，宜理气以化湿痰。

旋覆梗　川贝母　煅赭石　炙紫菀　煅蛤壳　海浮石　炒橘红　冬瓜子　姜汁炒竹茹　赤茯苓　法半夏　米仁　猪苓

（《陈良夫专辑》）

曹沧洲

水肿纲维肺脾肾

曹沧洲（1849~1931），字智涵，清末民初医家

某左　面浮足肿，胸脘阻塞，腹胀，脉濡。宜疏畅中宫，分利水道。

旋覆花包，一钱半　枳壳一钱半　广郁金一钱半　炙鸡金去垢，四钱　代赭石三钱　橘红一钱　干菖蒲三分　车前子包，四钱　沉香曲包，四钱　法半夏一钱半　白蔻末七分　佛手花三钱　炒谷芽包，五钱　陈麦柴三钱

此水停中焦，泛溢肌肤，气机失畅之水肿证。气行则水行，故治以行气化湿、宽中和胃为主，佐以渗利。

某左　一身肿胀，脉濡，风湿相搏，延防作喘。

桑白皮三钱　防风一钱半　萝卜子四钱　车前子包，四钱　五加皮三钱　防己一钱半　白杏仁去尖，四钱　猪苓一钱半　冬瓜皮五钱　枳壳一钱半　白蒺藜四钱　泽泻三钱　陈麦柴四钱　白麻骨一两

此例属于风湿相搏，病位主在肺脾两脏。治以疏风泻肺，利水消肿为主。

某左　诸湿肿满，皆属于脾，脾阳不振，积湿泛滥，满腹胀硬，两腿俱肿，脉细舌白，夜来溲多。肝脾交困，最防因肿增喘。

桂枝三分　猪苓一钱半　旋覆花包，一钱半　杜仲盐水炒，三钱　漂

白术一钱半　泽泻三钱　代赭石煅，四钱　九香虫焙，七分　茯苓五钱　冬瓜皮五钱　煅瓦楞子包，一两　车前子包，四钱　陈麦柴四钱

此水肿以脾阳不振，寒湿中阻为主。故治以五苓散利水渗湿，加杜仲、九香虫益肾通络，旋覆花、代赭石降逆泄浊。

某左　脉细软左尺带涩，舌白，连进通阳泄浊，并无火象，仍足肿，基囊曾肿延及少腹，气短，动则气急，小溲不流利，子夜以前易于着枕气急，此中满之由于阴水来者，肺降肾纳脾运各不能如常度。

上肉桂四分　五加皮三钱　川椒目一钱　陈麦柴四钱　猪苓一钱半　怀牛膝三钱　淡吴萸二分　白麻骨一两　泽泻三钱　车前子三钱　胡芦巴一钱半

二诊：来示云，小溲已通，腿肿稍减，夜寐较安，惟基囊仍肿，胃纳不旺，标本同病，理之不易。

上肉桂去粗皮为末，泛丸吞服，四分　五加皮三钱　炙鸡金四钱　胡芦巴一钱半　淡吴萸三分　川椒目七分　车前子绢包，四钱　范志曲三钱　朱茯苓五钱　两头尖绢包，一钱半　泽泻小茴香五分同炒，三钱　炒谷芽六钱　陈麦柴四钱　白麻骨一两

本案水肿属脾肾阳虚、水饮内停并有凌心犯肺之势。故一诊即以川椒目、胡芦巴温肾逐水峻药，参入五苓散之意，加强利水渗湿之力，颇有釜底抽薪之意。二诊小便见通畅，惟土受水侵久矣，运化不及，胃纳不旺，故以谷芽、范志曲、陈麦柴加强和中助运。

水肿一证，沧洲公列验案四则，论治从肺、脾、肾三脏为主，涉及肝胃。诚因水液代谢主靠脾之运化转输，肺之通调，肾之蒸腾气化。故喻嘉言《医门法律·水肿》云："使足太阴脾足以转输水精于上，手太阴肺足以通调水道于下，海不扬波矣……是则肺脾之权，可不伸耶？然其权尤重于肾，肾者胃之关也，肾司开合，肾气从阳则开，阳

太盛则关门大开，水直下而为消；肾气从阴则合，阴太盛则关门常合，水不通为肿。然则水病，以脾肺肾为三纲矣。"

（《曹沧洲医案》）

贺季衡

湿毒风水开肺宣化，饮停湿聚温扶肾脾

贺季衡（1856~1933），名贺钧，清代医家

肿和胀是有区别的，先祖常谓："肿本乎水，胀由乎气。"在肿和胀的相互关系上，常谓："胀不必兼肿，而肿必兼胀，亦有肿胀同时并至者。"肿胀与内脏的关系，其中水肿是根据张景岳的论点，概括为："水肿乃脾肺肾三脏相干为病，其本在肾，其标在肺，其制在脾。"腹胀多由于脾肾为病。

肿胀的辨证施治：水肿是根据阳水、阴水的辨证总纲，进一步辨其在表在里以及肺脾肾三脏的虚实情况，予以立法处方。一般治法有透表利水、表里分消、开上利下、攻逐水饮、运脾化湿、通阳利水、温肾利水等。对于腹胀的治法，一般是根据脾肾以及胃肠的虚实情况，予以立法处方。常用治法有健脾助运、温中化湿、理气润通等。

王男 病后，余湿未清，致发疥疮，未几内隐，两足浮肿，呛咳痰不多，切脉浮弦而数，舌红无苔。本元向亏，延防加喘，先当开肺化湿，沟通水道。

大豆卷四钱　桂枝木一钱五分　连皮苓五钱　炒苡仁五钱　薄橘红一钱　大腹皮四钱　桑白皮三钱　川通草一钱五分　泽泻二钱　旋覆花包，一钱五分　姜皮四分

二诊：面浮已退，足肿未消，呛咳痰无多，遍体湿痹丛发，脉弦细初平，舌红无苔。肺肾两亏，湿毒不化所致。

大豆卷四钱　忍冬藤五钱　大杏仁三钱　连皮苓五钱　金苏子炒，二钱　炒白术二钱　薄橘红一钱　炒苡仁五钱　桂枝木一钱五分　旋覆花包，一钱五分　姜皮四分

服后反觉不舒，原方去白术，加炙桑皮。

三诊：遍体湿痹丛发，下部尤甚，肢面肿，呛咳痰无多，脉弦数右滑，舌红无苔。肺肾虽亏，而湿浊尚重之候，未宜滋补。

金苏子炒，二钱　连皮苓五钱　大杏仁三钱　泽泻三钱　大砂仁八分　甜葶苈炒，三钱　薄橘红一钱　旋覆花包，一钱五分　炙桑皮三钱　怀牛膝二钱　桂枝木一钱五分　冬瓜子皮各三钱

四诊：呛咳气粗已平，肢面肿亦退，遍体湿痹丛发，脉细数，舌红。肺肾虽亏，而积湿尚重，未宜滋补，守原意再进。

大豆卷四钱　桂枝木一钱五分　怀牛膝一钱五分　连皮苓五钱　川贝母一钱五分　旋覆花包，一钱五分　薄橘红一钱　金苏子炒，二钱　炙桑皮三钱　大杏仁三钱　生熟苡仁各四钱　地肤子五钱

五诊：肢面肿痛就退，湿痹丛发，呛咳气粗，不得安枕，脉细数，舌红渐起苔。可见肺肾虽亏，积湿尚重耳。

旋覆花包，一钱五分　金苏子炒，二钱　法半夏一钱五分　炙桑皮三钱　炒苡仁五钱　连皮苓五钱　川贝母一钱五分　炙冬花三钱　炙紫菀三钱　大杏仁三钱　生熟谷芽各四钱　地肤子五钱

六诊：经治来，肢面肿大退，水道亦利，咳亦减，气粗痰多，未能平卧，脉细数，舌红。积湿虽化，肺肾尚亏之候。

南沙参三钱　炙桑皮三钱　怀牛膝三钱　法半夏一钱五分　炙紫菀三钱　炒苡仁五钱　大杏仁三钱　川贝母一钱五分　连皮苓五钱　金苏子炒，二钱　地肤子五钱　枇杷叶去毛，蜜炙，三钱

按：浮肿起自病后疮毒内隐，其本元虽虚（舌红无苔），而内蕴湿热尚无里通外泄之机，故首用五皮（消皮水）、五苓（化气行水）两方加减，以使水湿之邪一从肤表透泄，一从水道渗利。继因其湿瘰虽从体表丛发，而内积的水湿仍有上泛渍肺之势（呛咳气粗），故立法以泻肺行水、降气化痰，防其水泛高原。

本例辨证施治特点是有虚不补，意在以祛邪为先。因为当时所急者是水湿泛滥，若用补法，不仅缓不济急，且滋补之品常碍脾运，中焦脾运不健，则湿化无由，下焦分利功能更难称其职守，结果必然是实者愈实，而虚者愈虚。

程童 风水相乘于手足太阴，肢肿面浮，腹膨囊亮，呛咳痰难出，水道不利，脉沉滑，右手沉取则数，舌苔浮黄。延有喘逆之害。

葶苈子炒，二钱 大腹皮四钱 连皮苓四钱 泽泻二钱 炒苡仁五钱 桂枝木八分 川通草八分 正滑石五钱 桑白皮三钱 大杏仁三钱 冬瓜子皮各四钱 姜皮三分

二诊：药后下利数次，水道未通，肢面及囊仍肿，两腿清冷，脉沉滑细数，舌苔浮黄。风水相搏，阳气不行，仍防喘逆。

大豆卷四钱 葶苈子炒，二钱 连皮苓四钱 桂枝木一钱 桑白皮三钱 泽泻二钱 大腹皮四钱 大杏仁三钱 川通草八分 陈橘皮一钱五分 姜衣三分 川椒目炒开口，三分

按：以上两例水肿，均无里通外泄之机，故立法都从表里分消为主，以使水湿外从肤表、内从水道而分消。其不同点是：王男病起疮毒内隐，湿热较重，故方中加清热解毒之品；程童则为风水相乘于手足太阴，故立法重在开上利下，使水气下行。

林男 肢面肿，下及茎囊与两腿，少腹胀，小水短少，傍晚心烦意热，舌红中黄，右脉滑数。湿热久结手足太阴，斯为阳水，当开其上而利其下。

甜葶苈炒，三钱　桑白皮三钱　连皮苓五钱　泽泻二钱　生苡仁五钱　川通草大，八分　杏仁三钱　大腹皮四钱　金苏子炒，二钱　瓜蒌皮四钱　冬瓜子皮各三钱　姜皮四分

二诊：从阳水立法，肢面肿虽减，而腿肿更甚，小水短少，脉滑数，舌心浮黄，一派热象。仿古人麻杏石甘汤，今姑师其意立法。

甜葶苈炒，三钱　正滑石六钱　连皮苓五钱　桑白皮三钱　生苡仁五钱　川通草八分　旋覆花包，一钱五分　粗桂枝八分　汉防己四钱　大杏仁三钱　川椒目炒开口，四分　姜皮四分

三诊：开上利下，下部肿势虽减，而肢面尚肿，红瘰丛发，二便不利，食后脘腹尚胀，脉沉数，舌红中黄。一派湿从热化之象，仍从阳水立法。

生军酒炒，三钱　煨黑丑一钱五分　猪赤苓各四钱　川黄柏三钱　生苡仁六钱　大腹皮四钱　正滑石六钱　上川朴八分　泽泻二钱　陈橘皮一钱五分　姜皮三分　披水草煎代水，三钱

按：本例水肿是湿热久结脾肺，水泛肌肤，故见水肿、溲少、舌红中黄等症，是属阳水范围。首用开上（泻肺）、利下（渗利水道），继仿麻杏石甘汤意（葶苈代麻黄、滑石代石膏），较首方更进一筹。方中用桂枝八分，是为通阳利水而设，非透表可比。三诊时水肿渐消，二便仍不利，故改用苦寒泻下逐水（大黄、黑丑）为主，清热化湿（黄柏、厚朴）为辅，以使二便通调，水湿分利。

刘男　肢面浮肿复发，下及茎囊，二便不利，呛咳气粗，脉滑数，舌红中黄。风湿热互结太阴，喘满可虑。

甜葶苈三钱　汉防己四钱　桑白皮三钱　旋覆花包，一钱五分　赤猪苓各四钱　泽泻二钱　大杏仁三钱　大腹皮四钱　桂枝木一钱　陈橘皮一钱五分　姜衣四分　川椒目炒开口，五分

另：控涎丹二钱，温开水下。

二诊：进控涎丹，得下水两次，肢面肿、腹膨俱减，而茎囊尚肿，呛咳气粗，脉滑数，舌红中黄。风水尚重，仍防喘满。

炒白术三钱　桂枝木一钱五分　桑白皮三钱　大腹皮四钱　汉防己四钱　泽泻二钱　猪茯苓各四钱　炒苡仁五钱　大杏仁三钱　上川朴八分　陈橘皮一钱五分　姜衣四分　川椒目炒开口，五分

按：肢面浮肿复发，是为宿患可知；肿及茎囊，呛咳气粗，二便不利，舌红中黄等，皆为风湿热邪互结之象。可见本例为本虚标实之证，故首以开上利下与攻逐水饮（控涎丹）并用，以图先从标治。对本虚标实的水肿，逐水一法，只宜暂用，不宜久服，故在肢面肿及腹膨减退之后，即以健脾化湿、分利水道为治。

贺童　水肿月余，两腿木冷，小水不利、短少而赤，卧则咳逆气粗，痰多善噫，曾经带血，胸膺及少腹俱胀，按之磊磊不平，舌紫不渴，脉滑数，左手沉滑。一派湿火见端，姑以越婢汤出入。

麻黄八分　大杏仁三钱　粗桂枝木一钱　炙甘草六分　生石膏先煎，五钱　桑白皮三钱　连皮苓四钱　泽泻二钱　方通草一钱　薄橘红八分　姜衣四分

二诊：前进越婢汤，得汗及腰，小水不畅，上体肿势随退，未几复肿，溲后旋又不通，咳逆不得平卧，右脉滑数，左脉小，舌光紫。风水仍留肺部，风化热、湿化水之据，非寒湿也。久延非宜。

甜葶苈炒，二钱　桑白皮三钱　大杏仁三钱　桂枝木八分　连皮苓四钱　泽泻二钱　正滑石五钱　方通草一钱　海金沙三钱　汉防己三钱　怀牛膝一钱五分　活水芦根一两

改方：去桂枝木，加旋覆花（包）一钱五分。

按：以上三例水肿，均属阳水，同用所谓"开鬼门，洁净府"之法，以使水从表里分消。其不同点在于：林男曾因二便不利，使用苦寒泻下逐水（大黄、黑丑），促其二便通调，水从下泄；刘男

治法是在开上利下的同时，并用逐水（控涎丹）之剂，以图急则治标，后用健脾利湿治其本；贺童治法重在表里分消，未用攻逐劫夺之剂。

储男 宿患咳嗽带血，腹痛自利已久，去冬又增肢面浮肿，胸满咳逆气粗，冷痰上泛，脉沉滑而细，舌苔白腻。

脾肾真阳已衰，宿痰化饮见证，与去岁不同，先以温里为事。

熟附片一钱　桂枝木一钱　连皮苓四钱　杜苏子二钱　姜半夏二钱　桑白皮一钱五分　旋覆花包，一钱五分　陈皮一钱　焦於术一钱五分　炒苡仁五钱　怀牛膝一钱五分　椒目八分　生姜两片

另：水泛金匮肾气丸一两，作四日服。

二诊：进温里法，舌苔白腻转黄，脉之沉滑渐起，而肢面浮肿如故，下及茎囊，胸腹胀满，冷痰上泛，咳逆气粗。脾肾真阳久衰，宿痰化饮。饮者水也，既泛滥于中，则堤防不固，非温化不可。

炒茅术一钱五分　炒白术二钱　桑白皮二钱　姜半夏二钱　泽泻二钱　怀牛膝一钱五分　桂枝木一钱　连皮苓五钱　大腹皮三钱　薄橘红一钱　大杏仁三钱　熟附片一钱　姜皮四分　椒目八分

三诊：腹痛自利已退，小水亦通调，两手及面部肿势渐退，惟又咯红成碗，冷气仍从上泛，脉沉细，右手更濡软，舌白转黄。阴阳并亏，肾虚肺实，姑为清补摄降以安血络，为急则治标之计。

北沙参三钱　当归土炒，一钱五分　煅牡蛎六钱　茜根炭一钱半　苏子二钱　怀牛膝二钱　大麦冬二钱　连皮苓四钱　法半夏一钱五分　清阿胶蛤粉二钱拌炒，二钱　太阴元精石四钱

四诊：呕血已止，面浮肢肿亦退，囊肿亦消，而胸仍觉痞，痰多黏厚，虚实夹杂可知。脉症仍不符，立法殊多掣肘也。

南沙参五钱　连皮苓四钱　姜半夏一钱五分　陈皮一钱　海浮石四钱　莱菔子炒，三钱　炒苡仁五钱　旋覆花包，二钱　炒苏子包，一

钱　怀牛膝二钱　冬瓜子四钱

按：本例是痰饮上泛而为咳逆，化水外溢而为肢面浮肿。症状虽异，由饮邪为患则一。饮为阴邪，《金匮要略》有"病痰饮者，当以温药和之"的治则，故一、二两诊均以温肾健脾、化湿利水为法，以使阳复脾健，饮得温化。三诊时因宿患咯血又发，故从"急则治标"之计，改投清补摄降、养血安络，以使肺复清降、肾复摄纳之权。四诊血止、肿退，但仍胸痞痰多，加之脉仍沉细濡软（案载"脉症仍不符"），其为虚实夹杂可知，但立法仍以降气化痰治实为主，暂不顾其虚，实有祛邪即所以安正之意。

范男　冒雨而行，水湿伤脾，气运失司，胸腹胀满有形，两足肿，食少形瘦，脉沉细左迟，舌苔白腻。属在六旬外年，势有肿满之患，奏功不易。

炒茅术二钱　炒白术二钱　上川朴一钱　桂枝木一钱五分　炒建曲四钱　连皮苓四钱　炒枳壳二钱　淡干姜一钱　青陈皮各一钱五分　广木香一钱五分　炒苡仁五钱　香橼皮一钱五分　生姜两片

另：平胃丸一两五钱、附子理中丸一两五钱，和匀，每服三钱，开水下。

二诊：进温中化湿，胸腹胀满已减，食入不畅，两足肿，日形消瘦，脉沉迟，舌白转黄。积湿初化，脾阳大伤，属在六旬外年，着手不易。

炒茅术二钱　炒白术二钱　上川朴一钱　淡干姜一钱　青陈皮各一钱五分　连皮苓五钱　炒枳壳二钱　炒建曲四钱　泽泻二钱　炒谷芽四钱　益智仁一钱五分　大砂仁八分　广木香一钱五分　生姜两片

按：以上两例都由水湿停聚而成肿胀，均使用了温中化湿法。其不同点是：储男为脾肾阳气不足，水饮泛滥，上以渍肺，外溢于皮，故治从温肾健脾、化湿利水为主；范男为水湿伤脾，治法重在温中化湿。由是可知，水肿腹胀，虽云总不离乎脾肺肾三脏为病，但治从何脏着手，必须仔细辨证。

（贺桐孙主编《贺季衡医案》）

张锡纯

大滋真阴以通利，越婢散邪风水平

张锡纯（1860~1933），字寿甫，晚清民国医家

邻村霍氏妇　年二十余，因阴虚得水肿证。

病因：因阴分虚损，常作灼热，浸至小便不利，积成水肿。

证候：头面周身皆肿，以手按其肿处成凹，移时始能复原。日晡潮热，心中亦恒觉发热。小便赤涩，一日夜间不过通下一次。其脉左部弦细，右部弦而微硬，其数六至。

诊断：此证因阴分虚损，肾脏为虚热所伤而生炎，是以不能漉水以利小便，且其左脉弦细，则肝之疏泄力减，可致小便不利。右脉弦硬，胃之养热下溜，亦可使小便不利，是以积成水肿也。宜治以大滋真阴之品，俾其阴足自能退热，则肾炎可愈，胃热可清。肝木得肾水之涵濡，而其疏泄之力亦自充足，再辅以利小便之品作向导，其小便必然通利，所积之水肿亦不难徐消矣。

生怀山药一两　生怀地黄六钱　生杭芍六钱　玄参五钱　大甘枸杞五钱　沙参四钱　滑石三钱

共煎汤一大盅，温服。

复诊：将药连服四剂，小便已利，头面周身之肿已消弱半，日晡之热已无，心中仍有发热之时。惟其脉仍数逾五至，知其阴分犹未充足也。仍宜注重补其真阴而少辅以利水之品。

熟怀地黄一两　　生杭芍六钱　　生怀山药五钱　　大甘枸杞五钱　　柏子仁四钱　　玄参四钱　　沙参三钱　　生车前子装袋，三钱　　大云苓片二钱　　鲜白茅根五钱

药共十味，先将前九味水煎十余沸，再入鲜白茅根，煎四五沸，取汤一大盅，温服。若无鲜白茅根，可代以鲜芦根。至两方皆重用芍药者，因芍药性善滋阴，而又善利小便，原为阴虚小便不利者之主药也。

效果：将药连服六剂，肿遂尽消，脉已复常，遂停服汤药，俾日用生怀山药细末两许，熬作粥，少兑以鲜梨自然汁，当点心服之以善其后。

邑北境刘氏妇　年过三旬，因受风得水肿证。

病因：时当孟夏，农家忙甚，将饭炊熟，复自至田间，因做饭时受热头汗，出门时途间受风，此后即得水肿证。

证候：腹中胀甚，头面周身皆肿，两目之肿不能开视，心中发热，周身汗闭不出，大便干燥，小便短赤。其两腕肿甚不能诊脉，按之移时，水气四开，始能见脉。其左部弦而兼硬，右部滑而颇实，一息近五至。

诊断：《金匮》辨水证之脉，谓风水脉浮，此证脉之部部位肿甚，原无从辨其脉之浮沉，然即其自述，谓于有汗受风之后，其为风水无疑也。其左脉弦硬者，肝胆有郁热也，其右脉滑而实者，外为风束，胃中亦渐生热也。至于大便干燥，小便短赤，皆肝胃有热之所致也。当用《金匮》越婢汤加减治之。

生石膏捣细，一两　　滑石四钱　　生杭芍四钱　　麻黄三钱　　甘草二钱　　大枣擘开，四枚　　生姜二钱　　西药阿司匹林一瓦

中药七味，共煎汤一大盅，当煎汤将成之时，先用白糖水将西药阿司匹林送下，候周身出汗。若不出汗，仍可再服一瓦。将所煎之汤

药温服下，其汗出必益多，其小便当利，肿即可消矣。

复诊：如法将药服完，果周身皆得透汗，心中已不发热，小便遂利，腹胀身肿皆愈强半，脉象已近和平。拟再治以滋阴利水之剂以消其余肿。

处方：生杭芍六钱　生薏米捣碎，六钱　鲜白茅根一两

药共三味，先将前二味水煎十余沸，加入白茅根，再煎四五沸，取汤一大盅，温服。

效果：将药连服十剂，其肿全消，俾每日但用鲜白茅根一两，煎数沸，当茶饮之以善其后。

或问：前方中用麻黄三钱原可发汗，何必先用西药阿司匹林先发其汗乎？答曰：麻黄用至三钱虽能发汗，然有石膏、滑石、芍药以监制之，则其发汗之力顿减，况肌肤肿甚者，汗尤不易透出也。若因其汗不易出，拟复多加麻黄，而其性热而且燥，又非所宜。惟西药阿司匹林，其性凉而能散，既善发汗又善清热，以之为麻黄之前驱，则麻黄自易奏功也。

或问：风袭人之皮肤，何以能令人小便不利、积成水肿？答曰：小便出于膀胱，膀胱者太阳之腑也。袭入之风由经传腑，致膀胱失其所司，是以小便不利。麻黄能祛太阳在腑之风，佐以石膏、滑石，更能清太阳在腑之热，是以服药汗出而小便自利也。况此证肿中亦有蕴热，《内经》谓“肝热病者小便先黄”，是肝与小便亦大有关系也。方中兼用芍药以清肝热，则小便之利者当益利。至于薏米、茅根，亦皆为利小便之辅佐品，汇集诸药为方，是以用之必效也。

（《医学衷中参西录》）

张山雷

脾肾双亏，益火消阴

张山雷（1873~1934），名寿颐，晚清民国医家

徐右 产后三月，脾肾两亏，水邪泛滥，脚肿猱升，面浮腹膨，气色萎黄，唇舌淡白，脉细。脉症尚合，亟投大剂真武化裁，当有转机。

厚附块 6g　川桂枝 1.8g　焦冬术 4.5g　带皮苓 12g　炮姜炭 3g　老苏梗 9g　怀山药 4.5g　牛膝 4.5g　吴萸 1.2g　车前子 9g　旋覆花包, 9g　细辛 0.9g　大腹皮 9g　带节麻黄 1.2g　黑锡丹 3g

另冬瓜皮 30g，散通草 15g，煎汤代水。

二诊：诸症略减，胃纳稍加，原法加味。

潞党参 3g　厚附块 6g　整段桂枝 9g　焦冬术 4.5g　带皮苓 12g　炮姜炭 3g　怀牛膝 4.5g　吴萸 1.2g　车前子 9g　大腹皮 9g　带节麻黄 1.2g　紫菀 9g　黑锡丹 3g

再用冬瓜 30g，散通草 15g，煎汤代水。

方左 病后失调，先泻后肿，脾肾两亏，水邪泛溢，足肿腹胀，小溲清利，舌白如纸，明是真阳欲灭。亟投附子理中、金匮肾气合法，以观动静。

厚附块 4.5g　油官桂 3g　潞党参 4.5g　干姜 1.8g　生草 1.2g　茅术 4.5g　车前子 9g　牛膝 6g　吴萸 3g　泽泻 4.5g　茯苓皮 5g　紫菀 4.5g　九

孔子 6g　茵陈 9g

二诊：诸症相安，精神稍振。原法增损。

厚附块 4.5g　油官桂 3g　潞党参 4.5g　干姜 1.8g　生甘草 1.2g　萸肉 6g　大腹皮 9g　车前子 9g　冬瓜皮 9g　牛膝 6g　茯苓皮 6g　紫菀 4.5g　茵陈 9g　青陈皮 1.8g

（《张山雷专辑》）

范文甫

宣肺泄热方选越婢，脾肾双补取法真武

范文甫（1870~1936），名赓治，又字文虎，晚清民国医家

凌老婆婆 面色一团痰滞，目下如卧蚕，气促不舒，苔白，舌淡而无华，脉近六阴，静察觉无力。面部及四肢皆稍有浮肿，腹沉胀满，大便泄利而痛，此利拟是脾肾阳虚，不能运化，无力亦弱所致。脾主四肢，脾失健运，浮肿作焉。痰不滑，有二因：一因传运无力；一因津液不足，无以化痰涎。决其胀满亦是虚气填塞，鄙意以脾肾双补为主，妥是否请采章先生指正。

白术 9g 淡附子 9g 茯苓 9g 山药 12g 泽泻 9g 党参 9g 安桂 2.4g 甘草 3g 杞子 9g

二诊：浮肿、下利均瘥。

济生肾气丸。

某 四肢头面皆肿，且痛不可忍，几欲死。寒热，苔白，脉似沉数，又似沉涩，旋即见洪大，决其为风水。用越婢汤治之，麻黄用 9g，药后得瘥。复诊守前方，方用半分量，反剧。余曰：此乃是药不胜病也。又改用全分量，方中重用麻黄至 18g，又瘥。服五帖而痊愈。

周台林 风水，遍身浮肿。肺为风邪所袭，则不能通调水道，下输膀胱。风水相搏，发为水肿，越婢汤。

麻黄 6g 生姜 4.5g 炙甘草 3g 生石膏 12g 红枣 6枚

二诊：牛膝、泽兰、米仁各 9g，加入前方。

三诊：见瘥，小便增多，浮肿见退。

按：水液运行，依靠肺之通调、脾之转输、肾之开阖，因而使三焦能够发挥决渎，膀胱得以气化畅行，小便通利。上两案均为风邪袭肺，肺失宣畅，不能通调水道、下输膀胱，以致风遏水阻，风水相搏，流溢于肌肤，发为水肿。本为外邪侵袭造成，多见浮紧、浮数之脉，但肿势严重，阳气被遏，故见沉脉。《金匮》指出："诸有水者，腰以下肿，当利小便；腰以上肿，当发汗乃愈。"故用越婢汤宣肺泄热，利水消肿。如若病情较重，方中麻黄用量则需加大，以增强发汗利水之功。

楼小鸿 痰喘老病，今加浮肿，脉伏、舌淡白无神。

厚附子 9g　生於术 9g　茯苓 9g　姜半夏 9g　怀牛膝 9g　生白芍 6g　麻黄 3g

按：此案患者老病痰喘，新病浮肿，并有乃少见症，成上喘中胀下癃闭之势。其脉伏，舌淡白无神，则为元阳衰竭之征，是三焦俱病、本虚标实之候。处方宗开鬼门、洁净府经旨，用麻黄发汗定喘，附子强心利尿，术、苓、夏健脾运、化痰饮，白芍破滞气，苓附术芍合用成真武汤法，具救元阳、镇肾水之功，加牛膝，乃仿济生肾气之意见，既能下行利尿，又能定喘及引药下达，是治老年喘重急救良法。

王 头面先肿，次及遍身，舌淡，脉滑。

桑白皮 12g　生牡蛎 24g　蜀漆 9g　海藻 9g　泽泻 9g　栝楼根 9g　姜半夏 9g

按：此案所用为牡蛎泽泻散加减，方中以桑皮易商陆，半夏易葶苈，药性平稳，而其效则相仿。

（《范文甫专辑》）

王仲奇

湿热郁蒸水气闭，宣泄疏利两太阴

王仲奇（1881~1945），民国医家

洪童 湿邪弥漫，多兼秽浊，由口鼻吸入，伤于气分，肺气失宣，湿热蒸郁，延经三十余日，先前隐隐有白痦，未曾透发，气分之邪漫无出路，气化由是阻闭不行。始而面浮足肿，近日来腹亦膨胀，但按之软而不坚，肾囊亦渐见光肿，面容则现青晦之色，脉急而濡，咳嗽无痰，善饥欲食，皆秽浊热之邪濡滞于气分中也。舌前半截有软刺而无苔，后半截则有糜腐之点而无积苔。鼻窍前见有血，今则恒喜以指挖耳窍，亦尝流水，则如湿热蒸郁之所致也。以肿势而论，最忌喘急，然热久邪无出路，疳蚀一层亦当预防也。

杏仁去皮尖，三钱　桑白皮炙，一钱　通草一钱　滑石包，二钱　佩兰二钱　茯苓皮五钱　冬瓜皮四钱　生苡仁四钱　地骨皮炒，二钱　石菖蒲四钱　陈葫芦皮二钱　陈赤豆壳三钱　路路通去刺，四枚

二诊：湿热蒸郁，肺气失宣，周身之气化悉阻而不行，热经三十余日，清晨较轻，午后渐剧，湿虽化热，终属阴邪，阴旺于阳，故昼轻而夜甚也。腹仍膨胀，按之蛮蛮然不坚，面浮、足肿、囊肿亦如曩昔，但面色之青晦稍减，脉急而濡，仍有咳嗽，惟咳不甚，善饥欲食，舌苔亦如旧状。要之湿温以热退之主，热退气化，无蒸郁之患，则浮气行将自消矣。

寒水石先煎，三钱　西滑石包，三钱　桑白皮炙，一钱　杏仁去皮尖，三钱　通草八分　生苡仁三钱　蒲公英二钱　连皮茯苓五钱　陈葫芦皮二钱　佩兰二钱　干苇茎三钱　冬瓜皮五钱　地骨皮炒，三钱　路路通去刺，四枚

三诊：腹笥膜胀见消，足肿、囊肿、面浮、青晦俱已见退，热已轻微，在若有若无之间。据云热欲作时肢指微凉，似由病延已久，元气累虚，气力不充之过，大便呈燥结难解。然腹笥按之软而不坚，断非有形燥烘可比，况胃虚求食，食已欲食，尤为可据。今浮肿方退，寐或汗泄，亦气化欲行，云行雨施之象。咳嗽少痰，肺犹苦气上逆也。脉弦象较退，急亦稍缓，惟仍濡弱。但形瘦骨立，此层亦宜注意，不然外因方戢，内因又起耳。

冬桑叶钱半　杏仁去皮尖，杵，三钱　通草八分　西滑石包，三钱　射干八分　白前蒸，钱半　连皮茯苓四钱　青蒿二钱　生苡仁三钱　冬瓜子五钱　枇杷叶去毛，布包，三钱

孙　海宁路，六月六日。

湿着气阻，清阳失其展舒，三焦决渎不行，肿自上而下，已及遍身，阴器亦肿，喉间殊欠爽适，卧起则浮于上，坐立则坠于下，脉弦。速以宣化、分利。

麻黄泡去沫，炙，六分　川桂枝二钱　茯苓五钱　北细辛四分　五加皮三钱　洗腹皮三钱　白蔻壳钱半　佩兰三钱　制川朴钱半　广皮二钱　陈姜衣六分　路路通去刺，六枚

左　水气壅逆，窜注皮肤络膜之间，气化不行，下为跗肿大腹，上为喘呼不得卧，且咳唾血膜，阴囊光肿，病深且恶，概可想见。姑拟宣泄一法，应机则昌。

麻黄泡去沫，炙　北细辛　制川朴　甜葶苈隔纸炒　马兜铃炙　射干　杏仁去皮尖　桑白皮炙　木防己　川桂枝　野茯苓　法半夏　鼠黏

子　白芥子与鼠黏子同杵　冬瓜皮　陈大麦秆

左　肺居膈上，乃三焦气化总司。面浮、足麻而兼见喉痛，喜呻吟，讵非肺气失利之据乎？

茯苓皮　冬瓜皮　大力子　炒生苡仁　桑白皮炙　白前　杏仁去皮尖　射干　橘红衣　川萆薢　通草

童　水气壅积不行，周身气化皆阻，咳嗽息促，不能着枕卧眠，腹膨，头面肌肤尽肿，此为肿胀之渐，亟用泄利，从两太阴主治。

桑白皮炙　茯苓皮　洗腹皮　新会皮　苏梗　陈枳壳炒　车前子　桂枝拌炒　泽泻炒　通草　路路通去刺

气为水母。肺气不行，则水液未能四布，乃壅逆而为病，在腹笥则膨胀，在皮肤则浮肿，阻于气化则汗出涔涔，障乎肺络则喘呼作闭，此为肿胀喘呼初起之候，《内经》谓其本在肾，其末在肺也。烦不安眠，即不得卧之渐，尤宜注意莫忽。

桑白皮炙　木防己　制川朴　野茯苓连皮　洗腹皮　泽泻　甜葶苈隔纸炒　川椒目炒　川桂枝　车前子炒　陈大麦秆

左　面浮胫肿，肌黄，肠鸣泄泻，伤湿也。宜分利防满。

川桂枝　木防己　泽泻炒　茯苓皮　猪苓　洗腹皮　地肤子　苏梗　半夏曲炒　白蔻仁　制川朴　青皮炒　车前子炒　槟榔

谢右　南市，六月二十七日。

风热止郁不宣，胸宇胀闷而痛，啬啬恶风，翕翕发热，始起肢肿，近日右眼角及面部亦肿，喉间微痛，脉浮而濡，舌苔灰腻。气分中亦有伏湿也，急宣泄之，以防肿甚。

苍耳子一钱　连翘二钱　通草八分　桑白皮炙，一钱　杏仁去皮尖，三钱　鼠黏子炒，钱半　射干一钱　茯苓三钱　橘红衣一钱　五加皮二钱　佩兰二钱　石菖蒲五分　路路通去刺，六枚

二诊：七月初七日。右眼角及面部肿已见退，背部及肢尚有微

肿，寒热轻而未净，喉痛微而未除，腻苔较化，仍不欲食，脉浮而濡，守原方宣泄。

霜桑叶钱半　杏仁去皮尖，二钱　鼠黏子炒，钱半　射干一钱　连翘二钱　白僵蚕炙，钱半　佩兰二钱　通草八分　蒲公英二钱　广皮白一钱　青蒿二钱　蝉蜕炙，六分　路路通去刺，四枚

（《王仲奇医案》）

任继学

急性肾风执三证，达药爵床土茯苓

任继学（1926~2010），长春中医药大学教授，国医大师

论 病 析 因

任氏认为：急性肾炎属中医之急性肾风，此在《素问》即有论述。如《奇病论》："帝曰：有病厖然如有水状，切其脉大紧，身无痛者，形不瘦，不能食，食少，名为何病？岐伯曰：病生在肾，名为肾风。肾风而不能食，善惊，惊已心气痿者死。"

盖肾风是临床常见病、多发病，也是肾之本气自病也。在临床上常以急性、慢性作为疾病分类，其急者多实，虚者少见，但亦有大实有羸状者；慢者多虚，然亦有虚中夹实象者，医者不可不辨。不辨者，一方一药以治之，医之失也。就其病位来看，以肾为本，肺、脾、三焦为病之标。何以言之？盖肾是元气、生气之根，脾是生气之源，肺主诸气，而三焦者，主出气，以温肌肉，充皮肤，温煦脏腑，是为一身生理之气化者也。在病理上，肾是病成之本，肺是从经络、气血移邪之源，脾是营气内变转输之机，病理上相互影响。本病一年四季皆可发生，尤以冬春二季为多，因冬有冽风，善开腠理，伤卫则邪易入；春有余寒，寒善伤阳，阳伤则卫气不固，腠理失密，其邪内

侵使然。

急性肾风又叫实证肾风，亦称外感肾风，它的临床病象是：起病急，也有隐匿而病者。其症状有：眼睑如卧蚕状，尿少，腰痛，眩晕，渐继由眼睑、颜面、胸腹、四肢出现浮肿，舌质淡红，苔白腻，脉多呈现沉缓或滑数之象。患者正气之盛衰，邪气之多寡，毒气之强弱，以及治疗之当否而决定了本病预后和病程之长短。

若正盛邪衰，毒弱，治之及时得当，其病月余可愈；若正气不足，邪气有余，毒气内侵，伤及肾体，加之失治、误治，则病程可延至一年，或三年五载。也有合并急性肾衰者，更有医者误治，发为慢性之疾者。亦有邪气方张，正气衰退，肾体受损，肾阳大伤，肾气内摇，命火衰减，相火式微，而成慢性肾衰、水毒、血极之恶候。

急性肾风发病原委，乃基于机体内在正气不足，外在卫气不固，腠理不密，外在六淫之邪，或湿热之贼，以及皮肤疮痍之毒，得以内乘，正邪交争，外而阴阳失调，内而脏腑经络失和而发病。

病发于风寒所致者，因风为阳邪，其性散上为其亲和之力；寒为阴邪，其性敛降亲和于下。因而本病之起，先伤皮腠，进而内束于肺，渐致寒引邪降，下移于肾，此"肺移寒于肾"。

病成于风热之邪，或湿热之气，以及疮痍之毒者，则病邪之热，为阳。阳热蒸散上清，风能疏散肺气，湿热则蒸散治节之功，毒能伤其肃降之力，因而通调水道之机受抑，引起中焦脾气不升，胃气不降，清浊相混，化为水湿内停，必伤中阳。阳伤则中气内损，不能托邪于上，则肺移热于肾，肾气受损。

本病也有发自脾虚而成者。脾虚之发生，多因饮食失节，劳逸失常，寒暖失宜，或久思伤脾，造成脾气呆滞。脾气滞则无健运之能，引起升降运动枢机受阻，水精不布，不能下济于肾，则肾失土制。肾者水脏，统五液，五液失约，则水散经络，外溢皮肤而成本病。故

《素问·至真要大论》曰："诸湿肿满，皆属于脾。"

本病如治疗及时，用药得当，可望痊愈。若误治，失治，或苦寒之剂妄投，中则脾胃受损，下则肾阳受伤。阳伤则命火不足，相火式微，造成肾体受损，肾气衰微，转为慢性肾风之疾，甚至肾伤精摇，命火欲息，相火欲绝，必生肾衰之候，不可不慎。

风 寒 肾 风

急性肾风风寒证候，症见：恶寒，无汗，腰痛，关节酸楚，鼻塞，流涕，咳嗽，咽紧，浮肿，尿少，舌淡红，苔薄白，脉多浮紧或沉紧。法宜疏风散寒为主，佐以渗湿之品。用自拟解肌渗湿汤治之。药用：

麻黄 10g　杏仁 5g　桂枝 5g　土茯苓 200g　爵床 50g　生茅根 150g　藿香叶 15g　生姜 3 片　大枣 3 枚

表邪已解者，改用自拟渗湿治肾汤治之。药用：

土茯苓 200g　爵床 50g　生茅根 100g　生槐花 50g　白蔻 15g　女贞子 50g

风 热 肾 风

风热证候，症见：头胀痛，面红，浮肿，发热，汗出而热不退，口鼻气热，咽赤肿痛，咳嗽，鼻塞流浊涕，关节酸痛，腰痛，尿少而赤，舌红，苔薄黄，脉多沉数或浮数。法宜疏风清热为主，佐以渗解之品。可用自拟疏清渗解汤治之。药用：

前胡 15g　羌活 15g　大力子 15g　蝉蜕 15g　大青叶 25g　土茯苓 200g　爵床 50g　茜草 15g　生茅根 100g　藿香 15g

表已解者，改用自拟益肾清浊饮治之。药用：

女贞子 50g　覆盆子 15g　土茯苓 200g　爵床 50g　白蔻 15g　茜草 15g　生槐花 50g

湿热肾风

湿热证候，症见：头痛而重，如裹如蒙，腰酸重，关节沉酸而软，胸闷，口中黏腻，身热不扬，午后尤甚，心烦，口渴不欲饮，尿水短涩而黄，颜面及全身肿甚，大便黏腻而臭，舌红，苔黄厚而腻，脉多沉濡或缓滑之象。法宜清热渗湿为主，佐以化浊之品。方用自拟清渗养肾汤治之。

藿香 15g　白蔻皮 15g　土茯苓 200g　佩兰 15g　黄芪 15g　黄柏 15g　苍术 15g　爵床 50g　生茅根 100g　女贞子 50g

湿清热解者，改用自拟健肾化浊汤治之。药用：

白蔻 15g　白术 15g　女贞子 50g　芡实 20g　山萸肉 15g　土茯苓 150g　爵床 50g　鸡冠花 15g　茜草 15g　生茅根 100g

寒湿肾风

寒湿证候，症见：头重眩晕，颜面浮肿，色苍白而暗，关节酸紧而沉，畏寒肢冷，胸闷不饥，口中淡腻，尿少色白，时有腹痛，大便多溏，舌淡红，苔薄白而腻，脉多沉迟而濡。法宜通阳化湿为主，佐以温运之品治之。方用自拟复肾壮阳汤治之。药用：

仙茅 15g　淫羊藿 15g　韭子 15g　白蔻 15g　土茯苓 200g　爵床 50g　白术 50g　生茅根 100g

吴安庆

风水案绎

吴安庆（1901~1972），江苏名医

陈童（风水泛滥）

肿从面起，咳而且喘，此属风水。病延经月，两足之肿甚于面，二便欠通，则所剩之风十之三，而水居十之七矣。祛风宜泻肺，以肺主皮毛，皮毛开而风可得泄。行水宜畅州都，小便长者水自去，肿自退也。拟射干麻黄汤、葶苈大枣汤合五皮饮增损。

炙射干 2g　川椒目 1.5g　大腹皮 10g　净麻黄 2g　桑白皮 10g　甜葶苈 2g　五加皮 10g　光杏仁 10g　赤苓皮 10g　广陈皮 5g　大枣 5 枚

此儿九岁，面色有神，皮肤苍老，知其皮毛致密，脏腑坚厚，可任峻剂荡涤。若面色㿠白，脏腑薄者，则峻剂不宜浪投，恐其亡阳故耳。此方分量较重，因有水之压力，药轻则不能达其病所。麻黄与葶苈俱为行水之品，麻黄行皮里之水，葶苈行脏腑之水。《伤寒论》之牡蛎泽泻散用葶苈者，治腰以下肿，水在脏腑之里也；《金匮》遍体庞然而肿用越婢汤之麻黄者，水在皮肤之内也。能细玩二方之义，则葶苈、麻黄之用，思过半矣。

阴水者，邪从阴化，必其人肾阳素惫，外卫无权，故征之现象，有凛凛恶寒，四肢清冷，舌苔水白，脉得沉细，复兼喘咳，不能平卧，是以用麻黄泻肺行水之外，必加附子、细辛振其下焦之肾阳，使水去而无亡阳之弊。且肾阳不振，气虚则化汗无资，汗不能出，肿何以退？至若阳水，邪从阳化，其肺胃之阳气素盛，邪不能深入，只留于上焦之分，其肿以面目为甚，烦躁口渴，甚则喘逆，苔必黄腻，脉必浮大，故宜越婢汤之麻黄泻肺，桂枝入心化汗，石膏清肺胃郁伏之热，生姜助麻黄发汗之功，甘草、大枣培其中气，厚其堤防。临证务须辨清阴阳虚实。

张女（风水）

初诊：肺为水之上源，而主一身之气，风邪束之，肺气遂壅，水乃泛溢，喘逆不能平卧，面目虚浮，此《金匮》所谓风水之候也。《金匮》之论风水，有阴阳之别，阴水肢厥，阳水烦渴，今无此两症，当以平剂治之。

净麻黄 2g　桑白皮 6g　信前胡 6g　姜半夏 6g　光杏仁 6g　赤苓皮 12g　玉苏子 6g　木防己 5g　生米仁 6g

二诊：得汗风邪从表而解，水气不从汗泄，自求出路，故虽能平卧，而大便转溏也，当迎其势而夺之，改五皮饮合二陈汤法。

五加皮 6g　大腹皮 6g　赤苓皮 6g　生姜皮 2g　广陈皮 5g　姜半夏 6g　光杏仁 6g　制川朴 3g　生米仁 6g

三诊：进泻肺而风去喘平，投行水而湿化肿退。兹惟干咳无痰，大便依然溏泄，乃肺燥脾湿之候也。肺燥，非辛润不能使其清肃；脾湿，非温燥不能使其敦阜。以脏象之不同，故治法有异耳。拟一方以平调之。

冬桑叶 3g　杏仁 6g　南沙参 10g　生紫菀 6g　款冬花 6g　生米仁 6g　姜半夏 6g　赤白苓各 6g　广陈皮 5g　大腹皮 6g

陈男（风水）

肿从面起是为风水，水为风激当先疏风，疏风以发汗为先。两进越婢，身肿全退。惟纳谷作胀，小溲淡黄，脉得濡细，舌苔薄白而润。乃堤防未崇也，当培其脾土。

炒西潞 10g　炒冬术 6g　云茯苓 10g　半夏 6g　广陈皮 5g　广木香 2g　西砂仁后下，1.5g　炒内金 1 具　焦建曲包，6g　大枣 2 枚　炙甘草 1.5g

此乃肿退后，脾气式微之善后法也。当于风水相激之时，不得不用麻、杏、石膏祛风泄热。惟此人中气素馁，得汗之后，风水由汗而外解，中气因汗而告伤。能食不运，其责在脾，脾之能运，全在中气之能化，故用四君子以补中气。中气虚者，湿易停滞，故加二陈以燥湿。补气须防壅气，香、砂理其气，且能暖胃。建曲、内金助其消化，姜枣和其脾胃。

唐女（风水）

风水浮肿，咳喘不得卧，水在高源，当泻其肺，投麻黄、葶苈剂后，汗出遍体，咳喘俱蠲，惟肿尚未退。此风去而水未行也。大便溏，小便少，当利小便。

五加皮 12g　大腹皮 6g　桑白皮 10g　芫花 2g　生米仁 12g　生姜皮 5g　赤苓皮 12g　瞿麦穗 10g　泽泻 6g

陈男、唐女二案，一样风水，故皆用麻黄以发汗。然前之风水有烦渴一症，故加石膏以清郁热；后之风水有喘咳一症，故加葶苈子以泄肺水。前证风水俱去，惟欲食之消化不良，为中气式微，故用六君子汤培其土；此证喘咳虽平，汗出遍体，肿尚未退，为风气去而湿气尚在，故用五皮以行水，加芫花、泽泻、瞿麦、米仁通其小便，小便长则水有出路，肿自退矣。

（《吴安庆医案医论选》）

王伯岳

小儿肾炎汗利并施

王伯岳（1912~1987），中国中医科学院教授

小儿急性肾炎，系由于外感风邪，引起肺气不宣，影响脾的运化，以致水湿停滞，使肾气受损，不能通调水道，而出现浮肿。加之风湿相持，水为风激，湿热积滞，迫血外溢而出现血尿。因此，小儿急性肾炎不等于一般的外感，也不只是表邪，而是内外夹杂，表里兼病。也就是说：其标在肺，其本在肾，而且关系到脾。

根据"急则治其标，缓则治其本"或标本同治的治则，消肿总是主要的，要使水气消失，不外发汗解表，利尿除湿两法。下肢浮肿（腰以下）较明显者，是湿气较重，里证多于表证，应当用利尿法；而面部、上肢浮肿明显者（腰以上），是表证甚于里证，外邪尚未深入，应当用发汗法。《金匮要略》所谓"诸有水者，腰以下肿，当利小便；腰以上肿，当发汗乃愈"就是这个意思。

我的体会是：一个疾病总是错综复杂的，尤其是小儿，发病容易，变化迅速，而肾炎又是涉及面很广的一种疾病，既要分标本主次，又应随证施治，表里兼顾。以浮肿而论，所谓"腰以下肿"和"腰以上肿"，只是比较而言，是下甚于上，或上甚于下，而且上部和下部也不能截然划分。

发汗法、利水法都是行之有效的治疗方法，但在具体应用时，则

既要掌握这些原则，又要结合实际，灵活应用。如果患者是全身性水肿，纵然身体的上部或下部浮肿有轻重的差异，单一地用发汗法，或单一地用利水法，效果都不满意，而以二者并用、表里兼治的治法较好。

小儿急性肾炎，一般说来，热证、实证较多。如表邪重，应用发汗法；如小便短少赤涩而浮肿较甚，应用利水法。如表里皆实，则以表里双解为治。与此同时，要注意到患者体质的虚实。如体质较弱，症见浮肿而小便自利，腹胀气短，手足厥冷，口不渴，则属于虚寒，应以温肾实脾之剂为治。

总之，表里、寒热、虚实，证既不同，治亦各异。而小儿在生理病理方面的特点是：易虚易实、易寒易热。在疾病的表现上多为表里兼病，寒热夹杂，虚实互见，所以在治法上，不要因为实证而过于消；也不要因为虚证而过于补。就是实证、热证，也要审慎。"肾无实证"，不是肾阳不足，就是肾阴虚。而水湿潴留，又是实证。实际上形成正气不足而邪气有余，一味地补，则病邪不去而正益伤；一味地攻，则既伤于病，又伤于药。同样的病，在不同体质的患者身上，会有不同的反映，必须区别对待。

虚实互见的病，原则上采取攻补兼施的治法，虚多于实，则先补后攻，或三分攻，七分补；实多于虚，则先攻后补，或一攻一补。无论是补还是攻，都要从病情的深浅、体质的强弱来考虑，必须是补不碍邪，攻不伤正。小儿急性肾炎，着重于祛邪扶正，以期邪去正安。

这些都是一般的治疗原则，具体地说，常可用发汗、利水、清热、除湿、理气、和血、健脾、滋肾等法，而益气、健脾、温肾、补血等法，在一定条件下，亦可交叉使用。原则上是从肺、脾、肾来治，尤其是要注意到脾胃。下面将小儿急性肾炎的证治，举例说明。

（1）症见：头面浮肿，先从眼睑开始，继而四肢、躯干俱肿，发热，恶风，身体酸痛，无汗，小便短少，脉浮，苔白（尿常规检查出现尿蛋白、红细胞、白细胞多寡不等）。宜祛风解表，清热利湿。

炙麻黄　紫苏　茯苓　泽泻　苍术　防己　甘草　生姜

（2）症见：全身浮肿，口渴，小便短赤，脉浮数，舌质红，苔白微黄，或咳嗽（尿常规检查同上）。宜解表除湿，清热利水。

炙麻黄　连翘　赤小豆　生石膏　知母　黄柏　苦杏仁　甘草梢　滑石粉

（3）症见：全身浮肿，下肢较重，小便短少，口不渴，脉滑，舌苔白滑（尿常规检查如上）。宜渗湿行气，理肺消水。

茯苓皮　猪苓　泽泻　白术　桂枝　陈皮　桑白皮　大腹皮　生姜皮

以上3证，均系以浮肿为主。其方药是发汗法、利水法的具体应用。急性肾炎的起因，多由于风邪，自应以疏风解表、清利湿热等方法来治。在立方遣药时，结合关于风水、皮水的理论，在前人经验方剂的基础上加减化裁，通过实践，对于利水消肿，确具有一定的作用。

例如上述第一方，即是以越婢汤及防己茯苓汤加减而成的。麻黄有发汗、利尿、平喘作用，而以麻黄为主的越婢汤，为《金匮要略》主治风水的方剂，防己茯苓汤为治皮水的方剂，这两个方剂的加减化裁，用来祛风消肿、除湿消肿，有发汗利水结合使用之意。

第二方是以《伤寒论》麻黄连翘赤小豆汤化裁的。这是个治瘀热在里的方剂，主要是清化湿热。如连翘、黄柏，取其苦寒清火；赤小豆能导湿利水；杏仁能利肺气；石膏泻火；滑石粉、甘草即六一散。这个方子选用知柏、六一散、石膏，配合麻黄连翘赤小豆汤，在泻热利水方面的作用较强些。

第三方由《伤寒论》五苓散及《中藏经》五皮饮组合而成，着

重于渗湿行气，也有理脾之意，也是对消除浮肿具有一定作用的常
用方。

急性肾炎，除浮肿外，往往伴有血尿。如果血尿较重，在清热利
湿、行水消肿的同时，应结合止血。止血的方法也必须结合病情，有
所选择。如下焦结热、迫血妄行，则应以凉血和血为治。清热凉血的
例方，是以小蓟饮子加减的：生地炭、茯苓、泽泻、小蓟、蒲黄、藕
节、白茅根、侧柏叶、旱莲草、甘草。如热重还可加焦栀子、丹皮；
湿重还可以加滑石粉、通草。其他的止血药如仙鹤草、地榆、棕榈
炭、茜草等都可以选用。

至于一般浮肿消失而尚有血尿，以及向来血尿较重而浮肿不明显
者，可用六味地黄汤酌加止血药，如旱莲草、侧柏叶、白茅根、仙鹤
草等，也可以加用清热解毒的金银花、连翘等。

刘弼臣

鱼腥草汤治疗小儿肾炎

刘弼臣（1925~2008），北京中医药大学东直门医院主任医师，
著名儿科学家

小儿肾炎除水肿外，尚有高血压、蛋白尿或血尿等临床表现。部分病例出现发热、头痛、恶心等，部分病例水肿不明显，或水肿消失而肾炎未痊愈。小儿肾炎一病，与中医的"水肿病"虽相近似，却不尽相同。西医学认为，该病病因与感染有关，其病理变化过程中，有免疫复合物沉积，血管通透性改变而造成血尿、蛋白尿等变化，故在治法上应配合清热解毒、活血化瘀。

为了提高疗效，克服传统保守观念，曾对民间的大量土单验方进行筛选，最后选出鱼腥草汤，其方剂组成如下：

鱼腥草 15g　倒叩草 30g　半枝莲 15g　益母草 15g　车前草 15g　白茅根 30g　灯心草 1g

每日 1 剂，水煎分服。

根据临床不同证情，分别配合以传统的"发汗、利尿、逐水、燥湿、理气、清解、健脾、温化"等八法，灵活配伍，辨证论治。

方中鱼腥草、半枝莲性味辛寒，清热解毒，活血渗湿；倒叩草、灯心草清心解热，利水消肿；益母草可活血通络，祛瘀生新（现代实验证明：益母草有明显的利尿降压作用）；车前草甘寒滑利，清热渗

湿，利水消肿（现代实验证明：车前草有抗菌消炎、利尿降压作用）；白茅根清热凉血止血。诸药合伍，有很强的清热利水、活血解毒作用。临床观察，90%以上的肾炎患儿，服用1天左右，浮肿明显消失，血压下降；2周左右，肉眼血尿消失。临床如血尿严重，可加用女贞子10g、旱莲草15g，则止血效果更佳。

根据临床观察，"鱼腥草汤"不仅对小儿肾炎疗效卓著，且对泌尿系感染及肾病综合征，亦常收到满意的效果。

江育仁

开宣肺气总为法，随证疏方每应机

江育仁（1916~2003），南京中医药大学教授，著名儿科学家

小儿急性肾炎常见发热、浮肿、尿少、血尿和血压增高等症状。其中少尿与血尿，临床颇为多见。尿量的多少是观察肾功能的主要指标之一，而且与浮肿、高血压、心力衰竭、氮质血症的发生有关。在患病的极期每日尿量仅有200~300ml，甚至可以无尿，所以治疗小儿急性肾炎时如何及时促使小便畅利，实为关键。

少尿与无尿，首先出现明显的浮肿。中医认为多由外风与内湿相搏，客于肺卫，使肺失清肃，通调失职，风遏水阻，而致水液不能下输膀胱，流溢肌肤，发为水肿。在此阶段，宜开宣肺气为主，不必从利小便入手，本病早期无明显血压升高者，我常以麻黄连翘赤小豆汤宣肺泄热利水；如血压偏高者，以五皮饮加钩藤、浮萍、羌活祛风利湿，目的在于疏解风邪，风邪外泄，肺气得宣，膀胱气化自利，水湿得以下行。伴见水气射肺而致气喘咳嗽者加用葶苈子、桑白皮、射干泻肺定喘。无尿时，可用青葱管同淡豆豉捣烂后，加入少量麝香，做成饼状，盖于脐中，外加艾灸，并口服蟋蟀干粉0.5~1g，一日3次，喘咳自平。

尿血虽非危重症状，但严重尿血及长期血尿不消失者预后较差。一般血尿，多为湿热之邪蕴于下焦膀胱，偏伤肾阳（包括显微镜下

血尿）。如无舌苔黄腻者，可用知柏八味丸，每次 15~20g 煎汤，分
2~3 次口服。若镜检血尿在 3~6 个月内仍不见消失者，可用参三七粉
1g，琥珀粉 0.5g 蜂蜜调服，一日 3 次。血尿呈酱油色者，多属湿火内
留，以龙胆泻肝丸吞服或煎服，也适用于头痛及高血压者。洗肉汤样
血尿，见于气血双虚者多，可予黄芪、党参、旱莲草、蒲黄炭、炒阿
胶等益气养血止血。在尿少和无尿的情况下，患儿可出现食欲不振，
进食后恶心、呕吐，口有尿味，口腔黏膜溃疡，牙龈处有红肿等肾功
能衰竭的消化系症状。此由浊邪害清，清阳不升，浊阴失降所致。治
法不在通利小便，而宜使用苦辛通降之法，选干姜泻心汤，亦可用玉
枢丹冲入适量姜汁调服，以辟秽温中，升清降浊。对伴见腹泻者，不
必见泻止泻。如粪便水分偏多者，乃水湿困脾，可佐淡渗法分利小便
为宜。

徐小圃

风水表里上下分消，阳衰化裁真武白术

徐小圃（1887~1959），儿科大家

水肿是因感受外邪，或脾肾内伤，或饮食失调，使气化不利，津液输布失常，导致水液潴留，泛滥于肌肤，引起以头面、眼睑、四肢、腹背甚至全身浮肿等为临床特征的病证。水肿有阳水和阴水之别。小儿阳水辨证属风湿相搏者为多，每由风邪所伤，肺气失宣，不能通调水道，下输膀胱，以致风遏水阻，风湿相搏，溢于肌表，可见发热恶寒、咳嗽气急、遍体浮肿、小便短少等症。阴水辨证属脾肾阳虚者为多，每由内伤脾肾，不能运化水湿，或由阳水转变而来，可见面浮足肿、按之凹陷、四肢清冷、大便溏泄等症。先生治疗小儿风湿相搏之水肿，每拟上下表里分消治法，方用麻黄汤、五皮饮等化裁。选用麻黄、桂枝发表宣肺；杏仁、郁金等开宣肺气；葶苈子下气行水；茯苓皮、大腹皮、五加皮、生姜皮、陈皮、车前子、陈葫芦等渗利水湿；茅术、厚朴等燥湿健脾。兼内热者，加川连、石膏清火泄热。对于脾肾阳虚的阴水患儿，先生每投温阳脾助阳化湿之品。若久泻伤脾，脾肾两亏致水肿者，则予真武汤合七味白术散温培脾肾而化水湿。

许幼　风湿相搏，身热四日，无汗不解，遍体浮肿，咳呛气急，舌白，脉浮数，四肢清冷。治以辛开淡渗，不喘则佳。

生麻黄 4.5g　川桂枝 4.5g　水炙细辛 4.5g　川厚朴 4.5g　炒茅术

12g　白杏仁 12g　广郁金 9g　带皮苓 18g　　冬瓜皮 18g　车前子包，12g　萆薢 15g　陈葫芦 12g　陈麦柴 9g

沈幼　风湿相搏，遍体浮肿，寒热有汗，咳呛气急，舌白，脉浮数。治以疏利，恐其变迁。

生麻黄 4.5g　川桂枝 6g　川厚朴 4.5g　炒茅术 9g　白杏仁 12g　广郁金 9g　带皮苓 18g　冬瓜皮 18g　车前子包，12g　萆薢 15g　苡仁 18g　陈葫芦 12g　姜半夏 9g

上两案症见发热，咳呛气急，遍体浮肿，乃风湿相搏，故选用麻黄、桂枝、细辛、杏仁、郁金疏表开肺；茅术、厚朴、半夏化湿散满；带皮苓、冬瓜片、车前子、萆薢、陈葫芦、苡仁淡渗利水。陈麦柴（大麦秆之类）功能通利小便，先生常用以治疗小儿肿胀。

朱幼　风湿相搏，水邪泛滥，遍体浮肿，咳呛痰鸣，气急，便黏溺少，舌无苔，不渴，脉濡数。姑与辛开淡渗，恐其滋变。

川桂木 9g　生麻黄 1.8g　葶苈子包，9g　带皮苓 12g　橘皮核各4.5g　大腹皮 12g　五加皮 9g　姜皮 4.5g　冬瓜皮 9g　安桂后下，1.8g　陈葫芦 9g

此例风邪外侵，湿浊中阻，肺气不宣，无以行水，脾为湿困，不克制水，遂致水邪泛滥，周身浮肿，乃阳水实邪。方用桂木、麻黄开玄府、宣肺气，因膀胱气化不利，通调失职，故以桂木易桂枝，桂木具化气行水之功。复用葶苈子下气行水，五皮饮以皮行皮，利水退肿，皆上下分消之治法；佐以陈葫芦通利水湿；又肾阳衰馁不能化水，亦足致水肿，故加安桂助肾阳，化水湿。

陆幼　一诊：两月以来，遍体浮肿，旬日之间，咳呛龈腐，无汗溺少，便泄黏腻，舌白，脉濡。证情复杂，不喘则佳。拟上下分消，以冀奏效。

生麻黄 4.5g　葶苈子包，4.5g　小川连 3g　川朴 4.5g　白杏仁 12g　生石膏先煎，18g　带皮苓 18g　冬瓜皮 18g　车前子包，12g　橘核 9g　陈

麦柴 9g　陈葫芦 15g　生苡仁 30g

二诊：身热无汗，咳呛气急，龈腐渐化，便泄溺少，舌白，脉濡。再宗前法，以冀弋获。

生麻黄 6g　葶苈子包, 4.5g　小川连 3g　川朴 4.5g　白杏仁 12g　广郁金 9g　带皮苓 18g　冬瓜皮 18g　车前子包, 12g　橘核 9g　萆薢 15g　陈麦柴 9g　陈葫芦 9g

三诊：龈腐已化，身热得汗较轻，咳呛气急，浮肿如故，溺少便溏，舌白，脉濡数，再宗前法。

生麻黄 4.5g　葶苈子包, 3g　小川连 3g　川朴 4.5g　白杏仁 12g　广郁金 9g　带皮苓 18g　冬瓜皮 18g　车前子包, 12g　萆薢 15g　陈麦柴 9g　陈葫芦 12g　黑锡丹包, 12g

本例水肿，兼见龈腐，故于上下分消之中加川连、石膏清其胃火。三诊时龈腐已化，但气急浮肿，故加黑锡丹温肾纳气。

李幼　面浮，足肿，腹膨，三月于兹。神倦懊侬，动辄气急，四肢清冷，小便短少，面㿠无华，脉息濡数。真阳不足，水气上逆，与真武法。

黄厚附片先煎, 9g　上安桂饭丸吞, 3g　活磁石先煎, 30g　茯苓 9g　焦白术 9g　炒白芍 4.5g　淫羊藿 9g　胡芦巴 9g　甘草 2.1g　生姜 9g

《伤寒论》真武汤为治阳虚水肿之要方。方中附子、生姜温阳散水；白术、茯苓健脾渗水；白芍缓急止痛而制姜附之辛烈，实脾肾双顾之剂。先生用此方，辄加肉桂补命火而助气化；胡芦巴暖丹田而逐寒湿；益以淫羊藿之壮元阳，利小便，常能收事半功倍之效。此案复诊二次，药不离附、桂、苓、术而竟全功。

费幼　多泻伤脾，面浮肢肿，舌淡，脉软，治以温化。

黄附片先煎, 9g　炒白术 12g　川桂木 3g　胡芦巴 12g　巴戟天 12g　煨益智 12g　补骨脂 12g　煨诃子 4.5g　煨肉豆蔻 4.5g　川厚朴

3g　陈艾炭 2.4g　炮姜炭 4.5g

本例久泻伤脾及肾，脾肾阳虚，不能化水，致面浮肢肿，予温阳化水法为治。方中附子温肾壮阳；桂枝（桂木）通阳化水；白术、茯苓健脾利水；厚朴、藿梗除湿和中；巴戟、胡芦巴温肾逐湿；炮姜炭、陈艾炭、伏龙肝、益智仁、补骨脂、肉豆蔻、诃子温中助阳止泻。脾肾阳旺，水湿得化，则肿消泻止。

陆幼　面浮肢肿，便溏未止，舌无苔中裂，脉软。气阳式微，治以温培脾肾。

黄厚附片先煎, 15g　上安桂后下, 2.4g　炮姜炭 9g　生龙齿先煎, 30g　潞党参 9g　炒白术 12g　茯苓 12g　炙甘草 3g　干葛 4.5g　藿梗 9g　陈皮 6g　煨益智 12g　补骨脂 12g

本例症见浮肿，便溏，乃脾肾阳衰，气化不利，水湿滞留，方用真武汤合七味白术散加减，温培脾肾，而退水湿。

（陆鸿元　邓嘉诚　整理）

钟新渊

重清解化瘀养血，慎温阳利水益气

钟新渊（1923~2013），萍乡市中医院主任医师

急性肾炎湿热内伏，清热解毒活血利水

急性肾小球肾炎是常见病，多发病，且多发于小儿，属"水肿"病范畴。经治该病以来，力有所得，兹概述于下。

一、湿热内伏，燥气触发

小儿急性肾炎，多发于秋季。发病前，多有皮肤疱疹病史，发作时有如感冒症状。究其病因，湿热邪毒伏于内，燥气触发于外。

秋季燥气伤肺，喻嘉言"秋燥论"论之最详。喻氏所撰的"清燥救肺汤"，即治燥伤肺证。燥气亦伤肾，因肾恶燥。张景岳说："肾属水藏精，燥甚则精伤，故恶燥。"可见，肾炎之发作，燥气是触发的因素。而燥气只伤肺、不伤肾是不会发病的，只有伤肾兼伤肺，才会诱发肾炎。

从燥的性质说，伤燥应出现干燥的症状。而肾炎并不出现"燥症"。这是因为肾为水脏，湿热内伏，热处湿中，外燥易从湿转化。可见燥化只是触发肾炎的一个条件，湿热毒素伏匿于内，才是发病的

根本原因。湿热毒素从何而来，又何以会内伏？盖肾炎未作之先，有过疮疹病史，疮疹乃湿热为患，多发于夏季，夏季暑热蒸腾，人体多汗，湿热毒素常从表随汗排泄，不易内犯脏腑。秋季干燥，皮肤疮疹表面看已消退，但由于汗少津少，从表泄毒减少，余毒易于残留，残毒从孙络内传，乃伏匿于肾，如若能从水道排除，亦不致发病。否则伏匿之邪，终被诱发。有的先期见证类似外感，有的仅见眼睑微浮，外感见证虽不十分明显，而水肿尿少、尿检异常却纷至沓来，肾炎从而形成。可见，燥气之来，触发即逝。湿热毒素却旋即对肾炎的发生发展起主导作用。故湿热一日不除，肾炎一日不愈。

进而试论湿热邪毒对肾炎之演化。湿热合邪见证较为复杂，而湿与热偏颇，其病机不难辨别。湿胜伤阳，肾阳蒸化不行，肺失通调，水道欠利，则见水肿，热胜伤阴，藏精失职，血尿、蛋白尿以及尿中红、白细胞等暗暗渗流。湿胜伤脾，腹大泛恶者有之；热胜扰肝，肝风上扰，血压增高者有之。而临床所见湿热交混，偏胜犹可定性，定量则较模糊，全凭经验分析，难以笔之于书。

二、清热利水，活血解毒

急性肾炎，病机已明，则立法遣方择药有了依据。肾炎既以湿热毒素为其主因，则应据因立法：清热利水，活血解毒。湿可利，热应清，毒不可不解，血不可不活。湿热毒除则不遗后患，血活则元气易复。"水乃血之余"，水肿宜活血，血活则气流畅，气畅则水流，水流则毒素易于清除。选药四味：白花蛇舌草、茅根、车前草、益母草，各用干品 30g，为一般剂量。白花蛇舌草解毒清热，茅根、车前草清热利水，益母草活血利水，此方可贯彻治疗之始终。然证情不一，在主方不变的前提下，酌加某些适合证情之药。如水肿较盛，加紫菀、桑皮之属以宣肃肺气；血尿多者加旱莲、炒蒲黄之属以止血化瘀；表证发热，选加紫苏、荆芥、防风、桑叶之属；血压偏高者加钩藤、川牛膝、地龙之属。尿蛋白甚多，若正值湿热壅盛之时，只需着眼清除湿热，不必考虑所谓"消蛋白"的药物，如黄芪一味，此时用之，并不相宜。尿中蛋白的出现，属"精"之流失，理应固精摄精，而固摄之药，多属补益，慢性肾炎者宜之。若急性邪盛之证，补益殊不可取。用之，如不配用疏利，难免犯实实之戒。湿热伤正，致"精微"流失，湿热除，邪去正安，不着重消蛋白，而尿蛋白自然消退，不摄精而精自摄也。笔者在临床观察中，屡见不鲜。总之，治法清、利、解、活，是有机的配合，主方虽是主导而加减药味更宜灵活。如水肿，或利水疏表药同施，或宣肺疏表药使用。病入中期以后加用健脾助运之药如云苓、陈皮、谷芽、薏米、红枣最为相宜。患者后期，水肿较轻，尿中仍有少量蛋白，此时主方药量可酌情减少。加上健脾助运之山药、云苓、莲肉、薏米、谷芽、陈皮，补益之黄芪、白术、菟丝、女贞、红枣等，不需多少时间，一般可奏全功，且很少反复。急性肾炎之所以有的演变成慢性者，多是治无定见，或药石乱投，调护失宜所致。

三、重视调护，药饵同功

治疗急性肾炎，宜重视调护，调护得法，有助康复，不得法，每可延缓疗效的时日，有时导致多次反复。

肾炎病因湿热，在饮食上有所宜忌。在肾炎急性期，凡助湿生热的食物，忌食之。即使病入后期，有的尿检已正常，而生热之鲜鱿、鸡肉也可引起病情反复。辛辣酸咸更宜禁忌。水果一般均可助湿，不可多吃，适可而止。饮食宜平淡，豆类、豆制品，如豆腐干、腐竹等，蔬菜如胡萝卜、豆芽、苞菜之类，可日常佐餐。牛奶、莲肉、薏米、赤小豆、红枣等，更有益康复。其中，薏米、赤小豆、红枣可煮粥作为食疗最善。肾炎病情基本稳定，瘦肉、蛋类亦可适量摄取，不须严格禁忌。

四、活血化瘀应贯穿始终

肾炎以脾肾内虚、外感客邪为基本原因。它所导致的一系列的病候中，以气滞血瘀的郁滞证最为突出。因此，在治疗过程中，必须重点抓住一个"瘀"字。有些慢性肾炎患者久治不效，而瘀血外在症状又不十分明显，但改用活血祛瘀法治疗后，体征与尿常规化验及肾功能却能明显改善，所以我们在临床上，不管是急性肾炎还是慢性肾炎，不管有无"瘀"的外候，都采用活血化瘀。对急性肾炎，常及早应用活血化瘀药，对慢性肾炎坚持应用活血化瘀药，对肾炎后期慎重而大胆应用活血化瘀药。总之，活血化瘀药的应用要贯穿于肾炎治疗的始终。临床观察随访表明，中、早期坚持适量的应用活血化瘀药的患者，复发极少，缓解期明显延长。常用的活血化瘀药有八月札、益母草、半枝莲、丹参、桃仁、地龙、僵蚕等。

慢性肾炎慎温阳益气利水，重养血活血

一、温阳利水不可久用

慢性肾炎迁延日久，脾肾阳虚、水气不化而反复出现不同程度的浮肿、蛋白尿、血尿、管型尿、高血压和轻度肾功能损害。在应用皮质激素及细胞毒药物治疗浮肿疗效不显时，往往加用温阳利水之中药。但若用之不当，反可加重病情。这样就有一个适应证及应用时机与方法的问题。如黄某，女，37岁，浮肿尿少反复发作。患者求效心切，更医频繁，众医均以阳虚不化气而投真武汤、实脾饮等温阳利水

药。如此年余，浮肿时消时现，尿中蛋白及红、白细胞始终不消退，且出现肾功能轻度损害。钟老改用活血化瘀，清解疏导，才使病情基本缓解。

临床中，温阳利水药虽可使水肿一时消退，但往往旋消旋肿。利水虽能消肿，但久利伤阴，津液渐伤，湿未去而精气耗。桂、附虽可温振肾阳，若久用则煎熬阴液。因此，应用温阳利水药宜掌握时机。

（1）慢性肾炎表现有面色苍白，畏冷纳呆，浮肿尿少，舌质淡、苔薄白或腻，脉沉细迟等证候时应用。一旦尿量增加，则逐渐减去温阳药，并及时加入活血化瘀、清解疏导之品。

（2）用清利药已久，水肿肿势不但不减，而且有加重之势，疲困乏力、脉沉细迟、无内热之象者。

总之，温阳利水药治疗"肾炎"水肿，虽可缓解标证，但对该病之本则可能无所补益，特别是临证见湿热内蕴，热重于湿者用之更宜慎重，用不得法，多有损害。温阳利水药即使对证，也宜中病即止，可暂而不可久。

二、用温补药弊多利少

慢性肾炎发病后，正气内虚，湿热蕴结，损伤肺脾肾，其中尤其是肾虚不能蒸腾水湿而泛滥肌肤，失于固摄而精液外泄等。基于上述病机，对慢性肾炎日久不愈者，认为久病肾虚，囿于传统的观点，若简单地采用温补肾阳、健脾益气，甚至收敛固涩等企望收效，临床上往往会出现意想不到的逆证。如赖某，男，14岁。1年前患急性肾炎，经治后病情反复发作，虽用激素及利尿剂，但浮肿、尿少等症不退。某医认为病已年余，属脾肾阳虚之证，而投以巴戟、菟丝子、淫羊藿、当归、红参、枸杞等，服药1周后病情急剧逆转，浮肿加重，恶心呕吐，肾功能损害明显，虽经中、西医抢救，乃至"血透"无济于事，终于死亡。事后追索其患病过程，原系内蕴湿热未清，而医者急功近利，妄投温补，导致加重其湿聚热壅，而促其夭折。

治疗慢性肾炎，温补药的应用要非常慎重，该病的早期、前期往往邪盛，湿热肆虐，若妄用温补，不啻助纣为虐。在后期即使有明显的虚证，以治肾之传统温补法，有时可致死灰复燃，不利于肾炎的缓解。有一种低蛋白性肾炎水肿，可用温补兼淡渗利湿，加用鹿茸，疗效甚好，但此应当别论。总之，温补药物在治疗肾炎病的过程中宜谨慎对待，否则，用之不当，弊多利少，即使有可用之时，也宜用通补法，以健脾利湿为主导，活血化瘀，清热解毒，少佐淫羊藿、菟丝子、冬虫夏草之类，缓缓图功。

三、病郁多热，慎用补气

近年来黄芪可消肾炎蛋白尿时有报道，而我们在临床中体会到，以此专药施治，其疗效并不尽如人意。

慢性肾炎日久不愈，固然可耗伤气、血、津液，但久病瘀滞化热这点不能忽视。热有轻有重，轻者往往无任何临床体征，有些患儿或仅表现为夜卧不安，或白昼吵闹不休，或性情急躁易怒等，这些其实就是体内隐匿有郁热的表现。而芪、术等虽可补气，但也可助热内灼，致令精气外泄，因而出现蛋白尿。

再者，临床辨证也很重要。慢性肾炎患者，多年蛋白尿、血尿，长期地丢失精、津、血，而使外症表现为面色苍白、疲乏少神，这并非仅为气虚之证才有这些表现，血虚亦然，此时宜养血。若专以气虚为主用药则气愈盛，气有余便是火，这样则气火邪热加甚，脾肾自损，更加重漏精泄液，蛋白尿反难消除。可见治疗慢性肾炎首先应辨清气虚还是血虚，气虚不加郁热，可用芪、术之类；若有郁热者，就不好用了。所以，黄芪消蛋白是有一定的临床指征的，不可千篇一律地应用。至于急性肾炎，病势方张，即使尿中出现蛋白，如应用黄芪配伍，亦非善治。

四、养血药不可忽略

慢性肾炎日久不愈，不时之外邪侵袭，或劳累，或生活环境的改变都可致病情反复，以致精亏气耗，病体日衰，表现为易感冒、神疲乏力、面色苍白等一派虚象，可辨为血虚之证候。治疗应在补脾肾的同时，投入相应的养血药，使丢失之阴血不断得到补充，血足则气充，以恢复其功能。

在具体运用上，因脾肾亏虚，功能低下，故在药物的选择上，不宜滋腻重厚，宜平和轻灵，免碍运化之源；不宜温燥宜柔润，免化燥伤阴之弊；药量不宜重而宜轻，轻可去实，亦不致喧宾夺主。临床中宜选健脾柔肝、养血生血之品，如当归、白芍、莲肉、山药、女贞子、旱莲草、红枣等。

基于肾炎病处在肾，临床所见由于湿热毒邪瘀滞者多，故从病因着眼，以祛邪为主，清利之，解毒之，化瘀之。常用白茅根、车前草、益母草、白花蛇舌草、小叶野鸡尾为基本方，或佐以荆芥、防风、苏叶表散；或以蝉衣、僵蚕祛风；或以紫菀、桑白皮入肺通宣；或加重解毒之半枝莲、蒲公英；或以云苓、赤小豆、薏米、八月札清利淡渗；或以太子参、扁豆、怀山药、莲肉、红枣等健脾益气；女贞子、旱莲草、生地以养阴；丹参、小蓟、茜根等从血分施治。总之，在前述辨证思路之指导下，灵活掌握。

余瀛鳌

首取发表利水，续用温补收功

余瀛鳌（1933~ ），中国中医科学院研究员

急 性 肾 炎

当前多数临床家认为"风水"与急性肾炎的主症大致相合。用《金匮要略》防己黄芪汤、越婢汤等方治风水，临证有一定效验。后世治风水者，大致未越仲景藩篱。在诊疗过程中，应尽可能在辨证论治的基础上摸索出一些治疗规律，便于掌握运用。现将临床经验介绍如下。

风水第一方：急性肾炎，遍身水肿，头痛，小便短赤。宜发表祛风利水。

麻黄先煎，6g　苏叶后下，9g　防风9g　防己9g　陈皮9g　炙桑皮9g　大腹皮9g　猪苓9g　木通5g　丹皮12g　云苓12g　车前子包煎，12g

风水第二方：急性肾炎水肿，兼有咳逆上气等上呼吸道感染症状。发表祛风利水，兼以宁嗽。

麻黄先煎，6g　杏仁去皮尖，9g　苏叶后下　防风9g　陈皮9g　茯苓9g　猪苓9g　丹皮9g　法夏6g　车前子包煎，12g

如患者兼有肺胃热较明显之兼证，上述二方均可加用生石膏。

风水第三方：急性肾炎诸症悉缓，水肿消减而尿液、血化验仍有病理变化者（如尿中有蛋白质、少量红白细胞及管型；血中非蛋白氮等仍属病理指标者），宜扶脾益肾为主。

炙黄芪 15~20g　熟地 12g　茯苓 9g　山药 9g　黄肉 9g　丹皮 6g　附片先煎，5g

水气病中之风水，其发病由外感风邪，水为风激而上行，溢于肌表，故发表祛风利水是为大法。对急性肾炎，大致可分两个阶段论治。或先用风水第一方，或先用风水第二方，均以续用风水第三方收功。风水第三方乃金匮肾气丸化裁。明·薛己多选用肾气丸以治水气、浮肿。赵献可认为此方"补而不滞，通而不泄，诚治肿方也"。风水第三方除有温肾益气作用外，兼有调中之效能。为防止急性肾炎转为隐匿型肾炎，此方须在患者症状消除，化验正常以后，仍连服 1 个月疗效方可巩固。

急性肾炎，有时可见浮肿较甚，小便短赤；但无脉浮、恶风等症，从虚实辨证上，亦欠明显症状（所谓"不大虚"或"不大实"者）。此时可宗明·李中梓"先以清利建功，继以补中调摄"之法，常用四苓散、五皮饮（去生姜皮、茯苓皮）合方加生地、丹皮、赤苓、白茅根与治。其中生地、白茅根二味用量较大（生地 20g，白茅根 30g），取其"滋肾以制水，使肺得清化之源"；后以五味异功散加山药、黄肉、制附片（补中为主，兼以温肾），亦有殊功。

祝某　男，22 岁，1960 年 6 月 15 日入院。

半个月来全身浮肿，颜面及下肢为甚，尿少而黄，兼有头痛，咳嗽上气，食欲不振。化验检查：二氧化碳结合力 19.5mmol/L，非蛋白氮 29.8mmol/L，尿蛋白（+++），颗粒管型 2~6 个/HP，红细胞 10~15 个/HP，白细胞 1~7 个/HP，于入院次日开始中医诊疗。当时体重为 64.5kg，血压 224/130mmHg，脉案如下。

周身浮肿半个月，颜面肢体为甚。两颞头痛，溺少黄赤。胫肿按之陷而不起，胸腹腰部亦有明显压痕。口干唇燥，兼有咳逆上气，腰腿酸痛。舌净无苔，脉浮弦。此为风水，水邪渍肺，溢于肢体。治以发表祛风利水法，佐以宁嗽。

以风水第二方为主方。

经上方加减治疗 4 周，尿量显著增多，色浅黄；水肿全消（体重减为 53.3kg），头痛已除，血压恢复正常。其余兼症均见缓解，脉象转濡。临床检验：非蛋白氮略高，尿蛋白（+），遂改用风水第三方治疗，于 7 月下旬完全阴转，嘱患者带金匮肾气丸（1 个月之量）出院。后经随访痊愈。

急性肾炎大多伴有高血压，用发表祛风利水法能否降压？中医治病，注重整体病理，风水主要是"风邪上激"，发表祛风可消除这一病理因素，故可使血压下降。临证施治，贵在斟酌邪正病机，发挥综合疗效以治病。

慢 性 肾 炎

急性肾炎，一般偏重于肺肾之治，慢性肾炎则偏重于脾肾。应根据证候的不同，分阶段论治。慢性肾炎每有急性肾炎的病史，求诊时或见遍身浮肿、腰酸腹胀、小便不利等症。尿化验呈现蛋白尿、管型、红细胞等病理指标，且不因药物施治而消减，血化验显示氮质潴留及其他改变。经治之初，淡渗利水，行气通阳，多以五皮饮与五苓散加减作为基础方，尤宜重用茯苓、车前子等渗利而不伤气，兼有强阴益肾之功的利水药；加用木香、陈皮以行气利水，调整气机；体虚脉濡者，宜加参、芪等药以扶正益气，肿势消减，尿量增多，食欲转佳时，当重视温肾健脾益气，这是治疗多数慢性肾炎较为持久，寓有治本性质的治法。选方大抵以五味异功散、金匮肾气丸（或济生肾气丸）、防己黄芪汤诸方中药物斟酌配伍。脾虚甚者，宜选实脾饮加减，参以益气温阳法。故赵献可《医贯》提出脾虚水肿，应在服用健脾益气方的同时，"亦须以八味丸（即金匮肾气丸）兼补命门。盖脾土非命门火不能生。虚则补母之义，不可不知"。点明了此病慢性阶段治疗脾肾的重要性。

值得注意的是，慢性肾炎经治疗后往往遗留局限性水肿，施治时当掌握见证选药的原则。如头皮肿，选防风、羌活等祛风药配合渗利之品，如乏效改用炙桑皮配黄芪、党参；腹皮肿，选茯苓皮、大腹皮、陈皮、扁豆皮；腰肿用五苓散加杜仲、川断；阳虚者加桂、附；足胫肿，重用茯苓、车前子，配以防己、牛膝、苡仁。

经温肾健脾益气治疗后，多数患者肿消症减，各项化验渐次恢复正常，最后以温肾益气养血法收功。

有些临床医生采用温肾治法时，畏用肉桂，实不必虑，但见阳虚见证均可酌用，如辨证有明显肾阳虚，以致水气泛溢则更宜加用，以温肾利水。再者，如患者水肿较重（腹肿尤甚），用一般淡渗利水剂乏效，若证虚不太显著，可考虑加用黑丑 9g、甘遂 6g 以泄利水邪。但根据陈士铎的经验，"必须以手按之而如泥者，始可用此二味正治……随按而皮随起者……当作气虚、肾虚治之"，不可轻投丑、遂二药。陈氏之经验，是值得借鉴参考的。

慢性肾炎尚宜配合一些食疗的防治。除上选方药外，具有益气健脾利水的食疗可作配合性治疗。如以稻米加赤小豆，或加黄芪，或加薏米煮粥常服；小便不利者，可煮食冬瓜汤，或以白茅根 30g 煎汁饮服。

万某 男，29 岁。1957 年 12 月 18 日初诊。

于入院前 3 个月开始，先有腹泻旬日，继而腹胀肠鸣，颜面及四肢浮肿，口中淡，不思饮食，时作嗳气，小便量少而色淡，夜溺短频，大便时溏，全身乏力，偶现头晕耳鸣，腰微酸，面色不华。脉濡，苔白腻。小便检查：蛋白（+++），并有少量颗粒管型、脓细胞及白细胞；验血：非蛋白氮 28.9mmol/L，酚红试验 50%，红细胞 4.2×10^{12}/L。脾肾两虚，肿势较甚，先用利水消肿法治标，方以五皮饮、五苓散加减。待其颜面浮肿消退，胫前按之微陷，腹胀已减。但仍有头晕、食后嗳气、脘胀肠鸣、腰酸等症。改用健脾益气、温阳渗湿为主，初以胃苓汤加党参、黄芪、附片。待脾胃诸证消减后，尿蛋白减少为"±"，未见颗粒管型及白细胞。血中非蛋白氮降至正常，酚红试验改善为 62%，红细胞增至 4.7×10^{12}/L。末以金匮肾气丸合参、苓、术、芪长服。1961 年曾接该患者来信，已获得基本治愈（出院后一年中化验小便 10 余次，只有两次尿蛋白为"±"）。

曾用上述治法治疗肾炎近百例，稍有心得。一般急性肾炎较易治愈，慢性肾炎的治疗难度较大，但有不同程度的疗效，疗效优于西医，则非溢美之词。慢性肾炎发展到尿毒症阶段，仍感十分棘手，曾用吴茱萸汤加生赭石、姜半夏、远志等施治，或能改善症状，但难以从根本上治愈。

何汝湛

清热解毒养阴，理气泄浊固肾

何汝湛（1920~1996），广州中医药大学教授

急慢性肾炎属中医水肿病范畴。肾炎发病，在于邪气内传，肾失开阖。盖肾为少阴，足少阴经脉上贯肝膈，入肺循喉咙络舌本，若邪自上受，由口鼻而入者，可由肺而循经入肾；膀胱属肾，足太阳膀胱经主一身之表，与肾为表里，为卫外之藩篱，若肌表受邪，可由表入里，亦循经直达于肾。故肾炎以肾为本，凡风寒湿热、皮肤疮毒等邪气内传于肾，或饮食不节，常清浊相混而出现水肿、尿少、蛋白尿等肾炎症状。同时由于肾气内损，肾失开阖，正气不支，抗邪无力，则容易反复发作，形成恶性病理循环。

先伤于气，指肾的气化功能受伤，在急性肾炎初期及慢性肾炎急性发作时，由于邪气内传，气化功能发生障碍，如气郁、气滞、气逆使水精输布失常。在慢性肾炎，则多由肾的气化功能减弱，使水精输布失常而见水肿、蛋白尿等。

后损于阴者，乃在肾气受伤之后，肾失封藏，精微下注而使阴精亏损。同时，在治疗过程中，亦常见过用利水或温燥之剂，重劫阴液。

临床所见：急性肾炎患者，先见颜面或四肢浮肿、尿少等水气泛滥之证。肿退之后，则常见咽干口燥、腰酸头晕、尿赤便结、舌红

少苔、脉细数等阴伤之证。慢性肾炎患者，当有水肿时，常伴见小便不利，神疲乏力，纳差，便溏，舌淡红有齿印、苔白，脉沉缓等气虚之证。而肿退之后，则多见头晕耳鸣、心悸、心烦不寐、腰酸痛、舌边尖红、咽红、脉弦细数等阴血不足之证。所以，先伤于气，后损于阴，是肾炎发病过程中的主要传变规律。阴精的亏损，进一步发展，可致阴虚阳亢，或阴损及阳，阴阳两虚，湿浊内盛而出现尿毒症的表现。

对肾炎的治疗，应该强调理气泄浊，清热解毒，养阴固肾。

理 气 泄 浊

适应证：急性或慢性肾炎水肿，小便不利，苔腻，脉弦者。水病治气，故以理气为先。凡行气、降气、补气均为理气之属，内停之水，本为精血转化，清反成浊，清浊相混，当泄浊以分清。代表方如五皮饮。常用药物有尖槟榔、枳实、大腹皮、茯苓皮、猪苓、陈葫芦。

水肿兼见脘腹胀闷、胸胁不舒、苔白、脉弦者，宜行气泄浊，上方加平胃散。

水肿较重，伴见头晕头痛、胸闷气促、恶心呕吐者，宜降气泄浊。上方加牡蛎、法半夏、橘红、苏梗等。

水肿、小便不利、苔白、脉沉迟，宜通阳泄浊，上方加五苓散。

神疲乏力、舌淡、脉沉弱属气虚水停者，加太子参、北芪、防己等。

平素易感冒，反复发作而水肿难退者，宜固表泄浊，上方加玉屏风散，白术改用苍术。

颜面肿甚加防风、蝉蜕；腹水加苍术、葶苈子、车前子；上肢肿甚加桂枝；下肢肿甚加防己、苡仁；全身浮肿加防己、木通。

理气泄浊，应随证而施，用药不可过于辛温发散以耗气，辛热以伤阴，亦须防滋腻留邪及渗利太过，以灵动平和之药为妥。

清 热 解 毒

适应证：急性或慢性肾炎伴有扁桃体炎、咽喉炎、皮肤感染等属热毒内侵而使肾炎迁延不愈者。症见咽红，扁桃体肿大，疼痛，皮肤疮疖红肿，表浅淋巴结肿大扪痛，溲赤便结，或小便涩痛，口干，舌红苔黄，脉滑数。此为热毒内侵，既是肾炎发病的一个重要环节，又是反复发作、迁延不愈的重要因素。代表方如五味消毒饮。常用药物有紫花地丁、蒲公英、旱莲草、野菊花、白茅根。

伴有咽喉炎、扁桃体炎者，宜利咽解毒，上方加用土牛膝、玄参、大青叶。皮肤疮疖红肿者，宜解毒祛湿，上方加用红条紫草、丹皮、苡仁、土茯苓、地肤子。

伴有表浅淋巴结肿大扪痛者，宜散经解毒，上方加玄参、连翘、夏枯草、牡蛎。

伴有泌尿系感染、小便涩痛者，宜通淋解毒，加栀子、黄柏、车前子、金钱草。

用药不宜过于苦寒，以辛寒、甘寒清热解毒之药为要。

养 阴 固 肾

适应证：急性或慢性肾炎水肿消退后蛋白尿、血尿持续不退者。症见头晕目眩，耳鸣目涩，心烦多梦，腰酸膝软，肢体麻木，舌红干或舌尖边淡而舌红起刺，苔少而干，脉细数。肾精宜藏不宜泄，宜固不宜升，宜敛不宜散。若肿去阴伤，肾精不藏，精血亏损，则以养阴固肾为要。代表方如六味地黄汤、左归饮。常用药物有女贞子、菟丝子、金樱子、山萸肉、芡实、莲须、牡蛎、杜仲。

肾精下泄而阴精亏损，见大量蛋白尿、血浆蛋白低下、舌淡而尖红、苔少、脉细弱者，宜填精固肾，上方加桑椹子、肉苁蓉、首乌、鸡血藤。

伴见气虚者，宜益气固精，上方加党参、北芪、白术。

伴见阴虚阳亢、血压升高、头晕痛、面色潮红、脉弦数者，宜养阴潜阳，加牡蛎、夏枯草、麦冬、白芍、怀牛膝、桑寄生、山楂子、钩藤、泽泻等。

血尿持续不退者，宜凉血养阴，上方加旱莲草、白芍、丹皮、小蓟、白茅根。

蛋白尿持续不退而肾功能尚未减退者，宜敛阴固肾，重用女贞子、菟丝子、金樱子，加桑螵蛸、益母草。阴损及阳、阴阳两虚者，宜温肾养阴，加巴戟、补骨脂，并加重菟丝子的用量。

用药不宜过于滋腻，亦不宜妄用温燥之品。

肾炎在不同阶段有不同的治法，在不同的患者亦有不同的治法，故法中有法，各有变通，应灵活地辨证应用。如理气泄浊与养阴固肾合用以攻补兼施；清热解毒与养阴固肾合用以清补治之；救逆固脱合理气泄浊以标本同治。故在急、慢性肾炎的治疗过程中，有一法取效者，有数法合用而获效者，贵在辨证论治耳。

（罗仁　整理）

朱进忠

水肿证治发微

朱进忠（1933~2006），山西省中医药研究院主任医师

《内经》之论水肿治法有二：一曰开鬼门，二曰洁净府，即发汗、利水二法。《金匮》之论水气，除续倡发汗，利水之外，并提出若见腹大、脉沉绝者，必下之；且提出腹大应注意上下，若心下坚者不可攻，宜斡旋中焦气机，用桂枝去芍药加麻黄细辛附子汤、枳术汤，气虚者用防己黄芪汤。至若先见咳喘而后出现水肿者，《金匮》称为溢饮，言其治法除注意发汗外，并提出补肾。若膈间有水饮者，尤应斡旋中焦之气机，倡木防己汤。若心悸怔忡而后出现水肿者，除在奔豚之章节中有所论述外，仲景并在《伤寒论》之中列出心肾阳虚者用真武汤，心脾阳虚者用苓桂术甘汤。肝胆疾病之见水肿，《金匮》在黄疸病篇中有所涉及，称湿热瘀血相兼为病之女劳疸用硝石矾石散，言活血祛湿相兼为法。若从辨证重点来看，若肾脏病之水肿，即所谓水气者，辨证重点在脉，兼腹胀者亦当察其上下。肝脏水肿者尤应察脉象，心脏水肿者不可不察腹。及至临床越久，越感仲景临床抓重点之法甚为神妙，然犹有不足者，如肝脏水肿不去察舌常常漏掉阴虚、血瘀，肾脏水肿者不去察舌常常漏掉气阴之虚，心脏水肿不去察色常常漏掉气阴之虚和气滞血瘀等。至若他病之肿，如内分泌失调中的水肿，深静脉炎的水肿，只审证而略脉则常常偾事，更是屡见不鲜。故

总结以下警句以告同道：

肾脏水肿察色脉，肝脏水肿舌脉象，

心脏水肿必察腹，其他诸肿证脉分。

马某 男，4岁。

慢性肾炎急性发作，肺炎、肺心病、急性肾功能衰竭1个多月。某院治疗15天无效，转入我院进行治疗。除西药外，并曾服中药大剂清热解毒、益气活血利水，仍无明显效果。察其高度水肿，呼吸困难，面青唇紫，身热（体温40.2℃），恶心呕吐，舌苔白质淡，脉浮紧数尺大。综合脉症，思之：面青唇紫者寒也，脉浮紧者表寒也，尺脉大者肾虚也。拟用桂枝去芍药加麻黄附子细辛汤加味。

桂枝 9g　生姜 3片　大枣 7枚　甘草 6g　麻黄 6g　附子 6g　细辛 3g　生石膏 15g　大腹皮 10g　白茅根 15g

服药1剂，咳喘大减，水肿明显好转，体温37.8℃，又服4剂，浮肿大部消失，体温正常。

尹某 女，26岁。

肾病综合征高度水肿，在保定某院住院治疗半年无明显效果。审其面色㿠白，舌苔白，脉虚大紧数尺脉尤甚。综合脉症，思之：面色㿠白者气阴俱虚也；脉虚大紧数尺脉大者，气阴俱虚，湿热内蕴也。治宜补气养阴，除湿清热。

予肾康灵胶囊，1日3次，1次5粒。1个月后浮肿消失，继服3个月，尿常规正常。

赵某 男，28岁。

慢性肾炎，下肢浮肿，腰困腰痛，在某院住院治疗8个多月无效。审其所用药物除西药外，所服中药有补气、利水、清热、活血、健脾之剂等。察其面色微黑，脉沉细弦尺微。

因思脉沉细弦尺、脉微者，肾阳不足也。乃拟金匮肾气汤加减。

生地 28g　山药 12g　山萸肉 10g　茯苓 10g　泽泻 10g　丹皮 10g　附子 10g　肉桂 10g　五味子 10g　怀牛膝 10g　车前子 10g

服药 7 剂，浮肿消失。

高某　女，35 岁。

风湿性心脏病，二尖瓣狭窄与闭锁不全、心房纤颤，心力衰竭，心源性肝硬化 2 年多，某院住院治疗始终不效。察其腹大青筋，浮肿尿少，心悸气短，体瘦面青，舌质紫暗苔黄白，脉沉弦数结涩。察其所用药物除西药外，尚有中药真武汤等。综合脉症，思之：腹大青筋者中焦病也，前用诸法治心、治肾有余，而未斡旋中焦气机也。因拟参芪丹鸡黄精汤加减。

人参 10g　黄芪 30g　丹参 30g　生当归 10g　苍术 15g　白术 10g　青皮 10g　陈皮 10g　生地 10g　黄精 10g　柴胡 10g　三棱 10g　莪术 10g　薄荷 3g　饴糖 30g

服药 3 剂，诸症俱减，继服 20 剂，浮肿、臌胀消失。

乔某　女，45 岁。

全身浮肿憋胀，体重日渐增加，疲乏无力，心烦心悸 10 年多。遍请诸医，始终未得出确切的诊断。察其体重 98kg，腹大，下肢有明显的可凹性浮肿，脸部轻度浮肿，乏力心烦，时或烦热汗出，失眠或嗜眠，舌苔白，脉沉。综合脉症，思之：肥人者气虚也，脉沉者气滞血瘀，水湿不化也。为拟参芪丹鸡黄精汤加味。服药 60 剂，诸症大减，体重减轻近 20kg，精神转好。

吴某　男，56 岁。

右腿肿胀憋痛 2 个多月。诊为静脉炎。住院治疗 2 个多月无明显效果。审其右腿肿胀疼痛，左腿正常，舌苔白，脉滑稍数。察其前用诸药除西药外，尚有中药活血化瘀、清热解毒等剂。思之：症见腿肿胀痛，脉滑稍数，乃痰热内蕴、风湿入络所致。治拟化痰清热，散风除湿，活血通络。

上中下痛风方加减。

黄柏 10g　苍术 10g　制南星 10g　桂枝 10g　防己 10g　威灵仙 10g　桃仁 10g　红花 10g　龙胆草 10g　白芷 10g　川芎 10g　羌活 3g　神曲 10g　桑枝 15g

服药 3 剂，肿痛大减，继服 20 剂，愈。

柴浩然

急肾用表别虚实郁闭
慢肾决流重养阴活血

柴浩然（1923~1993），山西运城地区医院主任医师

急性肾炎经方案绎

一、表虚阳弱，桂枝汤加苓术附解肌和卫、温阳利水

王某 男，24岁，1969年7月25日初诊。素体较差，复因盛夏炎热，贪凉露宿，夜寒外袭，次晨即感恶风畏寒，渐至全身浮肿，肚腹胀大，小便不畅。当地某医投用甘遂、二丑、槟榔、茯苓、泽泻、车前等攻逐利水之品6剂。药后呕吐不止，肿势益增，旋即住某医院。尿检：蛋白（+++）、颗粒管型（+++）、脓细胞（+++）、红细胞（++）。诊为："急性肾小球肾炎"，而邀会诊。症见面目、四肢浮肿，两足尤甚，扪之不温，肚腹胀大，唇淡口和，食欲较差，小便不畅。虽值盛夏，非但不发热，且恶寒较甚。舌质淡，苔薄白，脉沉滑，右寸浮弱，两尺细迟。此属风水虚证。乃风寒束表，肾阳不振，脾失健运，水气泛滥。治宜解肌和卫，温肾健脾，以化水气。方用桂枝汤加苓、术、附。

桂枝 10g 炒白芍 10g 炙甘草 6g 茯苓 30g 白术 30g 熟附子 15g 鲜生姜 10g 大枣去核，8枚

3剂，每日1剂，水煎服。

二诊：药后小便通畅，肿胀见消，食欲增加，而微恶寒，继服原方，3剂。

三诊：头面两上肢浮肿尽退，仅两足轻度浮肿，恶寒尽除，纳食知馨，二便正常，原方去熟附子，3剂。

四诊：浮肿尽退，四肢转温，余症皆平，尿检正常，告愈。

患者素体较差，卫阳不固；复因贪凉露宿，感受风寒，肺气被束，不能通调水道，以致阳虚水抟。加之病初误投逐水之品，脾肾阳气受戕，水气再度泛滥，形成风水重证。故方用桂枝汤发汗解肌，调和营卫，再加熟附子温肾化气；白术、茯苓健脾利水，使营卫调和，风寒外解，脾肾阳气复振，水气得化，则其病渐愈。

二、表实阳郁，越婢加术汤化裁发越阳气、清热散水

王某 女，24岁，1969年7月25日初诊。平素月经不调，半年来又兼脾虚带下。患者4天前因气候炎热，贪凉露宿，次日晨起即恶寒发热，头痛，目窠微肿，身体困重，至23日又增嗽微喘，小便不畅，面目浮肿，24日浮肿渐及全身，即住院治疗。尿检：蛋白（+++），红细胞（+++），颗粒管型（++）。查体温38.6℃，血压135/90mmHg。诊为急性肾小球肾炎，特邀中医诊治。诊见全身浮肿，以面目及上肢浮肿较甚，按之凹陷不起，下肢浮肿较微，脘腹胀闷，身热不甚，恶寒较重，头痛身重，微汗不透，口渴，小便短黄，舌红苔白，脉浮紧，两寸兼滑数。此为风水实证，乃风邪束表，肺气不宣，风水相搏，泛滥横溢。治宜发越阳气，解表清热，宣肺散水。方用越婢加术汤加味。

麻黄 10g　生石膏 30g　甘草 6g　鲜生姜 10g　大枣 去核，6 枚　生白术 30g　炒杏仁 10g　冬瓜仁 30g　鲜白茅根 60g

2 剂，每日 1 剂，水煎服。

二诊：药后溱溱汗出，寒热皆除，头痛身重均减，咳喘渐平，肿势消退大半，脘腹渐畅，小便增多，舌如故，脉渐和，继以原方 3 剂。

三诊：浮肿尽退，小便清利，诸症悉除。因尚有白带，续以《金匮》当归芍药散改汤，以养血调肝，健脾除湿。

本案乃盛夏露宿，感受风邪。肺合皮毛，为水之上源，故风邪犯表，肺气不宣，肃降失司，不能通调水道，下输膀胱，以致风水相搏，形成水肿。本病虽有微汗，但恶寒不罢，表邪不解；虽身热不甚，但发热不除，郁热仍在。故方用越婢加术汤发越阳气、解表清热、宣肺散水。加杏仁合麻、膏，寓麻杏石甘汤之意，清宣肺热，止咳平喘；加冬瓜皮、鲜白茅根，意在加强清热利水消肿之功。此表邪得除，郁热得散，肺气宣降，水道通调，则水肿自愈。

三、表闭阳虚，麻黄附子汤温经助阳、发汗解表

薛某　女，56 岁，1967 年 7 月 6 日会诊。1 年前患急性肾炎，因治疗不当，迁延为慢性肾炎，经常下肢浮肿，时轻时重。近因感冒加重，面目、下肢浮肿并渐及全身，诊为慢性肾炎急性发作，住某医院治疗半月余，未见好转，而邀柴老会诊。症见全身高度浮肿，皮色光亮，按之没指，肚腹膨胀，兼见恶寒无汗，食少神疲，大便溏薄，小便不利。舌质淡，体胖，苔白，脉沉弱。尿检：蛋白（++++），上皮细胞（++++），红细胞（+），白细胞 0~3 个 /HP，颗粒管型 2~4 个 /HP。辨证为脾肾阳虚，水气不化；复感风寒，表气闭塞，发为风水重证。治当温经助阳，发汗解表。方用《金匮》麻黄附子汤：附子 10g，甘草 6g，麻黄 15g。2 剂，每日 1 剂，水煎服。治以取汗为度，并配合

葱浴疗法：用红皮葱根茎（带须）500g，水煎两次置浴盆中，令患者坐其上，用被单围至齐颈，借热气蒸浴以助药力。

二诊：服药及浴后，身汗徐徐透出，恶寒尽除，水肿明显消退，小便渐畅，皮肤已现皱纹，脉转沉弦有力。改用麻桂五皮饮加白术，通阳宣肺，健脾利水。方用：

麻黄 10g　桂枝 10g　茯苓皮 30g　大腹皮 30g　桑白皮 15g　陈皮 10g　生姜皮 10g　炒白术 30g

5剂。服药期间，因增咳嗽微喘，于第4剂中加入厚朴 10g、炒杏仁 12g，咳喘即平。

三诊：肚腹膨胀已除，惟面、足轻度浮肿，再拟五苓五皮饮加味。方用：

炒白术 30g　桂枝 10g　猪茯苓各 12g　茯苓皮 18g　泽泻 10g　大腹皮 15g　桑白皮 12g　陈皮 10g　生姜皮 10g　鸡内金 10g

5剂，水煎服。

四诊：面、身、肚腹肿胀俱退，食欲增多，精神转佳，大便成形，小便清长，改用《金匮》肾气丸为汤，并重加白术 30g，善后治疗月余而愈。追访1年，尿检正常，未复发。

本案病程较长，迁延不愈，肾阳渐衰；又因复感风邪，表闭肺郁，急性发作，遂成表闭阳虚之风水重证。由于表闭阳虚同出一体，单用越婢汤宣肺发汗，则因阳气不足而无力鼓汗外出；或强发其汗，则阳气更伤，而有祛邪伤正之弊；若纯用真武汤温阳利水，则风水无由宣泄外达，反致壅滞留邪之虞。故方用仲景麻黄附子汤以标本兼顾。方中麻黄开表发汗，宣肺利水，俾风水从表而解；附子温经助阳，化气行水，使肾阳得以恢复；甘草调和其中，兼制麻、附，以防辛散宣泄太过。全方助阳以祛水邪，发汗不伤正气。再借葱浴以助药力，俾表闭得开。继用化气利水除湿之法，肺气宣降正常，脾肾阳气得复，水肿则愈。

慢性肾炎决流逐水，养阴活血

慢性肾炎临床多见不同程度的水肿，轻者双下肢浮肿，重者头面、四肢、全身水肿。所以，如何消肿退肿，是本病治疗的关键。柴浩然老师在长期的临证中，对慢性肾炎水肿的辨治，见解独特，颇有效验，现整理介绍如下。

一、水湿壅盛，决流逐水

慢性肾炎水肿属于本虚标实者居多，但也有体质壮实，水湿壅盛，气机闭阻，以致全身高度浮肿，肚腹胀满，皮色光亮，大便干结，小便不利，证属水邪盘踞，形气俱实者，则应当机立断，决流逐水。对此，柴老师常选用《傅青主男科》决水汤。该方由煨甘遂、肉桂、炒二丑、车前子组成，既能决流逐水，又寓温阳化气，且剂型取汤，力专效宏，攻荡水湿于顷刻之间。此法只宜暂用，待其病衰大半，改用平和利水之剂。

徐某　男，10 岁。患者素体壮实，8 个月前突发水肿，经当地医院用中药发汗、利水、健脾、温肾诸剂治疗无效，遂以"慢性肾炎急性发作"收入某地级医院治疗半年，病情时轻时重，以致最后全身高度水肿，准备转院之际，欲请中医作侥幸之治。就诊症见遍身高度浮肿，面目俱非，肚腹臌胀特甚，皮色光亮，大便干结，小便不利。舌质淡红，苔白腻，脉沉细滑。辨证为水湿壅盛，气机闭阻，形气俱实。急当决流逐水，上下分消。方用决水汤。

煨甘遂 4.5g　肉桂 4.5g　炒二丑各 9g　车前子包煎，30g

1 剂，水煎 2 次，合并药液，混匀分 3 次服，每 4 小时服 1 次。

二诊病家告曰：当天服第 1 次药后，腹痛恶心，约 10 分钟，口吐涎沫黏液 10 余次，计 3000ml 左右，吐毕全身舒畅，身有微汗，小便通利，如法将药服完，肿消大半，病情显著好转。遵《内经》"大毒治病，十去其五六""衰其大半而止"，改用五苓五皮饮合平胃散。

茯苓 30g　桑白皮 12g　陈皮 9g　大腹皮 18g　生姜皮 9g　炒白术 15g　桂枝 6g　猪茯苓各 9g　泽泻 9g　苍术 9g　厚朴 9g　通草 6g

2 剂，水煎服。三诊时，肿胀尽消，腹胀已除，饮食正常，精神转佳，偶因活动稍多，脚面微见浮肿，腹觉微胀，续以济生肾气丸改汤加炒白术 30g，5 剂，水煎服，以图治本。随访 20 年，病未复作。

二、风水挟表，证有虚实

慢性肾炎迁延不愈，阳气渐衰，每日调摄不慎，感受风寒，急性发作而成风水。老师认为，慢性肾炎所作风水，以阳虚水停为本，症见全身浮肿，肚腹胀大，小便不利，食少神疲，舌淡苔白，脉沉细迟。然其挟表之证却有表虚与表实的不同，前者恶风畏寒，自汗或汗出不畅；后者恶寒无汗，身重而紧，故治法迥然有异。若风水证属表虚阳弱，常用《伤寒论》桂枝汤加苓、术、附，解肌和卫，温阳利水；若风水证属表闭阳虚，多用《金匮》麻黄附子汤温经助阳，发汗解表，宣通水道。

王某　女，45 岁。1991 年 9 月 17 日初诊。4 年前患急性肾炎，经治疗好转，后因调摄失慎，反复发作，迁延为慢性肾炎。近 2 个月因感冒倦怠乏力，腰腿酸困，由下肢渐至全身浮肿，恶风畏寒，尤以背部为甚，自汗不已，动则为甚，但觉汗出不畅，小便不利，肚腹胀大，口淡食少。舌质淡，苔白润，脉沉细滑略迟。此为肾阳不振，脾失健运，风寒客表，营卫失调，系风水表虚阳弱之证。治宜温阳利水，解肌和卫。方用桂枝汤加苓、术、附。

桂枝 9g　炒白芍 9g　茯苓 30g　炒白术 30g　熟附子 6g　炙甘草 6g　鲜生姜 9g　大枣 8 枚

3 剂，水煎服。

9 月 21 日二诊：药后恶风畏寒、自汗减轻，小便通畅，肿胀渐消。继服原方 3 剂。

9 月 24 日三诊：仅见两足轻度浮肿，恶寒尽除，饮食增加，二便正常，方用五苓五皮饮 10 剂后，浮肿尽退。

吴某　女，46 岁。1992 年 5 月 5 日初诊。患慢性肾炎 2 年，经常下肢浮肿，活动后加重。近因外感风寒，头面、下肢浮肿并渐及全身，住院治疗 10 天未见好转。诊见全身浮肿，皮色光亮，按之没指，肚腹胀大，伴恶寒无汗，疲惫乏力，饮食不馨，小便不利，大便不成形。舌质淡、舌体胖、苔白滑，脉沉细弱。尿检：蛋白（+++），上皮细胞（++），红细胞偶见。此因脾肾阳虚，水气不化，复感风寒，表气闭塞，系风水表闭阳虚之证。治宜温经助阳、发汗解表，以宣通水道。方用麻黄附子汤。2 剂，水煎服，以取汗为度。

5 月 8 日二诊：服药后，身觉发热，微汗不已，恶寒消除，小便渐畅，水肿明显消退。改用五苓五皮饮加香薷、丝瓜络。6 剂，浮肿尽退。后嘱服金匮肾气丸 10 盒，半年后追访，尿检正常，未复发。

三、脾肾阳虚，温阳利水

慢性肾炎反复发作，时起时伏，常有程度不同浮肿，并见尿少便溏，神疲倦怠，面色晦滞，畏寒肢凉，腰腿酸软，腹胀食少，舌淡、苔白润，脉沉细或迟者，皆属脾肾阳虚、水气不化之证。柴老认为，此时病情相对平稳，兼夹证不多，治当健脾补肾，温阳化水，常选用《伤寒论》真武汤加味，小剂常服，以冀阳气渐复，水气得化，愈病于无形之间。因本病不能取效一时，若量大骤用，求功心切，反致药过病所，温燥伤阴，欲速而不达。

张某 女，32 岁。1991 年 11 月 25 日初诊。1 年前患急性肾炎，住某院治疗 1 个月好转出院。之后经常下肢浮肿，小便不畅，食少便溏，疲惫乏力，畏寒肢凉，脘痞腹胀，舌淡苔白润，脉沉细。尿检：蛋白（+）~（++）。证属脾阳不振，运化失常；肾阳虚弱，水气不化。方用真武汤加味，并小制其剂。

茯苓 15g　炒白术 15g　炒白芍 6g　熟附子 3g　陈皮 9g　白蔻壳 4.5g　大腹皮 9g　苏梗 9g　鲜生姜 6g

10 剂，隔日 1 剂，水煎服。

12 月 16 日二诊：药后浮肿渐退，饮食增加，精神转佳，脘痞、腹胀明显减轻。仍用上方加荷叶 9g。10 剂，隔日 1 剂，水煎服。

1992 年 1 月 9 日三诊：诸症消失，尿检蛋白(±)。嘱用上方 10 剂，隔 2 日 1 剂。

此病前后三诊，守方服用 30 剂，临床治愈，未再复发。

四、阴虚络瘀，养阴活血

慢性肾炎水肿经久不愈，水气及血，或过用温燥渗利之品，伤及阴分，渐致阴血受损，络脉瘀阻，病情复杂难解。柴老认为，此时温阳燥烈与滑利渗泄之品，均非所宜，治当养阴活血与甘寒利水并举，其中活血祛瘀药的选用，亦以药性偏于寒凉者为佳，如赤芍、丹皮、益母草之属。常用自拟经验方。

女贞子 9g　旱莲草 9g　白茅根 30g　丝瓜络 15g　益母草 15g　粉丹皮 9g　赤芍 9g　茯苓皮 15g　桑白皮 15g　通草 9g　甘草 6g

李某 女，32 岁。1991 年 10 月 11 日初诊。患慢性肾炎 3 年，经常下肢浮肿，始服真武汤、五苓五皮饮等方即轻，但久用之后，出现口干咽燥，心烦不寐，腰部酸困，小便不畅，月经提前，淋漓不断，浮肿时轻时重。舌质暗红、苔少而干，脉沉细涩。证属阴虚内热，血络瘀阻，水热互结。治宜养阴清热，活血利水。方用：

女贞子 9g　旱莲草 9g　白茅根 30g　丝瓜络 15g　益母草 15g　丹皮 9g　赤芍 9g　茯苓皮 15g　桑白皮 15g　通草 9g　甘草 6g

3 剂，水煎服。

10 月 15 日二诊：药后口干咽燥、心烦不寐减轻，小便渐畅，浮肿见消。上方加路路通 9g，5 剂，水煎服。此病先后五诊，服药 30 余剂，均以上方加减化裁，病告痊愈。

由于慢性肾炎水肿病程较长，时有反复，很难短期内治愈，加之患者长期治疗，厌药情绪在所难免。为此，柴老常在辨治用药期间，穿插一些药性平和、口感较好的效验单方，起到治疗或巩固疗效的作用。如水肿兼挟外感表证，肺气不宣者，选用香薷 6~9g，生白术 15~30g，丝瓜络 15~30g，间断或穿插服用；若水肿基本消退，脾气不足，运化无力者，选用炒白术 15~30g，陈皮 9g，车前子 15g，长期或穿插服用。

此外，慢性肾炎水肿消退后，应注意善后治疗。一般来说，水肿属阳虚所致者，善后则宜用五味异功散或参苓白术散，健脾益气，和胃渗湿，亦可酌情用济生肾气丸补肾助阳，化气利水。若水肿兼阴虚之证者，善后则用六味地黄丸补肾滋阴。

（柴瑞霁 整理）

赵锡武

水肿理五脏，兼顾气血与水
体用每兼补，应别先后次第

赵锡武（1902~1980），中国中医科学院教授，著名临床家

急性肾炎大法汗、利、清

急性肾炎以祛邪为主。发汗、利小便以消水肿，清热解毒以清除病灶。

一、发汗利小便

水肿通过发汗宣肺从上散之，宣肺又能促进膀胱气化功能，辅助利小便以消肿，此为常用法则，不仅消去水肿不加重肾的负担，而且通过宣散以助清热及清除原发病灶之功效。宜选用越婢加术汤或麻黄连翘赤小豆汤合五苓散加茅根等。

二、清热解毒为主

热毒炽盛为急性肾炎之主要病因，故清热解毒为治疗之重点，其病位在于咽喉及肾，宜清热解毒，用甘桔汤加蒲公英、山豆根、银花、牛蒡子、连翘、鲜茅根、知母等药。

急性肾炎尿闭者，可用蟋蟀、蝼蛄各3枚研末，蝉蜕、浮萍各15g煎汤冲服。或以黑鱼（即鳢鱼），焙干研末，与三米（粳米、小米、薏米）、四皮（橘皮、冬瓜皮、西瓜皮、萝卜皮）煮水熬粥进食。

继发高血压者，为肾炎之标象，须在热毒收敛、肾炎减轻时，方能降下。用药时可加夏枯草50g、牛膝30g、草决明50g、珍珠母50g，略治其标，切不可本末倒置，舍肾炎而治高血压。

慢性肾炎，治用六法

慢性肾炎，病程迁延逾年，病情变化复杂，尿蛋白多，血中蛋白低，体肿，腹水，胸水。日久肾阳衰微，尿少甚至无尿，头痛，呕吐，出现尿毒症。治则当重在温补肾阳、双补气血，以恢复肾功能为主、祛邪为辅。当辨证运用以下六法化裁加减。

一、体用兼补

既需壮肾阳，又需补肾阴，方能水火既济，逐渐恢复肾功。其用量每需加大，方能收功。以《金匮》肾气丸为主。

生熟地各20g　丹皮20g　山药30g　茯苓50g　泽泻75g　山萸肉20g　肉桂15g　附子15g　菟丝子30g　巴戟25g　淫羊藿50g　沉香后下，10g

方中加沉香为引桂、附下行。

临床偶见面赤，脉数，舌红，尿黄且少，尿红细胞多者，则应以补肾阴为主，改用知柏地黄丸加白茅根、地丁、银花、龟甲、阿胶等。

肾功能不全，反映身体正气不足。正气不足则逐邪之力减低，使尿中废物不能充分排泄，致血中非蛋白氮值增高。肾功能不全者，多见尿少甚至无尿，此乃肾阳不足，无力化气排其水液之故。由于"阳主开，阴主藏"，阳衰则不开，不开则不排泄。"阳损及阴"，肾阳损伤严重者也必导致阴伤。"阴主藏"，故不排泄的同时亦不收藏，以致精气不能回收而漏泄，蛋白等物遂失。鉴于以上病机，欲扭其病势，非峻补肾阳不能扶其肾功能，非兼顾肾阴不能助其机体之修复，精藏则正复，正复则精藏，治疗亦必体用同补。

二、治水肿当燮理五脏，兼顾气血水

水肿其标在胃，其本在肾。中医认为"胃家寒则血薄，热则血浊，血薄与血浊能致水"。体内之气、血、水三者互相转化，水能化气，气能化水，水能病血，血能病水。古代医书有"血不行则病水"之说，水得温则化气，气遇寒则化水。脾为水之防，脾病则病水，胃为水谷之海，所以胃强则心强，心强则尿利，尿利则水去肿消。

水与气关系密切，治水需治气，肾主水，肺为水之上源，故其本在肾，其标在肺，因此治水须顾及肺气。

肾为阴，心为阳，肾主水，心主血，阴阳互根，水火相济，始能阴平阳秘而化气。临床上可以见到高度水肿患者，在利尿中加活血药物能增强药效。

脾胃虚弱、水肿严重、纳呆、便溏、舌淡、脉迟者为脾阳不振、湿困中焦，需温助脾阳。

当见到水肿日渐加剧，而胃纳尚好，无脾胃阳衰之象，反伴肢冷脉沉迟者，则多属肾阳不足。应补肾阳逐水邪。有时补肾阳为主，兼顾脾阳。

去宛陈莝为古人治水之法。"水能病血，血能病水"，故治水当治血。尤其病久严重者，出现某些血瘀之标象，此血瘀既为病之因，更为病之果，故应视为标象，而在治本时兼顾之。可用当归芍药散加味。

川芎 20g　当归 15g　泽泻 50g　白术 15g　茯苓 25g　白芍 30g　益母草 50g　藕节 30g　芦根 50g　生地 50g

三、健中焦以运四旁

肾阳衰，火不胜水，水泛凌土，即出现脾阳不振。"脾为后天之本"，久病重病多损及脾阳，故曰："有胃气者生，无胃气者死。"肾炎中期及晚期往往有以脾衰征象为主者，此类不可轻视。肾阳衰，火不胜水，水湿犯脾，而脾阳衰弱，表现为面白、体胖、脉弱、苔腻、便溏、脘闷、腹胀、纳呆、畏寒，此时当先温健中焦，以运四旁，宜理中汤、香砂六君、平胃散、苓桂术甘汤、春泽汤等，甚者附子理中汤加减，慎忌阴腻之品。此即孙思邈所谓"补肾不如补脾"之例。

四、补气养血

肾炎病久，必伤及气血，有的以伤气为主，有的以耗血为主。但"气为血帅，血为气母"，须注意气与血的关系。可用当归补血汤加鹿角胶、阿胶或鹿茸等。宜重用黄芪（可用 100g），以其能补气，则能增强行血化瘀利水之功效，尚能助机体修复已损之组织。

五、和肝胃，降浊阴

肾炎病程中，脾胃至关重要，健者本应清阳上升，浊阴下降，但病者则反之。清阳不升，浊阴上逆，多见头痛、呕吐、胸满不食、神识障碍；浊阴不降，则有的患者血中非蛋白氮蓄积增多。此可在主方中佐吴茱萸汤加旋覆花、赭石、半夏。吴茱萸汤为温热苦辛之剂，能温肝肾，使肝舒条达而不扰脾，固元气而安神，调营卫补四末。
方药：

吴茱萸 20g　　党参 50g　　生姜 40g　　大枣 7 枚　　旋覆花 20g　　代赭石 30g　　半夏 30g

六、治标应变

病程中变化多端，时时出现标象为主的症状，如感冒、扁桃体炎等。当先治标，或标本兼顾，临时改法更方，但要"效即更方"，标象一去，立即恢复治之原方。

1. 感冒或并发继发感染者

此类患者，经常发作，常导致病情反复，故应及时处理。可用银翘散加蝉蜕、浮萍以宣表，加芦根、茅根以肃肺、凉血，加蒲公英、山豆根以解毒，清除继发感染之病灶。扁桃体红肿不退者可用六神丸研细末，喷扁桃体表面少许。

2. 血虚生热

患者体倦乏力、盗汗并见阴虚发热，浮火上越征象，可用当归六黄汤加减。

3. 腹泻

水湿凌脾下陷作泻者，当先治脾，以防本病之加重。可暂用胃苓汤、参苓白术散等加减。若因饮食不洁、感染致泻者，则用葛根芩连汤加减。

恢复期，以扶正为主，兼祛余邪

此期治疗，仍重在脾肾两脏，密切观察肾脏阴阳之偏盛，及时调整。重视胃纳消化，勿使阴腻药品影响脾胃，水去肿消时，药中利水之品就要酌减。肝火旺者当泻肝火，相火盛，肾水虚者，当滋肾阴。

经治取效，病情明显恢复时，此时病邪已敛，正气初复，可见虚烦热象。若此时不见继发感染征象，则此热象多为生理现象。具体表现为体倦烦热，微有口干，鼻燥，而体温不高，无恶寒鼻塞，乃机体正气刚刚恢复，阳气复、阴气未充，不可误视为病理现象，勿轻率投用苦寒清热之品，以免挫伤生机。但此期亦有夹杂外邪侵袭而显热象者，当辨证分清，不得混淆。

恢复期治疗选方宜双补肾阴肾阳者，可用金匮肾气丸；宜滋补肾阴者，可用六味地黄丸；宜健脾者可用参苓白术散；病愈之后，可久服薯蓣丸。

饮食等问题：食宜素淡，忌咸盐，定量定时。饥饱、劳逸、房事均应注意控制，气色好转，水肿消，尿蛋白消减时，可渐加食盐，可试用开盐法。

开盐法：盐 2500g，鲫鱼 2500g 同煮，候水煮干再将鱼烘干，研细末，以代食盐，少量食用。

分清主次，明确何时补脾，何时补肾

肾炎初期，轻症仅显现脾胃症状，无明显肾阳虚症状。但病情迁延日久即出现脾阳、肾阳俱虚的症状，且肾阳虚的疾病多有脾阳虚的表现，可见肾阳为脾阳之根本，而脾阳运化水谷精微则又为肾阳之后天基础。

关于治疗方法，有"补脾不如补肾""补肾不如补脾"之说。两者在论述其治法上又各有侧重。前者乃指治脾病应治其本，如脾阳不足应补肾阳。而后者乃指治肾病应治后天（脾），用后天补先天（肾）。两家着眼点不同，其重点亦因之各异。这两家的观点对现在临床仍颇有价值。当见到脾肾均病时，必有一脏是主要的。临床应当分辨清楚，何时补脾，何时补肾，何时双补。清代王旭高"久病虚羸，胸无痞满者宜补肾，胸有痞满者宜补脾"的观点是正确的。临床遇到肾病患者脾胃阳虚，症见纳差、水肿、便溏、舌淡，脉沉迟或濡者，宜温补脾阳。这是因为脾阳不振，湿困中焦，使脾阳不能充分运化精微以煦养肾脏，故若不助脾阳则肾病必加重转危。

治肾与治脾不同者，在于肾为水火相济之脏，施治不宜偏燥，也不宜阴腻，肾恶燥而喜润，脾恶湿而喜燥。故在用药时当分清主次，不得有误。

曹永康

水土平成，治水首重培土
阴阳偏致，每从肺肾推求

曹永康（1917~？），镇江医学院教授

水因风起，温肾宣肺

急性肾炎往往由外感所引起，其临床表现与《内经》《金匮》的风水相类似。病名"风水"，深可玩味，盖狂飙起而水热逆行，形象地说明了本病的病理关系。"风"起着主导作用，故急性肾炎的治疗，当着眼于宣散风邪以孤立水势；选用风药，借风药之动以行水邪。而风邪每多兼夹，或夹寒，或化热，或蕴郁而为湿毒，尤当辨证以施治。

一、温肾阳以祛风寒

寒水外受，多致伤肾，症见面目浮肿，渐及全身，面色淡，形体恶寒，腰痛骨楚，尿少不渴，或咳嗽痰稀，苔薄白而润，脉浮紧弦数。此风寒袭肾，肾阳不伸，无以鼓动蒸发，以致水湿停留。治宜温肾散风寒，宣发肾中阳气，以麻黄附子细辛汤为主方，佐以五苓、五皮及前胡、杏仁等宣肺运脾、理气行水之品。腰痛膝冷可酌用独活寄生汤，咳喘甚者可配合小青龙汤，分别加减化裁。

风寒证以寒伤肾阳为特征，此时温经祛邪，鼓舞肾间动气，激越其蒸发作用，俾风寒外撤，则寒水之邪自然默化。

二、宣肺气以泄风热

风邪外袭，肺先受邪，而风热犯肺尤为多见。其症见面目浮肿，继及肢体，尿少色黄，咽红口渴，发热咳嗽，舌尖红，苔薄黄或底白罩黄，脉来浮滑而数。此证风热蕴肺，肺气输布无能，使水邪内停，交蒸互郁，壅塞不通，浊蕴生热，其病机较风寒证复杂。治当辛凉透泄，宣肺行水，不可因其热而过于清凉。方用越婢加术汤为主，加入浮萍、紫苏、杏仁、前胡、葶苈、茯苓皮、陈皮、茅根等以宣肺泄热，宣通壅滞。如咽痛便秘，囊肿尿赤，可酌用升降散宣上泄下。

风热证易发于春令，风邪激动水气，水聚气壅，内夹郁热。有些病例，可因扁桃体炎、腮腺炎、麻疹、荨麻疹等病证而诱发，尚可参照温病治则进行辨治。

三、解水毒以治风湿

风邪侵袭，湿热浸淫，酝酿化毒，始则水毒疮疡，留恋在表，致疥癣之疾，渐而邪乘肾气之虚而入里，致气化失司，水湿潴留为肿。其症初起常见多发性皮肤湿疹疮疡，继则出现全身浮肿，小便黄少，舌红苔黄腻，脉弦滑数。治用麻黄连翘赤小豆汤为主方，佐以防风通圣散，加入蒲公英、银花、苦参、蝉衣、土茯苓、赤芍、茅根等以祛风解毒，宣湿泄热。此证如能在湿疹疮疡时即予以重视，一般不致酿成大祸。

水土平成，治水首重培土

肾炎至慢性期，其病理变化涉及内脏者居多，即有病邪，亦多为脏腑功能失调以后的病理产物，故慢性肾炎应以调治脏腑为主。慢性肾炎的病机，与肺、脾、肾三脏的功能有关，即所谓"其标在肺，其制在脾，其本在肾"。而在整个病程中，"其制在脾"尤为关键。盖肾炎迁延，湿邪最易伤脾，一旦脾胃功能失健，不能运化水湿则浊邪不断产生，失于堤防封固则精微不断漏泄。故调治脾胃，守在中焦，使中流砥柱有权。临床辨治：水湿偏甚者，侧重于健运脾胃之阳气；气液偏虚者，着眼于滋荣脾胃之气阴。

一、扶脾阳以运水湿

脾虚不能制水，水湿反渍脾土，症见面色浮黄虚胖，肢怠身困，懒散乏力，脘痞食少，尿少色淡黄，大便不实，舌胖苔白或微黄，脉来濡软。此脾胃阳气不足，湿浊困顿，用五苓散为主方化气行水。如食欲呆滞、纳后作胀，加香砂六君子汤和中助运；少气乏力，遍身肿势较甚，取防己黄芪汤益气消肿；腹时冷痛，腰酸冷痛，则佐肾着汤温中散寒；腹胀气垂，或见定位性浮肿，则选补中益气汤补气举陷；如兼外湿侵扰，暂用藿香正气散以宣化湿浊。脾虚湿邪内盛，土虚木摇，在个别病例中，可见肾性高血压，其特征是面淡色薄，形体虚肿，脉弦而按之濡软，临床表现呈湿胜阳微，暂名之曰"白面高血压"，治当崇土胜湿，用补中益气合苍附导痰汤加减为治。

二、养脾阴以资化源

脾主升运，又主散精。脾不升运则清浊升降乖违，脾不散精则清津输布失常，遂成浊邪潴留，精微丧失，阴精无以生化之复杂病理变化。脾胃阴液因之耗伤，营养不定，脏腑失养。患者食欲低下，四肢清瘦，皮肤干燥，便溏不实，舌上少苔，脉象虚细。如出现浮肿，此乃津液不归正化而转化为水，其病机较阳虚失运更深一层。临床常见其形如肿而肌肉消瘦，嘈杂似饥而食欲少思，或能食而时或大便洞泄，尿量正常而蛋白尿长期不消，苔少舌颤，脉来虚弱或重按见芤象等。当此之时，切不可见有浮肿而再用燥湿或淡渗重伤其阴。宜从参苓白术散化裁，选用太子参、北沙参、怀山药、米泔炒於术、白扁豆、莲子、芡实、石斛、麦冬、苡仁、冬瓜仁、茯苓、玉米须等，复入酸甘化阴，如白芍、木瓜、萸肉，略佐和中悦脾，如陈皮、山楂、谷麦芽。此法甘润滋益，清养脾阴而升运精微。一般皆以此法常年守方调治。结合天时节令，如梅雨季及暑湿当令，及时用藿香正气或六和汤宣化和中，以防时令湿邪乘虚侵扰；冬令收藏，则加用五子衍宗、金锁固精、左归丸等以固封藏之本。曾治一患者，因多次出现尿毒证，用温阳药则口干咽燥，用滋阴药则苔腻便溏，后改用此法调治，汤丸并进，肾炎虽未根除，而10余年来病情稳定，且能坚持工作。

临证体验，肾炎出现脾阳虚证，是湿邪与阴虚两者处于相互矛盾之阶段，治疗上采取甘缓平和之法，和中养液，益气化湿，无偏倚之弊。要在扶持脾胃功能，使其有较长时期之相对稳定，则脾胃气阴充复，化源有资，病情庶可转愈。

阴阳偏致，宜从肾中推求

肾炎后期，脏气变动于内，阴阳各造其偏，湿浊逗留，或从寒化，或从热化，病机错综复杂。一般来说，阳虚湿困，责之脾肾；阴虚湿热，咎由肝肾。

一、阳虚寒湿治脾肾

脾肾阳虚，或土残水滥（重点在脾），或水寒血败（重点在肾）。在辨证上当分两步，在治疗上当有所侧重。

1. 土残水滥

矛盾的主要方面在脾阳不振，土不制水，寒水日渍，这是脾阳虚的进一步发展，浸渐而损及肾阳，形成脾肾阳虚之局。症见面色㿠白，轻度浮肿，形体畏寒，手足欠温，口淡不渴，体倦神疲，纳减便溏，尿少或小便清长，舌质淡胖，苔白腻或水滑，脉沉细或濡软，此阳虚化源不足、气血虚寒之象，宜用真武汤合用黄芪桂枝五物汤化裁，并以防己茯苓汤（浮肿较著）、保元汤（气血偏虚）等方加减之。

对于脾阳虚证初转脾肾阳虚，辨证需更为警惕，当本病在脾虚食少之时，如见面色由黄转淡，精神由倦怠乏力而觉寒意瑟缩，脉象由濡软而渐转细弱或沉迟，肾虚证初露端倪，即舍培中之方，而取温阳之法，首选真武汤为主方，扶土镇水，温阳散寒，脾肾同治。但此时不宜早用芪、地，否则碍脾助湿，有违阳生阴长之旨。真武汤有釜底增薪、暖土御寒之功，治肾炎时常用此方，且宜坚持守方，主要掌握面色淡白，舌苔冷白又乏生气，脉沉细或大而无力，患者自觉下半身有冷感（不必下肢清冷），腹肌板滞少活力，尿少不畅或夜尿频多。临床有此一二见症，即为用真武汤之指征。

2. 水寒血败

矛盾的主要方面在肾阳伤残。肾主封藏，又司泌别，阴虚血寒则精化为水，使湿邪秽浊日见浸渍，气不化精则水寒血败，使蛋白和血细胞从尿中大量丧失。症见面色灰白，肢冷形寒，动则喘促，下肢漫肿，阳囊湿冷，小便甚少，舌淡无华或淡紫，苔薄白或舌光无苔而润，脉沉细而尺虚弱，此沉阴凝闭，阳运虚甚，宜用济生肾气丸合当归四逆汤，吞服黑锡丹及参茸类丸剂治之。此法补肾扶阳，温煦血脉，散寒行水，有改善肾脏功能之作用。如小便甚少，可暂用双氢克尿噻、氯化钾配合。

二、阴虚湿热理肝肾

由于长时期蛋白和血细胞从尿中丧失，湿浊之邪稽留下焦，肝肾精血暗耗，湿壅生热，形成阴虚夹湿热之证。如下虚阳火浮越，则为虚弱浮热之候。

1. 阴虚湿热

湿热久恋，伤及肝肾之阴，病邪深入重地；亦可因素体肝肾阴虚或房室不节，致肾中相火妄动，与湿热依附为疟。症见面色灰滞，如蒙尘垢，两颧潮红，低热不清，口中不黏，脚心热灼，小便黄浑，尿出不爽，舌红苔黄，舌体少苔，脉象细数。此证阴虚夹湿热，其病理基础仍不离湿邪为患，肾炎后期较多此症，且易见肾性高血压。治宜坚阴滋肾，泄化湿热，用知柏地黄汤加牛膝、车前、益母草、白茅根等治之。此证在治疗中矛盾重重，单纯用清化湿热或滋阴都不能切合病机，当清理湿热与滋阴降火并举，尤须在阴虚与湿热二者之间辨析其轻重缓急，用药亦有所侧重。滋阴药可选用生地、元参、天冬、麦冬、知母、山药、女贞、旱莲等；清湿热可选用黄柏、黄芩、木通、车前、茯苓、泽泻等；平肝降火可选用石决明、牡蛎、黄柏、知母、丹皮、白薇、决明子、夏枯草等。要注意苦燥分利易伤阴，厚味浊腻易助湿，处方选药，尽可能减少流弊。

2. 虚弱浮热

多出现在肾炎经用激素而引起的后遗症中，临床表现为脸如满月，面浮油垢，颧时潮红，心烦烘热，动则易汗，形似丰腴而肌肉消瘦，食欲亢奋而动作倦怠，舌红苔黄而底质白腻，脉象滑数而重按空豁。从证测药，而知激素为热性药物，有助热伤阴，激动虚阳，壅遏湿热之弊。故见此外盛中虚、上盛下虚之候。试以《小品方》二加龙牡汤治之，取白薇养阴泄热，附子导火归源，龙、牡潜阳育阴，加知、柏坚阴滋肾，泽泻利湿热，药效尚为理想。

周仲瑛

肾炎每需从肺治，疏导清养细蹉商

周仲瑛（1928~　），南京中医药大学教授，国医大师

一般说来，急性肾炎水肿表现为"风水"证，或有上呼吸道感染者，与肺的关系最为密切。但某些慢性肾炎"阴水"证的急性发作期，及水肿不著或水肿消退后，有时也可表现为肺经证候。实践证明，急、慢性肾炎，不论有无水肿，凡临床症状涉及肺的，俱可采取治肺的方法。

治疗大法方面，在肾炎从肺施治这一整体观念的指导下，临证时还当按照辨证结合辨病的要求，根据不同的证候表现，分别采取各种具体治法。一般常用的有疏风宣肺、顺气导水、清肺解毒、养阴补肺等法。概言之，疏风宣肺和顺气导水法适用于急性肾炎以水肿为主症的类型，清肺解毒法适用于急性肾炎有明显的"上呼吸道感染"证候群，或存在慢性感染病灶者。但这几种治法也可应用于慢性肾炎急性发作期，养阴补肺法则用于急性肾炎病程较长，或慢性肾炎常因"上呼吸道感染"反复发作、体虚抗病能力低下者。归纳以上各个治法的应用指征，可知治肺主要是针对急性肾炎及慢性肾炎急性发作者，基本符合"其标在肺"的论点，兹分别列述如下。

疏风宣肺法

疏风宣肺法的主要目的在于发汗，疏风重在解表发汗，但宣肺还可通阳利水。这一疗法是治疗急性肾炎（及慢性肾炎水肿急性急作）的主法，笔者曾统计21例阳水患者的治疗，用疏风发汗水、宣肺行水法为主的，占83.3%。

疏风宣肺药的用量，应比治疗一般外感表证的剂量为大，因肾炎"风水"证，风遏水阻，腠理闭塞，肺气不宣，水邪不易从皮毛外达，故必须加强疏风宣肺药的用量，才能使潴留于体内的水分，从汗、尿排出。如常用的主药麻黄，可用4.5~9g，甚至重用到15g左右，浮萍可用9~15g，甚至重用到30g左右。

本法每多与渗湿利尿法合用，配伍茯苓、猪苓、泽泻、生薏米、冬瓜皮、车前子之类。通过汗、利并施，表里分消，可以使水肿消退更快。但在两法合用时要有主次，如属"风水"证，应以疏风宣肺为主，如属"皮水"水湿浸渍证，则又当以渗湿利水为主。

1. 适用范围

（1）急性肾炎"风水相搏"证　病因风邪袭表，皮毛闭塞，郁遏卫阳，皮毛为肺之合，故肺气失于通调，风遏水阻于肌肤之间，发为水肿。

（2）慢性肾炎急性发作，"阴水挟表"证　水肿病脾肾阳虚，复感外邪，肺气郁闭，导致急性发作或加重，兼见标实表证者。

2. 症状特点

"阳水"初起，发病急，病程短，头面身半以上肿甚，目胞浮，皮肤鲜泽光亮而薄，手按肿处凹陷较易恢复，小便短少。伴有肺卫表证，如恶寒发热、汗少、肢体酸痛、咳嗽、气急等；或"阴水"因复感外邪引起急性发作，肿热加剧，兼见上述表证者。

3. 常用主药

麻黄、浮萍、防风、苏叶、生姜衣、光杏仁等。风寒偏重，恶寒较甚，无汗，骨节疼痛，舌苔白滑，脉浮紧，加桂枝配麻黄，以增强宣通肺阳、发汗解表的作用；风热偏重，身热较显、烦渴、气粗，舌苔黄，脉浮数，加生石膏、桑白皮、芦根，石膏配麻黄一清一宣，适用于肺热内郁、表寒外束之证（如热毒症状突出的，当另用清肺解毒法）；风邪挟湿，肢酸重，舌苔腻，脉浮濡，酌加羌活、秦艽、防己、茅术，以宣表祛湿。

如卫表气虚，汗出恶风，肿热消退不快，脉濡者，则不用或慎用麻黄、浮萍，加生黄芪、白术、防己以益气行水，但表不虚者黄芪忌早用，以免骤然留邪。《冷庐医话》认为："黄芪实表，表虚则水聚皮里膜外而成肿胀，得黄芪以开通隧道，水邪祛逐，胀自消矣。"现代药理研究，黄芪有扩张心、肾血管，旺盛体表血液循环，改善肾功能，利小便，治疗蛋白尿的作用。说明用黄芪治疗肾炎水肿，应当具有虚象。

顺气导水法

顺气导水法，主要是通过宣降肺气，达到行水利尿的目的。但另一方面，导水还寓有泻肺逐水的含义。如水邪迫肺，邪实热急，又当同时泻逐，导水下行。喻昌说："凡治水肿喘促，以顺肺为主，肺气顺则膀胱之气化而水自行"《潜斋医学丛书》记载："黄履素见一味莱菔子通小便，诧以为奇，盖不知莱菔子亦下气最速之物。服之即通者，病由气闭也"。说明顺肺气可以起到利小便的作用。

因本法主要是应用于"风水"水气犯肺、肺气壅塞的实证，故多与疏风宣肺药配伍合用；但"阴水"水泛而上迫肺气者，又当在温肾助阳、健脾化湿的基础上，参以顺气导水之意最为适宜。

阴水挟表证，头面身半以上肿势加剧者，加制附子、细辛。此时用疏风发表药，能够起到因势利导的作用；配细辛可以温少阴、开太阳，合附子更能温肾助阳。现代药理研究，附子能扩张肾血管，使肾血流量及肾小球的滤过率增加，产生利尿作用。因此说明，温经与发表并施，是标本同治之意。

1. 适应范围

肾炎水肿，阳水初起，或阴水急性发作，表现水气上逆犯肺者。

2. 症状特点

水肿上半身为甚，颈脖粗胀，皮下组织有水液壅滞，咽喉阻塞不利，咳喘气息，胸胁满闷，气憋，难以平卧，尿少不利，舌苔白，脉弦有力，检查有胸腔积液。

3. 常用主药

苏子、白芥子、莱菔子、厚朴、陈皮、沉香等。

用本法时一般均应配合开肺药，以调整肺气的肃降，参入麻黄、杏仁之类。如《诸证提纲》认为："盖杏仁能解肺郁，故肺气降而小便行也。"

水气壅塞，颈部肿胀，水在皮下组织疏松部位，咽阻气窒者，加海藻、昆布利小便、消水肿，历代本草多说这两味药能"主十二种水肿""散结气"。

水邪迫肺，喘不能卧，当配合泻肺药，加葶苈子、桑白皮，势急者必须顺气与泻逐并施，取效方捷，可佐入甘遂、大戟，适当攻逐，以缓解其急。甘遂、大戟本为逐水峻剂，但用量在3~4.5g之间，入煎剂中，与利尿药配合应用，有时可见尿量增多，而大便剧泻现象，《别录》记载大戟能"利大小便"，说明遂、戟除泻下逐水外，似亦有利尿作用。

清肺解毒法

清肺解毒法，主要是清解上焦肺经热毒，但同时也有利尿作用，如《潜斋医学丛书》即曾指出："肺主一身之气，肺气清则治节有权……肺气肃则下行自顺，气化咸藉以承宣，故清肺药皆利小水。"

本法与"风水"风热偏重证用疏风清热宣肺法的主要不同点在于热毒偏盛，而浮肿一般不剧（若浮肿严重而热毒又盛，亦可两法参合用之）。

临床观察，清肺解毒药的用量，比常规量加大2~3倍时疗效较好。

近十年来用清肺解毒法治疗肾炎有了较大的进展，药物品种得到不断发掘充实，治疗领域也有所扩大，除用于急性肾炎外，对某些慢性肾炎亦取得较好的效果。临床上如遇有肺经热毒症状之线索可寻者，配合或转以本法为主，亦可提高其疗效，弥补了慢性肾炎传统治法——温补脾肾的不足，提供了一条新的治疗途径。

1. 适用范围

急性肾炎初起，表现为热毒偏盛者。风热毒邪从口鼻而受，壅结咽喉，入侵于肺，或肌肤患有湿疮，风毒从体表、皮毛内归于肺，以致肺热气壅，肃降无权，治节失职，甚则水液停滞成肿。

慢性肾炎常因上呼吸道感染引发或加重者，肺有蕴热，皮毛易开，风邪乘袭，以致肺热气滞，肃降无权。

2. 症状特点

水肿以头面部较为明显，或身半以上亦肿，或仅颜面、目胞微有浮态，身热，咽喉红肿疼痛，扁桃体肿大，或肌肤患有湿疮，溃破痛痒（亦有湿疮甫愈，但仍留有痕迹者），小便赤涩短少，或见血尿，口干苦，舌苔黄、质红，脉浮数或濡数；或病情迁延反复不愈，趋向慢性，经常因感邪引起咽痛，扁桃体肿大，面目浮肿，尿色深黄。尿检有明显变化者。

3. 常用主药

银花、连翘、紫花地丁、蒲公英、荔枝草、野菊花、一枝黄花、石韦、鹿衔草、土茯苓、鸭跖草、白茅根等。

风毒上受,上呼吸道感染症状明显,咽喉乳蛾肿痛,酌配土牛膝、虎杖、蝉衣、桔梗、射干、牛蒡子、元参等清上焦,利咽喉。

疮毒内归,皮肤感染,肌肤湿疮溃疡,酌配河白草、地肤子、苦参、六月雪、黄柏、赤小豆等以清泄湿毒。

头面部肿势较重者,应与疏风宣肺药合用,伍以麻黄、浮萍之类。

养阴补肺法

养阴补肺法,主要在于保肺固卫,若阴虚而伴有轻度浮肿时,用养肺阴药,滋其化源,也可起到利尿的作用。如《证治汇补》说:"水肿有属阴虚者,肺金不降而浮肿,⋯⋯宜滋阴补肾,兼以保肺化气"。《潜斋医学丛书》记载:"昔人治肺气不化,膀胱为热邪所滞,而小溲不通,⋯⋯一味沙参大剂煎服,覆杯而愈,是肺气化而小溲通也。"

由于肺虚容易反复感受外邪,尤其在迁延不愈进入慢性期时,阴虚与肺热两者常互为影响,标本虚实错见,因此,养阴补肺与清肺解毒往往需要结合使用,根据虚实的主次适当配伍。

本法主要是针对肺的阴虚内热证,及气阴两虚的情况。

至于临床上常用以治疗慢性肾炎的党参、黄芪、白术等补气药,重点在于补益脾气,不能认为以补益肺气为主,两者主治目的不同,应予区别理解。

1. 适应范围

急性肾炎水肿消退后，或水肿不著，但病程迁延较久，慢性肾炎反复发作。两者都具有肺虚阴伤的病理表现。

2. 症状特点

低热，干咳，口干，舌质红，脉细数，咽喉干痛，甚则经常红肿，扁桃体呈慢性肿大，或易汗，怕风，常因感冒诱致病情加重。尿黄、有泡沫，尿常规不易转阴者。

3. 常用主药

沙参、麦冬、百合、玉竹、生地、山药、白茅根等。

气阴两虚，易汗，怕风，常易感冒，配黄芪、太子参、五味子、红枣以补气固卫。如投黄芪而又觉内热、口咽发干者，可与知母合用。

阴虚血热，小便尿血，或镜检红细胞量多者，配丹皮、赤芍、小蓟，凉血止血。

常挟外感症状，迁延难解者，酌加桑叶、菊花、连翘、银花、蝉衣等以轻清宣透。

咽喉肿痛、干燥、呛咳者，酌加元参、牛蒡子、桔梗、甘草以清利咽喉。

上列治肺四法，在临床具体运用时，既有各自的指征和范围，但又互为联系，有时还需结合使用。

从上述可见肾炎从肺施治的意义是多方面的，结合临证初步体会，似有调节体液代谢、抗变态反应、预防和控制感染、增强机体抗病能力、促使病变脏器恢复等多种作用。

1. 调节体液代谢，消退水肿

因肺气失于宣布，不能通调水道，下输肾和膀胱所致者，则当采取疏风宣肺和顺降肺气等方法以行水。

临床每见急性肾炎"风水相搏"证，在用疏风宣肺法时，多数患者服药后并不一定得汗，经常可见尿量增多，说明运用这一治法宣通肺阳，使肺气宣降，不仅能够发汗，使水气从表发越而出，同时也可利尿，使水液下输膀胱而外出。若与渗湿利水法合用，则利尿的作用尤为明显。从现代药理知识和临床来看，某些疏风宣肺药，如麻黄、浮萍、苏叶、桂枝等，均有一定的利尿作用。

若水肿证见水气上逆射肺的，又当顺降肺气，以导水下行。因肺主一身之气，为水之上源，水化于气，气行则水行，气滞则水停；肾为水之下源，赖肺气以下降，调通水道，归于膀胱，"肺气顺则膀胱之气化而水自行"。

其他如养阴与清肺法，通过滋养化源、肃降肺气，也可起到行水利尿的作用。

实践证明，凡肾炎水肿临床表现涉及肺的，根据"上病上取"的理论，采取宣肺及顺气等治法，能使潴留的水液从汗、尿排出体外。由此可知，肺与肾对体液的运行确有相互关系，治肺可以调节体液代谢，达到消退水肿的目的。

2. 抗变态反应

从中医学理论来看，急性肾炎水肿的病因，多为风邪外受，入侵于肺，肺气不能通调水道，下输肾和膀胱，以致风水相搏而为病。这种论点与西医学所说上呼吸道或皮肤感染后，因变态反应引起的肾炎，颇为类似。

根据临床观察，中医所说"风邪"，包括人体对某些过敏因素所引起的变态反应性疾病及其症状表现，某些疏风药即具有抗过敏作用，能够抗变态反应。据药理研究，麻黄能抗过敏，对因气候寒温失调，或食入鱼虾等物引起的变态反应性疾病如哮喘、荨麻疹，亦均为临床所习用的有效药物。从药测证，似可说明，运用疏风宣肺药治疗肾炎，实际寓有抗变态反应的意义。

至于治疗"风毒"证的清肺解毒类药，不仅能够直接抗菌，对细菌感染性炎症有效，同时也具有抗变态反应性炎症的作用。如野菊花、连翘、地肤子、牛蒡子、山苦参等，都是临床习用于过敏性炎症的一些有效药物；药理研究证明：石韦能抗组织胺过敏，蝉衣具有抗组织胺、神经节阻断作用，可以消除或减弱感染后的变态反应。其他如养阴补肺法中的生地，据报道，生地也有提高肾上腺皮质功能、抗变态反应的作用。可见肾炎治肺，对减弱或抑制感染后的机体变态反应，具有一定作用。

3. 预防和控制感染

通过临证观察，上呼吸道和皮肤感染，与肾炎的发生、反复、迁延不愈有重要关系，这与中医学肺开窍于鼻，喉为其系，外合皮毛，肺肾相生的理论颇相呼应。为此，防止急性肾炎迁延趋向慢性，慢性肾炎复发与恶化，预防感染及控制慢性感染病灶，考虑从肺施治，采用清肺解毒法，是极为重要的一项措施。

清肺解毒法属于清热解毒的范围，但它明确指出，治疗重点以肺为主，为制方选药提出指导依据，以示与湿热在脾、在肾的用药有所不同，加强了用药的针对性。

从清肺解毒类药物的临床实践和实验研究来看，多具有抗感染作用，能控制细菌性炎症，从而防止因反复感染对肾脏所造成的变态反应性炎症，减轻肾脏病理性损伤。

4. 增强抗病能力，促使病变脏器恢复

由于肾炎病程多长，往往迁延、反复，甚至趋向慢性，而致脏腑损伤，正气虚耗，因此，在治疗时应辨其肺、脾、肾的不足，采取相应的扶正固本法。

如因肺虚抵抗力低下，卫外功能减弱，易受外邪侵袭，每因反复感冒诱致病情发作或加重，或经常伴有上呼吸道感染症状者，不仅要清肺解毒，预防和控制感染，同时更应采取补肺的措施，加强肺的卫外功能，改变患者的变态反应素质，才能避免感邪诱发。由于这类病例多见肺阴不足、内有虚热的表现，或兼挟外邪，经常迁延难解，因此，多以养阴清肺法为主。

古人认为肺对肾有资生关系，通过补肺可以达到益肾的目的，有利于肾脏的病理性损害获得恢复。为此，在一定条件下，又似可把补肺作为治本的措施之一。必要时还可肺肾同治。

当前按照辨证结合辨病的要求，通过实践观察，初步看来，消除尿蛋白、恢复肾功能的治法和途径是多方面的，脏腑虚实有别，补泻各异，实难执一而论。至于从治肺来说，根据以上所述，似可能从各个不同方面，或在某一环节上，促使肾脏实质性的病理损害得到修复。如从临床所得印象来看，往往是在全身症状得到改善的基础上，使尿蛋白和肾功能获得相应的好转，说明增强全身抗病能力与恢复肾脏功能，具有局部与整体的密切关系，而治肺是其中的一个重要环节。

通过以上讨论，可知肾炎从肺施治，充分体现了中医学的整体观念，脏腑之间在生理和病理上的密切关系，不但是源于实践的理论，同时还有它的病理生理基础。且肾炎治肺仅是多种治疗法则的一个方面，临证还当根据病情，与治脾、治肾等法结合运用。

按照辨证结合辨病的要求，肾炎治肺的具体措施，有宣（开）肺、清肺、降肺气及泻肺、补肺等不同方法，必要时还需配伍合用。

根据中医学理论，肾炎治肺主要是针对水肿而言，实践证明，这不仅是调节体液代谢、消退水肿问题，对控制感染、抗变态反应、增强抗病能力、恢复肾功能，都有一定的疗效和独特意义。

张志坚

难治肾病总需宣肺，澄源洁流扶土填督

张志坚（1923~　），常州市中医院主任医师

难治性肾病综合征，依其临床特点属于中医学之"水肿"和"虚劳"病证的范畴。张志坚主任医师，对肾脏疾病潜心探究几十年，积累了丰富的经验，临证时谨守病机，习用宣肺祛风法化裁，处理难治性肾病综合征，取得显著效果。爰举验案五则，介绍如下。

宣肺祛风，澄源洁流

何某　男，10岁，1983年8月18日初诊。患儿于1982年11月骤起面肢浮肿，初住当地某医院，尿检：蛋白（++++），曾用泼尼松1mg/（kg·d）连续治疗8周，病无起色。乃于1983年2月转上海某医院治疗半年，确诊为：难治性肾病综合征。因病情未控制，遂回常州我院门诊。症见：激素面容，踝部微肿，经常鼻塞，近又新感3天，恶寒微热，少汗，咽痛，咳嗽，痰少带黄、尿黄多沫，舌嫩红、苔薄黄，脉浮数。体温37.6℃，血压110/80mmHg。尿检蛋白（+++），红细胞少许，白细胞少许，颗粒管型（+）。血清胆固醇15.5mmol/L，血浆总蛋白40g/L，其中，白蛋白27.3g/L，球蛋白12.7g/L，血沉80mm/h。此系久病卫弱，风热犯肺，水失通调。治法：宣肺祛风，澄源洁流。

银花 15g　连翘 15g　荆芥 10g　牛蒡子 10g　僵蚕 10g　净蝉衣 10g　桔梗 10g　鸡苏散包煎, 10g　佛手片 10g　紫背浮萍 15g

3 剂，水煎服。嘱其低盐饮食，忌生冷海腥之品，并逐步递减泼尼松用量。

药后汗出溱溱，身热罢，咳嗽止，咽痛轻，踝肿减。尿检：蛋白（++），红、白细胞（-）。守方并佐入益气固卫之品，调治 3 月余，激素已撤，诸症消失。乃嘱停服汤药，予玉屏风散方为丸，早晚各服 6g，扶正固卫，以善其后。随访 3 年，病未复发。

本例病程虽久，但风邪外袭、肺气失宣之病机依然存在。肺因风窒，水由风起，风激水浊，源不清则流不洁。故治疗着眼于宣肺以洁水源，祛风以孤水势，辛以散邪，凉以泄热，乘其势而利导之，终于扭转败局。

宣肺祛风，健脾升陷

王某　女，25 岁，1985 年 5 月 6 日初诊。患肾病型肾炎 3 年。曾先后住我市两所医院治疗 5 次，历时 8 月余。日服泼尼松 80mg，持续 3 个月无效。由某医院确诊为：难治性肾病综合征。症见：面如满月，但㿠白无华，头枕按之软绵，肢体高度浮肿，神疲气短，身倦乏力，动则更甚，经常感冒，咳嗽，脘腹坠感，纳食不佳，尿频量少，浑浊多沫，大便易溏，经闭半年，舌淡胖而苔白，脉浮细而软弱。尿检：尿白（++++），白细胞少许，红细胞（+），颗粒管型 0~2 个 /HP。血浆总蛋白 32g/L，其中，白蛋白 15g/L，球蛋白 17g/L，血压 110/70mmHg。辨证为：风邪恋肺，脾虚气陷，精微下泄，水湿停聚。治法：宣肺祛风。

麻黄 10g　光杏仁 10g　炙甘草 3g　茯苓 30g　陈皮 10g　苍术

10g　泽泻 15g　猪苓 30g　桂枝 10g　党参 15g　生薏米 30g　生姜 3 片

守方服药 30 剂，浮肿消退，身倦乏力亦轻，咳嗽渐疏，纳食稍启，尿频略减，但有时咽痛，活动后脘腹坠胀，小便次数较多。尿检：蛋白（++），上皮细胞少许。守原方加桔梗、连翘、红参、生黄芪、益母草治疗 2 个月。患者体力大增，诸恙悉平。尤可喜者，患者经水来潮，尿蛋白转阴，血浆总蛋白 58g/L，其中，白蛋白 36g/L，球蛋白 22g/L。乃嘱患者改服补中益气丸，以资巩固。

《内经》谓："饮入于胃，游溢精气，上输于脾，脾气散精，上归于肺，通调水道。"患者久病不已，脾虚中气下陷，风恋肺窒于上，以致水道失司，故径投华盖散合春泽汤化裁，寓华盖开而窍宜，春水满而回泽之意，使清阳升运，脾健湿除，则精微自固，蛋白尿随之而消失。

宣肺祛风，解毒净水

顾某　男，10 岁，1989 年 8 月 3 日初诊。患儿于 1987 年 8 月中旬，先于下肢患脓疱疮，继则四肢浮肿，日渐加重，小便量少，色赤如酱油。尿检：蛋白（+++），白细胞（+）。初住常州某医院用激素及静脉滴注青霉素等常规治疗，因尿蛋白持续不消，且出现黄疸，一度血尿素氮、肌酐升高，乃转上海某医院住院治疗，经肾活检确诊为："溶血性尿毒综合征（HUS）"，表现为 8% 肾小球纤维化，少数节段硬化，部分细动脉及动脉增厚，少数腔内栓塞。住院 3 个月，病情时有起伏，尿蛋白波动于（++~+++），遂回常州治疗。症见：全身浮肿，头面为甚，枕后按之凹陷，近又鼻塞、流清涕 3 天，咳嗽气促，痰少色白，恶寒微热无汗，脘痞不思纳食，口不渴，尿少，咽红肿痛，大便秘结，舌淡嫩、苔薄白腻，脉浮细微数。血压 140/100mmHg，体温 37.5℃。尿检：蛋白（+++），白细胞（+），颗粒管型（+），尿蛋白定量 925mg/24h。血浆总蛋白 57g/L，总胆固醇 9.5mmol/L，血红蛋白 58g/L，血白细胞 6.4×10⁹/L，中性粒细胞 0.78，淋巴细胞 0.22。此系湿毒内侵伤肾，风邪外袭犯肺，水湿泛滥为患。治法：宣肺以开鬼门，祛风而解水毒。

生麻黄 8g　连翘 15g　赤小豆 30g　蝉衣 10g　荆芥 10g　生赤芍 10g　粉丹皮 10g　桔梗 10g　炒枳实 10g　桑白皮 30g　生甘草 3g

3 剂，水煎服。嘱低盐饮食，忌生冷、海腥、童子鸡等发物。

药后，汗出热退，小便增多转清，浮肿十减其七，纳食未启。于上方中加入健运之品及河白草。续服 5 剂，诸恙著减，尿检：蛋白（±）。乃守"中病即止"之旨，改用益气固里、培补脾肾法。调治半年，尿蛋白转阴，逐渐停药而愈。追访 2 年，身体健康，已经上学。

《沈氏尊生书》云："有血热生疮，复为水肿病。"脓疱疮引发肾炎，临床屡见不鲜。本案疮毒留恋未解，复兼风邪乘袭，肺肾同病，病情错杂，治宗"善治者，治皮毛"，法用宣肺祛风，解毒净水，幸而中的，热退肿减。复诊时加入河白草清热解毒，利水消肿，而使尿蛋白明显减少，民间习用河白草煎汤内服、熏洗治疗肾炎水肿，证之临床，确有效验。最后以培补脾肾法巩固疗效。

宣肺祛风，化瘀行水

朱某　男，55 岁，1990 年 5 月 15 日初诊。平素体弱多病，有隐性脊柱裂及支气管扩张、胆囊炎等病史。患者于 1988 年 11 月因颜面下肢浮肿 20 天，住常州某医院，诊断为肾病综合征。先后用雷公藤、泼尼松正规治疗 2 个月，效果不明显。乃于 1989 年 2 月转上海某医院，经肾脏穿刺、病理确认为"膜性肾炎"。入院初期用肝素、泼尼松等药治疗，效果不佳，后予环孢素 A 合潘生丁连续治疗 3 个月，尿蛋白亦不减少。症见：激素面容，下肢浮肿，按之凹陷，腰酸头晕，神疲乏力，经常感冒，鼻塞，咽喉肿痛，咳嗽，大便易秘，面部散在皮疹，且感微痒，舌暗红、边有瘀点、苔微黄，脉细弦而涩。尿检：尿蛋白（+++），白细胞少许，红细胞少许，颗粒管型（+），尿蛋白定量 7.5g/24h，尿 β_2-M 58.3μg/H，血 β_2-M 3.9μg/ml。血脂分析：胆固醇 9.23mmol/L，甘油三酯 10mmol/L，血压 168/100mmHg。揆度病机，此属风邪留恋肺系，气滞水瘀交阻。治法：宣肺祛风，调气化瘀。仿升降散合倒换散加味。

白僵蚕 10g 净蝉衣 10g 姜黄 10g 制大黄 5g 荆芥 10g 桔梗 10g 炒枳实 10g 玄参 10g 连翘 15g 白蒺藜 15g 炒楂曲各 10g

药进 15 剂，大便畅，尿量增，下肢肿退，鼻塞、咽痛、咳嗽亦已，尿检：蛋白（+），余阴性。效机已获，守方出入。原方去姜黄、大黄、枳实，加广郁金 10g、虎杖 30g、龙葵 30g、炙黄芪 15g、全蝎 6g。再进 20 剂，诸恙消失，尿蛋白转阴。因虑患者病已数载，需益气固表，滋肾扶正，继续调理 3 个月，病未复发。追访半年，身体健康。

患者患肾病数载，残风留恋，肺气膹郁，邪不得外透，又不能里解，气机升降不利，故血为之凝滞。其血滞之所在，即为留邪之渊薮。故上见咽痛、咳嗽、舌有瘀点，下致腰痛、水肿、大便秘结。本例用升降散合倒换散化裁，旨在调气，冀升降复而留瘀散，肺气宣而残风去。收效后佐入黄芪、郁金、虎杖、龙葵、全蝎，立意补肺气以祛余风，破血而逐残瘀。

宣肺祛风，益肾填督

徐某 女，25 岁，1981 年 8 月 7 日初诊。患者罹肾病综合征 3

年。先后用泼尼松、环磷酰胺治疗，效果欠佳。刻诊：面色㿠白，腰脊凉痛，畏寒肢冷，天阴尤甚，神疲乏力，小便频数，夜尿 3~5 次，头晕，耳鸣，平素易感冒，经常咳嗽，咯吐白痰，下肢浮肿，经闭半年，舌质淡嫩、边有齿印、苔薄白，脉细软。咽部微红，扁桃体肿大 Ⅱ 度。尿检：蛋白（++），红细胞（+），白细胞 1~2 个 /HP。血清胆固醇 8.2mmol/L。此系风寒窒肺、肾病伤督之证。拟宣肺祛风、益肾填督法。

炙麻黄 8g　熟地黄 15g　白芥子 10g　淡干姜 5g　鹿角片先煎，10g　生甘草 3g　佛手片 10g　肉桂后下，5g　荆芥 10g　茯苓 30g　炒楂曲各 10g

守方出入，连服 30 剂。

药后，自觉身有热感，背脊冷痛著减，鼻塞、咳嗽亦已，尿频疏而尿量增，下肢浮肿渐退，头晕耳鸣减轻，纳食转香。尿检阴性。效机已获，慎防反复，乃予龟鹿二仙膏方加紫河车 15g 化裁。调治 2 个月，月经来潮，诸恙告愈。

追访 3 年，已经生育，旧病未发。

尤怡在《静香楼医案·下卷》云："背脊为督脉所过之处，风冷乘之，脉不得通则恶寒而痛，法宜通阳。"本例患者肾病日久，督脉虚损，失其温煦和养之功，阳气不到之处，即为风寒乘袭之所，一旦肺气失宣，则水停而为肿。临证时，一开始即抓住风寒犯肺、肾督亏损这一病机，进阳和汤化裁，寓宣肺祛风于温补肾督之中，俾使离照当空，阴霾自散。病获转机后，改投龟甲、鹿角片、紫河车等血肉有情之品，着意充填督脉，则精微自摄，尿蛋白消失，痼疾乃愈。

肾病肇端因肺郁，首当宣肺洁源：经云："肺主通调水道。"一旦肺气膹郁，宣降失司，上焦壅遏则水道不利，脏气违和而精微下漏。难治性肾病综合征，在急性发作的过程中，大多数均可见到肺气膀郁表现。治当宣肺气以洁源流。所投宣肺药物，大多味辛，用辛味以治肾，正符合经旨"肾恶燥，急食辛以润之，开腠理，致津液，通气也"。

肾病始末不离风，祛风勿拘早晚：张老认为，风气致病的一般表现有：①首先犯表，始自阳经；②风激水逆，通调失职；③清窍窒塞，气道壅遏；④善行多变，忽现忽隐。风气在外不得解，势必涉及内脏，难治性肾病患者常可见到上述有关表现。因此，在辨证的基础上，参合祛风一法，不应拘于病程的早晚、发病的急慢。

病久羁由血瘀，毋忘升降气机：气、血、水三者相辅相成，在病理状态下亦相互影响。水病可致气滞血瘀，气滞可致血瘀水停。肾病久羁、血络瘀滞者，尿蛋白不易消失。张老指出："见瘀治瘀，非其治也。"应以升降气机为是，可于当用方中加入升降散合以治气，既可疏通肾络，又无动血之虞。虽强调斡旋气机，仍应顾及化瘀，且升降散本具调气活血之功。所以，临证时，祛瘀毋忘治气，斟酌用药，往往可收事半功倍的效果。

重订古今名医临证金鉴

水肿卷（下）

单书健 ◎ 编著

中国健康传媒集团

中国医药科技出版社

内 容 提 要

　　古今名医之临床实践经验，乃中医学术精华之最重要部分。本书选取了古今名医对水肿的临床经验、医案、医论之精华，旨在为临床中医诊治水肿提供借鉴。全书内容丰富，资料翔实，具有极高的临床应用价值和文献参考价值，以帮助读者开阔视野，增进学识。

图书在版编目（CIP）数据

　　重订古今名医临证金鉴. 水肿卷：全 2 册 / 单书健编著 . — 北京：中国医药科技出版社，2017.8

　　ISBN 978-7-5067-9222-6

　　Ⅰ．①重…　Ⅱ．①单…　Ⅲ．①水肿—中医临床—经验—中国　Ⅳ．① R249.1

　　中国版本图书馆 CIP 数据核字（2017）第 071471 号

美术编辑　陈君杞

版式设计　也　在

出版　**中国健康传媒集团** | 中国医药科技出版社

地址　北京市海淀区文慧园北路甲 22 号

邮编　100082

电话　发行：010 - 62227427　邮购：010 - 62236938

网址　www.cmstp.com

规格　710 × 1000 mm $\frac{1}{16}$

印张　40 $\frac{3}{4}$

字数　454 千字

版次　2017 年 8 月第 1 版

印次　2023 年 3 月第 2 次印刷

印刷　三河市百盛印装有限公司

经销　全国各地新华书店

书号　ISBN 978-7-5067-9222-6

定价　79.00 元（全 2 册）

获取新书信息、投稿、为图书纠错，请扫码联系我们。

目　录

陈亦人

畅达气机，疏肝化瘀

陈亦人（1924~2004），南京中医药大学教授

水肿一病，《内经》称"水"，仲景曰"水气"，巢元方以降，始定称水肿，沿用至今。举凡西医之心源性、肾源性、营养性、内分泌性水肿等，皆属是病范畴。

水肿病机，《内经》即有"其本在肾，其末在肺"及"诸湿肿满，皆属于脾"之说，肯定了肺、脾、肾在水肿病中的主导作用。明代李士材、张介宾二氏，强调肺、脾、肾三脏相干，确有见地，影响深远，至今仍崇此说。在辨证上，自朱丹溪提出阴水、阳水两纲，从根本上区别了虚实两类性质不同的水肿，为临床立法用药提供了依据，实较先进，一直沿用不衰。考中医对是病的认识，大体有两个阶段：唐宋以前，多从实治，遵《内经》"平治于权衡，去宛陈莝""开鬼门，洁净府"以及仲景"腰以下肿当利小便，腰以上肿当发汗乃愈"之旨，多用泻法（发汗、利小便、攻下逐水等）；宋代以后，提出阴水之说，多重调补脾肾。观今日概况，仍未出此藩篱，如高等中医院校教材《中医内科学》（五版）认为，水肿之机，"肺脾肾三脏相互联系，相互影响"，"其中以肾为本，以肺为标，以脾为制水之脏"，"治疗上，除用发汗、利尿、攻逐等法外，还有健脾、温肾等法"。仍遵阴水阳水两纲分类而治，颇能代表今日临床现状，具有一定的权威性。

水肿之病固然多与肺脾肾三脏功能失调有关，依法治之当然可以获效，但亦非尽然，有时往往治之乏效，甚则愈治愈烈，其理为何？盖水肿一病，除与肺脾肾关系密切外，与肝脏功能失调也有重要关系。水不自行，赖气以动，故水肿一病，系全身气化功能失常的一种表现。肝为将军之官，为刚脏，具主升、主动的疏泄功能，是调畅全身气机、推动血和津液运行的一个重要环节。它的疏泄功能，首先体现为调畅气机，保持人体气机的升降出入有序。若肝气郁结，则气机紊乱，津液输布失常，不循常道，化而为水，在内为饮，泛外为肿，不管化饮生肿，均见小便不利。

因小便是水液外排的主要方式，小便不利，必然致水湿内停。小便通利，固然与肺的通调水道、脾的转输、肾的气化有关，而与肝的疏泄亦休戚相关，仲景深明其理，其曰："少阴病四逆，其人或咳，或悸，或小便不利，或腹中痛，或泄利下重者，四逆散主之。"（《伤寒论》318条）毋庸置疑，本条之"悸""小便不利"的主要病机即是肝郁气滞使然，故用四逆散疏肝解郁，肝气一调，水饮自去。他如条："伤寒五六日，已发汗而复下之，胸胁满微结，小便不利，柴胡桂枝干姜汤主之。"也是用疏肝调气之法，以利在内水饮之邪的典范。再如395条："大病瘥后，从腰以下有水气者，牡蛎泽泻散主之。"对此条争议颇多，不好理解。其实，本条病机仍属肝实证，责由肝气不调，湿热下注，故用牡蛎平肝，以蜀漆、葶苈、商陆之辛以发越肝气，使肝气条达。商陆之兼酸，合牡蛎以约肝，使之不过。辛散酸收，酸以柔肝体，辛以调肝用，使肝之疏泄，既无太过，亦无不及。至于苦以泻热，淡以利水，皆佐使味标本齐治之法，故用于水肿，当有良效。考历代各家之争，实是胶柱于水肿与肺脾肾关系之故，若跳出此束缚，此条不难理解。

肝与水肿的关系，其二体现于它的藏血与行血方面。血归肝脏，其运行又赖肝之疏泄，气机条达，升降出入有序，气行则血行，使肝血旺盛，周流全身。若肝气郁结，气滞而血瘀。瘀血一生，又阻滞脉络，影响气机，使津液不布，化而为水。仲景在《金匮要略》中指出"血不利则为水，名曰血分"，即是指此而言的。这种水肿，并非肺脾有关者，而是肝经瘀滞的结果，当责之于肝的血分病变，故仲景又曰："经水前断，后病水，名曰血分，是舍本求末，于病无益。"对此，晚清的唐容川深有体会，其曰"瘀血化水，亦发水肿"，从而将瘀血这一病机在水肿病中的作用摆在了突出的位置。这一病机观点本应引起足够重视，但千百年来人们一直把水肿与肺脾肾紧密相连，已成定势，积习难改，故仍将这一学说置之脑后，而根本未考虑调肝。其实，仲景早就提出了治法方药："厥而皮水者，蒲灰散主之。""小便不利者，蒲灰散主之。"用蒲黄活血化瘀，通经调肝，以治其本；滑石清热利尿，以治其标。药虽两味，但治疗思路已昭然若揭，深究之颇有意义。

肝经瘀血而致水肿，是临床常见的事实。此类水肿，若依传统的治法往往无效，而采用仲景之法，从肝论治，活血化瘀，淡渗利水，往往收效迅捷。对于方药，可在此治法指导下遣方，不必拘于仲景原方。如曾治刘某，女，43 岁，南京市人。1994 年 12 月 15 日初诊。面浮腿肿，周身虚浮已 3 年，曾被诊为"慢性肾炎"，住院治疗月余，好转出院。继之水肿又作，即用中西医治疗，迭进汤药及西药激素等乏效，下肢肿甚，压之凹陷，手指尽肿，两手麻木，小便不利，大便稀溏，舌边痛，苔薄脉沉。观前医用药，有宣肺者，有健脾者，有温肾者，有专主攻逐者……不一而足。据证而析，麻属气虚，木乃血瘀，肿因络瘀而起，故治姑进活血，参以疏风利水之剂，标本齐治。处方：

生黄芪 15g　建泽泻 15g　炒苡仁 15g　泽兰叶 10g　红花 10g　桃仁泥 10g　防己 10g　生蒲黄 10g　杭白芍 10g　防风 10g　春柴胡 6g

水煎服，每日 1 剂。7 剂。方以黄芪补气推血，气行则血行。柴胡疏肝解郁，辛以散之，舒发肝气，肝气和则血可归经。配以白芍柔肝养肝，肝体健则其功自达。泽兰、红花、桃仁、蒲黄主入肝经，活血化瘀，瘀去经通，水道畅达，皆为治本之品。况上药相合，补肝疏肝，瘀去新生，使肝有所藏，体有所化，体用齐调，实长治久安之举也。泽泻、苡仁、防风、防己皆渗利水湿之品，能推陈致新，外排废水，乃治标措施。全方合用，治肝气调肝血，以达利水消肿之效。因诊务繁忙，接触患者较广，况此法此治属常规之举，毫无特殊，故而淡忘，转眼间 2 年已逝。1996 年 12 月 10 日，患者因他病来诊，盛赞其事，谢之由衷，言服上药 7 剂，肿退病除，再未复发，西医检查一切正常。复检视前记病案，一一在目。嘻！余临证从肝论治水肿，难以胜数，与现时习惯相左，而与经旨则合，何谬之有？

如上所言，水肿病因病机复杂，切莫一见水肿，即责肺脾肾也，与肝之疏泄失常因果相依，要之应辨证论治，有是证即用是药。病机变化变动不居，欲克敌制胜，必据因机之所在而灵活用药，犹兵来将挡，水来土掩，看似被动消极，实为临敌之宝，不可不问敌之来路战法，先拟火攻，看似胸有成竹，实乃取败之由也。同理，不能先印定肺脾肾三脏相干，不察肝气瘀血，先入为主，一概以成法治之，效必不佳矣！至于今日，活血化瘀滥用，不问根由，皆投活血化瘀之品，也是一种臆测，不足取也。此处所讲，系仲景所言之"血分"，即由瘀血而致水肿，肝瘀是其病机所在，故用活血化瘀为主，瘀去则肿势自消。一般而论，肝经瘀血而致之水肿，实证较多，然有肝血不足者，仲景疗此，每用阿胶，如《伤寒论》223 条："若脉浮发热，渴欲饮水，小便不利者，猪苓汤主之。"方中即有阿胶养血补血；再如《金匮要略》产后病："妇人少腹满如敦状，小便微难而不渴，生后者，此为水与血俱结在血室也，大黄甘遂汤主之。"方以大黄配阿胶，活血养血，破瘀通经。

（张喜奎 整理）

郭维一

风水宣肺扶土，达邪澄源
慢肾并补脾肾，应贵乎变

郭维一（1930~2000），陕西省榆林地区中风神经病医院主任医师

风水宣肺，扶土达邪澄源

急性肾炎临床一般以突然浮肿、少尿、蛋白尿、血尿、高血压为主要特征。缘于风热或风寒外袭，首犯于肺，肺失宣降，不能通调水道，下输膀胱，水湿积聚，泛溢为肿。脾属阴土，水本畏土，然水气过甚，土失于制，导致"湿困脾土"。治已病的同时亦治未病。治疗重点是清其源，源清流自澈。临床常用其先师经验方略加化裁，姑以"肾病一号"名之。药方由麻黄、桂枝、生姜、甘草、生石膏、杏仁、生白术、白茅根、益母草9味组成。麻黄宣发，杏仁苦降，两者相配，一宣一降，直捣窠穴。辅以生姜，既可助麻黄宣散水气，又助杏仁降其肺逆。生石膏清肺胃之郁热，监制麻、姜之烈。甘草和中，白茅根清利凉血。妙用桂枝配生白术，重在温运脾土，助膀胱气化引水入渠，以防水邪伤脾及肾。益母草功擅活血利水，以防血能病水。麻黄用量以10g为宜，量大有升肝阳之弊，量小难以胜病。若咽喉肿痛，去辛温之生姜，加板蓝根、连翘、马勃清热解毒

利咽；喘咳加葶苈子、苏子泻肺降气，消胸膈之水；腹水严重者加大腹皮、木香行气利水；阴囊肿大加藁本驱太阳之湿邪。本方既治已病，且防未病，临床运用时，切勿胶柱鼓瑟，贵乎活用，效必昭彰。先师杭逢源曾告："本方服用后，临床可见两种截然不同情况，一是大汗淋漓，一是小便殊多。殊途同归，均可使浮肿消退。所以然者，肺之源清，宣降复职，基于患体差异，一从宣发，俾腠理疏松，水由汗孔排出；一从肃降，使水道通调，水由膀胱而出。前者不是亡阳之兆，而是肿消之征。"寥寥数语，诚为砺炼之谈，足以振聋发聩。

袁某　女，20岁。1981年5月8日门诊以"急性肾炎"收住院。

患者1周前感冒愈后，昨日突然颜面浮肿，继而全身躯干及四肢肿胀，伴头痛，乏力，纳差泛恶，小便量少色黄。尿检：蛋白（++），红细胞偶见，白细胞（+），上皮细胞（++），颗粒管型2~4个/HP，透明管型1~2个/HP。血压：120/90mmHg。舌苔薄白，脉浮而微紧。证属风寒犯肺，通调失职。急投肾病一号方。

麻黄10g　杏仁10g　生姜10g　桂枝10g　生白术12g　生石膏15g　甘草5g　益母草30g　白茅根30g

连服9剂，诸恙悉除，尿检正常，血压正常，于5月16日出院，嘱服金匮肾气丸半个月，以资巩固。

消除急性肾炎蛋白尿、高血压、血尿、管型的经验：残留不消时，加生黄芪、金樱子益气固涩；高血压（原发除外）多由水邪过甚壅滞气机，升降失调所致，其根在水，水邪消退的同时，血压随之而降。若由麻黄过量引起之高血压，应适当减麻黄量，或加代赭石平肝降逆，血压可降；尿中红细胞不消，加血余炭以配益母草活血止血；尿中管型不消，加玉米须配白茅根通利小便，能收佳效。

慢肾并补脾肾，应贵乎变

水肿始于下，泛溢于上，缠绵不退，少尿，蛋白渗漏是原发慢性肾炎常见的特征。多属脾肾阳虚，气不化水之候，治之较易。盖肾为水脏，真元寓内，五脏之阳非此不能蒸发；脾为阴土，职司运化，赖肾阳以煦动，转输水谷精微，五脏精气非此不能奉养。若内伤劳倦或寒湿外渍，使脾肾阳损，则气不化精反化水，水湿泛溢，水肿由生，精微失固，渗漏于下。治疗此证，应着眼"气化"，峻补脾肾。盖气化则水行，水行则肿消，此即景岳谓："温补即所以化气，气化而痊愈者，愈出自然。"常用济生肾气汤合理中汤辨证化裁，取效甚捷。

郝某 女，40岁。1973年8月就诊。

患者3个月前，肿始于下肢，逐渐波及全身，当地诊为"慢性肾小球肾炎"，经治效不显。刻下：全身浮肿，下肢按之凹陷，小便短少，伴腰区酸楚，胸脘膨闷，纳差泛恶，四肢不温，气短易汗，面色苍白。尿检：蛋白（++++），管型（++），红细胞3~8个/HP，白细胞偶见，舌胖苔白，脉沉而濡。乃由脾肾阳虚，水湿内盛，泛溢为肿，精微失于固摄，渗漏于下。治当峻补脾肾，助其气化，冀气化水行，浮肿自消。投济生肾气汤合理中汤加砂仁6g，木瓜10g，槟榔10g，沉香5g，生黄芪24g，白茅根30g，益母草30g。连服20剂后，病去十之七八。不慎感寒，全身浮肿，小便短少，脉浮而微滑。此属阴水未愈，阳水又发，本"急则治标"之意，即投肾病一号方加肾气丸2丸（包煎），连服6剂后，标急顿挫，仍守前方继服1个月后，诸恙消失，尿检正常。

水肿反复或缠绵不消，持续蛋白尿者，多为急性肾炎迁延不愈而转成慢性肾炎。病缘于肺，治不如法，伤肺及脾，脾虚则水谷运化失常，酿湿聚饮，下及于肾。经云"脾湿则肾受之"，肾虚则开合失常，湿浊难排，以致水湿泛溢，水肿缠绵不退，势必病血，此即"水不行则病血"之谓。显见此病病机复杂，若用常法图治，实难为功。治疗此证，常用自拟"肾病二号方"，由紫苏、防风、生桑皮、麦冬、桂枝、干姜、猪苓、茯苓、泽泻、焦术、益母草、白茅根 12 味组成。紫苏、防风配生桑皮、麦冬，辛寒利肺以宣上；焦术、茯苓、桂枝、干姜相伍，温中运脾以畅中；猪苓、泽泻、白茅根合用清利而渗下；益母草活血行水，共奏宣上、畅中、渗下、活血、消肿之功。若腹胀加大腹皮、沉香行气消胀；下肢肿甚加木瓜、槟榔驱湿下行；气短加生黄芪益气行水；足背肿加川椒、巴戟天温阳逐水。临证用时，应灵活变通，随症加减。

姜某 男，48 岁，农民。1981 年 6 月 22 日门诊以"慢性肾炎"介绍入院。

患者 1 年前颜面及四肢浮肿，当地诊为"急性肾炎"，经治疗病情缓解，但迁延不愈。半个月前浮肿加重，波及全身，尿少色黄，伴神疲纳差，泛吐清涎。尿检：蛋白（++++），红细胞（++），白细胞（+），上皮细胞（++），管型偶见，诊为"慢性肾炎"。舌苔薄白湿润，脉弦细濡。投以肾病二号方增损。药用：

紫苏 10g　防风 10g　生桑皮 10g　半夏 10g　桂枝 10g　焦术 10g
干姜 10g　猪苓 10g　茯苓 30g　泽泻 10g　木瓜 10g　槟榔 10g　白茅根 30g
益母草 30g　巴戟天 12g　椒目 5g　金匮肾气丸包煎，2 丸

守方加减进药 50 余剂后，尿检：蛋白（±），余无殊，患者康复出院。

对恒用激素类药物和利尿剂治疗，久而不愈的慢性肾炎（肾病型），由于长期使用激素、利尿剂，戕伤脾胃。脾为胃无以行其津液，故化源不足，久而久之，病穷及肾，阴损及阳，正气亏乏，导致脾失转输，肾失封藏，精微渗漏于下。对此证，应重视滋阴益气法，俾元

阴得充则元阳亦旺。此即"无阴则阳无以生"之谓。临床常用自拟"肾病三号方"，方由生地六味汤合五味异功散加黑豆、淫羊藿、益母草、白茅根等 15 味组成。生地六味汤清热滋阴，无腻膈恋邪之虞，且生地有激素样免疫抑制作用；五味异功散健脾益气，加黑豆取色黑入肾，质多蛋白，能补充因蛋白尿而丢失的蛋白质，且又滋水补肾，固摄肾精；淫羊藿温阳不伤阴，且能增强人体免疫力；益母草、白茅根活血清利消肿。此方在调整脾肾的同时，有防止激素、免疫抑制剂撤减后副作用的发生。临证用时，应知常达变，勿按图索骥。

马某 男，37 岁，农民。1983 年 6 月 28 日诊。

患者 8 个月前突然浮肿、少尿、蛋白尿，当地诊为"急性肾炎"，经治肿消。2 个月后因失于调养，浮肿又发，当地医院曾用激素、双氢克尿噻治疗，效不显，遂来我院求中医诊治。现症：周身困乏，腰区困痛，动则易汗，夜梦遗精，下肢微肿，小便短涩。舌淡红苔白，脉沉细略数。实验室检查：尿蛋白（++++），上皮细胞（++），红细胞（+），白细胞 0~3 个 /HP，颗粒管型 2~4 个 /HP，胆固醇 8.9mmol/L，白蛋白 / 球蛋白为 2.16/2.35。投以肾炎三号方。药用：

生地 30g　山药 15g　山萸肉 12g　茯苓 10g　泽泻 10g　丹皮 10g　党参 15g　焦术 10g　白茅根 30g　益母草 30g　黑豆包煎，30g　生黄芪 30g　乌梅 10g　续断 10g　杜仲 12g

1 周内停用激素、双氢克尿噻，单纯服中药。守方增损间断服药百余剂，又服烧鸡蛋 20 个后，病本康复，实验室检查均正常。

对清除慢性肾炎（肾病型）持续蛋白尿，常在辨证复方中加入黑豆，既滋肾固精，又直补蛋白，其效甚好。若浮肿消退，可服烧鸡蛋，即：鸡蛋 1 个，尖头敲破一孔，装入蜈蚣 1 条，鱼鳔珠 2g（均研面）搅匀，用纸糊口外，再用调好之湿泥包一层，放入文火内烧熟，除掉泥土和蛋壳，吃鸡蛋。每日空心服 1 个，10 天为 1 个疗程，能收佳效。析其机制，取蜈蚣入肝，以调疏泄，鱼鳔珠固涩精微于下，鸡蛋填补蛋白，烧泥直入脾，摄精微于中。四者相配，切中病机，蛋白自消。

肾炎辨治的要点有三：

（1）在病因病机方面：不拘于一般地、单纯地强调肺、脾、肾三脏失调可致水肿，而重视瘀血对水肿的影响。

（2）治法及用药方面：急性肾炎不同于一般只治已病，单治水，而强调治未病，以防转化，治瘀血以利消肿，此谓"未雨绸缪""治血即治水"，疗效显著，即基于此。慢性肾炎缠绵不愈者，不囿于一般的侧重治脾肾，忽略治其肺，很少考虑治瘀，然水液的转输运化与肺脾肾三脏密切相关，且水能病血，所以应重视肺、脾、肾三脏与瘀血同调。尤其用激素类药物久治不愈的慢性肾炎，不泥于一般的温补法，而应用滋阴法，此即"无阴则阳无以生"之谓也。至于遣方用药，不应恪守成方，对号入座，执套方以治活人，而应着眼变化无穷之症，找出规律，巧裁效方，活方活用，方可中的，自拟肾病一、二、三号方，即源于此。

（3）对实验室检查数据指标，应持辨证观点，不可按图索骥，而重视筛选确有效验的对应药品在辨证复方中加入，如生地临床证实有类似激素样免疫抑制作用，对停用激素有一定的效验。蛋白尿持久不消，除加黑豆外，另服烧鸡蛋常收佳效。且不可舍辨证论治而以化验指标为用药依据。

（郭补林 整理）

吴翰香

汗利并举疗水肿，效方达药对证施

吴翰香（1918~2005），上海中医药大学曙光医院主任医师

水　肿

1.开鬼门与洁净府并用

近代曹颖甫先生治疗水气，有其独特的见解，提出对水气病的治疗，有当利小便的证候，必先行发汗而小便始通；又有当用发汗的时候，必兼利小便而始愈。也就是曹氏主张开鬼门与洁净府两法，要同时应用，恒遵此法，疗效颇佳。

2.浮肿而血压高者，禁用麻黄，主以萍翘四苓

古人开鬼门，大都采用越婢汤、麻黄连翘赤小豆汤；洁净府，大都采用五苓散、防己茯苓汤、黄芪防己汤等。但性肾炎除有浮肿外，往往伴有高血压症状，而麻黄不论生用、炙用，均有升血压作用，因此对浮肿而兼有高血压症状者，极不适宜，而且服麻黄后血压升高的病例，极难使其恢复正常。丹溪有浮萍发汗甚于麻黄之说，故对风水证候，可以用浮萍代替麻黄。

通过临床观察，急性肾炎用浮萍15g，连翘30g，白术、茯苓、猪苓、泽泻各10~15g为主方，能够达到解热、利尿、消肿之目的，毫无

副作用，亦无发汗现象。这可能是与利水药合用之后，浮萍已无发汗作用。此六味，称为萍翘四苓汤。

慢性肾炎所致的浮肿，用萍翘四苓汤加生黄芪、防己，也有利尿、消肿作用。如由于血浆白蛋白浓度降低而见浮肿、蛋白尿的病例，可以补充蛋白质，有人报道用新鲜羊乳，煮沸，早晚各服500ml，3~5周后，尿量骤增，持续饮用5~7周，有消肿、降压功效。

有浮肿时，禁用甘草。因甘草有抗利尿、促使水钠潴留的作用，可使尿量减少，浮肿加重，

3. 慢肾水肿不除，可敷脐外治

若慢性肾炎急性发作，出现全身浮肿、尿少、气急等症状，经上述方法治疗而仍旧无效的病例，可以采用外敷疗法：取麝香0.3g，置于脐当中，用活鲫鱼肉剁成泥酱，敷于麝香上面，外罩油纸（或塑料食品袋纸），再覆纱布，胶布黏着，绷带固定，经24小时后将药除去。一般在敷药后4~6小时，即有肠鸣声，继则小便增多，大便溏泄，1天后周身浮肿消退，气息亦平。

急性肾炎早期的肉眼血尿，都属下焦结热实证，宜用《济生方》小蓟饮治疗，亦可用荠菜花汤（荠菜花、萹蓄草、马蹄金、车前草各30g）加墨旱莲、茜草、侧柏叶、生地黄等治疗，有效率在80%以上。

严重的急性肾炎早期病例，可见肉眼血尿或镜检血尿红细胞满视野、尿少、浮肿等症。可在萍翘四苓汤的基础上，加用益母草煎剂，取益母草全草120g，加水至浸没为度，约800ml左右，文火煎至300ml，去渣，分3~4次温服。儿童剂量酌减。此方连用6~26天，血尿可以消失，高血压亦可下降，疗效比较满意。益母草又名茺蔚，有行血、活血、下水、调经、解毒、消肿作用，可治浮肿、尿血、二便不通以及妇人崩漏、难产、胎衣不下、子死腹中等症。

急性肾炎经上述疗法治疗 3 个月以上，镜检血尿仍不改善，而在临床无下焦热结的肉眼血尿，亦无浮肿、高血压症状者，容易转为慢性肾炎潜伏型，此时，应从气血流散、肾阴亏损着眼，可用六味地黄合当归补血汤加阿胶（烊化）为煎剂，另吞琥珀末 9g/d（或吞参三七末 6g/d），3~7 天，可获奇效。

慢性肾炎尿液中红细胞的多寡，因炎症活动程度而有所不同。通常为镜检血尿，以基膜病变为主者其尿中红细胞常不多或缺如，后期红细胞一般减少，但在尿毒症有出血倾向或急进性高血压呈肾小动脉坏死时，红细胞可以增多。肾炎病变活动时，除红细胞增多外，白细胞亦相应增多。若有大量的白细胞，提示有并发尿路感染的可能，宜用八正散（萹蓄草、瞿麦、木通、车前子、滑石、甘草梢、制大黄、焦山栀）加金银花、连翘、蒲公英、土茯苓、粉草、萆薢等。有人用新鲜鱼腥草 100g/d，水煎服，有效。

蛋 白 尿

消除蛋白尿，是治疗慢性肾炎肾病型的首要任务。早期，血浆白、球蛋白比例减小，尚无倒置，跗肿，按之没指，或周身浮肿，皮肤寒冷，可按《金匮》皮水论治，用防己茯苓汤合五苓散治疗，可将防己茯苓汤中的甘草除去，只用防己、黄芪、桂枝、茯苓 4 味，再加白术、猪苓、泽泻。有人单用小叶石韦（青岛地区产）15g/d，煎服 3 个月后，蛋白尿逐渐下降而消失。有人单用商陆肉汤，治疗慢性肾炎全身浮肿大量蛋白尿，连服 4 个月，蛋白尿由减少到微量，浮肿消失（处方：商陆 10g，瘦猪肉 100g，加水 500ml，煨到 300ml 左右，弃去猪肉，分 3 次温服，为 1 天量）。有人报道用萆薢丸治疗慢性肾炎蛋白尿，服药 7 天，有效率达 70% 以上。

萆薢丸

川萆薢　黄柏盐水炒　知母　泽泻　白茯苓　丹皮　益智仁盐水炒

上药各等份，共研细末，水泛为丸，日服 3 次，每次 10g，饭前开水吞下。

血浆白蛋白浓度下降，白、球蛋白比例倒置，是慢性肾炎肾病型中期的典型表现。按中医传统辨证来说，蛋白尿是阴精丢失，真阴被夺，阴损及阳，出现阳气不足，水气泛滥，而且此时除肤冷跗肿、按之没指的皮水证候外，常伴胸满、腹满，或喘或不喘的正水、石水证候，乃阴阳气血俱虚，同时水邪壅滞，为邪实正虚的痼疾重证。目前，对这类严重水气，周身浮肿证候，多责之脾肾，大都主张健脾温肾，但其疗效并不满意。考其病机为虚实夹杂，蛋白尿属虚证，虚当补益，重点应该补阳；水肿为实证，实则泻之，去宛陈莝以治标。所以，此时应该攻补兼施，一面祛邪，一面扶正。扶正用党参龟鹿丸或河车补心丸，祛邪用大腹水肿散或消水丹。慢性肾炎肾病型后期，肾脏功能开始衰弱，这时的主要矛盾便转为高血压、贫血及氮质潴留。有氮质血症时，禁用紫河车及各种胶类。总之，一切血肉有情之物，都应禁忌。

党参龟鹿丸

党参 30g　龟甲胶 30g　鹿角胶 30g　阿胶 30g　熟地 30g　山萸肉 30g　山药 60g　白术 60g　陈皮 24g　砂仁 15g

上药共研细末，蜜丸如梧桐子大，日服 3 次，每次 6g，30 天为 1 个疗程。

河车补心丸

生地 15g　茯苓 15g　杜仲 15g　苁蓉 15g　枸杞子 15g　山药 15g　白莲子 15g　明天麻 15g　党参 9g　当归 9g　白芍 9g　破故纸 9g　远志 6g　紫河车蒸熟晒干, 1 具

上药 14 味，共碾成细末，炼蜜为丸，如梧桐子大，每日早晚各服

5~10g，开水送下。4~5 周为 1 个疗程。

注意：凡用党参龟鹿丸或河车补心丸时，应定期反复检验肾功能，如见氮质潴留现象，立即停药。

大腹水肿散

牛黄 6g　昆布 30g　海藻 30g　黑丑 24g　桂心 24g　葶苈子 18g　川椒目 9g

上 7 味同研细末，日服 3 次，每次 1.5~3g，用药后尿量明显增加。

消水丹

黑丑 250g　甘遂 250g　沉香 60g　琥珀 50g

上 4 味共为细末，水泛为丸，菜豆大，体弱者每服 10~20 丸，体壮者每服 30~60 丸，开水送下，隔日或隔 2~3 日服 1 次。须忌盐、碱、房事，轻者百日，重者 3 年。

高 血 压

中医治疗肾性高血压，亦需根据病情深浅，辨明虚实，区别对待。如急性肾炎浮肿明显同时伴有高血压者，多属水邪实证，是因水、钠潴留，血容量增加和外周血管痉挛所致，此时，切勿用麻黄发汗利水，可以浮萍代之，用前述之萍翘四苓汤加益母草、夏枯草、钩藤、马兜铃、石决明、车前子、茅根等平肝降压、淡渗利水之味，随着浮肿消退，血压可随之下降。

慢性肾炎高血压型，一般多属虚证，为肾水亏竭、肝木失养之证，水不涵木，肝阳上亢，法当滋阴潜阳为先，用《医学衷中参西录》建瓴汤加减，后用六味或肾气丸固本。

建瓴汤方

山药 30g　牛膝 30g　生赭石 30g　生龙骨 20g　生牡蛎 20g　生地

黄 20g　白芍 15g　柏子仁 15g

磨取铁锈水煎药。

心 力 衰 竭

属于中医"水气凌心射肺"的危候。左心衰竭，用真武汤合葶苈大枣泻肺汤抢救。

淡附片 9~18g　茯苓 15~30g　白术 9g　白芍 9g　生姜 9g　大枣 5 枚 葶苈子 30~60g

右心衰竭，用真武汤加人参 9~15g、万年青 30g 有效。有人报道用真武汤加桃仁、红花、琥珀各 9g，抢救 1 例右心衰竭，获得成功。

贫 血

肾性贫血，一般为正细胞、正色素性，偶尔亦有低色素性者，可见红细胞异形、大小不等，有时可见有棘刺的红细胞（称为刺细胞）网织红细胞计数一般不超过 1%。随着血非蛋白氮日渐增高，则骨髓幼红细胞增生逐步减少。

肾功能不全之所以会发生贫血，以往认为是尿毒的作用，抑制了骨髓造血功能。近来通过促红细胞生成素的研究，阐明了机制。促红细胞生成素是血清中的一种黏蛋白，是调节红细胞生成的内分泌素。这种激素，来源于肾脏的肾小球旁器，位于肾小球输入和输出动脉附近。由于两肾发生弥漫性病变，不仅破坏了大量的肾小球，同时也毁灭了大量的肾小球旁器，致使血液中促红细胞生成素浓度降低，因而红细胞的增生、成熟和释放都发生障碍。所以，这种贫血，是很难治疗的。根据脾为后天、肾为先天进行辨证，常常认为这种贫血是脾肾不足，气血交亏，因而采用温补类药物治疗。笔者发现，温补类药物如朝鲜参、白术、茯苓、炙甘草、陈皮、肉桂、熟地、山萸肉、补骨脂、菟丝子、阿胶、鹿角胶等味，对肾性贫血虽有养血作用，但遗憾的是血非蛋白氮会同时升高，得不偿失。所以，在肾性贫血有氮质血症时，宜用消补兼施法，用四君子、当归补血汤合焦三仙为主方，加入枸杞子、沙苑子、苁蓉、仙鹤草、竹茹、沉香曲、旋覆花、天麻、鸡内金等味，既能养血，又不使血氮增加。至于附子、肉桂、人参及各种胶类药，严禁联合应用。

慢性肾炎长期有血尿的患者，由于反复失血，可以发生小细胞低色素性贫血，这时候按照缺铁性贫血处理，用矾铁补血丸、枣矾丸等治疗，效果满意。如患者的血清铜含量低下，还需加用紫金丹治疗，贫血可以纠正或好转。

矾铁补血丸

绿矾 9g　醋煅针砂 12g　山药 15g　红枣 20 枚

前 3 味各轧为细末，红枣煮熟去皮、核，四味同捣为丸，如梧桐子大，日服 2~3 次，每次 3g，白汤送下，忌茶叶。

枣矾丸（据《卫生宝鉴》方改）

绿矾 205g　米醋 2500g　大枣约 500g，100 枚　炒熟面粉 1000g

先将红枣煮烂，去皮、核；然后将绿矾、米醋置砂锅中文火煎煮，俟绿矾溶化后，加入枣肉，煮烂，不断搅拌，到浓缩成珠滴时，离火，将药汁倾注于石臼（或大瓷钵）中，加进炒熟面粉，边加边捣，以适量能成丸为度，等份为粒，每粒约含绿矾 100mg 左右。每日服 2~3 次，每次 1~2 粒，忌茶叶。

紫金丹（据《本事方》改）

胆矾 100g　蜂蜡 30g　红枣煮熟去皮、核取肉，50 枚　茶叶末 500g　米醋 2500g

先将米醋、胆矾置砂锅中文火煮沸，俟胆矾溶水，投下枣肉，煮烂、浓缩，如珠滴时，再下黄蜡，最后下茶叶末子，拌和为丸，等份为2000粒，日服1~2次，每次1粒开水送下。

吴翰香

培本宜清滋，治标禁攻伐

吴翰香（1918~2005），上海中医药大学曙光医院主任医师

对血非蛋白氮、红细胞有影响的药物

肾病后期，由于促红细胞生成素分泌减少，故在出现氮质血症之后，骨髓造血功能亦受抑制。结果是机体内氮质日渐增多，贫血日益严重，其自然转归是终因尿毒症、酸中毒而死亡。如果在服药之后，血氮含量降低，同时贫血改善，应该说是用药的效果；如若相反，又无其他促使恶化的因素，常常是不正确的药物所致。现将12例单纯用中医中药经过较长时期观察的肾病氮质血症的无效病例的治则、用药进行统计分析。

资料中可归纳为上升（及明显上升）、无大变化（在误差内及接近误差）和下降（及明显下降）三种情况。血非蛋白氮定量在33例次中有20例次上升，5例次无大变化，8例次下降；红细胞计数在30例次中有7例次上升，5例次无大变化，18例次下降。这两项数据，对于了解肾病氮质血症时期中医辨证用药的忌宜问题颇有价值。因此，利用"计数资料的显著性测验"进行统计学处理。由于实际例次数<40，而且大多数药味的理论数又<5，所以采用连续性之校正方法，根据公

式进行计算，结论如下。

一、影响非蛋白氮升降的药物

（1）可使血非蛋白氮定量下降，在统计学上有显著性意义的中药，在本组病例中没有发现。虽然沉香曲、苁蓉、天麻、旋覆花、鸡内金、仙鹤草等味只分布在非蛋白氮下降的一项上，但是，由于实际应用的例数太少，不能作出结论，需待日后验证。

（2）可使血非蛋白氮定量上升，在统计学上有显著性意义的药物为：附子、肉桂、朝鲜白参、茯苓、甘草、陈皮等。

（3）对血非蛋白氮定量的升降无大影响，在统计学上有显著性意义的药物为：红参、别直参、白术、黄芪、当归、白芍、枳壳、枳实、姜半夏、仙半夏、杜仲、枸杞子、沙苑子、猪苓、泽泻、谷芽、麦芽、黄连、竹茹、生姜、大腹皮等。

二、影响红细胞升降的药物

（1）对红细胞计数上升在统计学上有显著性意义的药物，在本组病例中没有发现。

（2）对红细胞计数下降在统计学上有显著性意义的药物为：白术、陈皮、生半夏、附子、猪苓、泽泻、生姜等。

（3）对红细胞计数的升降无大变化，在统计学上有显著性意义的药物为：红参、别直参、朝鲜白参、茯苓、甘草、黄芪、当归、枸杞子、沙苑子、带皮苓、谷芽、麦芽、黄连、竹茹等。

治疗法则探讨

此12例所用的治则，可分为温阳利水、宽中理气、润肠通腑、补脾益气等几个方面，有治本者，有治标者，也有标本兼顾者，探讨如下。

一、温阳利水

本组病例中所用的方剂，主要为五苓散、己椒苈黄丸两方，应用频次较多的药味为附子、肉桂、茯苓、猪苓、泽泻、白术、大腹皮、防己、川椒目等，虽然有 4 例在用药之后，尿量增加了一些，水肿得到一些改善，但遗憾的是血非蛋白氮含量却增加了许多。有人报道健康人服用泽泻煎剂后，尿量增加，并且也增加尿素和氯化钠的排泄。而在本组病例中，把泽泻配伍在复方里面，不是单用泽泻，其结果氮质反而增加。推测其原因，可能由于淡渗利水太过，反而伤及肾阳，也就是增加了幸存无几或支离破碎的肾单位的负荷，促使肾功能不全的程度加剧恶化。也可能是复方中某些药物抑制机体的排氮功能，因而使血氮增加。由此说明，氮质血症时期的主要矛盾在于氮质潴留，组织积水是次要的，所以在这个时期不宜用"温阳利水"这一治则。

二、宽中理气

本组 12 例均有恶心、呕吐、食欲减退、脘膈痞满等胃肠气机逆乱证候。在临床用了小半夏汤、四磨饮、左金丸、平胃散等复方后，病情可以改善。这种上消化道功能紊乱症状的轻重，确与血非蛋白氮含量增高有着密切关系，出现秽浊壅塞现象，口有尿臭。而在应用了仙半夏、竹茹、鸡内金、沉香曲、枳实等药味后，有 3 例取得 30~96 天的缓解。这些药味的性能平和，没有毒性，适宜体虚者服用而少流弊。

有 2 例用生半夏配伍于复方之中，在开始几天的效果颇佳，呕吐停止，非蛋白氮也相应下降；但未及匝月，全身情况急转直下，非蛋白氮比原来的水平还高，宣告失败。《本草》称半夏的毒性很大，必须炮制后才能使用，近代发现半夏的酒精浸出物，能使动物产生痉挛而毙。虽然在这例患者身上，没有发生抽搐和角弓反张，但是，自从服用半夏之后，红细胞计数便日趋下降，没有回升过，与不用生半夏的病例比较，有明显的差别。

三、润肠通腑

在本组 12 例中，有 4 例在病程中出现腹部胀满、大便秘结证候，而且合并（或先有）秽浊上壅，气机逆乱见证，如泛恶、呕吐、纳呆、脘满等。其中有 1 例在临床应用了首乌、当归、苁蓉、火麻仁、郁李仁等润肠通幽药物后，效果颇佳，服药近百天缓解。

其他 3 例临床应用温脾汤（大黄、人参、甘草、炮姜、附子）加减，在开头几天里随着大便溏泻而非蛋白氮下降了一些，但随着时间的延长，却出现了脾胃虚弱，脏气紊乱证候，原来便秘的，转变为里急后重，拉稀，状如泄泻、痢疾，下利无休，正气日趋衰败，血非蛋白氮回升，比原来的水平还高，均以失败告终。《本草纲目》列大黄于毒草类之首，古人誉之为将军。实因其作用猛烈，荡涤无遗，适用于体壮邪实之证。正气亏损者，常戒慎用。而在本组使用的 3 例中，无不体虚，虽有参、附为伍，终因生大黄荡伐太过，祸即旋踵而至，无一幸免。

四、补益气血

本组 12 例，均有不同程度的血虚气馁证候，随着病情演进，日渐严重，有头昏、目眩、耳鸣、心悸、气短、色黄等见症。按中医传统辨证，属于诸虚不足，气血交亏的范畴，宜用补法治疗。

在分析本组病例用药情况时，发现这样一个迹象：凡是用黄芪、当归、熟地、枸杞子、白芍、沙苑子等偏于清滋的中药，都有或多或少促进红细胞计数上升的作用，同时对非蛋白氮的影响不大，或者毫无影响；而在应用了红参（包括别直参）、朝鲜白参、肉桂、附子、阿胶、鹿角胶偏于温补的药味后，虽然也有促进红细胞计数上升的作用，但其血非蛋白氮定量也同时增高。

为什么温补类药味会影响血非蛋白氮上升呢？根据本组病例的资料分析，其故有二：一是药味本身含有大量的氨基酸，例如阿胶、鹿角胶，一切胶类药都是如此，对本病来说，肾功能早已衰竭，没有能力把氮质排出于体外，现在服用了胶类中药，等于增加了氮质的摄入量，所以血非蛋白氮就会升高。如本组病例中，有 1 例在服用阿胶 4 天后，非蛋白氮由原来的 42.8mmol/L 成倍地上升到 85.6mmol/L 而告终。二是药物本身的含氮虽然不多，但是，它有抑制机体排泄氮质的作用，如附子、肉桂、红参、朝鲜白参、茯苓、陈皮等药。在本组病例中，20 例次血非蛋白氮上升者，有 17 例次联合用过它们，当引以为戒！

戎某 女性，24 岁，未婚，某厂描图技术员，病例号码 60~64776，于 1962 年 2 月 12 日转科治疗。

患慢性肾炎已 7 年余，经常面色㿠白，无浮肿，心、肺未见特殊异常，腹部稍见膨隆，肝、脾均在肋下 2 横指余，中等硬度，未叩出移动性浊音。血常规：血红蛋白 38g/L，红细胞 1.64×10^{12}/L，白细胞 4×10^9/L，分类：嗜中性粒细胞 0.48，淋巴细胞 0.44，嗜酸性粒细胞 0.08，血小板 107×10^9/L，尿常规：蛋白质（+），透明管型少许，白细胞少许。肝功能：白蛋白 43g/L，球蛋白 27.5g/L，麝浊 4 单位，脑絮（-），锌浊 12 单位，高田试验（-）。肾功能：酚红排泄试验（-），2 小时共排出 6.5%，非蛋白氮 23.3mmol/L。临床慢性肾炎伴肾功能不全，继发性贫血，肝、脾肿大。根据面㿠无华，腰脊酸楚，气短，乏力，少神等症，结合脉象濡细，舌质淡，苔白腻，及病情缠绵已逾 7 载，诊为肾病发生于前，气血亏损于后，其病机为先后天不足，当用补法。

治疗经过：经辨证确认为虚证，从培补脾肾着手，即投异功散合温肾补益药，用朝鲜白参、白术、炙甘草、茯苓、陈皮、熟地、肉桂、山萸肉、补骨脂、菟丝子、阿胶（或鹿角胶）等味，治疗 83 天，面色红润，血象大有进步，血红蛋白 64g/L，红细胞 3.5×10^{12}/L。但是，复查肾功能反而不好，非蛋白氮 36.4mmol/L，肌酐 274μmol/L。此时，患者出现纳减、腹胀、梦中惊骇等症，苔罩黄腻，改投消补兼施，以平胃散、二陈汤、焦三仙合人参、黄芪、白术、地黄、补骨脂、菟丝子为主，患者又自服复方胎盘素 200 粒。用药 11 天后再作各项检查，血红蛋白 83%，红细胞 4.16×10^{12}/L，非蛋白氮 38.5mmol/L，肌酐 238.6μmol/L。酚红排泄试验：2 小时共排出 5.5%，说明贫血经治疗后已经消失，但体内氮质潴留未有改善。

于是，从 1962 年 5 月 17 日起，劝其停服复方胎盘素，单用消补兼施法，处方用：朝鲜白参、生地黄、白术、甘草、陈皮、广木香、枳壳等味，31 天后再作各项检查，氮质潴留现象有所好转，非蛋白氮 28.9mmol/L，肌酐 198.9μmol/L，但血象却下降，红细胞 3.31×10^{12}/L。

接着，在上述处方中，加用了少量温肾补益药，即每天另吞大菟丝子丸 4.5g，28 天后再作各项检查，非蛋白氮 63mmol/L，肌酐 65μmol/L，酚红排泄试验：2 小时共排出 2.5%，红细胞 2.28×10^{12}/L。说明机体内氮质潴留有增无减，骨髓造血又受抑制。

正在此时，分析了上述 12 个肾病氮质血症的无效病例后，得到启发，认识到肾病氮质血症时期，存在着辨证用药和饮食的忌宜问题。从 1962 年 8 月上旬开始，嘱其吃素食来配合治疗，相当于采用负氮平衡的饮食疗法，不许其乱吃东西、乱吃成药，按照其所需的热量，制定菜谱，副食品只吃时鲜蔬菜、水果及少量脂肪，主食只吃大米，严格限制蛋白质的摄入。并根据八纲辨证，用四君子汤、当归补血汤、焦三仙为消补兼施的主方，加入黄连、竹茹、枸杞子等味，随证出入。调治 2 个月后，复查非蛋白氮已下降到 35.7mmol/L，此后，便波动在 40~50mg/dl 之间，症状、体征次序消失，活动自如，化验有轻度贫血而无自觉症状，稳定 1 年，恢复工作，缓解达 4 年余。

1966 年 5 月某日，患者因外感发热，住入劳保医院，开戒吃普食、牛乳，1 周后出现秽浊泛滥上逆证候，先是厌食，继而恶心、呕吐，未几神志昏愦，非蛋白氮由 30mmol/L 迅速上升至 85.6mmol/L，二氧化碳结合力仅 8.5mmol/L，终因尿毒症、酸中毒而死亡。

从这个病例中可以看到，中医辨证用药和饮食忌宜，对肾病氮质血症有着密切关系，极为重要。患者若能在劳保医院内坚持不懈地注意饮食忌宜，不用影响肾功能的药物，决不会在短期内死亡。

因此，肾病到了晚期，在中医辨证上是一种"虚实对垒"现象。虚，是正气虚，脏气败坏，气血交亏，为病之"本"；实，是邪气实，秽浊泛滥，全身受害，为病之"标"。而血非蛋白氮和红细胞两项数据，却是客观指标，前者可反映邪之盛衰，后者可以反映正之强弱，丝毫不爽。

通过分析统计和探讨，认识到中医治疗肾病氮质血症，的确存在辨证用药和饮食忌宜问题，值得提出来商榷。

治疗的原则是：补虚泄浊，标本兼顾。不应该舍本逐末，专攻其标；也不应该放弃治标，一味进补。治本，以清滋为宜，禁忌温补；治标，以缓图为上，禁忌攻伐。

饮食忌宜的原则是：以净素为宜，禁忌荤腥。庶可带病延年，不致于早夭。

叶景华

益肾清利，活血祛风

叶景华（1929~　），上海市第七人民医院主任医师

叶师积 30 多年研治慢性肾炎的经验，多获良效。笔者随师临诊，今特总结如下。

肾虚而湿热瘀阻，风邪入络为主要病机

叶师认为，慢性肾炎的形成具有正虚邪实两个方面。正虚以脾肾亏损为主，尤以肾虚更为突出。因本病迁延，病情缠绵，日久势必耗伤肾气，肾气亏损，精关失固，蛋白等精微之物不摄而长期漏走尿中，使肾之阴阳虚损日甚，导致病情加剧。故肾虚是慢性肾炎演变发展与转归的必然结果。由于正气虚损，容易并经常反复感受外邪，外邪难以及时驱除，以致病程迁延，病邪蕴结于里，显示出正虚邪恋、虚实互见局面。叶师认为，外邪主要以风邪和湿邪为主，而风邪在其病变中起着主要作用。

古代所述"肾风"和"风水"，是同一个病证，皆病变在肾，因风而致病，其主要症状是水肿。肾炎血尿亦与风邪有关，如《诸病源候论》有"风邪入于少阴则尿血"之说，而水肿和尿血是肾炎的主要症状之一。当然肾炎的发病，还与湿、热、瘀等病因密切有关，但叶

师强调风邪是本病中一个不可忽视的病因，并在其演变过程中由于反复感受风邪，而导致血尿、蛋白尿等症的加剧。亦有部分病风虽无明显外邪征象，但常有腰酸腰痛，叶师认为除肾虚之外，亦与风邪入络有关。另一方面，本病由于湿热留恋，久蕴化热，热迫下焦，伤及血分，湿热互结，血热亢盛，由是损伤血络，动血出血，造成脉络瘀阻，或因热耗阴精，下焦决渎失权，水湿不化，闭遏难出，使湿热瘀互阻脏腑经络。病变主要在肾，亦可涉及脾、肺，或累及肝、心。叶师强调：反复感受外邪，风邪入络，湿热郁遏，肾虚而瘀血蕴阻，实为本病反复发作的主要病机。

益肾清利，活血祛风是慢性肾炎治疗大法

叶师临证，围绕湿热瘀而肾虚作为主要病理机制这一共性，创立以益肾清利、活血祛风为主的治疗大法。叶师指出：益肾之法主要是针对疾病过程中肾之阴阳盛衰变化而选择相应的治法，以调整肾脏阴阳失衡状态。目前认为，调整阴阳失衡，可调节免疫功能，提高机体抗病能力，恢复脏腑正常生理功能。湿热伤肾是肾病基本病理特点，往往贯穿病程始终。实验研究表明，肾小球系膜细胞增殖可以认为是湿热伤肾的表现，而红细胞免疫复合物花环率升高是机体对湿热滞留的防御性反应，这些可作为肾炎湿热证辨证的客观指标。因此，叶师认为，清利湿热法是慢性肾炎重要治法；祛风法具有祛风除湿通络之功，部分祛风药有利水消肿之用。根据研究，祛风药具有抗炎镇痛、解热降压作用，并可抑制抗体形成或清除抗原。叶师强调，有表证者可用祛风药，若无明显表证，但见腰酸痛者亦可认为与风邪入络未清有关，用祛风法可提高疗效。瘀血亦是慢性肾炎病变的病理基础之一，用活血化瘀法配伍他法，可取得较好疗效。实验证实，活血化瘀

可调节免疫、抗变态反应、抗凝、增强纤溶、改善微循环，这些完全符合慢性肾炎的病理机制。

选药独特，配伍确当是治疗慢性肾炎获效关键

叶师认为，顽疾宜用重药治，否则难以取效。组方选药，吸取诸家经验，以鹿含草、金雀根、怀牛膝、黄柏、半枝莲、益母草、菝葜、徐长卿、白茅根、山海棠、肿节风等组成基本方。组方中突出鹿含草既有益肾之功，又有活血祛风之用，与怀牛膝、金雀根、徐长卿、山海棠相伍，增强益肾祛风活血之功；肿节风既有祛风之功，又有清解活血之特长，与半枝莲、黄柏、菝葜、益母草等为伍，增加清利活血之效。叶师将这些具有多方面功效的药物相配伍，可充分发挥其益肾清利、活血祛风的治疗效能。临床上还须根据病情随证加减：脾肾虚水湿滞留，肿甚尿少者，加五苓散、车前子；肝阳上亢，头痛头晕者，加钩藤、白蒺藜、炙地龙；血尿甚者，加血余炭、苎麻根；泛恶呕吐者，加姜半夏、黄连、紫苏；大便不爽者，加生大黄；神疲气短，尿蛋白多者，加生地、知母；形寒肢冷，舌淡胖，脉沉细阳虚者，加熟附块、仙灵脾，去清利之品。若在治疗过程中有新感外邪，见恶寒发热、咽痛咳嗽等风热之邪为主，宜先疏风清热除外邪，常用银花、连翘、半枝莲、板蓝根、浮萍、荆芥、西河柳等。

叶师用上述方法治疗慢性肾炎 110 例，治疗后临床症状大部分消失。治疗前血压高者 39 例，治疗后均明显下降；（$P<0.01$）；24 小时尿蛋白定量治疗后明显减少（$P<0.01$）；尤其以肾病型尿蛋白减少更为显著（$P<0.001$）；77 例血尿者，治疗后尿中红细胞明显减少；15 例尿素氮治疗前平均 13.3mmol/L，治疗后降为 8.5mmol/L，治疗前后有显著差异（$P<0.01$）；11 例血肌酐治疗前平均为 292μmol/L，治疗后

降为 227μmol/L；44 例血浆白球蛋白比例倒置者，治疗后有明显改善（P<0.01）。110 例经治疗后较长时间随访（最长者达 9 年），完全缓解率达 37.3%，总有效率 87.3%。说明本法能提高慢性肾炎的疗效，尤其是慢性肾炎完全缓解率明显高于其他诸家有关文献报道。

叶师强调，慢性肾炎在治疗过程中获效后，宜守方，并坚持长期服药，不要随意变更治法方药。对于慢性肾炎，一般服药后症状改善较快，但改善尿蛋白的作用比较缓慢，因为要说服患者耐心坚持治疗，切不可半途而废或乱投医方，以免病情反复。根据叶师经验，一般须持续服药 6~8 周才能见效，见效后宜坚持门诊随访，以争取完全缓解。叶师对 75 例随访患者进行分析发现：出院时完全缓解 17 例，坚持门诊随访治疗而维持缓解者 16 例，复发 1 例；出院时基本缓解 14 例，继续门诊治疗后进步至完全缓解 12 例，维持基本缓解 2 例；出院时好转 44 例，继续治疗后进步至完全缓解 13 例，进步至基本缓解 9 例，维持好转 16 例，发展为慢性肾衰 3 例。由此可见，本病如能于显效后继续坚持门诊随访治疗，可随着疗程的增加而进一步提高其临床疗效。

肾炎主要症状的治疗经验

一、水肿

水肿，急性肾炎疏解清利为主，慢性肾炎祛水与调补兼顾。

水肿的治疗，历代医家有各种不同的方法，归纳起来不外乎祛水和调补两方面。祛水，主要是逐水、发汗、利小便，调补主要是健脾、补肾、温阳等。从临床实践来看，祛水与调补不能偏废。祛水方法是直接使潴留于肌肤过多的水液排出体外；调补方法是调整肺脾肾的功能，使体内水液代谢正常地进行。

急性肾炎水肿属于中医的风水范围，病由外邪侵入所致，水肿出现前大多数有感受外邪病史，根据 400 例的临床观察来看，就诊时一部分患者尚有外感表证，除面浮肢肿外尚有发热、咳嗽、咽痛等，一部分患者为湿热壅滞，除浮肿外，还有皮肤疮疡、口苦、低热等。急性肾炎的病机主要为外邪侵入，肺先受病，继而入侵至肾而发病。急性肾炎水肿多属实证，可以疏解外邪、清利湿热为主法。疏解外邪要辨清风寒或风热之邪，大多数患者是风热之邪，用荆芥、牛蒡子、浮萍、西河柳等辛凉解表之剂，配以银花、连翘、板蓝根、车前子、白茅根等清利之品。风寒之邪用麻黄、桂枝、紫苏等辛温解表剂，配以杏仁、紫菀、茯苓、泽泻等宣肺利水之品。一般药后汗出热退，同时小便增多面浮肿渐消退。若发热不退，浮肿亦不易消退。外邪已解而湿热壅滞不清，仍有浮肿、小便短赤，当清利湿热为主。要辨清偏于湿重或热重，一般用黄柏、茅术、猪苓、白茅根、车前子等，偏热重加山栀、丹皮、半枝莲，偏湿重加厚朴、苡仁、半夏，血尿明显者加小蓟、苎麻根、血余炭、蒲黄。一般服药 3~5 天，小便增多，浮肿渐退，血尿亦渐好转。

水肿之疏解外邪主要是用汗法。但用汗法治疗急性肾炎水肿须配以清利之剂，因急性肾炎一般是表里同病，既有外邪入侵的表证，又有邪阻于内的里证，所以应表里兼顾，表邪解后应重点清里。根据临床观察，急性肾炎水肿用疏解清利为主可取得较好的疗效，临床曾治疗 108 例，多数于服药 1 周小便增多，浮肿消退，其他症状亦好转。

慢性肾炎水肿多属本虚标实，治疗应祛水和调补兼顾。临床常见慢性肾炎水肿多数为肾虚湿热蕴阻，往往因感受外邪而水肿反复增剧。有感受外邪者应先疏解外邪。可参照急性肾炎水肿疏解外邪的方法。因慢性肾炎水肿病机是肾虚湿热蕴阻，故主张治以益肾清利。邪阻可致血瘀，故又需佐以活血化瘀，加用祛风之剂以除湿通络。部分祛风药且有利水作用。主要方药用鹿衔草、楮实子、川牛膝、金雀根、徐长卿、益母草、猪苓、黄芪、车前子、白茅根等。对慢性肾炎普通型水肿疗效较好。

慢性肾炎水肿重者，叶氏常用外治法，以丁桂散、甘遂粉敷脐，或用二黄膏（黄栀子、大黄、大蒜）敷腰部肾区，对利小便退肿有一定的效用，可作为辅助治疗。外治法主要是使药气从皮肤进入体内。一是药物本身的功用，一是对穴位刺激通过经络到达病所，以理气化瘀、通络利水。慢性肾炎水肿消退比较缓慢，不宜急攻骤泻，须缓缓图之。

二、蛋白尿、血尿

对于蛋白尿、血尿，急性肾炎以清利为主，慢性肾炎以扶正为主或兼以清化湿热。

蛋白尿主要与脾肾病变有关。一方面是脾不运化水湿，肾不能主水以致水湿泛滥而水肿；另一方面是脾虚气陷，肾虚不能固摄而精微下泄。尿中蛋白是水谷之精微，大量蛋白从尿中排泄，正气日益耗损，脾肾更见虚亏，形成了恶性循环。急性肾炎尿蛋白经治疗后，随着肿退一般情况好转而逐渐减少，尿蛋白不易消失者，主要与湿热未清有关，仍宜清利为主，可重用荠菜花。荠菜花有清热利尿、凉血止血之功，对急性肾炎蛋白尿、血尿有一定的疗效。

慢性肾炎尿蛋白不易消除，可反复增加，感受外邪者应先以祛邪为主。慢性肾炎蛋白尿一般有两种情况，一种情况是面浮肢肿，腰酸乏力，舌苔薄，质淡红，脉细，以补肾固摄、健脾益气为主，用鹿衔草、楮实子、金雀根、白术、党参、黄芪、芡实。一种情况是口苦咽干，小便短赤，舌苔薄黄，脉弦细或数，治以益肾健脾、清化湿热，用牛膝、苍术、黄柏、楮根皮、丹皮、荠菜花、板蓝根、蛇舌草。两者皆需配以活血祛风之剂如肿节风、菝葜、山海棠、徐长卿。药后，慢性肾炎肾功能正常者尿蛋白能逐渐减少，但时间较长。临床曾观察慢性肾炎 75 例，治疗前 24 小时尿蛋白定量平均为 4.69g，治疗后多数有不同程度的降低，24 小时蛋白定量降低至 0.2g 以内的有 34 例，降至 1g 以的 6 例，不同程度降低的 24 例，说明上述方药有较好的疗效。

急性和慢性肾炎的血尿，有两种情况：一种情况是热蓄肾与膀胱，迫血妄行而尿血。有实热与虚热之分，实热证多起病急，由外邪入侵所致，《诸病源候论》曾论及"风邪入于厥阴，则尿血"。血尿严重时肉眼可见如洗肉水样或如咖啡样，镜检红细胞满视野，虚热证多病程比较长，浮肿退后尿中红细胞反复增多。由于肾阴不足，湿热羁留或虚火妄动，迫血下行而尿血、小便短赤，镜检红细胞多；另一种情况是由于脾虚不能统血，肾虚不能固摄而尿血，肉眼可见小便尚清，但镜检有红细胞，一般较虚热患者的尿中红细胞为少。治疗肾炎血尿，实热证以清热凉血之小蓟饮子加减，临床观察，急性肾炎血尿重用小蓟、白茅根有较好的疗效。

肾炎有浮肿而血尿，不宜用止涩之品。《医学心悟》指出："凡治尿血不可轻用止涩药，恐瘀于阴茎痛楚难当也。"不仅如此，若瘀血阻滞于肾脏脉络可导致尿闭危症。浮肿而尿血，在治疗时既要止血又要利水，小蓟、白茅根既有清热凉血止血之功，又有利水之效，故对急性肾炎浮肿而血尿者，颇为适宜。

虚热尿血治以滋阴凉血，知柏八味丸加减，并可用血余炭研末吞服。血余炭能止血化瘀利小便，治血尿虚实皆宜。脾肾虚者治以培补脾肾，补气摄血，可用归脾汤、无比山药丸加减，尿血不止者加化瘀之品。

中药治疗急性肾炎血尿实热证易见效。慢性肾炎血尿治疗较困难，临床曾观察慢性肾炎血尿 21 例，辨证属于阴虚火旺或湿热阻滞下焦者有 13 例，属于脾肾虚者有 8 例，治疗后肾功正常者 10 例（有效），肾功能不全及尿毒症者 11 例（无效）。

三、高血压

高血压，急性肾炎应以祛邪利水为主，慢性肾炎应以扶正平肝化瘀为主。

急性肾炎一般仅表现为脉弦劲有力，无其他特殊现象。辨证治疗时可不考虑血压问题，主要是疏解外邪，清利湿热。少数病例血压过高而有头痛、头昏、恶心呕吐者，可用平肝降逆和胃之剂，用羚羊钩藤汤、温胆汤加减。多数病例随着肿退，一般情况好转，血压亦渐下降。曾观察 228 例急性肾炎高血压，其中 119 例不用西药降压药，109 例加用利血平，两组血压下降情况基本相同。

慢性肾炎高血压患者，一部分病例亦无明显自觉症状，一部分病例有头晕、头痛、眼花、耳鸣、鼻衄等，辨证多属肝肾阴亏、肝血不足而肝阳上亢，少数病例有阳虚的表现，由于病久阴损及阳，而见畏寒肢冷，夜尿多，舌质胖，脉沉细弦等。治疗主要用滋阴平肝、养血柔肝如杞菊地黄丸、二至丸，加益母草、丹参等化瘀之品，阳虚者用右归丸。观察慢性肾炎高血压 35 例，经治疗后血压降低的例，其余病例加用西药疗效亦不好。

四、氮质血症

氮质血症，治疗应标本兼顾，扶正与祛邪并进。

氮质血症是肾功能不全的表现，在急性肾炎较少见，即使病甚时尿素氮、肌酐升高，治疗后也易降至正常。慢性肾炎病久多见氮质血症，治疗不易收效。氮质血症多属本虚标实，虚实夹杂。本虚为气血阴阳皆虚，标实主要为湿浊邪毒滞留及瘀阻。临床表现可概括为两种情况：一种情况表现为浮肿乏力，腰酸痛，纳呆泛恶，面色萎黄，小便短少，大便溏薄，舌质淡胖或淡暗，苔较腻，脉沉细或细弦。湿浊化热可见口干引饮，舌苔薄黄，脉细数，大便干，小便短赤，新感外邪可有恶寒发热，或咳嗽，咽痛等；一种情况表现为头晕，头痛，耳鸣腰酸，纳呆泛恶呕吐，鼻衄，口干引饮，面色灰滞，舌质淡暗，苔少或薄黄，脉象弦数或弦细，小便短赤，大便干燥。新感外邪亦可见恶寒发热等。

　　氮质血症的治疗应标本兼顾。标本有两种情况，一是脾肾虚损，阴阳气血俱虚为本，湿浊邪毒滞留为标；一是氮质血症为本，新感外邪为标。按照标本缓急的不同情况，重点治标兼顾治本，或重点治本兼顾治标。氮质血症虚实夹杂，一般在病情稳定阶段，多表现正虚为主；在病情进展阶段，多表现邪实为主。治疗须祛邪与扶正并进，但要分清主次，根据邪实正虚的不同情况，扶正为主或祛邪为主。总之，应抓住病变的主要矛盾和矛盾的主要方面，处方用药扶正不外乎滋阴温阳，补气养血；祛邪主要泄浊解毒化瘀，以大黄为主，配以毛冬青、半枝莲、留行子、六月雪、皂角刺等。临床观察 40 例，临床症状基本消除，血中尿素氮、肌酐降至正常者 13 例，临床症状好转、血中尿素氮下降 10mg 以上者 14 例，无效者 13 例。大黄是泄浊解毒的要药，对降低血中氮质有一定的作用。正虚明显者可配以扶正之品，例如常用生晒参，较长时期应用亦未见副作用。

（王莉珍　整理）

叶景华

扶正解毒，化瘀泄浊

叶景华（1929~　），上海市第七人民医院主任医师

叶师认为，慢性肾衰竭大多数是由于慢性肾脏病日久未愈，迁延反复，持续反展，而导致肾实质严重损害的晚期综合征。本病持续发展的根本原因，是由于反复感受外邪，导致脏腑受损，湿浊邪毒瘀滞为患。中医学认为：肾为藏精泄浊之总汇，脾为水谷运行之总司，病邪滞留体内，日久郁而化热，湿热毒瘀相结，阻遏三焦，升降之功失常。内伤于脾，脾失运化，水湿内停，水谷精微化生无权，气血生化无源；下伤于肾，肾失气化，分清泄浊失职，浊阴不能外泄，日久导致脾肾亏损，气血亏虚。由于三焦升降功能失司，当升不升，当降不降，当泄不泄，当藏不藏，以致机体内生之毒不能排泄，日积月累，使血中氮质之类滞留而明显升高，水谷精微之物不能固摄而外流，尿中出现蛋白及红细胞。肾衰日久，气损及阳，阳损及阴，导致肝肾阴伤，阴不涵阳，虚阳上亢，与体内湿热浊邪蕴阻，而致血压持续升高。肝不藏血，脾不统血，导致各种出血、衄血等，造成阴阳乖乱、恶性循环的严重局面。《黄帝内经》云："出入废则神机化灭，升降息则气立孤危。"叶师认为：脏气衰败、湿浊邪毒泛滥是肾衰竭病机变化的关键。

虚实夹杂，本虚标实

慢性肾衰竭病程较长，各阶段的证候表现繁多。叶师认为，应抓住疾病各阶段变化的主要矛盾，方能审因论证，抓住疾病的本质。叶师认为，本病以正气虚损围绕整个病程，尤其以肝脾肾功能的衰退为突出。由于运化无权，气化无能，升降无常，开阖失度，以致湿浊邪毒瘀滞为患，且反复发作，内外之邪相合，使病情加剧。临床常见乏力纳呆，泛恶呕吐，头晕头痛，腰酸痛，浮肿尿少，衄血，舌质淡胖或淡暗，舌苔薄黄或薄白，脉弦数或细数，或见沉细等。一旦感受外邪，亦可有恶寒发热，咽痛咳嗽，尿少浮肿加剧，所以，临床上慢性肾衰竭患者感受外邪而导致症情的加重，是来诊的一种常见情况。临床为便于掌握治疗，叶师从错综复杂、虚实夹杂的证候中抓住主要矛盾，将慢性肾衰竭分为两大类。

1. **脾肾亏损，气血两虚，湿浊滞留**

常见浮肿，腰酸腰痛，纳呆泛恶，面色萎黄，尿少便溏，舌质淡胖或淡暗，舌苔较腻，脉沉细或细弦。若湿浊化热，可见口干引饮，舌苔薄黄，脉细较数，大便干结，小便短赤。感受外邪时可见恶寒发热、咽痛咳嗽等。

2. **肝肾阴亏，肝阳上亢，湿热蕴阻**

常见头晕头痛，耳鸣腰酸，纳呆泛恶，鼻衄，口干引饮，面色灰滞，舌质淡暗，苔薄少或薄黄，脉弦数或弦细，小便短赤，大便干结。若感受外邪可见恶寒发热、咽痛咳嗽等。

慢性肾衰竭病情呈进展状态，临床证候相当复杂，虚实夹杂为患，虽可概括为两大类，但不能刻舟求剑，应根据病情进展的不同情况，寒热虚实的不同变化，而随时确定祛邪与扶正侧重的不同方法。

扶正解毒，活血化瘀，利湿泄浊

叶师认为，慢性肾衰竭是一重病，治疗的目的主要是促进肾脏对氮质的排泄，纠正体内阴阳失衡，保护脏腑功能，控制病情进展，延长患者的生命。治疗时单纯用一张方子是难以奏效的，必须采用中医药为主的综合施治原则。叶师根据多年的治疗经验，采用内服、静脉滴注、灌肠、外敷等综合措施，以提高临床疗效。

1. 中药内服

慢性肾衰竭按中医论治原则，叶师强调急则治标，缓则图本。关于对慢性肾衰竭标本的认识，叶师认为有两种情况：一种以肝脾肾亏损、阴阳气血俱虚为本，湿浊瘀毒滞留为标；另一种以慢性肾衰竭为本，新感外邪为标。所以宜根据标本之不同，分阶段治疗，但总的治法为扶正解毒，活血化瘀，利湿泄浊。自拟基本方：徐长卿、留行子、土茯苓、皂刺各 30g，生大黄 10~30g。

若以正虚为主，扶正祛邪并进。表现为脾肾虚损、气血亏虚者，宜益肾健脾、祛瘀泄浊，基本方加黄芪、党参、白术、仙灵脾、楮实子、金雀根各 30g，甘草 4g；表现为肝肾阴虚、肝阳上亢者，宜育阴平肝、清利泄浊，基本方加生地、天花粉、地骨皮、黄柏、知母、地龙、夏枯草各 10g，青木香 6g，甘草 4g，另选用生晒参煎汤代茶。叶师认为正虚为主的病例，多见于慢性肾衰竭病情比较稳定阶段。

以邪实为主时，往往是慢性肾衰竭病变在进展阶段，临床表现为浊邪壅滞或感受外邪，多见于肾功能中度以上损害。治拟祛邪为主，清解通腑，祛瘀泄浊，常用基本方加黄连 3g，陈皮、姜半夏各 10g，半枝莲、毛冬青、紫苏、白茅根、六月雪各 30g。苔厚腻者加厚朴 10g，制苍术 15g。根据病情轻重不同、耐受药物程度之别，一般每日服 1 剂，有的每日服 2 剂，每 3~4 小时服药 1 次，以增强疗效。

2. 中西药静脉滴注

选用丹参针剂 20~30ml，加入到 5% 葡萄糖液 500ml，每日静脉滴注 1 次；或选用茵栀黄针剂 30ml，加入到 50% 葡萄糖液 500ml，每日静脉滴注 1 次；或两种药物同时应用，若尿少而无出血倾向者，可用低分子右旋糖酐 500ml，加丹参针剂 20~30ml，每日静脉滴注 1 次，对提高肾小球滤过率、利尿有一定的作用。对于少量衄血者，叶师认为活血能止血，上述药物一般还是可用的。

3. 中药灌肠

灌肠是治疗慢性肾衰竭的一个重要措施和手段，是泄浊外出的途径。慢性肾衰竭患者正虚邪盛，湿浊瘀毒滞留于内，不堪内服之剂峻攻，又须导邪泄浊，故取峻药缓用。选用生大黄（后入）15~30g，生牡蛎 60g，蒲公英、六月雪各 30g，浓煎 200ml，作保留灌肠。并叮嘱患者灌肠 10 分钟后右侧卧位，使药汁能在肠道内保留 2 小时以上，以充分使药汁与毒素交换，对促使毒素排泄、降低血中氮质有一定疗效。根据病情轻重，每日 1~2 次。

4. 中药外敷

外敷方法很多，叶师主张敷贴、擦涂、拔火罐等。常用二黄膏外敷双肾俞，对尿少者有一定利尿作用；丁桂散、甘遂粉等，调成丸状，用香桂活血膏固定，敷贴神阙穴，有明显消胀利尿作用；止呕粉调成丸状，外敷神阙穴，有缓解尿毒症毒素所致的恶心呕吐作用；自拟肾衰粉调成丸状，敷贴神阙穴，有泄浊排毒作用。

温补须慎用，杂药不乱投

慢性肾衰竭氮质滞留较严重的患者，阴阳气血俱虚。叶师认为，有些患者虽畏寒肢冷、神疲乏力、舌淡胖等阳虚表现较为明显，但切不能因此忽视湿浊瘀毒内蕴而妄投大剂附桂、红参之类温补之品，以免助邪暗耗阴血，促使病情恶化造成出血，使体内浊邪滞留不能排泄，而反助邪势。

慢性肾衰竭病程较长，治疗不易速效，必须坚持长期系统综合治疗，这是取得疗效的关键，千万不能急于求成，到处奔波求医，杂药乱投，而使患者旅途疲劳，反复感邪，贻误病机，使病情加重。或缺乏长期治疗的耐心，不坚持遵照医嘱用药，亦是临床不能取效的关键。

慢性肾衰竭的治疗，西医学虽有腹膜透析、血液透析、肾脏移植等优势，但由于受条件和经济的限制，不能在临床上广泛应用，所以中医药在治疗本病中仍占有一定的地位和作用。尤其是对一些名老专家的学术观点，应加以总结、发扬和推广。

（王莉珍　整理）

姜春华

宣透清络，益气温阳

姜春华（1908~1992），上海医科大学教授，著名中医学家

慢性肾炎最主要和最显著的症状是水肿，因此，先生对本病的研究即从这一主症入手。中医对水肿的认识十分久远，秦汉时代的《内经》已有对水肿的症状描写，并对其病因治法作了论述，其后历代医家进行了大量的讨论。但是，随着西医学的进步，人们认识到，水肿的出现和消失，并不代表本病的发病与治愈，因此，先生围绕水肿这一主症进行辨证论治，参考实验室检查进行探讨。这就是先生一贯主张的辨证与辨病相结合的研究方法。

先生指出，本病形成之原因，诚然有外界的因素，如风寒外袭，肺气失宣，治节失司，水道不通，以致风遏水阻，风水相搏，流溢肌肤，而发为水肿。风湿相搏伤人，反复感受外邪，脏气受损，不能化气行水，亦可发为水肿。但是更重要的是内在病原，即正气内虚，卫外失护，热毒下遏，伏于肾络，本病病程长，迁延难愈，是病情复杂、正气内虚、无力抗邪并恢复病体之表现。临床上常可见到患者面色㿠白、肢冷畏寒、腰膝酸软、乏力纳呆等脾肾不足之证。人体水液，关乎肺、脾、肾三脏。三脏怯弱，水液运化不利，积留停滞，发为水肿。本病水肿反复难消，无疑是三脏内虚。本病患者抵抗力极其低下，常易受外邪感染，以及疮毒内犯，此因正气不足，无力卫外之

故，在实验室指标方面，本病常可见蛋白尿。这也是因脾虚不能运化精微，清气不升，肾虚不能固摄精气，故人体蛋白漏出渗于尿液。本病患者常有贫血现象，此因久病气血两亏之故。先生认为除了正虚之外，热毒下遏，伏于肾络，亦是内在病原之一。临床可见，本病单纯用扶正未必奏效，盖因正虚之外尚有邪实之故。正虚于内则卫外不固，易于感受外邪，其感受外邪与一般人不同，不仅仅发生外感病，其肾炎往往由此诱发反复加重。这就是外邪中人后引动肾络蕴伏之热毒所致。本病后期进入尿毒症，即此热毒泛滥之故。

先生治疗本病，正是针对这些病因病机考虑的。总的原则为扶正祛邪。扶正乃健脾与补肾，祛邪则为宣透清解。先生根据本病的不同发展阶段，不同的表现，抓住水肿、感染、血尿、蛋白尿等四个方面，以辨证论治为主，有针对性地选择特效的药物，从而形成较为有效的治疗方药。

治感染，益气清解，透泄肾络

慢性肾炎的病因与发病原理目前尚无定论，大多数人认为本病与急性肾炎是同一种疾病的不同表现，是一种与感染有关的免疫反应性疾病。临床上可以见到本病起始时有感染的症状。在本病的发展过程中，患者亦易于发生感染性疾病，从而造成慢性肾炎的急性发作。若见患者头痛眩晕，畏寒发热，咽喉肿痛，面色㿠白或目胞浮肿，下有腰府酸痛，尿意频数，小溲短赤而浑，此因旧病正虚，正不御外，易罹虚邪贼风，邪风中人，引动伏邪，则内外相应，虚实相兼。先生创用益气扶正、疏风解毒、透泄肾络之法，祛邪而不伤正，扶正以助祛邪，务使新感表邪从外而透，肾络之热从下而泄。常以黄芪、党参、白术健脾益气，补肺固表。肺脾二脏，调节水液，本病因二脏虚怯，故有水肿。肺气不足，表卫不固，故以补肺以固表，健脾以益肺。参芪又有增强机体抗病能力、提高免疫力的作用。防风、僵蚕、蝉蜕等祛风解表。外感表证，解表为先，先生认为祛风药轻扬剔透，还有缓解免疫变态反应的作用，银花、连翘、六月雪、地丁草等清热解毒，能抑制病灶的感染。先生在此将透泄一法从温病借用于肾炎。温邪由卫入气，临床常以祛风药轻透，以清热解毒药宣泄，凭借药物之轻灵流动，使温邪烟消云散。祛风药与银翘相配，能外达表邪，与六月雪、玉米须、地丁草、茅根相配，能增强清热解毒药对于肾络热毒的透泄作用。另有玉米须、茅根，有利尿消肿之功。先生最为常用之品乃爵床。爵床一药，始载于《本经》，书中说它咸寒，主腰脊痛不可着床，俯仰艰难，除热。后世医著论述不多，但近代民间应用广泛，有清热解毒、利湿消滞、活血止痛之功，能治外感发热，咳嗽喉痛，痈疽疗疮，也能治肾炎浮肿。现代临床证明它治肾炎水肿有一定疗效。先生自己的实践证明它能降尿蛋白。先生认为它既治肾炎本病，又治新近外感，实为疏风解毒透泄肾络、祛瘀利湿之佳品。因此，先生将此药用作治疗本病的主要药物。

王某 女，38岁，科技工作者。患慢性肾炎已4年，常因感冒咽痛出现血尿及蛋白尿。上周高热咽痛，尿检红细胞（++++），蛋白（+++）。曾用中西药物治疗。高热已退而转为低热（37.8℃），咽喉仍有红痛，小便化验未见好转，面色萎黄，目胞虚肿，神疲乏力，小便频数浑赤，舌质淡，苔薄黄，脉浮濡而数。此系正虚风邪外客，热毒扰动肾络。拟益气清解，透泄肾络。处方：

黄芪15g　党参15g　白术12g　防风9g　银花9g　连翘9g　僵蚕9g　蝉蜕6g　六月雪15g　玉米须15g　地丁草15g　茅根30g

7剂。

二诊：咽痛低热已除，尿检：红细胞少量，蛋白（+）。上方去银花、连翘，续进7剂。

三诊：小便常规正常，蛋白消失，余恙亦除。又服14剂后停药，慢性肾炎半年未发。

除水肿，健脾温肾，通阳利水

水肿是慢性肾炎最易觉察的临床表现。它最早被发现也容易反复。因为慢性肾炎患者体内白蛋白从尿中丢失，血浆蛋白过低，血浆胶体渗透压下降，导致水肿。古人对水肿有长期的研究，积累了丰富的经验，先生认为，从辨证角度看，慢性肾炎的水肿，主要属于脾肾阳虚，气不化水。盖肾为水脏，藏一身之精，乃命火发源之地，五脏之阳非此不能发。脾为阴土，乃后天之本。赖肾阳以煦动，输布水谷精微，五脏精气非其不能奉养。若内伤劳倦，外感寒邪，损及脾阳肾阳，则清阳不升，精微下泄，气不化水，则水湿泛滥，浮肿而面白肢冷，尿少而蛋白漏渗。常见到纳呆便溏，乏力畏寒，腰膝酸痛，舌淡胖，苔白滑。先生根据多年经验，认为用实脾饮与真武汤较合拍。常以附子、桂枝，或肉桂、生姜温肾通阳，剂量较重，又用仙茅、仙灵脾、巴戟天、胡芦巴等温补肾阳，使刚柔相济，肾阳蒸腾，脾阳得运，精微转输，水精四布，小便通利，水肿得退，又以红参、黄芪、白术、茯苓健脾培土，利水消肿。上述健脾益气、补肾温阳之药，均有调节人体免疫之功能，对本病的发生，可能有一定的纠正作用。此外，先生还用车前子、大叶金钱草、玉米须、茅根以利尿。诸药配合，确能温阳益气，鼓舞脾运，复壮肾阳，蒸腾气化，通利水道，转输精微，而浮肿消退。此亦即如张景岳"温补即所以化气，气化而痊愈者，愈出自然"之谓也。

周某 45岁，干部。患者10年前于干校劳动时疲劳复渍水湿，渐有浮肿，后因血尿、蛋白尿而诊断为急性肾炎。虽经治疗，但因失于调养，浮肿始终未退尽。1982 年 4 月，疲劳后出现全身浮肿，腰酸乏力，尿蛋白（++++），诊断为慢性肾炎肾病型而住院治疗，曾用激素、免疫抑制剂、利尿剂而疗效不显，请先生会诊。实验室检查：尿蛋白（++++），颗粒管型（++），24 小时尿蛋白总量 8.65g，症见面色㿠白，全身水肿，两下肢按之没指，形寒畏冷纳聚，大便溏薄，苔白滑舌质淡胖嫩，脉沉细。显系脾肾阳虚，水湿泛滥，精微失于转输，渗漏于下。治宜健脾温肾，通阳利水。处方：

红参另煎代茶, 6g　黄芪 30g　炮附片 12g　桂枝 6g　白术 9g　茯苓 15g　仙茅 9g　仙灵脾 9g　巴戟天 12g　白芍 9g　胡芦巴 6g　车前子包, 15g　生姜 3g

14 剂。

二诊：服上方后，浮肿明显消退，胃纳大振，小便增多，形寒便溏好转，尿蛋白下降到（+），颗粒管型消失，24 小时尿蛋白总量下降到 0.63g，血浆总蛋白与白蛋白上升，原方去车前子加山药 9g、陈皮 6g，续服 21 剂。

三诊：浮肿全退，舌转淡红，脉细濡，症状基本消失。尿蛋白（-），24 小时尿蛋白总量 0.15g，血浆总蛋白与白蛋白、总胆固醇均在正常范围内，患者康复出院，随带金匮肾气丸、复方胎盘片常服以善其后。随访 1 年未复发。

止血尿，滋阴清热，化瘀止血

血尿亦是慢性肾炎常见的临床表现，是由肾小球的炎症所造成的。一般是显微镜下血尿，亦有肉眼血尿。《金匮要略·五脏风寒积聚病篇》说："热在下焦者，则尿血。"《素问·四时刺逆从论》说："少阴……涩则病积溲血。"先生根据热在下焦和少阴脉涩病积可致血尿的理论，认为慢性肾炎正气内虚，热毒下遏，肾阴受损，相火内动，扰乱阴络，阴络损则血下渗，发为血尿。若渗血日久，下焦离经之血成瘀与热相搏，瘀热互阻，涩滞肾络，更伤肾阴。如此循环，则尿血迁延，反复发作。因此先生认为，慢性肾炎尿血，较为常见的病机是肾阴不足，瘀热阻络。其特点为：单用滋养肾阴药物无效，单用清热止血亦无效，相反可引起血块堵塞，排尿困难。兼有瘀热证，如口干而不欲多饮，低热，身有紫癜，舌红有青紫瘀点，舌下青筋暴露，脉细涩。先生采用滋阴清热、化瘀止血一法，养中有清，止中有化，使肾阴复而络脉静，瘀热去而尿血止。慢性肾炎血尿用活血化瘀法是颇有深意的。此时肾脏内有炎症，肿胀后期有纤维化，肾脏萎缩，皆为中医血瘀之证。现代临床与实验都已证明，活血化瘀药物有改善肾血供应、增强肾小管排泄功能的作用，并对肾小球纤维化有一定的抑制作用。但慢性肾炎病程较长，血瘀证多有兼夹，因此用活血化瘀法时，应以中医辨证为主。先生以《兰室秘藏》通幽汤为主。以首乌、生地、旱莲草、女贞子等益阴扶正，以黄柏、大小蓟等清热泻火、凉血止血，以鳖甲、桃仁、当归、红花、丹皮、赤芍、牛膝、益母草相配，善通下焦阴络之结，清理离经脉外之瘀，凉血活血，推陈致新。

瞿某 女，25 岁，营业员。

患慢性肾炎 5 年，经常出现血尿和蛋白尿，但以血尿为甚。曾用西药治疗无效，后看中医，曾用六味地黄丸与小蓟饮子等滋阴凉血药，一度血常规好转，以后又复发，再用原法却无效，反而小便不畅。刻诊尿常规见红细胞（+++），尿蛋白（+），形体消瘦，面色略黑，口干燥渴但欲漱口而不欲饮水，眩晕腰酸，身发紫癜，舌质暗红，边有瘀点，脉弦细而涩。此非六味地黄丸与小蓟子之过，乃阴虚瘀热、肾络阻滞之故，滋阴凉血有余，化瘀活血不足。宜滋养肾阴，清热化瘀。处方：

生熟地各 15g　旱莲草 15g　首乌 9g　黄柏 9g　大小蓟各 15g　赤芍 9g　丹皮 6g　桃仁 9g　当归 9g　红花 4.5g　鳖甲 15g　牛膝 15g　生甘草 6g　益母草 15g

7 剂。

二诊：服上方后诸症好转，尿常规：红细胞（＋），尿蛋白（－），小便通畅。原方去丹皮续进 14 剂，之后小便常规阴性，随访 1 年，血尿未见复发。

消尿蛋白，益气补肾，固摄精微

慢性肾炎过程中，蛋白尿常常存在。尿蛋白以白蛋白为主。先生认为白蛋白是人体的精微物质，属于精气的一部分。精气赖脾之升以转输、肾之固以封藏。尿蛋白长期流失不止，与脾肾气虚，固摄无权有关。其病机是脾虚气陷，清气上升，清浊互混，精微下注，或肾气亏损，阴阳两虚，封藏失司，精气漏泄。先生临床治疗以持续性蛋白尿为主要表现的慢性肾炎，有两条经验：健脾摄精，重在益气升提；补肾固精，务须阴阳互调。常以黄芪、党参、苍术、白术、山药、茯苓、升麻益气升清，健脾摄精；熟地、萸肉、枸杞子、女贞子、旱莲草、首乌滋肾中之阴；潼蒺藜、菟丝子、补骨脂、益智仁、肉苁蓉、杜仲、牛膝补肾中之阳；龙骨、金樱子涩漏固脱，收敛精微。另用黑大豆与爵床两味重要药物。对黑大豆，谢利恒曾曰："此物色黑属水，为肾之谷，入肾之功最多。"能滋补肾阴、固涩肾精，又能活血解毒。爵床为民间草药，能清热解毒、利湿消滞、活血止痛。先生认为能降尿蛋白、消浮肿。先生亦常用黑大豆丸（黑大豆 120g，山药 60g，黄芪 60g，苍术 60g，共研细末，炼蜜为丸），早晚各服 1 次，每次 10g，开水吞服，配入辨证复方中，每获良效。在病情稳定后，常服丸药，以资巩固。

陈某 女，35岁，营业员。

患慢性肾炎6年余。小便化验尿蛋白常在（+~++）之间，无高血压及血尿，常有浮肿。面色㿠白，腰膝酸软，气短神疲，头晕乏力，大便不畅，咽痛每周发作1次，舌淡红，脉细濡，此乃脾肾气精两虚，固摄无权。拟益气健脾，补肾固摄，清热利咽。

黄芪30g 苍术15g 茯苓15g 黑大豆15g 杜仲15g 爵床15g 山药15g 萸肉10g 丹皮10g 知母10g 黄柏15g

14剂。

二诊：服上方后，胃纳转佳，精神较振，咽痛未发。惟仍腰膝酸软。加党参15g、狗脊15g，14剂。

三诊：症状减轻，尿蛋白（+），加补骨脂9g、菟丝子9g，14剂。

如此加减治疗半年后，蛋白尿消失。连查数次，均为阴性。略有浮肿，腰脊酸。加泽泻10g，木防己15g。随访半年，尿检正常。

裘沛然

补气摄精，祛毒利尿

裘沛然（1916~2010），上海中医药大学教授，国医大师

脾肾气血亏虚与风邪、水湿、热毒、瘀血相夹杂

关于慢性肾炎的病机，中医学有"其本在肾，其制在脾，其标在肺"之说。从临床看，调治肺脾肾虽能取得一定疗效，但往往不尽如人意。从本病的临床表现分析，决非水肿一证所能概括。先生指出：

1. 表里夹杂

慢性肾炎除表现为面色㿠白、浮肿、腰酸、神疲、眩晕等里证外，常因感冒或上呼吸道感染而致急性发作或加重病情，此与中医学上"外感引动伏邪"之说相符。故临床常见表里夹杂的症状。

2. 寒热错综

慢性肾炎病邪久羁，阳气被戕，阳虚而生内寒，故临床有面色㿠白、肢冷神倦、脉迟、苔白等寒象；但另一方面应注意余邪热毒蕴结未清，盘踞下焦这一重要病理因素。从临床表现分析，常见的咽痛、小便浑浊、尿少、血尿、血压偏高、头痛、鼻衄等，均属火热内蕴之征象。近代临床对慢性肾功能不全的氮质血症，用大黄附子汤治疗而获效，也足资证其寒热错综之病机。

3. 虚实并存

慢性肾炎病邪久恋，正气被伐；肾不藏精，长期蛋白流失，血清白蛋白下降；脾不统血，血尿频频，严重贫血，因此，气血精皆匮乏，此属本虚。由于脾肾亏虚，气化失司，导致水饮痰浊稽留，严重者出现氮质血症等，此属邪实。《内经》原有"邪之所凑，其气必虚"之说，先生则认为"邪之所蕴，其气更虚"，"虚之所在，受邪之地"。如果正气不能祛邪，也可反从邪化，故津液可以酿成湿浊，血滞导致瘀血，出现正气愈虚则邪气愈实的情况。故慢性肾炎的病机可概括为：脾肾气血亏虚和风邪、水湿、热毒、瘀血相夹杂，是其基本特点。

表里合治，寒热兼施，利涩同用，补泻并投

1. 表里合治

慢性肾炎常随感冒或上呼吸道感染而诱发、加重，故临床既有畏寒、发热、咽痛等外感表证，又有浮肿、高血压、腰酸、眩晕等里证，治疗可采用表里合治法。先生常选用羌活、白芷、紫背浮萍、苍耳草、蝉蜕、黄芪、黄柏、漏芦、半枝莲、生白术、生甘草、仙灵脾、土茯苓、黄芩等药物治疗。方中既有辛散祛风之品，又集解毒、泄浊、健脾、利水诸药。对慢性肾炎因感冒而急性发作者，有一定疗效。其中羌活一味，入太阳、少阴二经，与黄芪相伍，对预防感冒效胜玉屏风散。现代研究证明，辛散祛风药如蝉蜕、苍耳草、白芷等，不仅可疏解表邪，且能调整机体的免疫功能，有抗过敏作用，可减轻或抑制感染后变态反应性损害，消除蛋白尿等。故即使表邪已解而蛋白尿未除者，仍可沿用一段时间，其与解毒泄浊、健脾利水药相合，可表里双解，标本兼顾，相得益彰。

2. 寒热兼施

慢性肾炎长期蛋白尿及血尿，阴精亏耗，阴虚则阳亢，而见头晕、头痛、鼻衄、高血压等；水湿逗留，最易损伤阳气，故又多脾肾阳虚之证。呈阴阳两损、上盛下虚等病机。因此采用寒热并调之法尤其对本病中高血压型者更为适宜。先生常用生熟地黄、巴戟肉、山茱萸、肉苁蓉、茯苓、麦冬、五味子、炮附子、肉桂、生姜、大枣、黄柏、知母、仙茅、仙灵脾、当归等。如果血压明显升高，可加夏枯草、防己、钩藤、牡蛎等药，这些药物经现代药理研究，多具有降压作用；另外如党参、黄芪、附子等，对血压有双向调节作用。故寒热兼施法不仅可改善临床症状，而且对改善肾功能有一定帮助。

3. 利涩同用

慢性肾炎的临床表现，一般以水湿痰浊逗留为多，而实验室检查中又以长期蛋白尿、血尿、管型等肾精失固为主要表现。对前者应予化湿、利水、泄浊等通利之法，对后者则须用固肾涩精之法。因此通利与收涩并投，为治疗本病的又一法则，适合于混合型患者。通利常用生苡仁、茯苓、猪苓、汉防己、大黄、玉米须、生白术、半枝莲、白花蛇舌草等；涩精常用覆盆子、芡实、金樱子、五味子、乌梅肉、补骨脂、菟丝子、肉苁蓉、楮实子、牡蛎等。在治疗过程中我们体会到，不独固肾涩精方药对控制蛋白尿有效，即使是清利水湿的玉米须、生苡仁、茯苓、猪苓等，也有消除蛋白尿的功效。这可能是邪去则正安，水湿不除则肾气不能化精，精气流失也就难以控制。因此，通利水湿与固摄肾精，两者不可偏废。

4. 补泻并投

慢性肾炎的基本病机是本虚标实，本虚宜补益，标实应攻泻，是以补益攻泻法为标本同治之法，对慢性肾炎出现肾功能不全患者尤为切用。

肾病性肾炎经过较长时期的病理演变，正气衰惫，邪气留恋，水湿痰浊滞留更甚，出现氮质血症。临床表现为头晕头痛、嗜卧、神疲乏力、食欲不振、恶心呕吐、呃逆，甚至昏迷等症，呈现正气不支、浊邪弥漫之势，严重的还可出现动风之证。故治疗必须融补益脾肾气血阴阳和攻泻湿浊、水气、瘀血于一炉。先生常选用黄芪、党参、巴戟肉、仙灵脾、黑大豆、炮附块、干姜、黄柏、土茯苓、泽泻、牡蛎、生大黄、白花蛇舌草、半枝莲、漏芦、白蔹、益母草、丹参、桃仁、红花等，一般用量偏重，中病渐减其制。本病至此，已入险途，应引起注意。

以上治疗方法当相机参合应用，不可拘执，方不致以偏概全。

简验方：黄芪、牡蛎、巴戟肉、黄柏、泽泻、土茯苓、黑大豆、大枣。

上方乃先生在对慢性肾炎的长期探索中，在备尝甘苦之后总结出来的经验方。方中黄芪，先生谓补气圣药，大剂黄芪功盖人参，其有补气、固表、摄精、祛毒、和营、利尿之功，且无留滞之弊。仲景所谓"大气一转，其气乃散"，洵非虚语。一般剂量用 30~60g。巴戟肉与黄柏相伍，一阳一阴，皆为补肾要药。前者温而不热，益元阳、补肾气。后者苦寒，滋益肾阴。李东垣云其有"泻热补水润燥"之功。元代名医以一味黄柏制剂，称大补丸，良有深意。与黄芪相合，补气健脾益肾，为治本之图。牡蛎为水生动物，性寒属阴，生用有利水气之功，且能潜阳，所谓"壮水之主，以制阳光"；煅用敛精，对长期蛋白流失者，颇为适用。黑大豆入脾肾二经，《本草纲目》载其"治肾病，利水下气，制诸风热，活血解毒"。明代张介宾亦有"玄武豆"之法。先生融会前贤精粹而用于治疗肾炎，对消除蛋白尿及纠正低蛋白血症有一定功效。土茯苓清泄湿毒，泽泻善利水湿，大枣健脾胃、和营血。圣方本标兼顾，补泻合治，有补气健脾益肾、利水泄浊解毒之功。

临床应用本方时尚须根据证情，随机变化，至于损益之法，当参上节"治疗大法"灵活处理。先生循此法用治多种类型的慢性肾炎，应验者甚多。及门同人侍诊左右时，曾见先生治一来自宁波的 7 岁患儿，经某医院儿科拟诊肾病综合征伴慢性肾功能不全，住院 2 个月余，迭经各种西药治疗，未能收效，院方已发病危通知。患儿家属慕名邀诊，见患者面色㿠白，神气消索，全身浮肿，大腹如鼓，胸膺高突，阴囊肿大透亮，小便点滴难下。诊其脉微细欲绝，舌体胖，舌淡，苔腻水滑。此正气大虚，气不化精而化水，水湿泛滥，流溢皮里膜外。病经迁延，形神俱衰，证情险笃，恐凶多吉少。家属仰求一治，以冀万一。先生为拟一方：

生黄芪 50g　土茯苓 30g　黑大豆 30g　大枣 7 枚　牡蛎捣, 30g

3 剂后，小便通畅，肿势稍退，神气略振，脉较前有力。药有效机，当击鼓再进，不可懈怠。原方加巴戟肉 15g，黄柏 15g，泽泻 18g。再服 1 周，小便 24 小时总量已达 1500ml 以上，水肿大减，阴囊肿胀基本退尽，所喜胃气来复，渐可进展，神态活跃，舌淡苔薄，舌体不胖，脉细有神。证已转机，仍不可掉以轻心，当守前法，耐心调养。以"简验方"增减，连服 3 个月，诸症全消，悉如常人，体检化验均在正常范围。随访 2 年，未再复发。治疗慢性肾炎，先生此方虽不能尽愈其病，但只要认真辨析，随证消息，往往有出奇制胜之功。故附载于此，以见一斑。

（王庆其　整理）

刘树农

留精去粗，活血化瘀

刘树农（1895~1985），上海中医药大学教授

我从《神农本草经疏证》在"肾气丸"组成药物——山药条下提出的"肾气者，固当留其精而泻其粗也"文字中得到启发，对肾的生理功能有了进一步的认识。我认为这是作者邹澍天才地对肾脏功能作出的精辟见解，大大地补充和纠正了过去对肾脏功能只藏精不去粗和肾脏无实证、任补不任泻的不全面和错误的观点。当然，作者在当时的历史条件下，对精与粗的认识，大约也只能局限于"肾者主水，受五脏六腑之精而藏之"（《素问·上古天真论》）和"肾者，胃之关也，关门不利，故聚水而从其类也，上下溢于皮肤，故为肿，肿者，聚水而生病也"（《素问·水热穴论》）的范围以内。

从笔者所知有限的现代生理学看来，则其所谓精，当包括机体内所需要而有益于健康、维持生命必需留存而不使走泄的一切物质。所谓粗，即体内不需要的，乃至虽有益于健康而应该从小便排泄于体外的一切物质。《素问·金匮真言论》说："肾开窍于二阴"并"司二便"，似乎已估计到肾脏担负着"去粗"的功能。若夫"食入于胃，游溢精气，上输于脾，脾气散精，上归于肺，通调水道，下输膀胱，水精四布，五经并行"（《素问·经脉别论》）之说则只是注重"脾气散精""水精四布"。关于水液对机体的营养作用却没有注意到，还有一些在物质

代谢过程中形成的"废水"，需要通过皮毛、大小肠、膀胱等排出体外这一环节，即所谓"去宛陈莝"。指出若由种种故障以致体内所有污浊腐秽的残渣余孽，留而不去，即应设法清除之。可见"推陈致新"的必然规律，古人早有一定的认识。《内经》以下，有些人认为肾脏只司固藏。尽管已经认识到肾脏疾患，但在处理上则是补肾阳或滋肾阴或利小便，至于如何解决不应该由肾脏截留而是应从小便带走的有害于健康的物质，则不复论及，这自是受着历史条件的限制。目前，临床上如从慢性肾炎患者尿检中见到的红白细胞特别是蛋白，都是应该由肾脏本能地予以截留而不让排出，属于"精"范围以内的物质；正是由于肾脏功能有亏，使这些属于"精"的物质长期流失，乃至出现精神萎靡，耳鸣目糊，生殖功能减退，面色萎黄或㿠白，体力、智力衰减等症状，显示其由局部病变逐渐影响到整体。如果久久不能改善，则又可从血检中见到非蛋白氮和肌酐升高，这又说明了应该从小便排出，属于"粗"范围以内的一些有害物质留而不去。在临床实践中，还初步认识到肾炎患者在早期是肾脏"留精"功能有亏，在晚期则"去粗"功能亦告匮乏。还有晚期患者，往往不复出现尿蛋白，这并非"留精"功能有所恢复，而是患者体质已虚，蛋白生成的根本衰少。

当年邹氏对肾脏功能的臆测，是初步运用了辨证法思想进行观察的结果，也是在肾气丸药物组成中得到的启示。在当前有利的条件下，我们借助于科学仪器的检验，不仅使"留精去粗"的理论得到了证实，而且对"精"与"粗"实质上的认识，扩大了视野，从而摸索到比较切合客观存在的治疗方法。而这些治疗，又能从科学检验中获得正反两方面的经验和教训。

在我一孔之见中，体会到功能来自于实体。体之与用，犹刃之与利。刃已钝，求其利，不可得矣。在现在看来，古人所谓"肾气"，当是肾脏的实体；在肾炎病例中的"留精去粗"功能有亏，就表示肾脏本体有所损伤。因此，我对肾炎患者的治疗，在抓住"扶助肾气"这一关键性的问题上，总是寄希望于如何修复肾脏本体的损伤，借以发挥或恢复其留精去粗功能。尽管中医药不善于对器质的修补，这一点早有定评。但在薄涉浅尝的西医学的帮助下，不妨作初步的企求。阴阳气血，原为构造和充实形体的物质基础。因此我常用一些血肉有情之品如鱼鳔胶珠、鹿角霜、炙龟甲、牡蛎等药，既可以补充所消耗的蛋白，并能促进肾脏自身留精作用的发挥，至于去粗，则包括利水、攻下、解毒等，我常用茯苓、泽泻、大黄、紫丹参、失笑散、黄柏等。有名的金匮肾气丸原是典型的扶助肾气，促使其发挥留精去粗作用之良方。方中除桂枝、附子和血助阳外，地、萸、山药与苓、泻、丹皮，则共奏补中兼泄之功，精气得留而浊气外泄。

西医学认为，肾炎的病变，首先在肾小球基底膜发生变态反应，而致毛细血管痉挛，肾血流量减少，由于毛细血管痉挛，还可致血压升高。而无论是肾小球的滤过作用或肾小管的吸收和排泄作用，莫不直接受血流情形的影响，如血流减少，虽然全身血压有所提高，但肾血流仍不通畅，因此小便量少而水肿。又据现代研究，活血化瘀有增加肾血流量和抗变态反应性炎症的作用，对因免疫反应所造成的毛细血管基底膜损害的修复有一定帮助。因此，我在治疗中，常用活血化瘀法以改善肾血流量，如用丹参、泽兰、桃仁、参三七粉、失笑散等。

（郭天玲　整理）

赵绍琴

宣肺展气凉血，养阴托邪化瘀

赵绍琴（1918~2001），北京中医药大学教授，著名医学家

慢性肾病的形成，既有邪实的一面，同时又存在正虚的另一面。其主要机制是湿热久蕴，邪毒下迫，深入下焦，伤及血分。湿热不化，邪毒内蕴，使血热亢盛，病程迁延，一则损伤血络，动血出血，同时造成络脉瘀阻，血瘀不行。

一则耗伤阴精，使下焦肝肾阴亏不复。络脉瘀阻则下焦决渎失责，水湿不化；阴液亏虚则邪毒更甚，闭遏难出。因此赵老强调，慢性肾病是多方面因素所致，邪实是其主要症结，湿热郁遏是关键，血热血瘀是直接后果，而久病缠绵，以致阴液亏虚是不可忽视的正虚的一面。湿浊与邪热相互裹结，湿热郁阻与下焦血热血瘀相互交错，湿邪与阴伤互为矛盾，诸多因素决定了该病错综复杂、变化多端、缠绵难愈的特点。

除了病变本身的因素外，治疗上的不当也是使病情复杂化的一个重要原因。多年来，治疗该病流行补虚法，或大量益气，或温肾壮阳，或滋肾填精，这些治法的滥施往往造成诸多不良后果。殊不知该病的根本是湿热邪毒，病程虽久，邪气仍在，妄用补益，或因湿热而徒增邪热，耗伤阴精；或因滋腻而遏阻湿邪，为虎作伥，愈治愈坏。激素类药物属辛热之品，不但使郁热更炽而耗阴，且多助湿碍邪，使

用该类药物越久，病情越趋复杂，多致湿浊阻闭、血热内炽、阴分亏虚之象日显。高蛋白食物热量较高，且多滋腻碍脾，既可助热生祸，又使业已低下的脾胃运化功能越发窒滞。基于慢性肾病的这种复杂病机，赵老创立了宣展肺气、凉血化瘀、养阴托邪的治疗大法。

治疗湿热内蕴，赵老重宣肺开郁之法。肺主一身之气，肺气宣通则全身气机通畅，湿易化而热外达。慢性肾病因有血热阴伤存在，采用温热燥湿或淡渗利湿之法殊为不当，因其药性燥烈，极易助热伤津，苦寒燥湿亦有凉遏之弊，不可多用，此时宣展肺气更显其独特功效。赵老认为，轻宣肺气之机制主要在于"透"，以轻灵宣散之品透畅肺络，统领全身气机，不但湿热之邪难留，且可通络致津，缓解阴分之虚。赵老多选用荆芥、防风、苏叶、白芷、独活、杏仁等，用量不宜大，辛散过当则易助火，一般为6g左右，小儿减半。若表闭肿甚者，可用麻黄、前胡、枇杷叶开闭利水。赵老说：古人曰"以辛润之"，其原理主要是辛香微润，能通络行滞，故能达到辛润致津以缓阴虚之功。他十分推崇荆芥炭，荆芥炒炭，减其辛温之性，能宣畅肺气，化湿行滞，且能入阴分，通络和阴，是治疗慢性肾病的重要药物之一。

宣展肺气旨在开通邪之出路，而凉血清热则是逼邪外出的必要手段。血热得宁，络脉调和，则热难作祟，邪毒易出；同时，凉血清热亦是护阴保阴的重要措施，邪去则正安，热平则阴液易复。赵老多选用生地榆、紫草、白头翁、赤芍等，若血热妄行，络脉破损而尿血衄血者，则选用槐花、荷叶、茜草、藕节炭等。因慢性肾病多病程久而病势深入，伴有经络失和、气血瘀滞者占绝大多数，故赵老强调凉血清热与活血化瘀紧密结合，多选用两种功效兼善之药物，如赤芍、丹皮、地丁草、紫草等。

阴液亏虚是慢性肾病的重要病理因素之一，不可忽视。赵老指出，一般情况下，应以祛邪为主，邪不去则阴难复，通过祛邪以保阴，以免养阴碍湿。但若阴伤较甚时，则当补则补，养阴可托邪外出。但此刻应注重技巧，赵老主张以清补为准则，切忌滋腻壅塞。清补者，甘凉清润或甘寒养津，选用沙参、麦冬、生地黄、玉竹等，液多而流动不滞，清凉而不助邪热；通补者，补中兼通，疏调血脉，选用丹参、玄参、益母草等，既养阴固本，又通络行滞，相辅相成。若邪实与正虚对峙，攻补掣肘时，赵老认为需变通两者之配合，可一日处以两方，上午养阴增液方煎汤代茶饮，下午使用疏化凉血方，一面扶正，一面祛邪，往往互不妨碍，相得益彰，多能达到邪去正安之效。此外，赵老主张养阴应力避甘温助热，如当归、熟地等，以免邪热亢盛，即使伴有气虚，即气阴不足时，亦不宜用甘温药，如人参、党参之属，而应选用甘凉甘寒益气养阴之品，如沙参、太子参、西洋参。

湿浊秽毒内阻，枢机升降失责，是慢性肾病的又一特征。赵老提出应通降胃腑，除秽泻毒，处方时常用少量大黄通滞行浊，化积秽以通脉络，胃气降则脾气得升，枢机运化正常以期邪去正安。一般用量为 0.5~5g，以缓缓疏通而不致耗津败胃，稍加陈皮、香附以助中焦气机畅达。若湿浊壅盛、恶心呕吐者，用灶心土 60~120g，煎汤代水（且平时饮水、烹食皆用此水），配以半夏降浊平逆；呕吐不止者，加代赭石、瓦楞子以镇纳胃气。在通降胃腑的同时，赵老主张配以健胃运脾消导之药，如水红子、焦三仙、鸡内金等，以促进脾气的升发，一降一升，使中焦枢机运转正常。

水湿泛滥者，小便不利，肌肤肿胀，严重者尿闭腹水，治疗时切不可强行利尿。淡渗利尿药多香燥肃削，使阴液亏耗更甚，加重病情。赵老认为应通过加强宣肺理脾，开土闸而利水道，畅气机而助决渎，配以茅根、芦根之属调气利水而生津之品。

激素药物维持是慢性肾病十分棘手的问题，继续使用多使病情愈趋复杂，副反应增多。赵老在加强宣肺凉血、清化湿热的同时，大胆地撤下激素，以病情稳定为减量的标准，循序渐进，步步为营。一旦病情有所反复，即暂停后撤，在减量的基础上加紧治疗，控制病情，使其好转，稳定一段时间后再继续减量。笔者统计了赵老诊治的该类患者23例，年龄在3~45岁之间，使用激素5个月~8年不等，采用上述方法，在5个月中完全脱离激素者22例，其中80%在3个月中撤净，病情均比减量前好转。

李丹初

标本兼顾益气阴，补利有度慎刚燥

李丹初（1908~1992），湖北省中医药研究院研究员

脾肾为本，标本兼顾，补利有度

对慢性肾炎的治疗，应注重培补脾肾。因为脾肾阳气得振，则水湿得以温运，津液得以敷布，浮肿、尿少、腹满诸症随之而平。若专以清利或泻下之品，虽亦能奏一时之效。然先后天之本毕竟已大伤，体质屡弱，再加戕伐，预后可能更差。《景岳全书·肿胀篇》云："消伐所以逐邪，逐邪而暂愈者，愈出勉强……岂有假愈而果愈者哉。"所以清下只是希图暂时之快，崇脾肾才是治本之图。健脾常以黄芪、白术、党参，配木香、陈皮、厚朴，有补有行，补而不滞；补肾习以地黄、桑椹子、何首乌、补骨脂，配泽泻、车前草、茯苓皮。诸药配合有补有利，利中有补，相辅相成。

若治失允当，病延日久，势必酿成他变。肾虚精亏，水不涵木，导致肝阳偏亢，则出现头昏、视物昏花诸症；脾伤失运，升降失调，浊阴充斥，心神不宁，肺气不收，则出现神志恍惚、呼吸难以续接等症。可依证兼以平肝或宁心或补肺。若浊气上逆，毒郁咽喉，则当径予玄参、板蓝根、连翘之类解毒利咽；若毒滞于下，又当急予地丁、蒲公英、地肤子、山栀仁之属清凉解之。此时，若泥于肾病治肾，则可酿成恶性循环，更难奏功。惟标本兼顾，方可取效。水肿之病治法虽多，无非调理脾肾，然又非独调理脾肾也。

徐某 女，学生，13 岁。

患者于 1981 年 8 月出现尿少、浮肿，同年 9 月 7 日某医院以肾炎肾病型收住院。用大剂量泼尼松、地塞米松及环磷酰胺等治疗，病情无好转，且并发糖尿病，左眼睑蜂窝织炎，左耳卡他性中耳炎。检查：血压：110/70mmHg，尿常规：蛋白（++），白细胞 2~5 个 /HP，红细胞 8~10 个 /HP，颗粒管型 2~4 个 /HP，血沉 45mm/h，胆固醇 8.9mmol/L，补体 C3 144g/L，血浆总蛋白 48g/L，其中，白蛋白 25g/L，球蛋白 23g/L，白：球 =1.1：1。蛋白电泳：白蛋白 0.49，α_1 0.146，α_2 2.20，β 球蛋白 0.141，γ 球蛋白 0.116。尿糖（++），血糖 14.15mmol/L。肾图提示：肾功能轻度受损。于 1982 年 3 月会诊。诊见周身浮肿，脸圆背阔，左眼睑红肿，精神萎靡，腰痛腿软，思食，溺少便溏，舌质嫩，有齿痕，苔白，脉沉细无力。水肿病，脾肾两亏，津液失布。宜健脾益肾利水，兼以和胃。方拟：

生地 20g 山药 20g 黄芪 15g 制首乌 15g 山萸肉 15g 菟丝子 15g 巴戟天 12g 茯苓皮 15g 泽泻 12g 枸杞 20g 地骨皮 20g 地榆 15g 石斛 15g 丹皮 12g

以上方调理的同时，递减激素。至 6 月，激素基本递减完毕，诸症好转。但此时又不慎感邪，咽喉疼痛，腰痛明显，小便黄而不利。舌质红，苔薄黄，脉细数。证属毒滞咽喉。非标本兼顾难以奏功，拟补脾肾、解咽毒方治之。周余咽痛缓解。继以健脾益肾方调理。至 10 月，阴部红肿痒痛，有硬块，小便灼热，轻度浮肿。遂投清热解毒方 10 剂，阴部红肿瘥，硬块消，舌质淡红，苔薄，脉细。仍议补脾肾为治。方拟：

桑椹子 15g　首乌 15g　黄芪 15g　枸杞 12g　女贞子 12g　玉竹 12g　白芍 12g　党参 12g　熟地黄 15g　黄精 12g　丹皮 12g

迨至 1983 年 5 月 21 日，患者自觉无明显不适，诸恙悉平。多次查尿常规正常，血糖 5mmol/L，血浆总蛋白 65g/L，白蛋白∶球蛋白为 2∶1。随访至今，未见复发。

该病例本虚而标实，治疗当从缓急，明标本，或图本为要，或治标为急，方不致偾事。腰痛腿软，精神萎靡，为肾亏之候；溺少便溏，系脾弱之象；周身浮肿，乃脾肾气虚，水津失布，水湿蓄聚所致。舌质嫩，有齿痕，苔白，脉沉细，足次佐证。故治疗当以图本为要，健脾气，补肾气，后天充，先天足，诸恙悉减。在治疗过程中，外邪犯之，上有咽喉疼痛，下有外阴红肿、结节瘙痒，肌表浮肿。此非清热解毒、育阴利水，难以奏功，是为治标为急。疮毒外透，血热内清，湿热渗利，故病情向愈。

慢性肾炎尿毒症病情缠绵，久治罔效，常有阴伤见证。以菟丝子、桑椹子、何首乌，配女贞子、旱莲草、当归、白芍平补阴阳，颇获效验。曾治一王姓慢性肾炎尿毒症患者，浮肿明显，呕吐频作，小便癃闭，涓滴不下，投温阳利水、育阴和胃剂，而使病情稳定，并逐渐向愈。不料其家属为求速效，另延医猛施温燥剂，终使阳伤阴亡，病情恶化于一旦。

李老在 60 多年的临床中，通过反复实践，潜心研究，对治疗慢性肾炎肾功能损害，摸索出重在"益气养阴"的方法。以"肾复康"（自拟方）方，加减运用，常可收到事半功倍的效果。由紫河车、黄芪、党参、白术、当归、白芍、黄精、山药、玉竹、桑椹、首乌、枸杞子组方。意在补肝肾、健脾胃、益气养血、滋肾填精。阳虚水泛去黄精、玉竹、桑椹，酌加故纸、巴戟、菟丝、苓皮、泽泻；水湿困脾加茯苓、苡仁；阴虚阳亢加生地、石决明、女贞；热毒内犯加玄参、根、连翘、忍冬藤；瘀血阻滞加丹参、益母草、泽兰；浊邪上逆加姜、竹茹、大黄等，收效颇佳。据不完全统计，总有效率达90.6%。

所谓暴病多实、久病多虚，急则治其标、缓则治其本或标本兼治，这是一般之理，肾炎也是如此。治标即重点在于祛除病邪，逐邪外出，以防内陷。然因肾病日久，肾功能不全，肾阴肾阳受损，五脏六腑功能衰败，已由阳气损迫及阴津伤、阴损及血、气血俱亏之阶段，则现虚证为主或虚中夹实之候，需治其本，即脾肾亏虚、气血两虚之本。以往求治于李老的患者，有许多用过激素类药物，病情辗转，反复罔效，此类药物，相当于中药之桂附，均为辛热温燥之物，易伤阴耗液。阴不足，阳无所秘，阴精盛，阳方能秘。正如《内经》指出："阴在内，阳之守也，阳在外，阴之使也。""阴平阳秘，精神乃治。"所以在临床上注重养阴，慎用温燥，否则肾阴更伤，致使病情复杂化。临床上取用"肾复康"为基本方，斯此理也。当然益阴护阴也不能腻滞，本着阴中寓阳、阳中寓阴的原则，养阴选用玉竹、黄精、桑椹、首乌、枸杞、山药、白芍之类，温阳用菟丝、巴戟、故纸、大云（肉苁蓉）之品，使其温而不燥，保护肾气，燮理阴阳，水气疏达，气机调畅，湿浊之邪得以排泄。若继用温热辛燥之药，势必造成残存之肾功能更加衰竭。

五脏在生理上互相协调，病理上互相影响，特别是慢性肾衰时，肾阳式微，真阴亏损，脾肾衰败，必然累及他脏，脾虚血少不能养心，肾亏精耗不能涵木，脾肾亏损，心肺失调等等，需辨析诸证，诸法辨用，使阴阳平和，脏腑功能协调，维护肾气之根。李老十分注重益气补脾，常用大剂量的黄芪、白术、党参等。务使脾得溢充，肾得振奋。益气则生血运血，转输脏腑，枢运气机，水湿遂利，精关乃固。同时气充则血活，可增强活血化瘀之力，对肾萎缩和梗死患者也有一定的作用。

久病肾衰，燮理阴阳，慎用刚燥

温阳化气，是治疗慢性肾炎的重要法则。阳衰则气不化，浊阴上泛，水湿潴留。阳旺则气化，水津四布，浊阴得降。阳虚日久往往导致阴损，病程迁延，阴阳两亏。若滥用温燥，难于中病，且戕阴液。因此，主张温阳护阴，燮理阴阳。通过辨察舌、脉，来决定是否投温阳化气剂。举凡舌体胖，有齿印，舌质淡，苔白腻，脉沉细者，皆可投以温阳化气之剂。否则，宜慎之。

在用药方面，温阳慎用附子、肉桂一类温燥之品，而常喜淡大云、菟丝子、桑椹子、补骨脂等一类温而不燥之味。在利尿药的选用方面，主张淡渗，忌用苦寒，常用茯苓皮、泽泻、车前草、茅根等。若滥用苦寒利水，伤阳戕阴，后患无穷。淡渗之品，既不伤阳，又可导阴霾之邪外出，从而使阴平阳秘。

血尿宜滋阴凉血，通利导热

血尿是肾炎的重要症状之一。部分肾炎患者，浮肿并不明显，主要以持续性肉眼血尿为临床特征。临床治疗颇为棘手。此类肾炎血尿，当与肾结核、泌尿系结石及肿瘤相鉴别。肾结核属于中医学虚劳病的范畴，以血尿不痛、体虚潮热为特征，治宜解毒养阴；泌尿系结石属于淋证的范畴，以小便涩痛而红，甚则疼痛难忍为特征，治宜排石通淋；泌尿系肿瘤大抵属于癥瘕的范畴，治宜解毒软坚兼以扶正。而单纯血尿无所苦，轻度浮肿，腰酸肢软者，多为肾炎之表现。肾炎血尿忌见血止血，否则，愈止愈瘀，血愈外流，造成恶性循环。当益阴固其本，通利顺其性，忌温燥伤阴，苦寒耗液。益阴一般多用制首乌、桑椹子，盖"何首乌能养血益肝，固精益肾……为滋补良药，不寒不燥，功在地黄、天门冬诸药之上"（《本草纲目》），"桑椹子益肾脏而固精"（《滇南本草》），故屡屡用之，并用女贞子、旱莲草凉而不寒，滋而不腻，于阴虚血热之证用之最为合拍。阴虚生内热，或肾亏相火旺，又当与知母、生地、黄柏、栀仁折其火热之势，通利则用车前草、茅根、泽泻，利而不伤正。临床可用生地榆治疗血尿，地榆性寒味苦，善清下焦血分之热，不独便血用之，治尿血亦有奇功。不过在用法上略有不同，前者以地榆炭为宜，后者以生地榆为妙。

张某 男，26岁。

患者无痛性血尿年余，曾赴某医学院附属医院、某职工医院作膀胱镜检、肾盂造影，未发现占位性病变及结石阴影，胸透无异常，血沉在正常范围，诊为肾炎。而于1983年5月27日来我院就诊。检查：尿常规：蛋白（+），红细胞25~50个/HP，白细胞（−）。血压120/75mmHg。肾图提示肾功能损害不明显。现症：肉眼血尿，腰痛，以晨间为著。浮肿不明显，阴茎易勃起，每周遗精1次，舌质红，苔薄黄，脉弦细。肾阴亏损，相火妄动，损伤脉络。治宜滋补肾阴，清泻相火，导热外出。方拟：

制首乌 15g　生地 15g　茅根 15g　栀仁 12g　女贞子 12g　生地榆 15g　知母 10g　小蓟 15g　旱莲草 12g　黄柏 12g　泽泻 12g　丹皮 12g　车前草 12g

服前方10剂，腰痛减轻，尿蛋白少许，红细胞5~10个/HP，白细胞0~1个/HP。守方去栀仁，加桑椹子12g，再进12剂，诸恙悉平，舌淡红少苔，脉弦。尿常规：蛋白（−），红细胞（−），白细胞（−）。

患者求医多处，翻阅前方，不外小蓟饮子、知柏地黄汤之类，止血不效，补亦少功。小蓟饮子为治湿热血淋之方，于此惜其力不逮。细审诸症，不难看出，本病例实由肾阴亏损、相火妄动、损伤脉络所致。辨证并非难事，关键在于用药。一方面滋补肾阴，清降相火，另一方面淡渗利尿，导热外出，切忌壅塞。方用制首乌为君，以女贞子、旱莲草甘酸能敛，甘寒凉血，配生地以增强滋阴益肾之力。

肾阴亏损日久，必致相火亢盛，故又以知母、黄柏坚阴，丹皮、栀仁泻火，相火清则血宁。小便以通为宜，方用车前草、泽泻性味淡渗利尿，意即在此。佐地榆合小蓟同用，为治标而设。尤其值得强调的是，茅根集清热生津利尿、凉血止血之功，用于此类患者，更为允当。全方补中有泻，泻中有坚，坚中有利，利中有止，止中有行，配伍周到，丝丝入扣，因而能获全功。

（寇华胜　王柏枝　整理）

时振声

或攻或补或利水，不循辨证难为功

时振声（1930~1997），中国中医科学院西苑医院主任医师

慢性肾炎突出的临床表现为水肿。肾炎初期水肿，邪盛而正气不衰，治疗比较容易，至慢性阶段则大多属虚证，治疗上比较困难。要注意邪正关系。中医学对水肿病机的认识，一般认为与肺、脾、肾三脏有关，水为至阴，其本在肾；水化于气，其标在肺；水惟畏土，其制在脾。因此治疗应从肺、脾、肾三脏入手。犯肺、伤脾、损肾，是病情由浅入深的过程。慢性肾炎在急性发作阶段或病初可能有肺气失宣现象，但同时常伴有脾虚水肿的病机。再进一步则有脾肾两虚现象。由于临床表现变化多端，有时夹有瘀血，有时湿郁化热，因此治疗上要根据具体情况具体分析。既要注意本虚（肺、脾、肾三脏虚损），又要注意标实（水肿）；既要认清其本质有正虚一面，也要看到有化热、夹瘀的一面。另外，慢性肾炎病程较长，治疗上要有恒心，认清病机，注意守方，不可更方过频，方能看出效果。

攻 泻 逐 水

攻泻逐水古代用得比较多，如《备急千金要方》《外台秘要》《圣济总录》记载攻水方剂都比较多，南宋以后逐渐强调以健脾或温肾治

疗水肿，如实脾饮、济生肾气丸都是这个时期的代表性方剂。朱丹溪说："水肿因脾虚不能制水，宜补中行湿，利小便，切不可下。"张景岳亦说："古法治肿，大都不用补剂，而多用去水等药，微则分利，甚则推逐……不知随消随胀，不数日而复胀必愈甚。"但张景岳并非主张攻水法摒弃不用，而是主张慎用。如张景岳说："察其果系实邪，则此等治法，诚不可废，但必须审证的确，用当详慎也。"自从1958年贵阳医学院推荐应用卢氏肾炎方以来，各地不少肾炎患者曾用此法治疗，有的应用一次水肿全消，以后肿亦不再发生，效果比较巩固，因为患者除了当时泻水以后，尿量亦见增多，可持续半月至1个月以上。但是也有的患者应用后，虽然一次水肿全消，但水肿旋即复发，再用之，疗效不如第一次，反复应用，效果更不明显了。疗效好的大都是病程短，血浆蛋白还不太低，中医所谓正虚尚不太显著者；反之，病程长，血浆蛋白低，脾肾阳虚明显者，则效果不好。

卢氏肾炎方作为治疗水肿的一种手段，还是有其应用的价值，但是要选择适应证。即使是病程较长，正虚突出，但高度水肿，尿少尿闭，呼吸困难，利尿剂效果不明显的，仍可应急用之，以留人治病。如临床曾治1例杨某，女性，28岁。因慢性肾炎高度水肿，继发性贫血，肾功能不全住院。入院时全身水肿并有腹水，腹围88cm，血压180/110mmHg，血红蛋白44g/L，非蛋白氮69.6mmol/L，二氧化碳结合力9.9mmol/L，心率114次/分，心尖区可闻及奔马律，当时患者呼吸困难，咯白色泡沫带粉红色痰，尿量亦少，并出现心力衰竭现象，纠正酸中毒则心衰必然加重，病情危急，当时服卢氏肾炎药膏1料后，大量泻水，3天后全身水肿消失，腹围减为76cm，心衰亦得以纠正，呼吸困难消失，血压下降为120/90mmHg；非蛋白氮减为41.1mmol/L，二氧化碳结合力为23.1mmol/L，从而使患者得到缓解。这是肿势较著，真阳久困，阳损及阴，将有阴阳离决之势，以攻泻逐水，顿挫其水势，俾阴霾消散，而阳气得行，为进一步治疗打下基础。

宣 肺 利 水

宣肺利水多用于慢性肾炎水肿患者同时兼有表证，如恶寒、发热、咳嗽、脉浮等。盖以肺主皮毛，通调水道，下输膀胱，宣肺发表则肺气得开，三焦水道通利，水液得以下输膀胱而有利尿作用。治疗方剂可用越婢汤、麻黄附子细辛汤合五皮、五苓之类。宣肺利水法一般可用于下列三种情况：

1. 病程短者

乔某 男性，17 岁。因全身浮肿 20 天并有腹水，诊断为慢性肾炎肾病型。初用胃苓汤合五皮饮，每日尿量仅 600~700ml，以后改用越婢汤合胃苓汤加减，尿量明显增加，每日尿量均在 1000ml 以上，最多每日达 1900ml，直至水肿消退。有的患者病程短，入院后未用宣肺利水，而使病程延长。

林某 男性，31 岁。因浮肿 20 天住院。入院时有腹水，腹围 85cm，开始即用健脾利水，腹围增至 88cm，以后改用温脾利水、行气利水，腹围继续增至 91cm，以后又用温肾利水，尿量仍不多，腹围增至 102cm，直至入院后 8 个月，因合并胸水而呼吸不利，同时鼻衄，脉弦滑，苔薄黄，出现肺经症状，方用宣肺利水法，以越婢汤合五苓散和车前子、鲜茅根，1 周后尿量由每日 800ml 增至 1100~1900ml，因周身痒，麻黄改为浮萍，服药 2 个月，水肿全消，腹围减为 76cm。

2. 有肺炎症状者

刘某 男性，24 岁。因面部及下肢浮肿 3 个月住院，同时有咳嗽吐痰，腹胀尿少，腹围 93cm，脉浮滑小弦，舌苔薄白，予宣肺利水法，用麻黄附子细辛汤合五皮饮加车前草、牛膝等加减治疗半个月，尿量增多至每日 1000~1600ml，体重减少 6kg，以后因肺经症状消失，脉象不浮，改用健脾利湿法。

3. 合并外感者

因为肺主皮毛，有的患者有外感发热，经用宣肺利水而使尿量增多。

扈某 男性，31 岁。因全身浮肿 3 月余伴高度腹水住院，在病程中因外感发热，尿量至每日 350~450ml，中药用麻杏石甘汤加银翘、竹叶、滑石 4 剂后，又用越婢加术汤合五皮饮加车前子，8 天后尿量增至 1500~2000ml。

由上举例可见，凡病程较短，或有肺经症状，或有外感，皆可用宣肺利水法加以治疗，本法用后，患者并不出汗，而是尿量明显增多，由于肺气得宣，水湿得下，此即"启上窍而利下窍"之法。

健 脾 利 水

健脾利水用于病程稍长，仅有脾虚表现者，症见面部四肢浮肿，面色苍白，身重肢沉，纳呆便溏，腹胀尿少，疲乏无力，苔白脉弱。健脾利湿方如五皮饮、五苓散、防己黄芪汤、外台茯苓饮、胃苓汤等；行气利湿方如大橘皮汤、导水茯苓汤等。

张某 女性，38 岁。因反复浮肿 3 年住院。入院时有腹水，腹围 93cm，入院后诊断为慢性肾炎肾病型。中医辨证：全身肿胀，缺盆平满，腹胀气急，脉沉而数，舌苔薄黄，予健脾行气利湿之剂，用大橘皮汤加车前子。1 剂后，尿量由每日 400ml 增至 2200ml，继续用原方，每日尿量在 2500~3600ml，4 剂后缺盆平满及腹胀均已消退，腹围减至 76cm，按原方再服 7 剂，腹围减至 68cm，全身水肿及腹水消失。

李某 男性，34 岁。病程 1 年，入院时高度水肿，腹围 102cm，用胃苓汤加防己、车前子、白茅根、大腹皮、陈皮、沉香、二丑、生姜，2 周后尿量由每日 900ml 增至 1600~2000ml，24 天后腹围减为86cm。

以上举例，即是在健脾利湿的基础上加用行气药物，如木香、槟榔、陈皮、大腹皮、砂仁、沉香等。张景岳说："水气本为同类，故治水者，当兼理气，盖气化水自化也。"消肿以气化为关键，虚是第二位的，如不佐以行气，则水不易行，不要认为此时脾虚是主要的，曾见3 例脾虚水肿患者用补中益气后，尿量立即减少，有 1 例原来尿量每日在 1000ml 以上，用补中益气汤仅 1 剂，尿量即减至每日 300ml，水肿明显加剧。目前治疗慢性肾炎水肿，很少提到运用大橘皮汤，我们曾统计用大橘皮汤治疗慢性肾炎水肿 14 例的疗效，结果 8 例水肿全消（内有 3 例高度水肿），3 例减轻，3 例无效。有效病例大多在半月内即可见到明显消肿效果，尿量显著增加，水肿逐渐消退，虽例数少，但可看出本方的应用价值。

温阳利水

温阳利水用于病程较长，患者有脾肾阳虚的表现者。因为脾阳不足不能制水，肾阳不足不能主水，以致水湿泛滥而水肿。同时肾阳不足，命门火衰，亦可使脾阳虚衰加重，脾阳不足，久则及肾，亦可使肾阳虚衰，如此均可造成脾肾阳虚之病机。如果患者畏寒肢冷，舌淡嫩胖，而脾胃虚弱、纳食减少、倦怠肢软、腹胀便溏等脾阳不足的症状突出，则是脾肾两虚偏脾阳虚为主，可用实脾饮加减；如果胃纳尚好，腰酸腰痛，面色㿠白，阴囊湿冷等肾阳不足的症状突出，则是脾肾两虚偏肾阳虚为主，可用真武汤、金匮肾气、济生肾气汤加减治疗。

偏脾阳虚者，如王某，女性，39岁。因全身水肿7个月余住院并有腹水，腹围91cm，入院后用实脾饮合五苓散加党参、黄芪、防己，2天后尿量由每日900ml增至1500ml，1个月后腹水全消，腹围76cm。

偏肾阳虚者，如钱某，男性，28岁。发现肾炎1年住院，全身浮肿，有腹水，腹围80cm，服济生肾气汤9天后，尿量由每日800ml增至1500ml左右，持续1个月，腹水消失。体重由80kg减至63kg。

温阳利水法是在温脾或温肾的基础上，合用渗利之剂。如单纯温阳而不合渗利之剂，效果即不明显。如林某，男性，24岁。因全身浮肿2月余入院，有腹水，腹围83cm，入院后用泼尼松、双氢克尿噻及中药健脾利湿等法治疗5个月，病情无明显好转，尿量每日仅600ml左右，改用济生肾气汤后第9天，尿量增至每日1000ml左右。

以后又恐尿量多而伤正，改用温补脾肾之剂（党参、黄芪、白术、附片、补骨脂、菟丝子、巴戟天、鹿角霜、杜仲、阿胶）后，尿量未再增加，10天后水肿加剧，以后又发生了恶心呕吐的现象。因此，温阳不与渗利合用，对病情的恢复是没有帮助的。只有在水肿完全消退后，机体的正虚才是主要矛盾，脾虚者健脾益气，脾肾阳虚温补脾肾，才对病情有所裨益；而在水肿的情况下是正虚邪实，邪实是主要的，正虚是次要的，故仍以消肿为主，以健脾行气合温阳化气，才能气行水行，而达到消肿的目的。

以上是根据患者具体情况分别用宣肺利水、健脾利水或温阳利水治法，而使水肿消失者，所举方剂皆是行之有效的，各例大多属单纯用中药治疗，如合用泼尼松或西药利尿剂者，均在病例中标明。在治疗慢性肾炎水肿的过程中，尚需注意以下几点：

（1）服药后到开始利尿，需要经过一段时间，时间有长有短，一般在1~2周，因此如果不是病情恶化，要注意守方，不可更方过频，一般守方2周，即可看出本方有无效果。反之，如果服药后病情恶化，往往当日即有不适反应或尿量明显减少。

（2）有的患者温阳利水最初有效，以后效果不明显，患者出现舌苔黄或黄腻，舌质红，是湿郁化热的表现。湿热可以在脾虚的基础上产生，因为脾虚生湿，湿郁化热，但也可在温热药过量的情况下产生，因温燥药物化热，与体内残留水湿相合而产生湿热。因此改用清热利湿法治疗，常可使尿量加多。例如林某，女性，20岁。因面部及下肢水肿半年住院，入院后用温阳健脾利水如实脾饮、胃苓汤、春泽汤等治疗，尿量由每日500~600ml增至1000~1500ml，以后尿量减少，水肿加重，辨证有湿热现象，改用清热利湿之剂（萆薢、瞿麦、萹蓄、海金沙、冬葵子、车前子、石菖蒲、广木香、益母草、王不留行）后，尿量又增至每日1500ml左右。

（3）有的患者用中药消肿后，不久水肿又起，主要是血浆蛋白偏低，加服鲤鱼汤（鲤鱼1条，重500g左右，生姜50g，葱100g，米醋50g，共炖，不放盐，喝汤吃鱼），常有显效。如钱某，用济生肾气汤后水肿消失，以后反复而水肿又起，再用济生肾气汤后水肿消失，以后反复而水肿又起，再用济生肾气汤效果不显，加用鲤鱼汤，1周后尿量每日增至2000~3000ml，1个半月腹水基本消失，但血浆蛋白变化不大。

（4）血与水的关系：古代医书有"血不行则病水"之说。

体内之气、血、水三者是互相转化的，水能化气，气能化水，水能病血，血能病水，因此治疗上要注意气、血、水三者的关系。在慢性肾炎水肿患者的治疗过程中，要考虑瘀血的因素，尤其是临床表现有瘀血征象者，此血瘀既为病水之因，也是水肿之果，往往需要合并使用活血化瘀之剂。如高某，男性，54岁。为慢性肾炎肾病型，入院前全身浮肿，曾用氮芥治疗，效果不明显反合并静脉炎，入院后检查，全身高度水肿，腹水明显，腹围102cm，在院外一直服用双氢克尿噻、氨苯蝶啶，尿量维持在每日 600ml 左右，入院后加服中药，用桂枝茯苓丸加益母草、白茅根、刘寄奴、防己等，尿量增至每日1500~2400ml，治疗 2 个月，腹水及全身水肿均消失。

薛　盟

扶阳益气肺脾肾，化瘀通腑泄浊毒

薛盟（1917~？），浙江省中医研究院主任医师，著名临床家

我治疗慢性肾炎，大体上采取疏风宣肺，化湿健脾，温阳益肾，同时重点突出以益气为先，活血通腑为佐，既照顾脾肺肾三经同治，又使上下水气得以升降。

宣肺阳以化气机

古有"治水先治肺"之说，王孟英指出："肺气清则治节有权，下行自畅，气化咸藉以承宣，故清肺药皆利小便。"慢性肾炎早期，病邪中人犹浅，势虽骤而易治。此时多为肺虚表实，起病由外感风寒，内挟伏湿，流连营卫之分，侵淫肌腠之间，肺气不能卫外，又无以肃降。故以水肿为主症，尿量甚少，或伴痰咳喘逆，恶寒发热（或无寒热），腰酸重，口淡不渴，舌苔白薄，脉浮缓或濡涩。尿常规检查有蛋白尿、血尿、管型或低比重尿等。疏宣上焦阳气，水道即可通调，正寓提壶揭盖之意。

韦某　男，20岁。

患者幼小有慢性肾炎史，近因急性感染复发，症见全身浮肿，畏冷，面色苍白，重病容，气息喘促，精神委顿，不思饮食，口微渴，

尿量涩少。舌苔白薄而滑，脉弦细数。尿检：蛋白（++++），红细胞，脓细胞（++），颗粒管型（+）。此风水相搏，壅遏上焦，宜固卫疏风宣肺，药用净麻黄、苏叶、防己、防风、生黄芪、带皮茯苓、苦杏仁、苡仁根、益母草、凤尾草、生白术。服5剂，浮肿渐退，复查各项指标均有改善，继见头晕、腰酸乏力，小溲仍欠通畅，肾虚之象已萌。原方去杏仁、益母草、凤尾草、麻黄，加肉桂、附片、菟丝子、苎麻根，调治1个月而愈。

升脾阳以制内湿

脾居中土，喜燥恶湿，若脾阳不振，土难制水而遭反侮，水湿不从气化，必泛滥三焦为患。逆于上则呕哕不食，口淡乏味；留于中则脘胀气痞，胸膺满闷；积于下则尿少，腹胀便泄；困于全身则见浮肿、肢重神倦等症。这些证候群，于肾炎晚期较为多见。水虽治于脾，实统于肾，肾寒命门火衰，脾气失其温养之源，故脾病总不离乎肾。叶氏《临证指南》曾有"脾阳宣动则运，温补为是"的见解。肾炎病程较久，水肿持续不退，尿蛋白长期流失，小便清利，形寒颜面色萎，皆属脾肾之阳两虚。宜用实脾饮加减，以行水温中。浮肿气虚者，用参苓白术散加黄芪、桂枝，以益气通阳。此类方药，配伍得当，疗效是令人满意的。

沈某 女，45岁。半年前出现浮肿，下肢沉重，全身乏力，经当地医院检查：蛋白（+++），红细胞（++），白细胞（+），颗粒管型（+），血肌酐198.9μmol/L。尿素氮10.6mmol/L，二氧化碳结合力31mmol/L，胆固醇9.0mmol/L。住院治疗2个月，症状有所改善，返家后，因坚持田间劳动，不久突发腹痛泄泻每日6~7次，肿胀增剧，溲少色清，神疲嗜睡，纳呆，时有低热起伏。经来我处诊治，察其脉象细软，舌苔白厚。证属肾病迁延不愈，复因劳累饥饱失时，脾阳久困，湿胜而致濡泻。拟升阳健脾，化湿温下。药用：生黄芪、潞党参、炒白术、淡干姜、升麻、葛根、茯苓、广木香、马齿苋、车前子、陈皮、制苍术。服上方 1 周后，泻止热除，小便通利。惟仍感腰酸，蛋白尿反复出现。脾阳虽已渐振，肾元未固，因去升、葛、马齿苋、车前子，加益智仁、补骨脂、淫羊藿、仙鹤草缓调其后，兼服肾气丸。越 3 月，诸症平复。

益肾阳以扫阴霾

肾为先天之根，主蛰封藏之本，在肾功能正常情况下，能藏精气而不泻，又可助膀胱行决渎开合之机，使水液代谢复其常度。若当藏者不藏，当泄者不泄，即难免精华外渗（尿蛋白流失），湿浊内留（非蛋白氮蓄聚），水病因以形成和发展。蛋白是肾脏精液的基本物质，能否及时控制尿蛋白的丢失，提高患者的血浆蛋白浓度，是取得病情转归的关键。反之，长期的尿蛋白大量流失与血浆蛋白浓度过低，可反映肾脏病损的逆向动态。严重的慢性肾炎，可因肾阳久虚不复，导致尿毒症，甚至肾衰竭。因此，注意全天排尿量的多少，并结合实验室检查，观察有无头晕心悸，呕吐泛恶，胸闷不食，以及尿闭、尿少，或口鼻、阴道出血等险恶症状，尤有必要。此等证预后大多不良，宜温养脾肾阳气，利水制浊，以求转危为安。我曾用自拟温肾化毒汤治肾炎尿毒症，疗效满意。

汪某　女，67 岁。患有老年性慢性支气管炎，长期痰喘咳嗽。数月来，患慢性肾炎尿毒症，伴肾功能不全。一度住院治疗，效不显，改就中医诊治。自诉胸闷、怕冷、心悸、头昏，小溲日解不足 500ml。察其面色无华，重病容，语言低沉，浮肿，不时泛恶，呈严重酸中毒现象。同时咳喘多痰，口干。脉弦涩，舌苔灰腻、质淡。检查：尿素氮

31.4mmol/L，血肌酐866μmol/L，内生肌酐清除率降至20%以下，血红蛋白3.5×10^{12}/L。乃予自拟温肾化毒汤，药用：黄芪、附子、生大黄、蛇舌草、三叶青、萆草、丹参、生地、熟地、萸肉、炒焦扁豆、上肉桂、冬葵子、苏叶。服药后，尿量略增，症状有改善，继见阴道出血，肌肤灼热感，肾绞痛，有时咳喘加剧。主方基本不变，常以阿胶、北沙参、炒杜仲、天麦冬、鸭跖草、丹皮、地骨皮等出入其间。因其重度贫血，输血有困难，嘱每日另炖别直参3g服用。调治半年余，病情已趋稳定，小便通利，各种临床症状亦基本缓解，惟尿素氮略高于正常值，尿中偶见蛋白（+）~（++）。后以补气益肾健脾药巩固之。

敛浮阳以安阴络

全身性疾病所引起的肾病综合征，病情一般较为复杂治疗棘手，从临床诊断分析，多数合并有糖尿病、高脂血症、胶原性疾病，以及其他外邪感染等。其中狼疮肾炎，虚多实少，是气血阴阳均受病损，累及肾脏，初起以水肿、大量蛋白尿、低蛋白血症及高胆固醇血症，以及发热、关节酸楚等为其特征，且病势发展快，病程长，用常规疗法往往难以奏效。探讨本症的病理变化，应考虑水病及血，阳损及阴，以扶正益气养阴、脾肾同治为主。如属血瘀水肿，则宜先去其实，后补其虚。

于某 女，31岁。素有慢性肾炎，病症迁延反复，已历两载，近年面跗浮肿加重，尿量不畅，体温时有起伏，波动在38.6~39℃，齿衄，口干，手足灼热，盗汗，形态疲惫不堪，腰酸膝软，经闭5个月。并经常感冒，头晕，咳嗽。检查：血中出现狼疮细胞；尿常规：蛋白（++）~（+++），红细胞（++），脓球、管型偶见。舌苔黄腻、质淡，脉细涩无力。证属气阴两虚，湿浊伏于营血之分，而致水阻血瘀。根据景岳"治水先治气"和"病在脉，调之血"之旨，虚实兼顾，气血双调，或可有济。药用：生黄芪、生熟地、当归、白芍、银柴胡、青蒿、炙鳖甲、防己、鸭跖草、淡附片、生川军。服 5 剂，身热、浮肿渐退，但尿少，经闭，腰酸，头晕泛恶。去防己、银柴胡、青蒿、鳖甲，加制女贞、旱莲草、鸭跖草、丹皮、半枝莲、半边莲、乌梅炭、丹参。先后服药 60 余剂，症状明显好转，月事已通，水肿全消，蛋白尿、血尿已较少出现。

从中医学整体观念出发，对水病的辨证论治，并不局限于以肺、脾、肾三者为纲，而是要有选择地掌握主证，实行统筹兼顾，又不应主次不分。盖脏腑相通，有病则无处不受侵袭，反映出各种症状。如肾性高血压，表现有头晕心慌，耳鸣，口苦而干，下肢乏力，乃水不涵木，肝阳化火上冒，血压过高，服药长期不降，对肾炎预后多数欠佳。有肝肾综合征，起病时易为肾病所掩盖，及至检查谷丙酶、锌浊度、黄疸指数升高，甚至已出现肝硬化腹水时，始感治疗棘手。又如肾炎尿毒症晚期，出现胸闷，心悸，短气，冷汗，脉微欲绝，呈心力衰竭之象，是肾衰而致心阳耗散。肾为真火，心为君火，二火俱灭，危亡立至。此外，蛋白尿未控制而反见红细胞、脓球增多，乃肾虚湿热下注，合并急性感染。对这些症状，当分缓急，先标后本或标本兼治。

肾炎常规治法，不外散肿用五皮饮，利水用五苓散。如为肾病型高度水肿，即《金匮要略》所称"风水"证，我惯用防己茯苓汤，其中主药麻黄，剂量可适当加大。如属"皮水"，则用苏叶、浮萍，使水邪从汗、尿而出。同时慢性肾炎常用防己黄芪汤为主方，着眼于脾肾同治。用药方如合并高血压，加桑寄生、夏枯草、杜仲、怀牛膝等；高脂血症，加茵陈、葛根、制首乌、肥玉竹等；氮质血症，淡附片、生大黄、地肤子、鸭跖草等；妇女月经失调，加当归、芍药、丹参、益母草等；白蛋白过低者，加紫河车、阿胶、蛤士蟆油等。

赵金铎

虚实每夹杂，存精兼去粗

赵金铎（1916~1991），中国中医科学院广安门医院主任医师，
著名临床家

　　肾脏藏真阴，寓元阳，存精分清浊，司开阖而去粗。故邹澍在《神农本草经疏》的"山药"条下指出："肾气者，固当留其精而泻其粗也"。

　　"精"是指肾脏所藏的元阴元阳，属于人体正气的范围；所谓"粗"，是指肾脏排泄的废物，属于邪气的范围。存精，即保养、扶持正气；去粗，即排泄、祛除邪气。这种存精与去粗的动态平衡，使人体在生命活动中不断地进行新陈代谢。

　　若在病因的作用下，这种双重作用无论哪一方的失调，或存精不足而正气亏损，或去粗无能而邪气滞留，都可能产生病变。一旦产生病变，往往虚实夹杂。尤其是肾炎一类的疾病，常常在病程的某一阶段或全过程，出现肾阴亏虚与湿热不解并存的情况。肝肾阴亏是存精不足引起的，湿热不解由去粗无能所导致。

　　鉴于肾脏的这一生理病理特点，就必须把握好存精与去粗这一对立而统一的矛盾。

　　对慢性肾炎有肝肾阴虚与湿热互结并见的一类患者，根据存精与去粗的原则，常选用知柏地黄汤与二至丸化裁，酌加败酱草、蒲公

英、车前草、白茅根、金钱草等清热利湿之品。湿热过盛者，可去地黄。伴有气血瘀滞者，常配以当归、丹参、赤白芍、泽兰、益母草。瘀重者用桃仁、红花等平和祛瘀之品。若阴损及阳，可加仙灵脾、仙茅、枸杞子、肉苁蓉、鹿角霜等补命门火而不燥之品。伴有湿浊上泛者，合以温胆汤。总宜权衡邪正，存精与去粗恰当，做到祛邪不伤正，清利不伤阴，滋阴不助湿，补阳而不燥。

吴某 男，32 岁，北京人，1982 年 10 月 4 日初诊。

1 年前始现腰痛，乏力，腹胀、呕吐，并伴有低热，烦躁，夜寐不实，不思饮食，便溏，小溲浑浊，面色萎黄，形体消瘦。于某医院作 CT 断层摄影，发现"右肾外形明显缩小""白皮质萎缩""肾盂显示扩张，功能尚好""左肾外形代偿性增大"。腹部平片未发现结石阴影，诊为"右肾盂积水"。经多方中西医治疗效不显，遂前来诊治。初诊时患者诸症同前所述，舌质淡红少津，苔白腻，脉弦数微细。证属肾阴亏虚，下焦湿热。方选知柏地黄汤与二至丸化裁。

女贞子 15g　旱莲草 15g　杭萸肉 9g　怀山药 15g　茯苓 15g　粉丹皮 9g　建泽泻 15g　甘草 6g　川黄柏 9g　知母 9g　车前子包煎，12g

6 剂，水煎服。

二诊：药后尿量少，呈酱黄色，低热，恶心，烦躁，夜寐不实，纳谷不香，便溏诸症仍存。舌质淡，苔白腻，脉弦细数。此为阴虚湿热、气化不及所致。于上方中加广肉桂（焗服）3g，再进 6 剂，清水煎服。

三诊：服上方药后，尿量明显增多，用肉眼观察小便已无沉淀浑浊现象，右腰疼痛减轻，周期延长。食纳增进，无恶心呕吐，余症同前。舌质暗红，苔薄白，脉弦微数。药见效机，宗前方去知母，加赤白芍各 9g，再进 6 剂。

四诊：药后病情趋于稳定，腰痛减轻，尿内无浑浊现象，无恶心呕吐，体温已正常，但夜寐梦多，便干，1~2日一行，小溲频而略黄。舌质暗红，苔薄白，脉弦数。

女贞子15g 旱莲草15g 杭萸肉9g 怀山药15g 云茯苓15g 丹皮9g 泽泻15g 车前子包煎, 12g 黄柏9g 赤白芍各9g 当归9g 甘草6g

14剂，水煎服。

五诊：因外出开会，患者延他医诊治，服真武汤5剂后，于11月5日晚卒然腰痛难忍，剧烈呕吐，低热，汗出，唇口焦燥，不欲饮水，便微溏，舌红尖赤，苔白滑，脉弦数。拟于前方去甘草，加枳壳12g，6剂。

六诊：药后病情好转，疼痛未作，饮食、睡眠、二便如常，舌红少苔，脉弦细数。再进上方药14剂。

七诊：服上方药半个月，病情稳定，续服上方药调理。

该患者为肝肾阴虚，夹湿热下注，此时滋阴则碍湿，清利则伤阴，惟有存精与去粗并行，寓清利于滋养之中，是为得当，故以知柏地黄汤与二至丸化裁。二诊加少量肉桂，乃助其气化，并非补命门真阳，有热因热用之妙。丹皮清化湿热，当归、陈皮以活血行气，合而祛邪以去粗。故仅三诊而诸症若失。

本院内科肾病组1979年底对50例慢性肾小球肾炎的临床疗效统计分析表明：百分之百的病例，在其整个病程或病程中的某个特定阶段，都曾出现过湿热见证，如口干、口渴，或渴不多饮，小便黄赤，或浑浊，舌红苔腻，脉象弦滑、滑数、濡数等。综合运用八纲、脏腑、病因相结合的分证方法，以治疗过程中实际应用的理、法、方、药为依据，归纳为肝肾阴虚、湿热停滞、气阴两虚、湿热稽留、肝胆湿滞、阴虚火旺、湿热蕴毒等六个常见证候类型。其中以肝肾阴虚，湿热停滞；气阴两虚，湿热稽留；肝脾不和，湿郁气滞三型病例最为常见。实践证明，以清利湿热为主，分别配合滋补肝肾、益气益阴、调和肝脾等方法，对控制或改善临床症状，减少或消除尿蛋白，效果比较理想。

陈苏生

强肾以葆真，泄浊以排毒

陈苏生（1909~1999），中国中医科学院研究员，著名中医学家

　　陈苏生老中医多年积存之临诊医案，涉及许多慢性肾病。其中不少病例，疗效很难急切应手，在陈老精心治疗下而获得较好效果。求其要旨，陈老说："肾之功能，葆真泄浊，四字尽之矣，其治疗的对策，亦不外强肾祛秽而已。至于不同的兼夹症状，不同的体质禀赋，则随所在而予以不同之加减。"其言简，其意深，对本人启发很大。

　　陈老治慢性肾病的中心思想，一方面着重"强肾以葆真"，一方面又重视"泄浊以排毒"。陈老认为：肾病而曰慢性，大多伴有退行性病变，既有正虚的一面，又有邪实的一面，故纯虚纯实，纯寒纯热者较少见。大多数患者，病程长，病因机制复杂，不少病例因伴有肾脏实质病变，由此而引起之肾功能障碍，往往寒热夹杂，虚实相间。如果胶守一法，或纯补或纯泻，或纯寒或纯温，皆非所宜，特别是许多患者，由于长期应用抗生素及激素等药物，往往伴有"药源性因素"，使病理机制格外复杂，在治疗上每每有顾此失彼之窘。前已言之，肾脏之主要功能，不外"葆真泄浊"四个字。"肾功能不全"出现氮质血症的肾病患者，既不能葆真，使大量不该漏泄的有效成分（如糖、蛋白等）丧失，又不能泄浊，使应该排泄出去的废料（如尿酸、尿素之类）排泄不出去。因此连锁反应，每每出现一系列虚实夹杂症状，而且病

程长，病变影响的面亦大，故慢性肾病，不仅是肾脏一脏有病，而是整体性之病理反应，故治疗对策，要衡量机体反应之缓急轻重，各随其所宜而处以针对性方案。

至于葆真、泄浊两方面，究意以哪方面为主呢？陈老认为，肾功能不全者，虽本质是虚，但何以致虚？其主要原因，总是肾脏遭受邪毒损害所致，此便是"因病致虚"，病在先，虚在后，病去则虚自复。陈老遇到如此病例，主张四分维护正气，以强肾为本，六分清热解毒，以抑制损害之源。他提倡以"强肾泄浊"为宗旨，因寒热虚实之不同而随机加减，务必不偏不倚，保持相对平衡。如果能持之以恒，多可取得较好的效果。此陈老治慢性肾病"稳中取胜"之法也。方用"强肾泄浊煎"加减。

桑寄生 12g　川续断 12g　狗脊 12g　鹿衔草（强肾为本）12g　土茯苓 30~60g　忍冬藤 24~40g　连翘 9~12g　白薇（解毒为辅）9~12g

常伴用北柴胡、生牡蛎、香附、乌药 4 味。柴牡同用，走淋巴、利水道，香附利血中之气，乌药利气中之血。四者一升一降，一气一血，能宣畅气血，推陈出新。为治愈肾病创造有利条件。

如见浮肿甚，小溲不利者，可加泽泻、泽兰、车前子、路路通；如见小便利而尿蛋白偏多者，加蚕茧壳、菟丝子、怀山药；如见小便利而有红细胞，加槐米、荠菜花、蒲黄（地榆亦可用）；如伴有血压高者，加杜仲、牛膝、旋覆花、代赭石（血压接近正常即去之）。

偏阴虚而见舌绛口干者，可加山药、生地、知母、麦冬；阳虚而舌淡口和者，可加制川附子（先煎）、仙茅、仙灵脾、蚕蛹（制附子炮制不合规格，多有毒副作用，可加知母以解之）；气虚者，加党参、黄芪，同时可加用大腹皮以疏其壅；血虚者，加首乌、杞子，同时加赤芍、当归以和其营。

以上是随人体禀赋不同而予以损益，皆属于治本之道。可连服数月，每周停药 1 天，毋使胃困。如有小效，更须持之以恒，勿见异思迁。

陈老对肾病而伴有肾功能不足者，不主张一味蛮补，亦不主张峻利，他常常用桑寄生、川续断、狗脊、鹿衔草，认为这些不仅是风湿腰痛药，其实也是强壮肾功能的有效药，因为此四味合用，能守能通，有寓通于补之意，临床收效甚捷，故以为君。亦有人问，补肾、强肾何以不用杜仲？陈老说："杜仲守而不走，有固缩小便作用，但不利于泄浊，如果肾虚而小便清长者，则杜仲尤当入选。有的还加入补骨脂、潼沙苑、山药、山萸肉之属，不拘于一法。"

清热解毒，一般常用三黄（黄芩、黄连、黄柏），而陈老则认为三黄之苦寒直折，久服败胃，有利亦有弊，而土茯苓、忍冬藤、连翘、白薇能清热解毒，而无苦寒碍胃之弊。西医学认为土茯苓不但清解病毒之邪，对滥用久用化学药物者，又有解毒辟秽之功，方书谓土茯苓、忍冬藤善解金石之毒，对久服激素化学药品的患者，辄加此类药，且有抑变态反应之能，故以之为辅。如有新感，则蒲公英、虎杖皆可用之。

陈老认为，肾病既久，必然损耗物质，六味、八味实为弥补肾质之要药。但肾脏物质之损耗，不是一朝一夕所能恢复，而临床之表现，首先是肾功能之低下，必须优先给以调整，才能免致肾功能之衰竭，故同时佐用六味、八味以辅助寄、断、狗、鹿之不足。有些病例在用"强肾泄浊煎"八味主药时，加附子与生地以强心而解毒，或加附子与大黄强肾以解毒，颇有相得益彰之功。

庄某 男，35 岁。

患肾炎 2 年余，素有慢性咽炎史，经中西医治疗无效。尿蛋白（+++～++++），久久不见消失，血压偏高，腰痛乏力，咽痛反复发作，心悸失眠，胸次时有烘热，夜间盗汗淋漓，阴虚阳浮，肾气不纳，虚热上僭。治予"强肾泄浊煎"，佐以平肝潜阳。服药 2 月余，尿蛋白减至（+~++），烘热盗汗已减，咽痛仍有。续用前法，予"强肾泄浊煎"加杜仲、牛膝、苍术、玄参、夜交藤、合欢皮、知母、甘草。守方服用 80 余剂，佐以养肝益肾健脾（原方加潼沙苑、蚕茧壳、黄芪、山药、泽泻）。

经治半年余，精神增强，纳增味馨，血压正常，尿检、血检均属正常范围，恢复全天上班。调理善后，随访 8 载，旧恙未发。

徐嵩年

清解化瘀，益气毓阴
调肺脾肾，尤重清利

徐嵩年（1909~2003），上海中医药大学教授

非肾病型慢性肾炎主用三法

慢性肾炎非肾病型（普通型与高血压型慢性肾炎）患者，虽无胸水、腹水等全身高度水肿症状，但颜面及下肢的轻度浮肿仍常见。此外尚有程度不等的蛋白尿、血尿、管型尿、高血压及肾功能减退等表现，属于中医学"水肿"或"虚损"范畴。在临床，慢性肾炎肾病型水肿初起时，可按"开鬼门，洁净府，去宛陈莝"的法则治疗。但慢性肾炎非肾病型，由于长期尿蛋白的流失，多现虚损，又常因感染而反复发作呈虚实夹杂，故治疗应虚实兼顾，治标、治本均需从临床辨证出发。通过长期体验，总结了治疗本病的三法。经 100 例临床观察，比用传统的温补脾肾法疗效显著提高，值得进一步研究。

一、清热解毒利湿

适用于慢性肾炎每因上呼吸道感染而反复发作，以肺经证候表现为主者，如发热，咽喉肿痛，鼻塞流涕，头额胀痛，或伴咳嗽，睑

肿，小便不畅或涩痛，舌偏红，苔黄腻，脉浮数或濡数。尿常规检查常见蛋白及少量红细胞或颗粒管型。清利方：

白花蛇舌草 30g　蝉蜕 9g　七叶一枝花 15g　蒲公英 30g　板蓝根 30g　玉米须 30g　生薏米 20g　田字草 30g　铁扫帚 30g　鲜茅根 30g

慢性肾炎非肾病型患者的特点之一，是常因外感而使疾病反复加剧，外感成了整个治疗过程中最严重的干扰因素。据统计，100 例中有上呼吸道感染者占 72%，临床常见有口干苦，咽喉肿痛，尿少色黄，小便涩痛或皮肤湿疹等证候。祛邪方可安正，为此制定了清热解毒利湿法。突出清利，以抗感染消除病因，利尿消肿改善症状，多不采用芩连、银翘等传统清热解毒药，而选用白花蛇舌草、七叶一枝花、蒲公英、板蓝根等。利湿亦不采用茯苓、生泽泻、五皮饮等传统利湿药，而选用鲜茅根、田字草、生苡仁、玉米须、铁扫帚等，既可利湿，又能清热，有利于抗感染，消除尿蛋白。三个治法中以本法用得最多，占47%，对慢性肾炎因外感而病情加剧且兼有肺经症状者，常有良效。大多数患者随着外感的控制，浮肿消退，尿蛋白下降，疾病渐趋缓解。

二、益气活血行瘀

适用于慢性肾炎病程日久者。患者面色萎黄或㿠白，形体虚衰，疲惫乏力，食欲不振，脘腹胀坠，腑行不畅或溏泄。尿检除见蛋白外常伴红细胞，舌形胖，舌质瘀紫，苔薄腻，脉浮弱。益气活血方：

党参 12g　黄芪 12g　白术 12g　茯苓 12g　炙甘草 9g　黄连 3g　炮姜 3g　当归 12g　丹参 30g　生地榆 30g　马鞭草 30g　桑椹子 30g　大枣 4 枚

慢性肾炎非肾病型患者，除病程日久，面色萎黄，形体虚衰，疲惫无力，食欲不振等气虚症状外，还常见血尿和蛋白尿长期并存。据统计，100 例中尿红细胞大于每高倍镜 10 个者，占 45%。此类患者的病机在于气血虚衰，络脉瘀阻，是虚中夹实之证。凉营止血法与辨证并不适应，理应在益气补虚方中辅佐活血行瘀之品。首先，从气血生化来说，气能生血，又能摄血，故用益气补虚药，不仅能促使血液的生成，而且还有摄血止血的功能，用于长期尿蛋白流失和血尿不止者，尤为适当。其次，长期血尿不止者，必有血瘀阻络，即所谓久病入络，久漏宜通，所以活血行瘀为治疗所必需。据报道，益气药如党参、黄芪、白术、炙甘草等，对改善肝肾功能、改善肾血流量都有裨益。现将活血行瘀药与益气药相伍，以补气药来推动活血行瘀能力，使瘀血消失，循行归络，则血尿自止。

三、滋阴补肾固涩

适用于慢性肾炎后期。因长期蛋白流失而出现肾气虚衰证候，如腰酸痛，耳鸣眩晕，性欲减退，遗精带下，两膝酸软，面足轻度浮肿，或形寒怕冷，大便时溏，小溲清利，或咽干痛，失眠烦躁，舌淡胖，脉沉细，或舌质红，脉细数。固肾方：

黄精 30g　熟地 15g　细辛 3g　大蓟 30g　石韦 30g　益母草 30g　杜仲 15g　补骨脂 15g　覆盆子 30g　核桃仁 5 枚

加减法：肺脾气虚，少腹胀坠，小便不畅者加升麻 9g，党参 15g；体虚怕冷，常易感冒者加黄芪 30g，白术 15g，防风 9g；皮肤感染湿疹者加地肤子 30g，白鲜皮 30g；关节酸痛者加徐长卿 30g，威灵仙 30g，金雀根 30g；小便短赤或涩痛者加滋肾通关丸 15g；尿检有颗粒管型者加扦扦活 30g

顽固性蛋白尿，突出清利，调整肺脾肾

蛋白尿是肾炎常见的临床表现，由于其原因复杂，病情多变，顽

固不愈，故治疗颇为棘手。例如慢性肾炎增殖出血型、混合型的蛋白尿仍然是临床上一个较难的课题。其治疗规律，应注意以下两点。

一、突出清利，祛邪即可扶正

慢性肾炎不是一个单纯以正虚为主的疾病，其邪实一面不但不能忽略，而且必须加以强调。虽然临床上常见患者具有面浮足肿、面色㿠白、形寒畏冷等一派阴寒之象，论其病机古今各家也都偏重于脾肾阳虚，水湿潴留，但应注意到，这类患者往往伴见口苦、咽干、咽痛、尿少，苔黄腻而干，或有皮疹等邪热内蕴之象。其常罹外感，亦成为整个治疗过程中的一个最严重的干扰因素。慢性肾炎是一个虚实寒热夹杂的疾病，故提出祛邪方可以安正的治疗原则。临证应以祛邪与扶正并行，并且突出清利为主。处方中清热解毒、疏风利湿之药应用甚多，或配合补肾健脾之法。某些病例单纯使用温阳利水、健脾化湿无效后，经加用清利之品而收到明显疗效。这种方法在急性肾炎、局灶性肾炎中应用更多。常用药物有：白花蛇舌草、七叶一枝花、蒲公英、一枝黄花、丁草、苡仁根、玉米须、苍耳草、田字草、鱼腥草、龙须草、茅根、蝉蜕等。

刘某 女性，16 岁，1977 年 9 月 24 日初诊。

患者 6 岁患猩红热后未加注意，到 10 岁时发现面部浮肿，化验尿蛋白（+++），至今已有 6 年，虽经多方医治，未见效果。患者经常扁桃体红肿。初诊检尿蛋白（+++），红细胞 1~3 个 /HP，白细胞 2~5 个 /HP。处方：

蝉蜕 15g　蛇舌草 50g　七叶一枝花 50g　大蓟 50g　益母草 50g　元参 25g　石韦 25g　防己 25g　知母 20g　黄柏 20g　覆盆子 50g

药后化验尿蛋白极微，红、白细胞消失，稳定 1 个月后，因感冒尿蛋白上升（+++），颗粒管型 2~4 个 /HP，白细胞 2~4 个 /HP。继用固肾方，尿蛋白又转阴，同年 12 月 26 日复诊时尿检正常。

二、重视调整肺、脾、肾三脏的功能

徐氏认为肺、脾、肾三脏功能的失常是造成蛋白尿的根本原因，强调调整和恢复肺、脾、肾三脏的功能是治疗的关键。不仅要补其脏体，更重要的是助其脏用，即因势利导，发挥脏腑固有的生理功能，调动机体本身的抗病能力。具体来说有以下几个方面：

1. 宣开肺气

对于风水之证常以宣开肺气为治疗正法，在治疗急性肾炎时多以麻黄连翘赤小豆汤为主方，除重用麻黄外，有时更加苏叶、羌活、防风。紫苏用量常加大至 20~50g。方中可无一味利水之药，不治水而水自去。随着水肿的消退，蛋白尿也随之好转。如水肿已退而蛋白尿尚未悉除，仍可继续使用宣肺发汗之药，此时不是取其发汗消肿的作用，而是用以调整肺气的宣发和肃降功能。

卫某 男，11 岁，宝鸡人，1977 年 8 月 1 日初诊。

患儿在 3 个月前因浮肿化验小便发现蛋白（+++~++++），红细胞（++~+++），颗粒管型（+），当地诊为急性肾炎。经用青霉素、维生素 C 及中药后，浮肿基本消退，但尿蛋白仍在（++~+++）、红细胞（++），面色㿠白，腿软肢倦，停学来沪就医。当日尿验：蛋白（++），红细胞（++），白细胞 4~6 个/HP，颗粒管型 2 个/HP。舌苔薄白，脉细。处方：

炙麻黄 15g　连翘 25g　赤小豆 50g　淡豆豉 50g　马鞭草 50g　苏叶 20g　荆芥 15g　益母草 25g　生甘草 7.5g

服药后症情好转，续以原方加减。9 月 12 日尿化验：蛋白（+），红细胞（++），白细胞 0~2 个/HP。处方：

生地 25g　金樱子 50g　乌蔹莓 50g　地锦草 50g　小蓟 25g　苏

叶 15g　麻黄 15g　血余炭 15g　白茅根 50g　琥珀末吞，1.5g

另服河车大造丸，每日 15g。

同年 9 月 20 日尿化验：蛋白（－），红细胞 1~3 个 /HP，白细胞 0~1 个 /HP。2 个月来病情稳定，尿化验正常。

2. 健运脾气

实脾饮是健脾利水的好方剂，尤其是方中行气之品如槟榔、川朴、木香、草果与温中健脾药一起配伍十分得当，此即治水必先行气之意。如患者出现中气下陷的见证，尚可参用补中益气、举陷升提，常用党参、黄芪、升麻等。白术用量常达 40~50g。理气药常用大腹皮、砂仁、川朴之类，但单独应用较少，多与益肾清利之法配合应用，收效益佳。

唐某　男，16 岁，1976 年 1 月 6 日初诊。

患者于 1972 年患急性肾炎迁延至今，尿蛋白（+~++），浮肿不明显。当日尿化验：蛋白（+），红细胞 2~4 个 /HP，白细胞 2~4 个 /HP。处方：

升麻 15g　党参 20g　紫苏 25g　蝉蜕 10g　灯心 15g　玉米须 50g　野料豆 50g　煅龙牡各 50g　鲜茅根 50g

另：黄芪片 100 片，每次服 5 片，日服 3 次。

药后尿常规正常，持续服用 2 个月，病未复发。

3. 补益肾气

历来医家对肾炎水肿多以温阳利水为其常法，若在治疗肾炎蛋白尿时温阳和滋阴并用，则更为贴切。认为蛋白的流失属于人体精华的丧失，故阴虚当为其本质。但蛋白质丧失过多，阴损必及阳，故可见到一派阳虚的见证，诸如浮肿、面㿠白、畏寒等。故单用温阳而不滋阴，往往不能收到预期效果。若滋阴温阳同用，并配合固涩药如金樱子、白果、覆盆子、五味子、乌梅、赤石脂、煅龙牡、补骨脂等，则效果显著。

曹某 男性，成年。

患者于 1974 年 4 月 8 日因发热 38℃，浮肿尿少，呕恶嗜睡，腹部胀痛而收住病房。当时血压 90/50mmHg，化验尿蛋白（++++），颗粒管型（+++），透明管型（++），红细胞 0~1 个/HP，白细胞 6~8 个/HP，血白细胞计数 13.2×10^9/L，血非蛋白氮 31.4mmol/L，肌酐 212μmol/L，二氧化碳结合力 22.4mmol/L。患者全腹压痛，外科会诊认为是由慢性肾炎尿毒症引起的腹膜刺激征。住院后经中西医结合治疗浮肿已消，然而尿蛋白尚有（++~+++），遂出院门诊治疗。

1977 年 3 月 3 日诊见面㿠、腰酸、神疲，尿检蛋白（+++）。处方：

蛇舌草 50g　苍耳草 50g　石龙芮 50g　大蓟 50g　野料豆 50g　熟地 40g　熟附子先煎，15g　补骨脂 25g　徐长卿 25g　知母 20g　黄柏 20g　茶树根 50g　黄花 20g

1977 年 3 月 10 日尿化验蛋白（++），红细胞 4~6 个/HP，白细胞 0~2 个/HP。处方：

怀山药 50g　熟地 40g　龟甲 25g　知母 15g　黄柏 15g　野料豆 50g　熟附子先煎，15g　补骨脂 25g　徐长卿 25g　石龙芮 50g　黄芪 20g　生熟苡仁各 20g　煅龙牡各 50g

药后尿蛋白少量，红细胞 3~6 个/HP，白细胞 0~2 个/HP。半年多来以上方加减调治，常服河车大造丸及知柏地黄丸，尿常规转阴，虽经感冒，病未复发。

此外，对不同病种和不同阶段中出现的蛋白尿，治疗方法也有所不同，例如对乳糜尿中的蛋白尿常用鹿角霜丸为基础的乳糜尿方：鹿角霜、淡秋石、升麻、山药、党参、茯苓、荠菜花、玉米须。临床用之有一定疗效。

对于某些肾炎伴有皮肤瘙痒或有荨麻疹的患者，可常于方中加入白鲜皮、地肤子、苦参、蝉蜕、地龙、防风等散风祛湿之品，用后不但皮肤病得以改善，蛋白尿也随之而好转。

介绍临床上常用的几个处方：

固肾方 用于水肿不明显，仅有蛋白尿或有肾功能损害者。

蝉蜕 15~25g　益母草 50g　大小蓟各 50g　首乌或黄精，25g　杜仲 25g　核桃肉 25g　补骨脂 25g　细辛 5g　覆盆子 50g

肾一方 用于顽固蛋白尿伴血尿但无明显浮肿者。

生地榆 50g　鹿衔草 50g　马鞭草 50g　益母草 50g　海金沙 50g　贯众 25g　菟丝子 25g　天葵子 25g　蝉蜕 15g　红枣 8 枚

肾二方 用于高度浮肿，胆固醇高，血浆蛋白低，大量蛋白尿，但血压正常或不高者。

黄芪 5g　防己 50g　葶苈子包，50g　麻黄 15g　防风 25g　苍术 25g　大腹皮 25g　川朴 10g　赤小豆 50g　鲜茅根 50g　茶树根 50g　熟附子先煎，15g

肾三方 用于肾炎、蛋白尿伴有上呼吸道感染者。

蝉蜕 15g　蛇舌草 50g　七叶一枝花 50g　大蓟 50g　蒲公英 50g　益母草 50g　石韦 25g　元参 25g　防己 25g　知母 20g　黄柏 20g　覆盆子 50g

（刘慰祖　整理）

徐嵩年

扶阳泄浊每兼筹，效方温肾解毒汤

徐嵩年（1909~2003），上海中医药大学教授

温肾解毒汤

紫苏 30g　党参 15g　白术 15g　半夏 9g　黄连 3g　六月雪 30g　绿豆 30g　丹参 30g　熟附子 先煎, 9g　土大黄 或生军, 9~15g　砂仁 后下, 3g　生姜 6g

此方由《千金方》温脾汤衍化而来。采用了温脾汤中的大部分药物，不同之处在于增加了解毒药。此方可温补脾肾之阳，荡涤三焦浊气。方用黄连、土大黄（或生大黄）苦寒解毒，荡涤三焦泄浊，兼以止血；丹参温肾暖脾，合参、术益气健脾；生姜温中止呕；半夏和胃降逆；紫苏理气、和中、解毒。

加减应用：如见下肢轻度浮肿选用半枝莲；皮肤瘙痒加白鲜皮、地肤子；腰痛、尿中有管型加扦扦活（别名接骨木）；腹水腹胀，大小便不利，加用黑白丑粉、小茴香粉、生大黄粉各等份，分装胶囊，每日服 3.6g，分 4 次吞服。

曾用温肾解毒汤治疗 17 例肾衰竭患者，显效（症状改善，肾功能基本恢复正常）2 例；有效（症状改善，肾功能较前好转）6 例；稳定（症状改善，肾功能稳定）5 例；无效（症状及肾功能均未好转或症状一度好转后又恶化）4 例。

王某 男，9 岁。

患儿 2 个月前因人中处生一疖肿，伴有发热，经注射青霉素后治愈。但于 2 周后全身浮肿，日益加剧，并迅速出现肾衰竭，收住某人民医院儿科，诊断为急进性肾炎、急性肾衰竭。入院后曾竭尽全力抢救，包括用双嘧达莫片静脉滴注，利尿合剂，呋塞米一天总量达560mg，口服泼尼松，静脉滴注环磷酰胺，另做腹膜透析 10 余次。经上述治疗，病情未见根本改善，邀请会诊。诊见患儿面色㿠白，精神委顿，纳食甚少，恶心呕吐，皮肤瘙痒。证属正气已虚，邪毒内扰，脾胃升降失职。治拟温肾解毒，和胃泄浊。处方：

紫苏 30g　党参 15g　黄连 4.5g　半夏 12g　熟附子先煎，9g　土大黄 15g　半枝莲 30g　地肤子 30g　白鲜皮 15g　生绿豆 30g　六月雪 30g　生姜皮 9g

另用生晒参 4.5g 煎汁代茶。

上方加减连续服用 20 余天，症情日趋好转，恶心呕吐已除，皮肤瘙痒已止，复查肾功能一次比一次好转，已拔除腹膜透析管，腹部创口已经愈口，利尿剂也全部停止，并停用环磷酰胺，激素也在逐步递减，患儿已能下床活动。2 个半月后随访，患儿肾功能稳定在正常范围。

宋某 女性，55 岁。

患者有慢性尿路感染史，发现肾衰竭已 1 年，症情逐日加剧，1977 年 8 月初诊时患者不能进食，恶心呕吐甚剧，腹中痞满不舒，烦躁不安，又伴嗜睡不醒，精神极为委顿，由人挽扶而来就诊。面色萎黄，呈严重贫血貌，血红蛋白少。血肌酐高达 990μmol/L，二氧化碳结合力 11.2mmol/L，尿素 44.6mmol/L，血压 134/90mmHg，舌苔腻，脉细，证属尿毒症晚期已伴有精神症状，病势重危。辨证：脾肾亏竭，邪浊上壅，蒙蔽清窍。治以温肾解毒，泄浊开窍。处方：

紫苏 30g　党参 15g　黄连 4.5g　绿豆 30g　生甘草 6g　茯苓 30g　半枝莲 30g　熟附子 9g　土大黄 15g　半夏 12g　泽泻 15g　灶心土包，30g

西药用乳酸钙、碳酸氢钠等，药后症情明显好转，神志转清醒，恶心呕吐也减，精神略振，以后一直守原方加减，中间断续用过少量的白参及辅酶 A。患者目前已能单独来就诊，精神尚佳，恶心呕吐消失，胃纳仍欠佳，下肢偶有抽筋现象，复查血红蛋白为 72g/L，肌酐下降至 565.7μmol/L，尿素氮 27.1mmol/L，随访 1 年半，患者症情仍稳定。

肾衰竭阶段，从中医辨证来看，邪实是矛盾的主要方面，只有用解毒祛邪降浊之法，荡涤三焦壅塞之邪气，正气方能降复常，祛邪为当务之急。温肾解毒汤之绿豆、紫苏、六月雪、黄连、土大黄（或生川军）等解毒药是必不可少的，同时又防攻伐太过伤及正气，故以参、术、附子温阳益气、益肾健脾，这是属于辅助的一面。此时如一味专投温补之剂，反使非蛋白氮升高，使病情恶化。

温肾解毒汤不但对肾衰竭之消化系统症状有效，而且对肾性脑病中出现之神昏谵语、昏睡烦躁，也会随着尿素氮之降低而趋于好转。《内经》中既有肝风和肾风之区别，治疗上当然也应有所区别。实践已证明，如果按肝风内动治疗，采用滋阴平肝息风之法，并不能取得预期效果。用温肾解毒、和胃泄浊之法，尚能取得一定的疗效。

在一些危重病例中，应用中西医结合的治疗方法，可以起到取长补短的作用。在紧急情况下为挽救患者生命，采用透析可以帮助患者度过危险期，赢得时间，再用温肾解毒扶助胃气，使机体的调节功能逐步得到恢复，便能顺利撤除透析。

马　骥

风水五证别寒热，阳衰阴虚每细斟

马骥（1913~1991），黑龙江中医药大学教授

风水风寒证

主症：恶寒发热，头痛无汗，身重腰痛，骨节沉滞，或见咳嗽喉痒，浮肿从颜面开始，继而遍及周身，小便不利，舌苔薄白，脉浮紧。

治则：辛温解表，宣肺利水。

处方：麻黄加术汤合五皮饮加减。

徐某　男，54岁。初诊：1978年11月。

因外出于途中感寒，归哈后周身不适，关节酸重，发热恶寒。3日后发现眼睑浮肿，继而颜面周身浮肿，经市某医院检查，诊为"急性肾炎"，请中医诊治。诊见：发热恶寒，关节酸痛沉重，颜面及周身浮肿，小便不利，苔薄白，脉浮紧。诊为风水风寒证。治以宣肺解表，利水渗湿之法表里兼顾。方用麻黄加术汤合五皮饮加减。

麻黄 15g　桂枝 15g　炒杏仁 10g　苍术 15g　橘皮 20g　茯苓皮 25g　大腹皮 20g　桑白皮 20g　生姜皮 15g　地肤子 20g　紫背浮萍 20g

二诊：服药3剂，遍身得微汗，小便通利，浮肿顿消，表证已解，尚倦怠无力，苔腻脉缓，为湿邪未尽，改为甘淡渗湿之法。

茯苓皮 15g　桑白皮 20g　车前子 20g　石韦 10g　白茅根 25g　陈皮 15g　苦竹叶 10g

三诊：服药 3 剂苔腻已退，湿邪已除。除自觉倦怠无力外，他无所苦。改用善后调理之方，服药 1 周。经市某医院复查痊愈。

追访：1981 年 5 月 15 日追访，病愈后未再复发。

风水风热证

主症：发热微恶寒，口渴心烦，或咳嗽咽痛，颜面及周身浮肿，小便不利，尿色黄，舌苔薄黄，脉浮数。

治则：辛凉解表，清热利水。

处方：麻黄连翘赤小豆汤加减。

黄某　男，12 岁。初诊：1980 年 4 月。

感冒发热，咽痛 1 周。继发周身浮肿。尿检：蛋白（＋），红细胞（＋＋），颗粒管型 0~1 个/HP，经西医诊为"急性肾炎"，转中医诊治。症见：发热无汗，口渴心烦，咽痛，周身浮肿，尿少色黄，便秘，舌红苔薄黄腻，脉浮数。诊为风水风热证。治以辛凉宣肺、清热降水、利水渗湿之法。方用麻黄连翘赤小豆汤合黄连解毒汤加减。

麻黄 10g　连翘 20g　桑白皮 20g　杏仁 8g　黄芩 10g　栀子 10g　大黄 5g　桔梗 15g　薄荷 10g　生甘草 8g　赤小豆 20g

服药 2 剂后，周身微汗出而热退，尿量增多，浮肿渐消，大便通利。减大黄继进 2 剂，浮肿全消。善后调理 3 周，尿检正常而痊愈。

风水肾热证

主症：周身浮肿，小便不利，或短赤或尿血，或大便秘结，腰胀痛，发热烦躁，口渴咽痛，舌红苔黄燥或黄腻，脉滑。

治则：清肾解毒，利水消肿。

处方：清肾消毒饮（自拟经验方）。

连翘 20g　忍冬花 30g　大青叶 30g　蒲公英 25g　滑石 30g　冬葵子 25g　地肤子 25g　牡丹皮 15g　栀子 15g　苦竹叶 10g

加减法：咽痛加桔梗、山豆根、生甘草；便秘加大黄；尿血加生地、小蓟、白茅根等。

孙某　男，10 岁。初诊：1977 年 5 月。

患瘟毒发颐肿已消，突然颜面浮肿，迅及周身，按之凹陷，发热口渴，尿少色如红茶水，头痛，腰胀痛。尿检：蛋白（+++），红细胞满视野，舌红苔黄腻，脉滑数。诊为风水肾减证。治以清肾解毒、凉血化肿、利水消肿之法。方用清肾消毒饮加减。

连翘 20g　栀子 10g　黄柏 10g　大青叶 15g　冬花 20g　生地 15g　丹皮 10g　小蓟 15g

服药 3 剂，得微汗，二便通利，浮肿渐消。继服 6 剂，水肿消退。再用清利之法以善其后。调理 3 周，尿检复常而痊愈。

风水阳虚证

主症：发热恶寒，头身重痛，面色㿠白，四肢不温，浮肿以下肢为甚，小便不利，舌淡苔白腻，脉沉缓。若症见身重汗出恶风，倦怠无力，浮肿，小便不利，脉浮虚者则为表虚。

治则：宣肺解表，温阳利水；表虚者宜益气固表，利水渗湿。

处方：麻黄附子细辛汤合五苓散加减；表虚者宜防己黄芪汤加减。

李某　男，56 岁。初诊：1973 年 2 月。

病者平素阳虚，喜热畏寒，欲多着衣服。近日感冒，突于晨起时发现眼睑浮肿，渐及全身，下肢肿甚，小便不利，发热恶寒，身重肢冷神倦，舌淡有齿痕，苔薄白，脉沉细弱。诊为风水阳虚证。治以宣肺利水、温里祛寒之法。方用麻黄附子细辛汤合五苓散加减。

麻黄 10g　炙附子 10g　细辛 3g　猪苓 15g　泽泻 15g　苍术 15g　茯苓 20g　桂枝 15g　人参 10g　生姜 5g

服药 4 剂，水肿渐退，增减原方，继服药 2 周，水肿尽消。善后调理月余痊愈。

风水阴虚证

主症：头痛身热，微恶风寒，头晕咽干，腰膝酸软，五心烦热，浮肿，小便短赤或见尿血。舌红少苔，脉细滑数。

治则：宣肺利水，育阴清热。

处方：加减青蒿鳖甲汤（自拟经验方）。

青蒿 20g　鳖甲 20g　生地 20g　丹皮 15g　浮萍 15g　白薇 20g　桑白皮 20g　地骨皮 15g　茯苓皮 25g　白茅根 25g

加减法：尿血加阿胶、旱莲草。

郭某　女，32 岁。初诊：1978 年 9 月。

素体阴虚，月经前期，手足心热，后因过劳汗出，感受风邪，头痛身微热，心烦口干。1 周后浮肿。尿检：蛋白（＋＋），红细胞（＋＋），颗粒管型 0~1 个 /HP。症见：微热恶风，周身浮肿，腰膝酸软，小便短赤，舌红少苔，脉细数。诊为风水阴虚证。治以宣肺利水，育阴清热。方用加减青蒿鳖甲汤。

青蒿 20g　鳖甲 20g　生地 25g　丹皮 10g　白薇 20g　桑白皮 20g　地骨皮 15g　茯苓皮 15g　浮萍 15g　白茅根 15g　车前子 22g

服药 6 剂，热退肿消。减鳖甲、丹皮、浮萍，继服 1 周，浮肿尽消。继进滋阴清热、益气养营之品。调理月余，至尿检正常而痊愈。

总之，风水是一个常见病证。临床治疗应运用中医基本理论，从整体观念出发，因时、因地、因人，全面分析病情，根据证候灵活运用。常数法同施，数方化裁，才能左右逢源，切中肯綮。

马 骥

虚实并见需明主次，补利兼施肾气三方

马骥（1913~1991），黑龙江中医药大学教授

肾气丸方出自仲景《金匮要略》，主治肾气不足、开阖失职所致虚劳腰痛、痰饮、消渴、转胞四证。肾病型肾炎的病本在于肾虚，与肾气丸所治四证机制相同。但肾病型肾炎病程迁延，病势深重，可因多脏受累而兼证迭出，亦可因病邪起伏而虚实并见。若仅凭一方一法，难应不测之多变。因此，必须把握肾主水液这一关键，以益肾为主，兼施健脾、利水、解毒、化瘀诸法，宗肾气丸原意，随证化裁，因人出入，方能化一方为多方，归多法为一法，以应无穷之变。此即所谓的"肾气丸法"。

肾气三方

一、离明肾气汤

制附子 10~25g　嫩桂枝 15~20g　干地黄 25g　黄肉 15g　炒山药 15~25g　炒白术 15g　白茯苓 25~50g　盐泽泻 20g　车前子 25~50g　巴戟天 20g　生黄芪 25~50g

此方温补脾肾、利水消肿，用于治疗慢性肾炎有脾肾阳虚、水湿

泛滥见证者。临证常见面白肢冷，腰酸乏力，全身浮肿，下肢尤甚，或伴胸、腹水，食少乏味，腹胀便溏，舌质淡体胖，或有齿痛，苔白滑，脉沉迟或微弱。方中附子、桂枝、巴戟、白术温补脾肾；地黄、山萸肉、山药、黄芪补脾肾之精气；茯苓、泽泻、车前子补肾利水。

若腹水阴肿，肿势较重，减地黄、山萸，合牡蛎泽泻散加减，或并服利水胶囊（醋制商陆、二丑、车前子），亦可加地肤子、郁李仁、大腹皮，以逐水湿；若气短、胸闷不得卧，乃属水邪犯肺，合葶苈大枣泻肺汤，以泻肺行水；若呕恶不食，湿浊内盛，可加半夏、藿香、佩兰化浊降逆；若浮肿反复发作，舌质淡紫，可加丹参、桃仁、益母草、泽兰叶化瘀利水。

二、复元固本汤

干地黄 15~20g　山萸肉 15g　炒山药 15~25g　白茯苓 20~50g　人参 10~15g　黄芪 15~30g　牡丹皮 15g　菟丝子 15g　枸杞子 15g　五味子 10g　制附子 5g　嫩桂枝 10g

此方补肾固本、健脾益气，用于治疗肾病型肾炎证属脾肾气虚者。浮肿减轻或消退后，多见脾肾气虚证候。症见面色萎黄或暗滞，少气乏力，腰膝酸软，眩晕耳鸣，食少腹胀或便溏，或下肢浮肿，小便不利，舌质淡，或紫，苔白或腻，脉弱，或沉滑无力，尺部尤甚。方中地黄、山萸、丹皮、菟丝、枸杞、五味补肾填精；人参、黄芪益气固元；山药、茯苓健脾淡渗；附子、桂枝温阳补肾，蒸精化气。若小便短少，可加泽泻、地肤子、车前子，以通利小便；若泄泻，脾虚甚者，可加白术、薏仁健脾止泻；若腰部酸痛，可加寄生、川断壮腰健肾；若腰部胀痛，或刺痛者，可加川牛膝、桃仁、丹参、元胡以化瘀止痛。

三、六五地黄汤

干地黄 25g　牡丹皮 10~20g　炒山药 20g　山萸肉 15g　白茯

苓 15~25g　　盐泽泻 10~20g　　枸杞子 20g　　女贞子 20g　　桑椹子 25g　　地肤子 15~25g　　车前子 15~25g

此方滋补肝肾，淡渗利水，用于治疗肾病型肾炎，发病日久，肝肾阴伤者。症见颧面潮红，或暗红，五心烦热，腰膝酸软，眩晕耳鸣，两目干涩，口燥咽干，夜热盗汗，或轻度浮肿，便秘溲赤，舌质稍红，或暗红，苔薄黄，或薄白，少津，脉细数，或沉滑数。方用六味地黄滋补肝肾；枸杞、女贞子、桑椹、地肤子、车前子、五味子补肾利水。若浮肿已消，可以五味子、覆盆子易地肤子、车前子，以益肾固摄；若遗精多，可加盐柏、知母、玄参滋阴降火；若肌肤甲错，两目暗黑，并服大黄䗪虫丸，补虚祛瘀；若眩晕头痛，可加菊花、钩藤、生白芍清肝明目。

肾气肾阴两虚证：疾病后期，阳损及阴，阴损及阳，多见气阴两虚之候。临证常见面色㿠白，或入夜潮红，腰膝酸软，或有浮肿，神疲乏力，少气懒言，头晕耳鸣，口燥咽干，手足心热，胃纳不佳，舌质稍红，或淡而尖赤，少苔或白而少津，脉滑微数，或细数无力。宜减味复元固本汤合二至丸，以益气养阴，补肾复元。方中地黄、山萸、山药、丹皮、枸杞、五味子、女贞子、旱莲草滋补肾阴；人参、黄芪益气固元；若小便不利，可加车前子、地肤子，以通利小便；若心悸少寐，可以炒枣仁、生龙牡养心安神；若口干便秘，可加麦冬、沙参、黑芝麻，以生津滋燥。

肾气丸法的特点

肾气丸既补又利，具备八法中之补、温、消法。在此基础上，可针对肾病水肿的病机特点而制定肾气丸法，即补肾祛邪法的具体应用。旨在复肾气，畅通三焦，祛除瘀浊之邪。

一、阴中求阳，温肾化气

本法以补益肾气为要。因肾气乃由肾精所化，精足则气自旺。肾精之化气，必赖肾中阳气之蒸动。若阴精不足，则阳气无以化，阳衰则阴无以生，如此，则阴损及阳，阳损亦可及阴。故主以干地黄，辅山萸肉、炒山药等以培阴精之本，佐以桂附、菟丝子，以温肾化气，更配伍炙黄芪、人参益气固元。此即复元固本汤之组方精神所在。离明肾气汤一方，专为脾肾阳虚者而设，取肾气丸方增益附桂之药量，辅以巴戟天、生黄芪以助扶阳之力。意即阴中求阳，阳生而肾气自旺，气旺则水邪自化。

二、益肾为主，兼顾他脏

肾之阴阳为人身之水火，二者相互依存，相互资生，相互制约，处于动态平衡之中。若阴阳偏颇，则必产生阴虚、阳虚、阴阳俱虚，及肾气虚之证候。肾气丸法，即遵守"损者益之""实者泻之"的原则，而采取阴阳并补，以调理阴阳、化生肾气。如离明肾气汤，即在补阴药中重用桂附，并辅以巴戟天，以并补阴阳，偏补肾阳，伍白术、黄芪而兼顾脾胃。复元固本汤，旨在补脾气之不足，益脾气之虚损。六五地黄汤乃为肝肾阴虚证而设，取六味地黄原方增以枸杞、车前、女贞、桑椹、地肤五子，于益肾药物中伍以除湿之品，诸药相合，共成滋补肝肾、淡渗除湿之剂，用于肾之阴虚而致浮肿者，可达补而不留邪、利而不伤正之目的。

三、补而不滞，温通化瘀

以肾气丸法三方之分析，虽均以益肾为主，选用干地黄、山萸肉、炒山药、巴戟天、菟丝子、枸杞子、五味子等益肾之品，但更配伍茯苓、泽泻、车前子、地肤子以泻肾中之湿浊。故益肾利水选用三方多收良效。

再者三方中均重用干地黄，或配伍制附子、丹皮、桂枝，意在温通化瘀，调营卫以安和五脏，逐血痹以推陈致新。

肾气丸法的灵活运用

读仲景之书，用长沙之法，必不束缚于法，而能从容于法度之中，始可谓真得仲圣之法。在活用肾气丸法辨治肾病型肾炎的过程中，遣方用药必须灵活，须做到：

一、攻补兼施，明辨主次

如前所述，本病的病机特点是本虚标实，对此虚实兼杂之证，历来医家感到棘手。如李中梓在《医宗必读》中谓水肿证"又有标实而本虚者，泻之不可，补之无力，极为危险"，早已指出了此类证候之难治。

肾气丸法为本虚标实之水肿证而设。临证当详辨证情，推究病机，察其阴阳，对标实证更应考其水、热、毒、瘀之因，采取补脾利水，兼以化瘀解毒等法。应用本法施治，多数患者用药2周后尿量增加，逐渐复常。对于虚实夹杂证的治疗，若仅用开鬼门、洁净府二法，虽可一时取效，却不易巩固，每易复发。若攻水太过，戕伐正气，肾气愈虚，水肿旋又复发。故对于肾病型肾炎，除对急骤发作，水湿泛滥，体魄尚佳者，采取权宜攻水之法外，平时则应守常法为治。根据病者体质之强弱，正邪之微甚，分清主次，虚实兼顾，方中药味增减，随证而施。依本法辨治，虽收效较缓，然复发者少。治阴水而不复肾气但攻其邪者，非其治也。补肾则开阖有度，水邪有制而肿自消。

二、健脾益肾，随证施治

水肿一病的治法，唐以前多以汗、利为主，明以后医家则多倾向于温补。此证精微下注（如蛋白尿），多因肾虚不能固摄，气血亏虚（血浆蛋白低、贫血等），乃肾惫脾弱所致。故对水肿减轻或消退而肾虚脾弱者，则治以健脾益肾之法，常能改善患者的虚惫状态。健脾益肾既固先天之本，又助后天生化之源，水邪不治而可自消。

临证中，若患者无呕恶、胸闷、脘痞等症状，均以补肾为主，兼顾脾胃。若脘痞、呕恶者，则当治中焦为主，待痞、呕除再治下焦，或两者兼顾，随证之异，治有偏重。

三、治标应变，邪去固本

肾病型肾炎多因感受外邪、饮食劳逸不适等因素而发。初期患者多以高度浮肿、小便不利等为主要症状，正虚尚不为甚，而以邪实为主。应按仲景"腰以下肿，当利小便；腰以上肿，当发汗乃愈"的治肿大法。利小便可用五苓散、五皮饮等；邪在表宜发汗者，选用越婢汤；身有寒热者，用葛根汤、麻黄加术汤发汗除邪。应引起注意的是，单纯攻邪之法，只能用于初期，久病体虚者，则应正邪兼顾，不可一味攻邪。当前，应用激素治疗本病，久则证候必转变，多呈现虚实夹杂，亦有不宜用汗利之法者。

王某 男，28岁，工人。

患肾炎4年余，曾多次在省级医院住院，以中西药治疗，水肿消退，但尿蛋白始终为(+++~++++)，出院后在家中服六味地黄丸，偶见轻微浮肿。近10天浮肿加重，故于1985年8月9日来我院就诊，门诊以慢性肾炎收入院。当时症见双下肢浮肿，按之没指，眼睑微肿，脘闷腹胀，纳减便溏，肢冷神疲，小便短少，腰痛酸重，舌质淡，苔白滑，脉沉弱而滑。尿常规：蛋白（+++），白细胞 5~7 个 /HP，红细胞 0~1 个 /HP，FDP5μg/ml，血浆白蛋白 17.5g/L，球蛋白 22.5g/L，血胆固醇 16.1mmol/L，尿素氮 9.8mmol/L。免疫功能测定：免疫球蛋白 IgG 0.023g/L，IgA 0.0075g/L，IgM 0.024g/L；E 玫瑰花环试验：Et 花 46.5%，Ea 花 27%。甲皱微循环检查：袢顶淤血 30%，异型管袢 50%，管袢排列紊乱，血流颜色暗红。证属脾肾阳虚，水湿不化。治宜温补脾肾，利水消肿。方拟离明肾气汤加减。

制附子先煎,10g　桂枝 15g　干地黄 25g　山萸肉 15g　茯苓 25g　泽泻 25g　车前子包煎,50g　地肤子 20g　生桑皮 20g　泽兰叶 30g　大腹皮 30g　淫羊藿 20g　生黄芪 50g　丹参 20g

每日 1 剂，水煎取汁 500ml，分 3 次温服。

以上方增减治疗月余，手足转温，浮肿渐消。尿常规蛋白（+~++）。仍腰痛，神疲乏力，下肢轻度浮肿，转用复元固本汤加减，以补益脾肾之气。处方：

黄芪 50g　人参 10g　茯苓 20g　山萸肉 15g　巴戟天 20g　何首乌 20g　桑椹子 20g　玉竹 20g　炒山药 15g　丹参 20g　泽兰叶 30g　白茅根 20g

依本方增减服药近 2 个月，精神转旺，浮肿全消，腰部酸痛痊愈，体力逐渐复常。尿常规连续 2 次化验阴性，尿 FDP（-），血浆白蛋白 40g/L，球蛋白 10g/L，血胆固醇 3.7mmol/L，尿素氮 5.8mmol/L。免疫功能测定 IgG 0.076g/L，IgA 0.026g/L，IgM 0.035g/L；Et 花 77%，Ea 花 27%。甲皱袢顶淤血 10%，异型管袢 30%，管袢清晰，排列整齐，血流颜色暗红，临床治愈而出院。

林鹤和

健脾益肾贯彻始终，攻补兼施清解化瘀

林鹤和（1928~　），萍乡市中医院主任医师

健脾益肾，贯彻始终

慢性肾炎临床以水肿、蛋白尿、腰酸膝软、小便不利为特征。其发病与肺脾肾三脏关系密切，而以脾肾两脏阳虚最为突出。脾阳虚，则运化无力；肾阳虚，则气化乏源，水液代谢障碍，水湿泛溢肌肤而发为浮肿。蛋白属于人体生命活动的精微物质，慢性肾炎的蛋白尿，亦为脾肾两虚所致。肾主蛰藏，受五脏六腑之精而藏之，肾气充则精气内守，肾气虚则精关不固，蛋白精微失守而漏于尿中；脾主运化，脾虚失运，生化乏源，升摄失司，则肾失水谷精微充养，加之水湿内停，又可壅滞伤肾，使肾失闭藏，而出现蛋白尿。因此，紧紧抓住健脾益肾这一大法，是治疗慢性肾炎取得疗效的关键，应贯彻到整个治疗过程中，然后兼顾他法。即使邪实标急，在治疗标邪时，仍需注意顾护脾肾。临床常以参苓白术散、真武汤、济生肾气丸加减。但用药需掌握温而不燥，补而不碍邪。故复感外邪引起急性发作时，在使用小叶野鸡尾、白茅根、蒲公英、益母草等清热解毒之品时，多选用白术、苡仁、云苓、山药、赤小豆等健脾益气利水。特别是太子参，为

补气药中的清补之品，补而不腻，补而不碍邪。外邪一去，则转用温补脾肾，兼顾祛邪，选用党参、黄芪、杜仲、肉桂之类。慢性肾炎恢复期，尿蛋白久不消失者，采用温阳补肾法以获全功。常用：

熟地 18g　肉桂 15g　车前子 15g　云苓 9g　丹皮 9g　怀牛膝 9g　附子 9g　枳壳 9g　杜仲 9g　肉桂 6g

并用饮食疗法：北芪 20g，苡仁、赤小豆、山药各 30g；煮粥，每日 1 剂，收效颇佳。

攻补兼施，重在解毒化湿

脾肾两虚是慢性肾炎发病的内在基础，临床应注意健脾益肾以补虚，但在强调扶正的同时，亦不可忽视祛邪的作用。通过长期临床实践，发现大部分患者在其整个病程中都有不同程度的邪实症状存在，其中又以湿热毒邪最为常见。患者尿液中出现红细胞、白细胞、管型等沉渣，都是湿热毒邪的标志。慢性肾炎病程长，迁延难愈，脏腑亏损，正气不足，抵抗力下降，虚则不耐邪侵，邪自外入，乘虚而蕴结于肾，致使反复感染而急性发作，出现浮肿加重，尿蛋白、管型及红、白细胞增多。病邪不解，又可损脾伤肾，形成恶性循环。其次，湿热之邪可由体内自生，如脾肾阳虚，水无所主，水湿潴留，蕴而成毒，湿毒日久，郁而生热，湿热毒邪不去，则内攻于肾，加重肾脏的病理损害，使病程迁延，寒热虚实错杂，日久难愈，甚至发展成脾肾衰败，湿毒内蕴之肾衰竭。因此，重视清热解毒化湿以祛邪，是提高疗效的关键。但用药需注意"祛邪不伤正，补虚不壅邪"这一原则。当慢性肾炎急性发作，表现以邪实为主时，治疗应以宣肺疏表、解毒化湿为主，兼顾脾肾；表现为正虚邪实时，则扶正与祛邪并重。慢性肾炎非急性发作，虽无外邪，但邪自内生，因此，主张不论在疾病的哪个阶段，都应根据湿热病邪的轻重，选择使用一些清热解毒化湿之品，常选用连翘、蒲公英、石韦、车前草、半边莲、半枝莲、白花蛇舌草、白茅根，特别重用小叶野鸡尾，多用 30g 以上。但应注意，蒲公英、连翘等过于苦寒，不可久用。半边莲、白花蛇舌草则可用于各个阶段，久用亦无伤阳损脾之弊。

尹某 男，6 岁，于 1985 年 9 月 18 日初诊。

患者于 1985 年 1 月 15 日突然两眼睑肿如卧蚕，尿短赤，继则全身浮肿，在某医院诊断为急性肾炎。经西药治疗浮肿消退，以后每因受凉感冒而复发，曾因全身浮肿、尿少在湖南某医院诊治 2 个月余。近 2 个月来，颜面及全身浮肿，按之如泥，纳呆，常自汗出，面色㿠白，大便稀溏，小便少，色稍黄，舌质淡，苔薄白，脉沉细。某医曾用温阳利水法治疗月余，浮肿不退，尿蛋白保持在 ++~+++ 之间，来诊时，小便化验：蛋白（+++），颗粒管型 0~3 个 /HP，红细胞 0~5 个 /HP，白细胞 2~7 个 /HP。诊断为：慢性肾炎（肾病型）。辨证为脾肾阳虚，内蕴湿毒。拟用温肾健脾，解毒化湿法。处方：

北芪 9g　云苓 9g　枣皮 9g　党参 9g　益母草 9g　赤小豆 10g　半边莲 10g　肉桂 7g　白花蛇舌草 12g　玉米须 15g　小叶野鸡尾 20g　大枣 5 枚

服药 15 剂后，浮肿消退，饮食增加。小便化验：蛋白（+），白细胞 0~1 个 /HP，管型消失，以上方化裁治疗 3 个月而痊愈。小便化验：蛋白连续 3 次阴性，随访 1 年未复发。

水病累血，化瘀水肿自消

血水同源，慢性肾炎阳虚阴盛，水湿停聚，使气血循环不畅，渐致肾脏瘀血。气血瘀滞又可加重水液代谢障碍而形成水肿，造成恶性循环。肾脏的瘀滞亦是慢性肾炎的病理因素之一，应用温阳利水，解毒化湿，而水肿不消，尿蛋白不减者，加用养血活血化瘀之品，常可取得满意疗效。

故临证每于辨证施治的同时，多使用一些活血化瘀药，如桃仁、川芎、当归、枳壳、丹参、益母草、泽兰等。

徐某 男，4岁，1983年4月4日初诊。

患慢性肾炎反复发作1年余。近3个月来，因感冒复发，全身浮肿，面色萎黄，精神疲乏，腹胀便溏，尿少，舌淡，苔薄白，舌边见瘀点，脉沉细。证属脾肾阳虚，水湿内停。药用：

党参9g 白术9g 苡仁9g 赤小豆9g 黄芪9g 丹参9g 肉桂3g 蛇舌草15g 半边莲15g 公英5g 甘草2g

治疗半个月，浮肿不退，小便化验，尿蛋白（+++），白细胞0~6个/HP，尿酸盐（++++）。考虑此为血瘀之故，上方去公英、苡仁，加附子5g、益母草9g、桃仁7g。服药7剂，浮肿消退，尿蛋白减至（+），红细胞0~1个/HP。后转用济生肾气丸加减，治疗6个月痊愈。尿检：蛋白连续3次阴性，随访1年半未复发。

肾衰浊聚，中药透析

慢性肾炎迁延日久，反复感染病邪，或失治、误治，屡损其阳，或肾病久而自伤，脾肾之阳渐衰，由虚而损。脾肾衰败，则气化无权，水液上下出入皆不通利，致湿浊潴留，壅塞三焦，正气不得升降，而出现尿闭、呕吐、腹胀、纳呆、昏迷等脾肾阳衰、浊阴上逆的证候。湿浊之邪蕴积日久，又可化热伤阴而致阴竭，或寒化伤阳而致阳亡。脾肾阳衰，阳虚为病之本，湿浊滞留为病之标，湿浊之邪根于脾肾阳衰。故除治标外，仍宗温补脾肾之法则。内服中药温阳利水，同时采用直肠给药结肠透析，以泻湿浊，降低血中氮质等代谢产物，可提高疗效。

唐某 女，37岁，1983年10月6日入院。

患者于1980年7月感冒后，突然出现头面浮肿、腰痛、小便频数，在当地医院诊断为"急性肾炎"。经各方治疗罔效，浮肿、腰痛反复发作。近1个月来，头面四肢浮肿加剧，按之凹陷，腰痛绵绵，头晕，耳鸣，困倦乏力，尿黄而短少，大便秘结，舌体胖，舌质淡，苔薄白，脉滑细数。治疗拟温阳利水，健脾化湿。用真武汤加减，病体渐复。不慎于10月29日感受外邪而致浮肿加剧，尤以下肢肿为甚，胸闷烦躁，头晕欲呕，腹胀尿少，尿量每日只有30~50ml。检查尿常规：蛋白+++，红细胞0~5个/HP，白细胞0~4个/HP，颗粒管型0~1个/HP。非蛋白氮25.4mmol/L，二氧化碳结合力23mmol/L，肌酐353μmol/L，血浆蛋白：总蛋白42g/L，其中，白蛋白25.7g/L，球蛋白16.3g/L，肝功能正常，胆固醇4.3mmol/L。予中药内服：白花蛇舌草、败酱草、土茯苓、熟附片、车前草、泽泻、云苓、太子参，每日1剂。并用中药：

小叶野鸡尾60g　白花蛇舌草30g　半边莲30g　大黄15g　蒲公英15g　玄明粉10g　附子15g

水煎灌肠，行结肠透析［其方法是：上药加水2000ml，煎至300~400ml，入玄明粉、大黄同煎过滤。先用温盐水（或温开水）清洁灌肠排解大便。患者侧卧后取20~22号肛管，从肛门插入约20cm左右，用加热之透析液，每次150~200ml，缓缓滴入肠腔，30~40滴/分，每日1次，每晚取60ml作为保留灌肠］。

3天后，精神、食欲恢复正常，浮肿大减，尿量增加至1200~1600日，仅见头晕、下肢沉重。7天后复查：非蛋白氮10.7mmol/L，尿素氮1.1mmol/L，肌酐189μmol/L，尿蛋白（+），红细胞0~2个/HP，白细胞0~1个/HP。后予健脾益肾，解毒燥湿，巩固疗效，病情稳定后出院。

江尔逊

去宛陈莝逐水饮，十枣控涎是良方

江尔逊（1917~1999），乐山市人民医院主任医师

十枣汤乃张仲景用以治悬饮的峻泻逐水名方，由甘遂、芫花、大戟、大枣4味药物组成。宋·陈无择《三因方》将十枣汤去大枣、芫花，加白芥子，名为控涎丹。这两首方剂，后世诸家根据《内经》"去宛陈莝"的治疗原则，用以攻逐水饮，治疗水肿、臌胀。近代多用于顽固性严重水肿、胸水、腹水之属于体质尚好，脉实有力，能耐受攻下者。

在临床实践中，观察到部分慢性肾炎或肾病综合征患者，入院时全身严重水肿，大量腹水，小便不利，正虚症状明显，用各种利尿剂，水肿顽固不消。用健脾补肾法治疗，选用十枣汤或控涎丹治疗，患者无恶心呕吐及腹泻之不良反应，尿量迅速增多，浮肿消退，肾功能亦随之改善。

周某 男，46岁。

初病无特殊诱因，仅头面浮肿，以后逐渐加重，发展为全身肿，腰胀痛，恶心呕吐。全身反复浮肿4月余，加重半个月，于1977年6月8日入院。血压145/100mmHg，蛙状腹，腹围93cm，腹水征阳性，阴囊肿如儿头大，下肢肿甚。化验：大量蛋白尿，胆固醇19mmol/L，总蛋白42.5g/L，白蛋白15.5g/L，非蛋白氮37mmol/L。符合肾病综合

征诊断。住院期间经西药抗感染、降压、利尿、激素、环磷酰胺等治疗，中医前后用四苓四皮饮、导水茯苓汤、真武汤、六君子汤等交替使用。血压维持在 130/90mmHg 左右，尿量由每日 500ml 增加到 1200ml 左右，有时达到 1500ml，但腹围仍不减，一般维持在 98cm 左右，最高达 101cm，全身浮肿消退不理想。于 7 月 14 日改服控涎丹，第 2 日起尿量显著增加，每日高达 2600~2800ml，腹围在 1 周内降至 77cm，1 周后转以真武汤、六君子汤等，前后共服控涎丹 15 天，患者无不良反应。继以六君子汤、济生肾气丸、八珍汤巩固疗效，于 1978 年 8 月 11 日出院。出院时全身浮肿消失，尿量每日 1000ml 左右，血压正常，腹围 70cm，尿常规基本正常，胆固醇 6.6mmol/L，惟血浆白蛋白仍低。

车某 女，43 岁。

腰痛 8 月余，水肿 6 月余。初诊时面部浮肿，继之双下肢水肿，尿少，腹胀不适，全身极度乏力，头昏眼花，一直咳嗽吐白色泡沫痰，间杂脓性痰，时感畏寒发热，于年 3 月 10 日入院。体温 39.8℃，血压 105/68mmHg，全身衰竭，明显水肿，肺部少许湿性啰音，腹部膨隆，腹壁静脉怒张，下肢肿甚。化验：尿常规蛋白（+++），红细胞（++），脓细胞（++），颗料管型（++），白细胞 5.9×10^9/L，血红蛋白 49g/L，非蛋白氮 26mmol/L，二氮化碳结合力 19.3mmol/L，胆固醇 12.4mmol/L。诊断为肾病综合征合并肺部感染。

西医经过抗感染、利尿、补血药、输血及对症等治疗，患者一直不规则发热，全身情况极差，于 3 月 17 日同时服中药。当时主症：发热、咳嗽、胸胁痛、口苦、食少、苔白厚伴全身肿。服香附旋覆花汤前后共 10 剂，上述症状好转。主要矛盾表现为全身浮肿，严重腹水，痰多，口干思饮，舌淡有裂纹。改为六君子汤合四苓四皮饮加减，西药加上丙酸睾丸酮及泼尼松治疗，前后守方 1 个月，水肿改善不大。

西药加环磷酰胺静脉滴注，并改服中满分消丸加减约 2 周，下肢肿及腹水有所减轻但不理想。于 5 月 15 日在以上治疗基础上加服十枣汤，前后共 7 日，患者无不良反应，大便稀，每日 3~4 次，最多 7 次，尿量较前明显增多，全身浮肿渐次消退，小便基本恢复正常，胆固醇 4.4mmol/L，血红蛋白 79g/L。

甘遂、大戟、芫花均为峻下逐水药物，药性峻烈，且具有毒性，所以历来对其炮制、配伍、剂量、运用方法及禁忌证等均非常注意。使用上述药物时，均需以醋浸拌匀，放锅内炒至醋被吸尽并呈微黄色时，共研细末，以红枣煮烂如粥，加入药末吞服（十枣汤），或以胶囊装入药末，或以红糖包裹药末为丸吞服（控涎丹）。剂量使用一般视患者体质情况，由小剂量开始，逐渐加大，初由每次 1.5g，每日 1~2 次，逐渐加至每次 3g，每日 2~3 次。根据《内经》"大毒治病，十去其六……无使过之，伤其正也"的原则，如无副作用，一直服到水肿退至 80% 左右为止，并严密观察病情变化，及时增减剂量或停药。临床一部分患者没有或极少有副作用，但也有一部分患者因反应较大而被迫停药。因此，如果能从中找出规律性的东西，减少或减轻恶心呕吐等副作用，变逐水剂为利尿剂，充分发挥其利尿而不伤正的作用，必将扩大此二方的运用范围。

钱远铭

缓病缓治，求因求本

钱远铭（1923~　），湖北省中医药研究院研究员

近几年，在中西医结合基础上对难治性肾炎的研究做了许多工作，并取得一定进展。但由于本病系一涉及肾脏实质的疾病，加之病势缓慢，病程漫长，病情顽固，疗效难于一时建立，往往在治疗过程中，不免出现一些不切合实际之现象。或操之过急，或中西药物杂投，或药不守方，朝令夕改，驯至轻者变重，重者益重，致成不治之坏症。余于此病，通过多年的临床实践，取得了一些成功的经验和失败的教训，其中特别是教训方面，提出以供参考。

一是在消肿问题上，余曾作过许多探索性治疗。以攻而言，诸如卢氏丸、消水丸、鲤鱼汤、千金子胶囊、猫眼草、舟车丸等，虽有时可以取快一时，但随手则肿复如初；以补而言，诸如济生肾气丸、黄芪糯米粥、荞麦皂丸等，往往药不绝口而浮肿依然。盖本病旷日持久，涉及脾肾根本，虚实相因，标本交错，纯用攻法则有碍于本虚，纯用补法则有碍于邪实，治疗大法，绝不可寻求极端，以求速效。只宜淡渗健脾，缓以图治，用胃苓汤合五皮饮，加车前仁、虎杖之属，坚持服药，则尿量可以逐渐加多，浮肿可以逐渐消退，切勿以本方平易而忽之。

二是本病因长期水肿，大量蛋白和红细胞从小便中丢失，正气日

益虚耗，症见面色㿠白，唇舌俱淡，形寒怕冷，脉来沉细而缓，似一派脾肾阳虚之候。但切勿贸然投以辛温通阳之品，如桂附干姜之属以求速效。盖本病日久不愈，阳虽虚而阴亦未尝不损。虽有以上多种阳虚见证，但值得注意的是，此类患者的小便大都黄浊短赤，为阴虚见证。若投桂附干姜燥烈之品，反见尿量愈来愈少，尿色愈见其浊。

余于此证，每用菟丝子、补骨脂、巴戟、仙茅、仙灵脾等甘温益肾之剂，取其温而不燥，加入淡渗健脾之属；或在胃苓汤基础上酌加上述药物，久服自可建立殊功。至若济生肾气丸、桂附地黄丸，在大队滋阴药中加入小量桂附者，又当别论。

三是关于下法消肿问题，前人多有应用。相传余邻县通山有专消各种水肿臌胀者，周围求治者甚众。服其药后数小时后即可出现大便泻水十余次，肿势大消，当即见效。然方药秘而不传，索价甚高。我县有一好事者，通过多方探索，侦得其方，乃舟车神佑丸也。于是以舟车丸治水肿者一时盛行。余青年行医，亦曾试用多例，颇能见效。但大多只求一时之快，难建远期效果。新中国成立后在中西医结合条件下，慢性肾炎施用舟车丸多例，疗效亦不满意；对早期体质强壮者，虽能见效一时，但复发后则更难医治。盖本病肾实质性损害为其本，水肿乃为其标，一时性消肿，并不能助肾功能之恢复。徒治其标而不顾基本，总非良策。即以利尿之剂而言亦不宜过投，特别是西药之强制性利尿剂，虽取一时之快，而随消随肿，反复使用，必致肾元虚耗，根本动摇，肾功能每况愈下。其贻患之深，与舟车丸之类殆无二致。利尿伤阴，古有明训，不可不察。古云：不药当中医。余曾遇数例慢性肾炎患者，中西药物遍服，辗转数年，杳无寸效，求治于余。嘱其停药静养，饮食务求清淡，起居适时，排除一切思想障碍，数月之后，病情竟获缓解。韩愈有云：有不虞之誉，有求全之毁，其此之谓。

四是关于汗法消肿问题。《内经》早有"开鬼门，洁净府"之明训，仲景亦有风水用越婢汤之治法。余于此病，凡出现全身洪肿，下肢一按如泥者，取前人旨意，用麻黄连翘赤小豆汤合五皮饮，麻黄每剂用至15~20g。其具体煎法：每剂用赤小豆30g，先一日用清水浸泡。另取草药加水煎透，去渣，再加入浸泡之赤小豆，以煎至赤小豆糜烂为度，上下午分2次服下。一般服后尿量可以明显增多，浮肿减退，并无发汗现象。消肿以后，一般能巩固，很少有反跳现象。然此必须注意患者血压正常与否，若血压原本偏高者，麻黄切须慎用。若勉强投服，尿量反见减少，病情加剧。

五是本病后期，有些患者水肿并不明显，甚至全身消瘦，尿量反见增多，但肾功能每况愈下。此为气阴两亏之候，法宜大补气阴，用龟胶、鹿角、枸杞、熟地、菟丝子、山萸肉、黄芪、党参、桑椹子之属，长期投服，或制成药膏或丸药坚持服用，或可收效于万一。盖本病始以水肿见著，日久脾肾两亏，水邪虽退而气阴大伤。症见神疲肢软，头晕失眠，形体消瘦，口干喜饮，夜尿甚多，必以大补气阴为法，积极投服，慎勿丧失信心，贻误病情。余曾治一孙姓患者，某农场职工。青年罹患此病，始以浮肿见著，服中西药物攻下利尿之剂甚多。1年以后，浮肿自行消失，反见全身消瘦，神疲肢软，自汗盗汗，室内平步亦感困难。酚红排泄几等于零。予以大补气阴之剂，病情好转。先后服药半年之久，病情基本恢复，并可参加农业劳动。酚红排泄恢复为35%（2小时），此亦出乎意外之疗效。

岳美中

久病不尽虚，守方以持重

岳美中（1900~1984），著名临床家

治慢性肾炎必须守方

慢性肾炎的治疗，应根据其发展之不同阶段，投予相应药方。在急性转为慢性之初，利水为主，用胃苓汤加枳壳、党参。

中期者，治以扶正利水，宜掌握脏腑之阴阳虚实，辨证论治。一般说来，肾炎先肿面部（与心脏病先肿下肢、肝硬化以腹水显著为主不同），病位不外肺、脾、肾三脏。由外感而致，病在上焦。病在中焦，胃阳不振用苓桂术甘汤，以腹部脐周肿胀显著（即大腹肿），乃脾湿，用实脾饮。病在下焦，下肢肿甚，肾阳式微，用济生肾气丸，倘肾阴不足为主，可用六味地黄丸，肾阳不足为主，亦可用桂附地黄丸。

肾衰期，水肿显著，蛋白尿亦重。在其初期，可用粤省通用之治肾炎方。

云苓 18g　泽泻 12g　猪苓 12g　白芍 9g　法半夏 9g　厚朴 7.5g　枳壳 7.5g　陈皮 1.5g　甘草 10g

此方可退肿，消尿蛋白。后期尿蛋白持续在 ++~+++，用防己黄芪

汤（《金匮》方）有效，但黄芪不应小于 30g，且应坚持用药半年以上，阳虚可加附子。临床曾用此方治愈 1 例，治疗的前 2 个月，症减不著，守原方迭进，再 2 个月而愈。收效关键，仍在守方，守方之中须注意观察动向，以消息方药。守方者，有时不在医家，而在病家，医者须与患者明言其理。岳老之次女，于他地患肾炎、水肿、蛋白尿，来函详叙诸症，令服济生肾气丸（作汤剂），连进 44 剂未效，来函相告，求改方。审其证，嘱原方继服，又进 3 剂，效验大显，积量亦至质变，可见守方之重要！

末期者，呈阳虚证（可有发热，是虚热），用罗芷园之治肿胀方。

山药 18g　土炒白术 24g　茯苓皮 18g　生姜皮 12g　猪苓 9g　炮附片 9g　薏米 12g　党参 18g　炙芪 18g　白蔻仁 1.5g　桂圆肉 12g　怀牛膝 12g　生姜 3g　大枣 3 枚

此方大温，水属阴邪，虽见发热似阳，实为阴证，非温药水弗能化。另拟简方：黄芪 30g，人参 30g（单煎兑服，1 料可用 3 日）。用芪补六腑之阳，以参滋五脏之阴，保内外之气。

慢性肾炎不可概以虚治

慢性肾炎多虚证，但不可概以虚治，临证应详细体察。

姬某　男性，45 岁，干部。

患慢性肾炎，迭治罔效。诊其脉，大而数，视其舌，黄而腻，问其起病原因，在 8 年前患皮肤湿疹，下肢多，鼠蹊部尤多，痒甚，时出时没，没时腰部有不适感，且微痛，久治不愈。作尿常规检查：蛋白（++++），红细胞 25~30 个 /HP，有管型，诊为慢性肾炎。中医辨证认为是湿毒内陷所引起之肾脏病。予仲景麻黄连翘赤小豆汤以祛湿毒。

麻黄 6g　连翘 12g　赤小豆 20g　杏仁 9g　甘草 6g　生姜 9g

得微汗，服至 10 剂后，湿疹渐减，虽仍出，但出即落屑，而鼠蹊部基本不出，小便见清，易见汗，惟舌中心仍黄，脉数象减而大象依然。改用人参败毒散。服数剂后，湿疹基本消失，虽膝外侧有时出一二颗，搔之即破而消。化验尿蛋白（++），红细胞 1~15 个 /HP。

仲景《伤寒论》麻黄连翘赤小豆汤中之连翘，系连翘根，今用连翘。此方原治瘀热在里之发黄症，《类聚方广义》用治疥癣内陷，一身瘙痒，发热喘咳肿满者。今用以移治湿毒内陷之慢性肾炎，亦初步取得效果。方中麻黄疏通经络肌表之瘀滞，连翘泄经络之积热，赤小豆、桑白皮均能利水消肿，杏仁利肺透表，甘草奠定中州，姜枣调和营卫，以助祛湿排毒。

3 年前，曾用此方治疗一过敏性紫癜肾炎患者，治疗中兼用甘麦大枣汤加生地黄、紫草、女贞子、旱莲草，3 月余病愈。

慢性肾炎后期的黄芪粥治疗

慢性肾炎的后一阶段，治疗比较棘手，有的浮肿长期不退，有的浮肿虽退而尿蛋白长期不消失，一劳累或一感冒则病势复发，其尿蛋白极端顽固，迁延不愈，一有情志或外界的影响，往往演成尿毒症，以致不可救药。

中医认为谷气可以养人，若以饮食常品而兼具药物作用者，长期服用，可能有益无害。乃以陆以湉《冷庐医话》中所载黄芪粥加味拟一方：

生黄芪 30g　生苡仁 30g　赤小豆 15g　鸡内金为细末，9g　金橘饼 2
枚　糯米 30g

先以水 600ml，煮黄芪 20 分钟，捞去渣，次入薏苡、赤豆，煮 30

分钟，再次入鸡内金、糯米，煮熟成粥。作 1 日量，分 2 次服之，食后嚼服金橘饼 1 枚。每日服 1 剂。

本方用黄芪，取《神农本草经》主久败疮，排脓止痛。《名医别录》主利气，利阴气之功用。临证体验黄芪久服可治肾脏伤损，恢复其功能。用薏苡仁，取《名医别录》消水肿，甄权治积脓血，以渗湿消肿排脓。惟此物力缓，须多用方效。用赤小豆，取《神农本草经》主下水肿,《名医别录》主下腹胀满。其紫色小似绿豆状，种脐为白色状，呈窄长线形者为良，不可用半红半黑之相思子，亦不可用色;红赤粒大圆形之红饭豆状。金橘饼，能下气开膈消胀，其功效捷于砂仁、豆蔻，并可防止黄芪服后壅胀之弊。若无金橘饼，可用广陈皮 3g 与黄芪同煮，去渣。鸡内金，能助消化。糯米能温中益气。

此方对于慢性肾炎、肾盂肾炎的浮肿疗效较高，消降尿蛋白亦有效。

在服用此方之前，要检查肾功能和尿蛋白等。一般可在服过 1 个月后，再次检查。若肾功能有所改善，蛋白尿有所消失，则持续服用 1~2 个月，待肾功完全恢复，尿蛋白完全消失后，仍继续服用 3 个月，以巩固疗效。并应当安排好休养，以免复发。

此方在肾阳虚肾气衰弱的情况下使用为适宜。肾阴虚，脉细数，舌质红绛者，不宜用。

临床用此方曾治愈小儿慢性肾炎迁延不愈者数例，内有尿毒症早期者 2 例。成人服此，在掌握辨证论治的法则下，使用得当，亦能收到满意疗效。

玉米须治小儿慢性肾炎

小儿肾脏脆弱，或因感冒，或因有病用药不慎，常发生急性肾炎。若再一失治，演成慢性肾炎者，为数亦不少。

通过长期体验，对小儿肾炎，凡在 15 岁以下的男女儿童，用玉米须持久服用，一般无特殊情况者，均能趋向好转或达到治愈。

玉米须为禾本科玉蜀黍的花柱和花头，因花柱呈丝状，故名"玉米须"。性味：甘、淡、平。可利水通淋，用于肾炎水肿，热淋、石淋等证。配方用量：15~30g。

此药在秋季很容易大量收到，晒干后备用。病家可自己采备，颇为经济。在多年经验中，惟经济较困难者，才能坚持服此药，并达到治愈。因为经济富裕者，延医买药不难，不能长期守服此药，数日更一医，换一方，不知慢性肾炎，长期不愈可伤正气，应调护其正气，不使其伤损由渐而复。假使中途易辙，培补不终，甚至导病情恶化。

若因外感发热日久，灼伤阴分者，可兼服六味地黄丸。

田某 男性，11 岁。因久患慢性肾炎，反复迁延不愈，于 1973 年 3 月 17 日就诊。

患儿面色㿠白无华，切其脉虚数，右关尤甚，舌苔白腻，指纹浅淡。症见胃呆纳少，便溏，神疲。尿检查：蛋白（＋），有时微量，红细胞少许。久久不愈，遇感冒或劳累即加重。长期进以中西药无效。诊断为慢性肾炎脾虚证。先投以参苓白术散作汤剂以健运脾胃，服 2~3 周，食量增加，大便正常，即长期服用玉米须。

玉米须服法：先储备干燥玉米须 12kg，用时，取玉米须 60g 洗净，煎汤代茶，作 1 日量，渴即饮之，不拘次数，勿饮其他饮料，到就睡时若饮不完，次晓即倾去，再煎新汤饮之。要逐日坚持，切勿间断，间断则效果差。饮到 3 个月时，作检查，观察病情的趋向，若见效果，再继续服 3 个月，则可痊愈。但仍须避寒防感冒，节劳累以速康复。

1974 年 5 月间，接到其父的来函云："坚持服玉米须 8 个月，并每 2 周注射胎盘球蛋白 1 支，迁延之肾炎已告痊愈，尿检查正常，无任何临床症状，食欲食量均好，面色红润，精神旺盛，一直坚持上学"。

儿童患慢性肾炎服玉米须效果良好，已有肯定的临床疗效，但施之于成年人，则效果不显著。

若小儿兼有浮肿，可服六味地黄丸，禁用八味丸，因小儿为稚阳之体，温补肾阳，会有不良反应。

张沛虬

正虚邪实每夹杂，持重应机方收功

张沛虬（1916~2010），宁波市中医院主任医师

大多数人认为急性肾炎以实证居多，慢性肾炎则多属虚证，其实本病乃内外合因，虚实夹杂，正虚邪实。

在机体卫外不固时，风邪常兼夹其他邪气侵入人体，成为本病反复发作或迁延不愈之潜伏因素。脾虚失运，精微不得输布，则湿从内生。湿浊中阻，脾运失健，水湿停滞，发为水肿或小便不利等。湿郁日久则可化热。若湿邪久蕴，小便不利，尿毒潴留，则成为湿毒。若素体肾虚之人，难以制邪，湿热下注，蕴于下焦，致气机不利，升降失司，不能制约精气，则精溺同下，尿中出现白糜样物。

气化失司则水停，水停则气阻，气阻则血瘀。瘀血内滞，营血不荣脏腑经络，则脏腑受损，正气虚损，精微难以自贮。更由于血水同源，"血不利则为水"，故气滞血瘀，也是招致水肿的原因之一。然此三者亦非单独存在，常常相互影响，相互转化。因此，临床上应当全面分析掌握病情变化发展的规律，深刻了解疾病的本质，便于辨证和治疗。

本病既是虚实夹杂，虚中夹实，实中有虚，故临床应分清虚实，辨别错综复杂的证候，结合西医学的小便常规检查，综合分析，全面兼顾。一般而言，如见恶寒发热，咳嗽，头痛或口渴烦闷，腹胀便

溏，尿黄赤，苔腻等，皆属邪实之证；若有面㿠形寒，神疲腰疼，面浮肢肿，舌淡，脉弱等，则为正虚之象。

对本病进行恰当的分型亦很重要，因为分型和辨证是密切相关的。疾病的分型常标志着病情发展的各个不同阶段，故应根据病情的各个发展阶段结合全身和局部症状做出具体的、切合实际的分型。

风 热 外 袭

慢性肾炎因感受外邪如上呼吸道感染、扁桃体炎或其他原因引起复发。症见恶寒发热、头痛、咽喉肿痛，或有面目浮肿，苔薄白或薄黄，脉数。治以疏风宣肺，清热解毒，方拟银花连翘赤小豆汤加味。银花、连翘清热疏风解表，赤小豆清热利水，另加蝉蜕、苏叶宣肺疏风，酌情配以板蓝根、蒲公英、白花蛇舌草等以增强清热解毒之力。共奏宣肺疏风、清热利水之功。可使肺气宣降，上焦开发，水液下行，邪从外达，又令水谷精微归其正道。

金某 女，15岁，学生。

7个月前因四肢疖疮引起面浮肢肿，经某医院诊治，确诊为急性局灶性肾小球肾炎。其后反复出现面目浮肿和血尿，多方治疗未获显效，特请求诊治。近来恶寒发热，头痛，咽喉肿痛，纳差，乏力，苔薄白，脉细数。尿常规检：蛋白（+++），红细胞（+++），白细胞少许。证属风热外袭，肺失宣降，热盛迫血。治以疏风清热，佐以凉血宁络。方拟：

银花 30g　连翘 15g　赤小豆 30g　蝉蜕 6g　蒲公英 30g　白花蛇舌草 30g　生地 10g　藕节炭 30g　大小蓟各 15g　车前子 15g

连服 5 剂。复诊时热退，咽痛已减，续进当归连翘赤小豆汤加黄芩、知母、车前草、白茅根等以清除余邪。此方服 15 剂后，尿检已转阴，自觉症状良好。再以异功散合六味地黄汤为主调补脾肾，1年多来随访未复发。

湿 热 蕴 结

症见口渴烦闷，胸满腹胀，头身困倦，面浮肢肿，纳呆便溏，尿血鲜红或浑浊，苔黄腻，脉濡数。治以清热化湿、泻火凉血，方以清热凉血汤加减。本方系经验方。方中荠菜花、马蹄金清热化湿，凉血利尿；车前草、萹蓄草清热行水；地锦草、乌敛莓、生地、白茅根凉血止血。本方适用于湿浊蕴结、热毒内盛之证，可使湿浊清解，热毒祛除，气机通畅，升降之机如常。方虽不专于治水，然可达消肿之目的，虽无固涩之品，却可使精微内藏而不致下注。张景岳尝谓："湿热所乘，不便于温补者，此当逐去湿热，亦有速效。"

袁某 男，15岁，学生。

1年前因全身浮肿，小便不利，畏寒发热，曾在某院儿科病房住院，诊断为急性肾小球肾炎。此后每在疲劳后出现面目浮肿、头晕、腰酸等，缠绵不愈。就诊时面色萎黄，精神不振，面目轻度浮肿。自觉神疲腰酸，胃纳不振，大便不畅。舌质偏红，苔黄腻。尿常规检查：蛋白（+++），红细胞（+++），白细胞少许，证属水湿内滞，脾肾已虚。先宜清热化湿，佐以滋肾，方拟清热凉血汤加减。

荠菜花 30g　马蹄金 15g　萹蓄 15g　车前草 15g　茜草根 15g　藕节炭 30g　知母 6g　生地 15g　熟军 5g

以此方加减共服 25 剂，复诊时肿退，大便通畅。尿检蛋白微量，红细胞（+），白细胞少许。但仍感神疲乏力，胃纳不振。此湿热已净，续用健脾补肾法，以六味地黄汤合六君子汤加减，调理匝月，诸症悉退，遂告痊愈。

脾肾两虚

症见面色㿠白，面浮肢肿，神疲纳呆，腰酸肢软，形寒畏冷，小便浑浊。舌质偏淡或淡胖，脉细弱。治以温肾健脾，方拟经验四号方加减。本方亦系经验方，方中党参、黄芪补脾益气；菟丝子、补骨脂温肾助阳；山药、泽泻健脾利湿；当归、茜草、益母草行血祛瘀。本方助阳益肾、健脾益气、行水通瘀，实为脾肾双补、补通并用之剂。

鲍某 男，14岁，学生。

罹患肾炎，历时7年，反复发作。就诊时外感3天，有恶寒发热等症。以银花连翘赤小豆汤加味服5剂后，表证已解，但面色㿠白、畏寒身倦、面目轻度浮肿、腰酸肢软、纳谷不香等症出现。舌质偏淡，苔薄白。尿检：蛋白（+++），红细胞少许，白细胞少许。肾功能检查：非蛋白氮39.3mmol/L，肌酐207.7μmol/L。

此为邪衰正虚，脾肾两亏。法当补脾益肾，拟经验四号方主之。

黄芪15g 党参10g 菟丝子10g 补骨脂15g 山药10g 泽泻10g 当归10g 益母草30g

以此方加减连服44剂，面目浮肿消退，尿检基本转阴。但感神疲腰酸，纳差乏力。再以上方合异功散，调治2个月而痊愈。

脾虚湿困

症见面色萎黄，神疲乏力，面浮肢肿，纳呆便溏，舌淡胖，苔薄白或薄腻，脉缓。治以温阳健脾行水，方以实脾饮合四苓散加减。方中淡附子、肉豆蔻温中健脾；白术、茯苓渗湿健脾；制川朴、广木香行气除湿；大腹皮、泽泻导水行气。本方能温中、补虚、祛湿、调气，而复中焦之健运。方用附子等品，旨在温阳化气，古人尝有"脾湿有余，无阳不能施行"之谓。清·叶天士谓："通阳不在温，而在利小便。"利尿渗湿有助于阳气通达，脏腑功能恢复，则水湿去而气血旺。故凡见面目浮肿等症时，应加用猪苓、车前子、胡芦巴等利尿渗湿之品，使湿有去路而正自安。

王某 女，35岁，工人。

反复出现浮肿历时4年，曾两次住院。近2个月来面部浮肿加剧，伴脘腹作胀、纳呆便稀。尿常规：蛋白（+++），红细胞少许，颗粒管型少许。非蛋白氮39.9mmol/L，肌酐265μmol/L。舌苔白厚腻，脉沉缓。此属脾虚不运，水湿内聚。治以温阳健脾，佐以利水渗湿，方拟实脾饮合四苓散加减。

制附子先煎，10g　生白术10g　大腹皮15g　肉豆蔻10g　茯苓皮30g　猪苓10g　泽泻10g　益母草30g　菟丝子10g　覆盆子

嘱低盐饮食。服药后尿量增多，浮肿大减，纳呆腹胀好转，续以前方加减连服50余剂，面部浮肿消退，尿复查转阴，非蛋白氮21.4mmol/L，肌酐177μmol/L。后以参苓白术散加减，调理半年而愈。

阴 虚 阳 亢

症见头昏耳鸣，视物模糊，腰酸耳鸣，夜寐不安，舌质偏红，脉弦细。治以养阴滋肾，平肝潜阳，方以杞菊地黄汤加味。方中杞子、菊花平肝明目，六味丸滋肾养阴，另加珍珠母、灵磁石、生牡蛎等重镇之品以平肝潜阳。

陈某 男，42岁，工人。

10年前因疲劳出现面浮肢肿，某医院诊为肾小球肾炎，然未经系统治疗。半年后感头晕，心慌，虚烦失眠，腰酸肢软。就诊时测得血

压为 195/115mmHg。尿常规：蛋白（+++），红细胞少许。舌质偏红，苔薄，脉弦细。此为肝肾阴虚，肝阳上亢，治拟养阴滋肾，平肝潜阳。药用：

干地黄 30g　杞子 10g　山萸肉 10g　丹皮 10g　石斛 10g　炒杜仲 15g　龟甲先煎，15g　桑寄生 10g　汉防己 10g　菊花 10g　生牡蛎 30g　珍珠母 30g

药后头晕改善，但感心慌，伴失眠。其后以地黄饮子、杞菊地黄汤、首乌延寿丹等方加减出入，着重于调补肝肾。调补 1 年余，诸症逐渐改善。

以上 5 证在临床上均属常见，然本病复杂多变，有时 2 型并见，或在病情发展过程中先后出现，故当仔细辨别，全面考虑。另外，本病发展过程中常出现顽固性血尿和蛋白尿，多方治疗均无显效，此当责之于瘀血内阻。若血液瘀滞，阻于经脉，则血溢脉外，脏腑功能减退，精微难以自贮，而见血尿长期不消和尿蛋白持续存在。故顽固性血尿者，应该选用茜草根、生蒲黄、琥珀末、参三七等活血止血之品。顽固性蛋白尿则选用益母草、苡仁根、小叶石韦、白花蛇舌草等活血凉血之品，以疏通血脉，祛除瘀滞，以使脏腑安和，精微内藏。

（方洁　张子言　整理）

查玉明

慢肾执三证，握要求应机

查玉明（1918~ ? ），辽宁中医药大学附属第二医院主任医师

笔者认为不论阴水或阳水，顾名思义，凡称为水，必须有水，证候有肿。从实际出发，往往临床常见的慢性肾炎，长期不愈，外无浮肿、内无水湿，只能从尿检查发现蛋白尿、红细胞，谓之阴水，值得研究。辨证是中医的特点，不能统称为水。慢性肾炎多由急性转化，亦有一经发现即为慢性者。本病临床多见脏气虚衰的证候，若按虚损论治，似为合适。病久体弱则为虚，久虚不复则为损，虚损是五脏诸虚不足证，前人早有定论，不再赘述。

有关治疗,《金匮》有利水、发汗两法，适用于内聚水湿、外证浮肿的急性肾炎，但对慢性肾炎，可斟酌施用，汗利太过，则有损阴伤阳之弊。李东垣提出：劳倦内伤，着眼于温补；朱丹溪提倡：阴常不足，重在滋阴。两者论点，各有千秋，指导虚损证治尚可借鉴。

盖肾为水火之脏，水足则肝柔，火旺则脾健。肾病经久，精气耗伤，必然波及肝与脾的病变，肾为阴阳之宅，从阴则寒，从阳则热，寒化则伤阳，脾肾先虚；热化则伤阴，肝肾必损。脾肾相关，肝肾同源，是自然之理。脾和肾内在功能有资助依赖关系，病理变化相互影响，临床脾和肾的证候，常相并出现，单纯表现脾阳虚而肾气不虚，或肾阳虚而脾气不虚的证候，似乎少见。因此，脾和肾的证候，不能

截然分开，肝肾亦是如此。从临床实际出发，慢性肾炎脾肾阳虚证，固然为多见，但肝肾阴虚证，亦兼有之。若久病不愈，精气被夺，最终导致肾阴阳两虚证，是慢性肾炎病变的规律。据"脏居于内，形见于外"之理，辨证以外证"水肿"有无作为辨证论治依据。

脾肾阳虚证

《景岳全书》谓："阳旺则气化，而水即为精，阳衰则气不化，而精即为水。"扼要阐明气化与水邪的关系，切中病机。脾主运化、肾主气化。肾阳衰微，阴盛于内，脾虚不能制水，肾虚不能利水，形成水肿。论治遵《难经》"阳气不足，阴气有余，当先补其阳，而后泻其阴"的原则。对病久肿甚者，益火之源，非大剂温补不为功。常以真武汤与参芪配伍，助肾温化，使脾阳得运，气化水行而肿消，无不应验。若脾阳虚衰，气血乏源无肿者，治疗遵《难经》"损其脾者，调其饮食"的原则。常以香砂六君汤、黄芪建中汤化裁，以改善脾胃功能。脾土一旺，水有所制，补气不滞湿，益气复正，每多奏效。总之，"水肿尿少从肾治，无肿虚衰益脾源"，为其治疗原则。

脾肾两虚证，无论有水或无水，其特点为蛋白尿。中医如何认识蛋白尿，笔者认为：脾胃为后天之本、气血生化之源，精气来源于水谷，为脾所化生，而藏之于肾。脾气充足而司运，发挥统摄作用，肾气密固而司化，方能封藏有本，精气不致外泄，"藏精气而起亟也"。若脾气虚无力统摄，升降失调，清浊相混，肾气虚封藏不固，则精微下泄，排出蛋白尿。

郑某 女，40岁。

3年前患肾炎。近3个月腰痛、尿少、浮肿。入院检查：尿蛋白（++++），颗粒管型5~7个/HP，红细胞1~2个/HP，血浆总蛋白49g/L，胆固醇 7.6mmol/L，诊为慢性肾炎肾病型。曾用激素治疗半年，未见好转而来诊。症见：全身浮肿，尿少不利，食减便溏，手足不温，倦怠神疲，面色晦滞，舌质淡胖，边有齿痕，脉沉缓而细，尿蛋白（++++），红细胞 2~4 个/HP，颗粒管型 6~8 个/HP，血压 150/100mmHg。证属肾阳虚衰，阴盛于内，阳不化气，聚湿成水。治以温阳益肾，化气行水。投以真武汤加益气利水之黄芪，温阳化水之桂枝，温经行水之细辛，补脾肺元气之人参，强腰膝益下元之怀牛膝、补骨脂，使水行而肿消。服药 26 剂，水肿明显消退，诸症改善，激素已停。复查尿蛋白（++），颗粒管型 0~1 个/HP，血浆总蛋白上升至 60g/L。仍守前方略有增减，经治 4 个月，症状基本消失，多次尿检查，蛋白转阴微量，红细胞、颗粒管型消失，血压恢复正常，症情稳定，上班工作。

肝肾阴虚证

多由肾炎迁延日久，反复发作，阳损及阴，阴邪羁留，湿郁化热，津液不能输布，水液壅滞三焦，气机不宣，水道不利，而形成水肿。或久病不复，气血耗损，精微丧失，表现为腰痛遗精，少神，虚阳上扰，头晕耳鸣（高血压），小溲短赤，心烦不眠，或齿龈出血，舌红少津，一派阴血亏虚之象。论治：水肿者，法当养阴清热，化湿利水，采用猪苓汤加味，取其淡能渗湿，寒能胜热，降火行水。二苓甘淡，渗脾肺之湿；泽泻咸寒，泄肾经之湿，利而不伤阴；滑石甘淡而寒，通行上下表里之湿，泻热不伐胃；阿胶补血养液，恐过利伤肾，保存津液也。常与当归补血汤为伍合用，滋阴养血，补脾益气血，有益蛋白尿的恢复。佐白术健脾祛湿，益土以制水，配甘草泻火调中，陈皮行气，使气行则水行，湿热下清，对阴虚水肿是较为理想的方剂。效验可嘉。若真阴耗损，水不涵木，肝肾亏损，无肿者，治宜壮水为法，滋补肝肾，育阴潜阳，常以六味地黄丸、二至丸、大补阴丸化裁合用，补真阴，益下元，壮筋骨，强腰膝，使水升火降，多收良效。

肝肾阴虚证，不论有肿或无肿，表现特点为溲血（尿检查红细胞明显）。血是水谷之精气，循行于脉中，内荣脏腑，外润肌肤。若阴虚火动，热伤营血，血不循经，渗溢阴络而出血，每于方剂中，加入旱莲草、丹皮、连翘、桑椹子等清热养阴之品，每多效验。总之，应以"有肿湿热宜清化，无肿阴亏壮水源"为治疗原则。

周某 男，32 岁。

患肾炎 2 年余，每因外感诱发而反复，始终未痊愈。近 3 个月面足浮肿，头重昏眩，手足心热，腰膝酸软，大便秘，小溲短赤，舌苔薄腻，脉弦滑兼细数。尿检：蛋白（＋＋），红细胞 30~40 个 /HP，颗粒管型 0~1 个 /HP，血压正常。证系肾病日久，湿留化热，热蒸则阴耗，导致肝肾两损。治以养阴清热，化湿利水，采用猪苓汤滋阴行水，合当归补血汤养血益气，加鱼腥草、射干、银花、连翘清热解毒，控制上呼吸道感染。服药 20 剂，湿去热清，浮肿渐退，诸症改善。仍按前法，略有增减。继进 20 剂，邪热去，肿胀消，真阴复。复查尿蛋白（±），红细胞偶见 0~1 个 /HP，颗粒管型（－），诸症平复，症情稳定。停药观察 2 个月，多次复查尿，基本正常，恢复正常工作，追访 2 年，未复发。

肾阴阳两虚证

多由久病不复，导致阴阳两虚，不同程度的水肿，面色晦滞，头晕神疲，手足心热，并有形寒怕冷，大便溏薄，尿少浑浊有沫，脉多沉缓，细而无力。

论治：当以《难经》"损其肾者，益其精"的原则。一方：常以九龙（丹）汤化裁，系《六科准绳》方。取其补而不滞，滋而不腻，益肾补脾，摄精秘气，治疗慢性肾炎，临床验证，效果甚佳。方内枸杞、熟地、当归滋阴养血，血足则肾不枯；芡实、金樱子、莲肉甘能益精，固肾补脾，涩以固脱；茯苓、甘草益脾以制水邪，通肾交心；山楂炭散瘀滞，以消阴分之障。佐加山药补脾固肾益脾阴；配补骨脂、怀牛膝暖丹田、强腰膝以助肾，促进肾功之恢复。对改善症状、增强体力有较好的疗效。二方：常用济生肾气汤加减，适于年老体弱者，使阴阳得补，阳蒸阴化，肾气充盈，而诸症自除。

随证加减：蛋白尿加黄芪、老头草扶正益肾利水；溲血（尿红细胞），因热伤阴络，迫血渗溢者，加旱莲草、黄柏；脾不统血，肾不摄阴者，加狗脊、续断；水肿明显者加猪苓、水红花子、细辛以行水湿；下肢肿甚加桂枝、防己温阳化湿；小溲短少者加猪苓、滑石利水渗湿清热；高血压者加决明子、杜仲、怀牛膝，益肾强腰以降压；齿龈出血者加仙鹤草、茅根清热止血利尿；口干少津加麦冬、石斛养胃生津，滋阴除热；尿液浑浊加萆薢、滑石分清泄浊，每易上呼吸道感染而诱发可加银花、连翘、鱼腥草、射干，清热解毒以宣肺，控制感染，减少复发。

周炳文

识标本，辨三焦病性
重气化，酌攻补虚实

周炳文（1916~2008），江西吉安地区医院主任医师

治疗肾炎水肿不论急慢，必须分辨水肿的部位性质，掌握邪正虚实变化。然水肿之所以成，标有风寒湿热时毒之外袭，饮食劳倦情郁房劳之内伤；本为肺不布水，脾不制水，肾不行水，三焦膀胱气化不利互相影响的结果。而脾肾阳虚又是水肿的根本因素。说明肺脾肾虽各有其不同功能，但相互间又密切相关，成为水液调节的一个整体。只有三脏功能正常，水的吸收排泄和输布才能维持平衡；如果其中任何一脏，或其一个环节障碍，都可能破坏整个气化过程，成为致病条件。临床根据标本演变，按照三焦分辨病位病性，从而进行治气、治水、活血与补虚。有独守一法，有数法参合，及先后交替轮用，随证权宜，灵活变通。兹就治疗体会归纳如下。

上焦肺卫不固表水证

乃外邪壅滞气水交阻的病变，虽有寒热之异，皆可从标治气为主。如从寒化者，症见浮肿自上而下，先面目后手足，肿而不胀，多兼恶寒发热，舌苔滑，脉浮紧，治当宣肺疏解。紫苏、杏仁、羌活、

桔梗、桑皮、茯苓皮、陈皮、腹皮、姜皮、木通、肉桂、葱白等。若寒热湿浊互结，水湿上凌心肺者，必咳喘痰鸣，喉关红肿，则用越婢加苍术、桑皮、杏仁、桔梗、葶苈，祛风燥湿以行水；倘腹胀纳呆，则去石膏之寒，加厚朴、萝卜子宽肠利气以除满。两方用义，着重提壶揭盖，不欲发汗，功在利尿也。从热化者，脉必浮数，溲短黄，肿胀迅速，腹高而不满，舌红苔厚。若上半身肿甚者，风偏胜，宜清疏分消，多用桑叶、枇杷叶、荆芥、桔梗、杏仁、陈皮、大腹皮、葱白、二苓、泽泻、苡仁、木通。下半身较肿者，湿偏胜，宣化利湿，用栀子、木通、车前仁、苡仁、地肤子、二苓、泽泻、枳壳、五加皮之类。前者偏于通阳宣降，后者着重利水通淋。若颈脖粗大加紫菀；尿血加小蓟、赤小豆或茅根；阴囊肿亮加冬葵子。上列方药似属平淡，实则投无不效，诚上焦阳水水肿之效方也。

中焦水蓄泛滥里水证

其肿本由脾阳不振，称为气滞水蓄。脾阳之不振，实乃命火之不足，治当益火实脾，气水并治。偏于虚寒阳衰，见全身肿大，腹高中空，便溏尿短，气怯倦怠，脉沉濡，舌淡胖而滑。当温脾化湿，首推实脾饮为主，可加猪、泽，或加肉桂，成为温中理气，间接消水退肿之代表方也，用者多效，不少患者一方到底竟收全功。有一6岁女孩高度水肿4月余，遍医无效，予此方服20剂而愈，且无反复。其功不独消肿，亦降胆固醇，消蛋白尿，屡见患者随着肿消，化血验尿亦归于正常，且效果巩固。若湿热壅盛者，病机属实，水盛蓄积三焦、肠腑，横溢肌表，通身肿胀，腹高硬满，皮色亮晶，按窝随起，而便秘尿短赤，苔粗黄，脉弦大实数或沉实者，此标重于本，邪正俱实之候也，当攻邪逐水，己椒苈黄之类。尝用八正四苓合禹功，其功分利曾治一农村孕妇，高度腹水，攻补两难，诸治不消，予以此方攻利水邪，复诊数次，药未变动，黑白丑每剂 9g，共进 10 余剂，竟水下肿消，胎儿安然无恙，如期顺产一男。说明攻剂可用，惟须慎用，不得过剂。攻水之后，每以胃苓、香砂六君、防己黄芪汤之属理脾益气，或以黄芪、首乌、龟甲、苡仁、泽泻、桑皮组成一方，调气血，消除余肿，巩固疗效。

至于营养不良、脾虚生湿之浮肿，晨起面目浮大，午后或劳动后足跗肿大，无胀满而手足无力，脉濡缓。多见于病后，或劳役过度，长期饮食失调者。不宜分利，每予益气理脾之自订芪苡合剂：北芪 30g，苡仁 30g，桑皮 10g，泽泻 10g，酌增党参、白术、茯苓健脾分消。对稚阳多病，脾衰小儿，全身浮肿，食少，神气怯弱，啼哭无声者，须防突变，宜温阳益气，培补脾土。有一男孩 6 岁，全身水肿，腹高如鼓，水泻成盆，泻后腹腆立消，移时又膨隆如故，入院 10 天殊感束手。邀余会诊，予以参苓白术散数剂，霍然而愈。

下焦肾虚火衰阴水证

其病机不外肾虚，三焦膀胱气化不利。火衰阳微则从寒化，邪实伤阴则从热化。从寒化者，其特点为身肿腰以下为甚，按之如泥深陷不起，身重难于转侧，面㿠、手足不温、舌胖脉细，目细一线，腹高脐突，胸脘胀满，足底肿厚。应从本治水，温阳补肾为主，佐以理脾行气，利尿消水。用济生肾气汤加白术、厚朴、木香。尿蛋白过多者，加参芪。若无新感可服至肿消，小便正常为止。方中厚朴、木香用以推动气机，气行则水行，为画龙点睛之要药；对未经激素治疗者，尿蛋白可随肿消而消失。从热化者，多肿起急骤，小便短黄，阴囊肿大，皮薄发亮，口干舌红，脉数。不论初起或慢性急发，其本在肾，其标在三焦膀胱。急则治标，宜清肾利尿，用芦根、茅根、花粉、地肤子、杏仁、苡仁为主；尿中红细胞多者，加栀子、木通、赤小豆；若兼挟卫表风湿寒热者，可用清疏分消，方虽治标，往往达到治本功效，取邪去正复，除暴即可安良之义耳。

如迁延久病，渐至阳损及阴，阴虚不敛阳，则阴虚于下，阳浮于上，中失和降之权，浊气逆乱者，无不眩晕呕吐，舌淡胖，边有齿痕，脉大虚数，治宜和中降逆，如六君、理中汤加赭石、竹茹、藿香、厚朴之类，或加归芍以涵木，或合生脉、六味地黄以壮水，旨在守中以驭上下也。

若脾肾阳微，水盛不退，二便癃闭，即温阳利水，通便泻浊，方如济生肾气丸、真武汤、通关丸、济川煎，以及参芪术之类，合大小承气汤通补共进，固泻兼施。如肿退二便通利而头晕耳鸣，尿数，坐立不稳，脉细弱，当温阳壮水，救本培元，方用地黄饮子、六味回阳饮、大补元煎、全真一气，加减出入，随证化裁，以此获效者年有数例。如黎某，男，40岁，1978年12月26日邀余会诊。肾炎1年，入院8个月，肿消，而转呕恶鼻衄，眩晕不能起坐，小便时通时闭，蛋白（+++），脓球（+），尿素氮42.8mmol/L，二氧化碳结合力20mmol/L，血压180/120mmHg，脉虚大，舌淡胖，下虚上盛之候。初与地黄饮子加石耳、鸡冠花、白芍，鼻衄即止，此症改善，继以守中汤、大补元煎数方交替，兼服"芪苡合剂"加赤小豆以消余肿。仅1个月，肿清食复，神爽，能在室内外活动，尿素氮8.9mmol/L，步行出院，带方回家服。

倘若肝肾阴竭，出现"至虚盛候"，阳亢化火生痰，痰火内闭，迫血妄行，骤然呕吐鲜血，或大量鼻衄，神识昏蒙，恍惚妄见，甚则烦扰狂躁，尿闭或失禁，舌干焦黑，脉革大而数，此为阴阳即将离决之候，则难救矣！

从上体会，阳水表水易治，阴水里水较难退，而清除蛋白尿尤难也。不少肿消患者，尿蛋白持续存在，尤其用过激素更感棘手。消除蛋白尿是根治肾炎、防止肾衰的重要措施。若专凭激素控制，副作用多，且易反复，缠绵不已，终至肾衰。

中医学认为脾为生化之源，以升清降浊，肾为封藏之本，开窍于二阴，蛋白质生于脾，藏于肾。脾虚失运则清浊混淆，肾虚则封藏失职，启闭无权。"肾主蛰藏"，肾气足则精气内守，肾气虚则收摄无权，而精气外泄；肾舍精，主于脾，如脾虚不健运，则肾精亦必不固而外泄。根据这些理论，结合实践体会，蛋白尿有虚实之分，虚有偏脾虚和偏肾虚，实有湿热逼注和气滞瘀阻。湿热所逼者，则小便急胀，短黄灼热，便结，腰胀痛，苔薄脉数，多见于肾炎初起，或慢性急发，当从标治，可用小分清饮加栀子、木通清热利湿。或茅根、芦根、蛇舌草、冬葵子、花粉、桑皮等味，清涤肺肾水毒；或加益母草、金钱草、萆薢分清别浊。湿热清，则肾气自固，精微得摄。如偏脾虚不摄者，必胸腹满闷，食少便溏，尿浑浊，体倦，面萎黄，舌淡脉濡，则从本治虚，益气扶脾，固肾渗湿，方如异功、四苓、四君合六味地黄、参苓白术散，配合黄芪、菟丝、枸杞、鹿角霜，或合益母草、玉米须，或加腹皮、五加皮、桔梗、杏仁、木通、葱白等通阳化气之品，补中有行，每收奇效。偏肾虚不固者，则面色浮㿠，晦滞，眩晕耳鸣，腰腿酸软，溲多，手足欠温，脉沉细数或虚大。亦当从本扶阳并填阴补益肝肾，每用大补元煎加黄芪、首乌、五味、益母草、玉米须，另吞金匮肾气丸，颇有效果。对阴虚劳热，大量尿蛋白者，曾用加味河车再造丸（紫河车、熟地、枣皮、山药、天冬、龟甲、枸杞、玉竹、补骨脂、菟丝、金樱子）壮水敛阴，填补精血。虽非旦夕所能奏效，但可随着体质恢复而消失。例如周某，男，15岁，肾炎10年，肿虽消，而长期尿蛋白存在（++~++++），发育障碍，体形矮小，消瘦背驼，步态蹒跚，予以此方蜜丸数粒，渐热清食增，体力逐步改进，蛋白基本消失。

至于瘀阻蛋白尿者，无非久病气虚血瘀，瘀阻生热，血流不畅，引起泌别失常。若经年累月蛋白尿，每每导致肾衰，余每拟黄芪、丹参、赤芍、当归、小蓟、益母草、茅根、玉米须、芦根补气活血，清热行瘀；或加参术，或加金樱、芡实、菟丝。对面色晦滞、唇舌紫绀、瘀斑、溲黄便结，或齿衄，用他药无效者，便可考虑瘀阻，往往以此方获效。实践证明，消除蛋白尿，改善肾功能，并无专门方药，须从整体出发，疗效方得巩固，病则庶几可痊。

王与贤

滋肺化源，水肿可蠲

王与贤（1920~　　），内蒙古土默特古旗中蒙医院主任医师

在临床上有一类顽固性水肿，用常法治疗很难奏效，王老通过多年的探索，用滋肺化源法治疗，取得了很好疗效。

他认为肺为华盖，统摄一身之气，又为水之上源，如果肺津亏耗，不仅影响肺的宣降，更会导致肺虚不能化气，从而使津液气化失常，水道失调不能下输膀胱，浸溢肌肤，发为水肿。对此类水肿治疗，认为肺为上源、肾为下渎，以滋肺化源之法，使上源清，水道自利，以相反之性达相成之用，从而使津液得充，气得宣降，诸脏布散，气化有权。达到不治水而水自消。

田某　男，44岁，干部。

患者自述曾患"尿毒症"昏迷七八日，住院治疗7个月，虽有疗效，但全身浮肿，小便涩少，头目眩晕，站立摇晃，甚者须扶墙持杖而行。前医多用四君补脾，参芪助气，麻黄散肿，三仁猪泽利湿清热。某名医给以桂附八味，令其长服，以求恢复肾功，均未收功。脉诊六部沉细有力，舌苔白而干燥，身形肥胖浮肿，小便时常有赤涩之感。每逢节令气候更迭，病多随之变化，经常烦躁满闷，欲睡不睡，欲行不行。分析证候脉象，似为上源水竭、肺阴亏虚之象，施以滋肺化源之法。处方：

百合 30g　知母 30g　元参 30g　二冬各 30g　沙参 30g　生地 30g

当时在座会诊诸医认为浮肿乃水肿，应以祛水为主，断无以地、冬、元参、百合、知母等助水之理，因病程已长，多治未效，患者本人决意一试。遂于当晚 6 时服下 1 剂，一夜安静，睡眠甚好，清晨连续小便 3 次，量多，通利，已不赤涩，自觉从两耳以下，顿觉轻爽，而两耳以上仍然昏闷如旧。症象稀有，人皆称奇。当时因其有效，遂又连服 2 剂。头顶部之昏晕如第一剂之效应，亦截然停止，浮肿消退，十分明显。全身轻快，如释重负，后将原方做成丸剂，连服 3 个月，浮肿、昏晕消失，再未复发。

任某　男，20 岁，农民。

2 年前，突患全身浮肿，经省市等医院诊为肾病综合征。经常服药，起伏多变，每在冬春两季症状加重，浮肿尤甚，心烦不寐，舌燥口干，喜以凉饮自救，饮后反觉精神清爽，浮肿似有缓解之象，诊脉沉而有力。自述以前大量服用中药或西药，虽有一定效果，很奇异的是常有复杂难解之症状出现：若浮肿消退，则出现气短似喘，近乎虚脱，两手强直不自如，甚则痉挛及两腿红肿疼痛；如果浮肿不消，则两手不强不痛；如用银花、连翘或青霉素治疗后，有时也可减轻；若浮肿减轻则出现腹部绞痛不止，腹痛一止，两腿红肿又起。究其病机，为上源水竭、肺津亏虚之故。冬春病甚者以冬至一阳生，阳气来复，阴虚之体不胜复阳之扰，故身热心烦，病发而剧。肿消后四肢疼发，乃津液消耗，邪去正亦伤也。立法滋肺化源。

百合 15g　知母 15g　元参 15g　二冬各 15g　沙参 15g　生地 15g
白芍 15g　茅根 15g　川楝子 10g

连服 10 剂后浮肿明显减轻，两手疼痛挛急、腹部绞痛、气喘似脱等现象均未发生，将此方剂制成丸剂继续服 3 个月后痊愈。

此类患者，大都有胸满心烦、口燥咽干、发热等症状。其病机乃肺津亏耗、上源水竭，用通利之剂，诛伐太过，非但无效，阴伤更重。小溲者，是太阳膀胱所主，生于肺金。肺金虚亏，不能下生肾水，是绝小便之源也。前人有云，"无阳则阴无以生，无阴则阳无以化。"又"膀胱者，州都之官，津液藏焉，气化则能出矣"。此类水肿，则是"无阴则阳无以化"之因也，故用甘寒滋润之品滋肺化源，使津液充足，上窍得通，下窍得泄，天水循环，金水相涵，其病获愈。

（王国田　整理）

杭逢源

逐邪重宣肺，培本常温肾

杭逢源（1907~1970），陕西名医

杭老认为水肿有阳虚而病起于内，也有因外邪而病起于外。阳虚者，命火衰微，蒸化无力，膀胱失调而聚水，脾阳不能克制，致水气泛滥于上，逆于肺则喘，溢于皮肤则肿。外感风邪，内有水气，水为风激而上行，使水气不行，肺气不化，水停胸膈而为喘，溢于皮肤而为肿。上焦不宣，下泻困难。杭老遵前哲"其本在肾，其末在肺。肾者胃之关也，关门不利，故聚水而从其类也"之言，认为肺气不化的根本原因，当属肾阳不足。此即根在肾，而标在肺。

杭老指出，肺为气之化，肺病不能通调水道；脾为水之制，脾虚不能制水；肾为水之本，肾阳不足不能化水。肾炎水肿不越肺、脾、肾三脏。

风 水 证

表现为全身浮肿，面目显著，身热，小便不利，恶风，喘促时咳，按其手足下陷而不起，寸口脉浮紧，舌淡、苔薄白或白滑，此乃风寒外袭，水为风激而上行，肺失宣降，通谓水道失司，故以开肺发汗为主，利尿为辅。基本方：

麻黄 10g　桂枝 10g　杏仁 10g　石膏 20g　生白术 20g　玉米须 30g
甘草 5g

皮　水　证

表现为全身浮肿为甚，小便不利，尿量减少，甚至终日无尿，或并有胸水、腹水，不恶风，呼吸困难，脘闷纳差，精神萎靡，心悸嗜卧，腹大如鼓，按其腹随手而起，阴囊肿大，血压增高，尿中出现血尿，尺脉浮弦而紧。此乃内有水气，外受湿邪，治宜因势利导，以利尿排水为急，故在肿未退之先，重点使水有出路。基本方：

猪苓 10g　茯苓 10g　泽泻 10g　桂枝 10g　陈皮 10g　紫苏 10g　鸡内金 10g　桑皮 10g　茯苓皮 20g　白茅根 30g　生姜皮 12g

以上两方是治疗急性肾炎之基本方。若浮肿已消而血压反高时，可加紫石英、石决明；若咳嗽可加泻白散、百合、川贝、枇杷叶；胃口不和者，加大腹皮、砂仁；下肢肿甚者，加木瓜、槟榔。

高某　女，12 岁。因发热，咽痛，头昏，头痛，失眠 5 天，全身浮肿，尿少 3 天而就诊。舌质红、苔黄厚微腻，脉浮数，体温 38.2℃，血压 102/90mmHg，尿检：蛋白（+++），红细胞（++），白细胞（+），管型（+），证属急性肾炎（风水证）。治以疏风祛邪，宣肺利水。处方：

桂枝 5g　麻黄 5g　杏仁 5g　猪苓 5g　百合 5g　石膏 20g　生白术 20g
生芪 15g　琥珀冲服，3g

水煎服。连服 5 剂，肿消，热退，能入睡。尿检：蛋白（+），红细胞（+），管型 1~3 个 /HP，照前方去琥珀，加玉米须 30g，水煎服。连服 8 剂，诸症悉愈。尿检：红细胞 2~5 个 /HP，续守前方 15 剂，尿检两次均未见异常。

正　水　证

症见浮肿忽肿忽消，缠绵不已，背恶冷，气短促，喘息频作，多走则两腿无力，小便多则畅快，少则不适，时久肿甚，精神渐衰，少腹膨胀，脉象沉而微迟弦。此乃阴盛阳衰，多系命门火衰，膀胱之气化不行，浊阴日渐凝结，水气自盛，肾功能失调所致。基本方：

茯苓 20g　白术 20g　紫苏 10g　桑皮 10g　腹皮 10g　桂枝 10g　山药 10g　生姜 10g　砂仁 5g　木香 5g

若腰痛加杜仲、破故纸、核桃肉；遗精加何首乌；足肿加木瓜；小便不利加玉米须、猪苓、泽泻、车前子；足背肿加椒目、巴戟天；命火衰微加沉香、肉桂。

石　水　证

症见面目身肿，腰以下足跗为甚，按之凹陷不起，腹部胀满而不喘，腰部冷痛酸重，精疲力竭，尿量减少，经久不愈，面色灰滞，舌质淡、苔白，脉沉而迟。此乃肾阳虚惫，阴盛而结于少腹之下，水气内盛，阴脏之阳气不运，阳腑之气不通，水寒凝滞，上下皆不得通调。基本方：

白芍 12g　白术 12g　生姜 12g　山药 12g　车前子 12g　防己 12g　茯苓 20g　生芪 20g　附子 5g　肉桂 5g　玉米须 30g

喘时加百合、苏子；足背肿加巴戟天、椒目；浮肿时现者去肉桂（温阳），加桂枝、沉香（化气）；足胫肿加木瓜、槟榔、紫苏；脉迟心悸加石膏、麦冬。

申某　男，51 岁。

主诉：面目下肢浮肿 2 年余。纳食后腹部膨胀，腰部冷痛酸重，足冷少气，精神疲困，头昏目眩，尿量减少，便溏，阴囊及阴茎时见肿大，不耐寒袭稍一受冷，则气息短促，浮肿益甚。检：下肢浮肿，按之没指如泥，少腹膨胀，拘急不适，有少量腹水，面色晦暗，舌淡胖、苔白滑，脉沉迟。尿检：尿蛋白（+++），红细胞（+++），管型（+），此属阴水（石水证），乃命门火衰，膀胱气化不行。处方：

白芍 10g　白术 10g　生姜 10g　山药 10g　车前子 10g　防己 10g
紫苏 10g　木瓜 10g　茯苓 20g　生芪 30g　附片 8g　肉桂 8g　玉米须 30g

水煎服。用前方 4 周，饮食增加，四肢有力，受寒尚能适应，浮肿明显减退。又在原方的基础上去肉桂，加桂枝 15g，沉香 5g，麻黄 8g，石膏 20g。治疗 60 余天，症状完全消失。尿（每周化验 1 次，连续 3 周）蛋白转阴。嘱每天早上服壮腰健肾丸，午服补中益气丸，晚服金匮肾气丸。服药 40 余天，随访 5 次，再未复发。

杭老治疗肾炎，重视尿检及药物配合，用药得当，疗效更为显著。如尿中有红细胞，以消瘀为主，加琥珀、百合、血余；管型不消失，以利尿为主，加玉米须或白茅根；脓球不消失，以渗湿清热为主，加蛤粉、灯心、少量黄柏；蛋白不消失，以补为主，加生芪、百合、白术。用药时注意配伍，桂枝配茯苓则不发表而反行肌表之下，桂枝配石膏可去肌肉潴留之水，佐五加皮可消皮下之水。麻黄佐石膏，可消胃宣肺，能消颜面及上腹之水；木瓜配槟榔，可消湿气下行之足胫肿；巴戟配椒目可温肾阳消足之肿；水肿缠绵不消者，加生芪、百合补气；阴囊肿加藁本，以散太阳之湿；防己配茯苓，专主肌皮有水气；防己配黄芪，主表里均有水气；桂枝能行防己、茯苓之力。总之，用药得当，才能左右逢源。

（吕廷亭　整理）

姚正平

水肿重麻附，为君量应足

姚正平（1908~1979），北京名老中医

当患者表现为全身高度浮肿，头面上半身重，症见咳喘，胸闷头痛，口渴尿少，腹胀便溏，或恶寒发热，或不发热，微汗出或无汗，舌质淡红、苔薄白，脉来滑数或沉弦数，辨证为肺气不宣，脾失健运时，法当急则治标，以宣通肺气、健脾利水为法。根据病情不同，选用越婢加术汤，大、小青龙汤，麻附细辛汤，麻杏石甘汤，麻黄连翘赤小豆汤，麻黄汤等加减治疗，收效甚快。各方均以麻黄为主药。麻黄辛温，能宣通上焦肺气，肺气得宣，水道通调，水气乃行。在掌握麻黄用量上，一般为9~15g，重则24~30g。越婢加术汤是我治本病最常用方剂之一。在配伍上，如何掌握方中麻黄与生石膏的用量，是决定疗效的一个关键。凡浮肿重而兼咳喘时，麻黄量须大于石膏；里热重（如口渴、脉数等）则石膏量大于麻黄。遇肾炎阳虚水肿时，虽大剂麻黄配以桂枝、姜、草（如大青龙汤等）等，亦常不得汗，况消肿亦非通过发汗，故不足为虑。当肾炎高度浮肿兼有轻度血压升高时，麻黄应用，亦非禁忌，我并未见到此时用麻黄而引起血压再升的情况，相反地却能使血压随水肿消退而降至正常。总之，只要审证精确，掌握用量关键，常能收到满意的利尿消肿效果。

慢性肾炎水肿多属阴水，温肾扶阳为治疗之大法。不论宣肺温肾

的麻附细辛汤，温肾健脾、行气利水的实脾饮，还是温肾扶阳的真武汤等，方中均有附子。我对附子的用量，按阳虚程度，轻则 15g，重至 50g。特别是一些久病阳虚患者，常见舌淡、四肢发凉、恶寒便溏，对附子耐受量较大。此时，除用干姜、草蔻等外，我常重用附片，以峻补命门之阳，建温肾行水之功，有连续服用数月之久未见明显副作用者。附子除对肾炎阳虚水肿的消退有效外，对于肾功能的恢复，也有一定帮助。

（郁仁存　整理）

蒋洁尘

大法用温图宜缓

蒋洁尘（1918~1982），武汉名中医

肾炎属中医"水气"范畴，此病无不具有虚象，消除水肿，不宜峻下，猛烈泻下（如巴豆、大戟、芫花、甘遂之属）可暂不可久。治疗此病，只宜缓图。

治肾炎一病，消除水肿的基本方为楮实、料豆、车前子、怀牛膝等。配合理气，则伍以苏叶、木香、砂仁、陈皮、腹皮；如以温阳行水为主，则用茯苓、白术、附子；如水溢肌表（风水），则主以黄芪、防己，或配合麻黄、石膏、连翘、赤小豆。这三组药，可以混合应用。温阳、行气、利水乃治疗本病不易之法。故前二组药，配合应用的机会更多，坚持连续服用，自能收到消除水肿的效果。

温补脾肾，多习用金匮肾气丸、加味肾气丸（即济生肾气丸）、实脾散等。真武主要是选择苓、术、附3味。

《赤水玄珠》之壮元汤（治下焦虚寒，中满肿胀，小水不利，上气喘急，阴囊两腿皆肿，或面有浮气）温脾胃而兼理气，效果亦佳。其方为：人参、白术、茯苓、破故纸、桂心、附子、干姜、砂仁、陈皮。

曾制有肾炎水肿方，其组成为：苍白术、茯苓、附子、苏叶、木瓜、砂仁、料豆、牛膝、楮实、泽泻、山药。

血压高者加益母草、天仙藤（量稍大，可用到 20~30g）

腰痛或腰膝酸软者加桑寄生、巴戟天。

肾炎水肿一病，多由脾肾阳虚引起。古人称胀多属热，肿多属寒。一般来说，肾炎属肿病范畴，肝病腹水多属胀病。肾性水肿，属寒证多；肝性水肿，属热证多。临床应注意：

（1）有热象的，不必禁忌温药，如附子、肉桂之类；方中可增入寒凉药如茅根、黄柏、知母、桑白皮之类，自无流弊。

（2）一般少用或不用柔润药，如熟地、枸杞、首乌等，因为此类药碍阳助湿，不利于温阳行水。

蒲辅周

尝用煮散远苦寒，或温肾脾或疏宣

蒲辅周（1888~1975），著名中医学家

初期：即急性期。脉浮，舌质正常、苔白，无汗，宜用麻黄杏仁薏苡甘草汤加苦桔梗、前胡宣肺解表、疏风除湿。

麻黄 25g　杏仁 10g　苡仁 25g　甘草 50g　苦桔梗 10g　前胡 10g

共为粗末，每用 25g，水煎温服。服后得微汗出，避风。

脉浮，舌苔白，汗出恶风，可与防己黄芪汤固表祛风除湿。

防己 50g　炙甘草 25g　白术 37.5g　黄芪 50g

共为粗末，每次用 25g，加生姜 4 片，大枣 2 枚，水煎温服，服后得微汗。胃中不和，原方加白芍 25g；气上冲者，加桂枝 15g，茯苓 50g；腰部及下肢冷，加细辛 15g。

脉浮、沉细紧或沉细弦，舌淡苔白，腰背恶寒，四肢不温，可选用麻黄附子细辛汤，或麻黄附子甘草汤温肾散寒。

麻黄 100g　附子 15g　细辛 100g

共为粗末，每次用 20g，水煎服。

腰沉重者，可合肾着汤加减；脉沉弦，舌苔白腻，腰沉重，关节痛，兼胃肠不和者，宜用五积散，温散寒湿，和胃化痰，气血并疏，每日 25g，水煎，加红糖温服。

中期：即慢性期。慢性肾炎，一般是虚实互见，脉沉细弦滑，舌

微淡苔白，治法宜温补脾肾、通阳利水为主，可用理中汤加茯苓、桂枝。

党参 25g　白术 25g　干姜 10g　炙甘草 100g　茯苓 50g　桂枝 15g

研粗末，每次用 25g，水煎温服。偏肾阳虚损者，可选用真武汤。若兼见寒湿表里未和，脉弦紧，苔白腻者，亦可用五积散。口渴，小便黄，舌红苔黄腻者，可用五苓散合三妙散加山茵陈（即黑茵陈）。若呕恶，可选用小半夏汤加茯苓。若干呕，大便不爽，可选用大半夏汤加茯苓。若呕吐涎沫，头痛，四肢清冷，亦可选用吴茱萸汤，多加红糖，少量频服，吐止为度。以上三方都是应变的措施。

晚期：肾功能衰退，宜用济生肾气丸和理中法兼进，脾肾并调。腹胀，便秘，口苦酸臭，尿少而黄，可与温脾汤和胃降浊。若病势急趋恶化，宜用醋制龟甲 50g，熟附子 15g，人参 15g，急救肾中将绝之阴阳，并益气，此为急救之法。

万文谟

治疗肾炎的效方达药

万文谟（1923~　　），武汉市第九医院主任医师

急性肾炎多见风水、阳水证候，在病因上不外风、湿、热等毒邪的侵袭；在病位上不外肺、脾、肾三脏的病变。治法以宣肺、利湿、解毒为主，可选用苏叶、杏仁、桔梗等以宣肺；用茯苓、苡仁、车前、茅根等以利湿；用鸭跖草、蒲公英、鱼腥草、白花蛇舌草等以解毒。如血压偏高，可用夏枯草、草决明等以平肝降压；风邪已去，肿消过半以后，则进益气健脾、解毒利湿之品。其中鱼腥草、鸭跖草、白茅根等清利之品，可以服用稍长时间，即肿消以后，亦可在健脾益气中继续配伍应用，取新病"祛邪务尽"之意。

如此调治，观察 1 年以上（重在小便镜检变化），多数患者可望根治。此外，先祖万筱辅遗下不少治疗水肿单方，其中茅竹汤（鸭跖草在本地名野竹叶菜，可以食用）简便、实用，影响较广。

茅根 30~120g　鸭跖草 15~60g　苡仁 15~30g

笔者用以治疗小儿急性肾炎多服久服疗效较好。

慢性肾炎多见阴水、虚劳证候，以"脾肾两虚，湿浊逗留"或"湿从热化""夹有瘀血"等病变较为突出。治疗上以水肿和蛋白尿两大问题较难。治疗水肿宣化上焦以麻黄、杏仁为优，运化中焦则干姜为必不可少，温化下焦则又非桂附不可。1958 年曾治疗一慢性肾炎 10

年之久的女性患者，因水肿咳喘发作 3 个月，曾用西药抗炎、利尿及中药济生肾气丸等方不效，后与同事李绍陵老中医商议，在济生肾气汤方中加用炙麻黄、炙桑皮、杏仁 3 味，服药 3 剂以后，即收肿消喘平之效。1963 年又遇一肾病综合征的患者，经用西药抗炎、利尿、激素，中药济生肾气汤、导水茯苓汤等水肿不消，尤以腹水胀满为苦。后于原药中加用干姜、厚朴两味，即见腹水逐渐消退。足证"肺脾肾相干"。三者中健运脾土最为重要，因脾阳一虚，则上不能输精微以养肺，下不能助肾阳以利水。

关于蛋白尿的问题，近代学者认为系脾肾亏损，精华漏泄，水浊滞留的现象，治疗多以益气健脾、补肾填精为主。遂遵先父遗训，在配方选药时，常喜重用黄芪以大补脾气，重用山萸肉大补肾气，重用薏米根渗利湿气，似有一定效果。其中薏米根为同里一家半农半医祖传秘方，经多方窥探始得其奥，尤以鲜品为好。夹有湿热者（如镜检脓球亦可认为兼有湿热）加鱼腥草、白花蛇舌草、土茯苓、黄柏等以清热利湿，夹有瘀血者可加益母草、赤芍、丹参、红花、桃仁等以活血化瘀。此外，近来报道的雷公藤、昆明山海棠等药品，也有一定疗效，可以配合运用。

宋文耀

水肿觅效方，消水圣愈汤

宋文耀，陕西乾县人民医院主任医师

方剂组成及方义

附片久煎，6g　肉桂3g　细辛3g　麻黄4.5g　知母9g　甘草3g　生姜9g　大枣3枚

此方是由张仲景麻黄附子细辛汤加知母、肉桂等变化而来的。清·陈修园曾在《时方妙用》中介绍了本方对水肿的治疗效果，认为凡"两手脉浮而迟，趺阳脉浮而数"者均可用之，并推为治水第一方。方中附片辛温大热，气味雄烈，走而不守，能引气药行十二经，引血药入血分，引发汗药入腠理，温壮命门之火；肉桂散寒止痛，利水消肿，归肝肾二经，守而不走，与附片相须为用；麻黄辛温，发汗解表，既可平水逆之喘，又可宣肺疏通水道；细辛为足少阴引经药，不但引诸药直达根本，且能与附片、麻黄同用，助阳解表，发散寒邪；姜枣辛甘化阳。全方八味，共奏温补脾肾之阳、荡涤三焦浊气、驱逐阴霾寒水之功。

宋某　男，56岁，农民。1954年10月初诊。

患者有宿疾痰饮10余年，每逢冬季，劳累过度或感冒后咳喘加

剧。近两年来出现浮肿，其规律由下而上，遍及全身，伴有轻度气短、心悸、胸闷和口唇青紫。3 天前，因诸症突然加剧而急来就诊。

症状：面色晦暗，眼眶黧黑，畏寒体痛，四肢不温，全身高度浮肿，下肢尤甚，且伴有心悸、胸闷、气短及大便溏薄，小便清冷，腹胀，言语低微。舌质淡苔薄，脉沉迟且涩。观此脉证，乃阳虚水逆，上犯心肺，脾虚生痰，气道阻塞，且有瘀滞之象。治当温阳行水，养心肃肺，健脾化湿，佐活血行气之品。药用：

附片久煎，6g　肉桂 3g　细辛 3g　麻黄 6g　杏仁 9g　知母 9g　黄芪 15g　防己 9g　山药 15g　瓜蒌 12g　益母草 15g　枳壳 6g　炙草 3g

姜枣为引，3 剂。

二诊：药后肿势大减。因血气未行，浊滞痰壅，故心悸、气短未除，面晦唇紫未去，下肢浮肿未全消。故予原法加重活血行气、豁痰散结之品。药用：

附片久煎，6g　肉桂 3g　麻黄 6g　黄芪 15g　知母 9g　瓜蒌 10g　薤白 9g　枳壳 6g　桔梗 6g　香附子 9g　五灵脂 9g　益母草 15g　炙草 3g

姜枣为引，3 剂。

三诊：心悸、气短、面晦、唇紫好转，浮肿消退。现患者惟感乏困无力，纳食不香，大便鸭溏。证属水邪虽去，胃机未苏，脾土未健。故予芳香醒脾、和胃健脾之品，以作善后调理。

藿香 9g　砂仁 6g　党参 9g　白术 9g　云苓 9g　陈皮 6g　山药 15g　黄芪 15g　丹参 15g　薏仁 15g　肉蔻 6g　炙草 3g

姜枣为引，5 剂。

四诊：患者连服此方 20 余剂，食纳大增，大便成形，水肿从未复发，冬季或感冒后，哮喘减轻，惟做重活或劳累过度时，偶感胸闷、气短，伴有"脚背稍肿"。乃胸阳不振，痰堵气塞，宜振奋胸阳，行气开塞。药用：

瓜蒌 9g　薤白 6g　半夏 9g　砂仁 6g　地龙 9g　丹参 15g　郁金 9g 桔梗 6g　枳壳 6g　黄芪 20g　香附 9g　甘草 3g

姜枣为引，3 剂。

服此方 12 剂，诸症得到控制。

李某　男，38 岁，农民。1968 年秋初诊。

患者主诉：头面四肢浮肿，反复发作，已有 2 年余，曾进中西药，均未根治。此次发病已 20 余天，感觉腰酸腰痛，四肢不温，兼有口淡不渴，食欲减弱，溲清而夜尿多，大便溏薄而兼五更泄。面白无华，神志清醒，全身凹陷性水肿，按之不起，目如卧蚕，腹胀如鼓，阴囊肿大，渗液冰冷，舌淡苔滑，脉象沉伏。小便检查：蛋白（+++），红细胞（++），白细胞（++），颗粒管型（+）。肾虚不能通阳化水，脾虚则堤防不固，故水邪泛滥，旁溢四肢。治当温壮肾阳为纲，理脾消肿为目。药用：

附片久煎, 6g　肉桂 3g　细辛 3g　麻黄 3g　干姜 6g　知母 9g 防己 9g　云苓 9g　白术 9g　鹿角胶 4.5g　薏仁 15g　炙草 3g

姜枣为引，3 剂。

二诊：患者诉说，服药 1 剂，全身发痒，如虫行皮中，周身微汗。服药 2 剂，阴囊出水甚多，随之尿量大增。3 剂服完后，全身浮肿已去大半。现感腰及四肢冰冷，下肢仍呈凹陷性水肿。脉象沉缓，乃阳气恢复之兆，舌淡苔薄腻，乃湿浊将去之象。药已对证，当守原法，佐扶正之品。

附片久煎, 6g　肉桂 4.5g　麻黄 3g　细辛 3g　知母 9g　云苓 9g 白术 9g　沉香 3g　山药 15g　鹿角胶 4.5g　炙草 3g　金匮肾气丸吞服 9g

姜枣为引，3 剂。

三诊：连进温运脾肾、分消水湿之品，阳气敷布，小便畅通，因而肿势逐渐消退，腰及四肢逐渐转温，大便已成形。患者因家务重，要求回家。小便复查：蛋白（＋），红、白细胞及管型均（－），脉沉缓，舌红薄白。恐水邪再度泛滥，予温补脾肾之品。药用：

党参 15g　白术 9g　干姜 6g　肉桂 3g　附片久煎, 4.5g　知母 9g　山萸 6g　黄芪 15g　鹿角胶 3g　山药 15g　菟丝子 9g　炙草 3g　金匮肾气丸吞服, 9g

姜枣为引，5 剂。

四诊：食纳大增，已无不适，小便复查，均属正常，嘱其回家后，常服金匮肾气丸调整。1 年后偶遇，询问病情，言服药 30 余盒，水肿从未复发，腰痛亦获痊愈。

樊某　男，68 岁。1977 年初诊。

患者平素嗜烟酒，体胖、咳喘、多痰，但食纳尚佳。1 年前，小便渐渐不利，随之出现全身性浮肿，经当地中西医诊治，均未取效。1 周前，因小便不通、全身高度浮肿而往某医院就诊。尿常规检查：蛋白（＋＋＋），红细胞（＋），白细胞（＋＋），颗粒管型（＋）。血压 180/120mmHg，叩击痛。西医诊断：慢性肾炎急性发作。建议住院治疗。经用青霉素 80 万单位 / 日，维生素 C 1g 加入到 50% 葡萄糖 40ml 内静脉滴注和双氢克尿噻及利血平等，症状未减。患者家属特邀宋老诊治。症状：全身凹陷性水肿，下肢尤甚，小便短少，大便数日未行，腹部胀满疼痛，拒按，伴腰痛，肢冷，畏寒，喘促不得卧。近 2 日阴囊肿大（如葫芦样），渗出黏液冰冷。脉沉滑，舌质淡苔灰腻。证属：脾土虚弱，湿浊弥漫；肺气不宣，浊阴窃踞；命门虚惫，气化失权。根据利水非温通不行、除满非苦泻不清、积浊非大将不去的原则，用健脾宣肺、补肾助阳、疏导浑浊之法。药用：

附片久煎, 6g　肉桂 3g　干姜 6g　厚朴 9g　枇杷叶 9g　麻黄 6g　知母 9g　枳实 6g　大黄后下, 5g　桃仁 6g　防己 9g　薏仁 15g　炙草 3g　姜枣为引, 2 剂。

另外, 用麝香 0.15g 外敷脐窝。

二诊：家属诉说, 服药 1 剂后, 患者腹部极度不适, 肠鸣腹痛, 矢气频作, 随后泻下酸臭大便约半盆, 腹胀痛大减, 全身微汗出, 皮肤发痒。2 剂去大黄后, 小便如注, 阴囊出水甚多, 随之缩小如常。现患者腹部胀痛已消, 心悸、畏寒已除, 四肢较温, 肿去大半。宋老认为, 药证合拍, 故上焦之雾得开, 中焦之沤得流, 下焦之渎得决, 阴翳渐消, 湿浊渐化, 效不更方, 当继续温通补利。药用：

附片久煎, 6g　肉桂 3g　干姜 6g　厚朴 6g　知母 9g　山萸 9g　麻黄 5g　山药 20g　芡实 9g　防己 9g　炙草 3g　金匮肾气丸吞服, 9g　姜枣为引, 3 剂。

三诊：药证相符, 疗效满意。现诸症全消, 尿常规未见异常, 要求出院。嘱自服金匮肾气丸调理。

四诊：因劳累过度, 浮肿又发, 伴乏困、纳差, 轻度腰痛, 舌淡苔薄, 脉沉缓。当温肾健脾, 驱逐浊阴。药用：

附片久煎, 6g　肉桂 3g　细辛 3g　干姜 6g　知母 9g　黄芪 15g　党参 15g　山药 15g　防己 9g　薏仁 15g　甘草 3g　金匮肾气丸吞服, 9g　姜枣为引, 5 剂。

五诊：除腰痛外, 诸症全消。为防复发, 还宜温壮脾肾之阳, 药用金匮肾气汤加味调理。

附片久煎, 6g　肉桂 3g　山药 15g　山萸 9g　熟地 9g　泽泻 9g　云苓 9g　丹皮 3g　杜仲 15g　牛膝 9g　菟丝子 9g　黄芪 15g　5 剂。

对阴水病的治疗, 宋老体会：离照当空, 阴霾不驱自散, 水为阴邪, 得阳则化。故当以温通为主, 配合治水三法, 用消水圣愈汤为基础方，随证加减变化。他认为，消水圣愈汤在温通方面力量较为雄厚，方中除知母一味，均系大辛大热之品，对大阴大寒之证，能获"阴霾速去，寒谷回春"之效。除阴水所具有的特征外，若兼有心悸、气喘症状者，当肃肺，盖肺主卫，肺失宣肃者可以"开鬼门"；有纳呆、乏力、腹胀及便溏者，当健脾，盖脾主运化，土旺可以"洁净府"；有腰痛绵绵，水肿反复发作者，当固肾，盖釜底有薪，蒸化有权，则浊阴自散。宋老还体会，气、血、水三者不论在发病机制上，还是在辨证施治上，都有不可分割的关系，故治水者，先治气，气行则水亦行。沉疴阴水，久治不愈者，或兼见血瘀症状者，除温通外，还当活血，血行则水自化。

总之，治疗此证，自始至终不离温补脾肾、养心肃肺和治水三法。

宋老体会，阴水病的治疗步骤，大体可分为三步。

一是祛邪。阴水患者，大多患病已久，既有正虚体弱的一面，又有水盛邪实的一面。若水势急性发作，不及时力挽狂澜，势必水气上凌，冲击心肺，而致喘逆、心悸，有顷刻死亡之险。故当及时荡涤浊阴，疏通水道。方药一般以消水圣愈汤加薏仁、防己为主。

二是扶正祛邪。根据患者脾肾不足、久病体弱的特点，在水肿渐退时，佐以扶正药，其目的有二：一恐祛邪伤正，正伤不利祛邪；二取扶正祛邪，在煎剂的基础上，一般吞服金匮肾气丸。

三是扶正。阴水病常常反复发作，其主要因素是患者正气虚弱，当水湿泛滥成灾之时，脾肺肾三者不能砥柱中流，履行其职。故应在水肿退后，缓治其本，集中力量扶正。这样，命门火旺，土堤得固，肺气得肃，足可使水邪退去。但须注意，切不可墨守以上三步，延误病机。重要的是辨证施治，分清标本缓急。

消水圣愈汤虽然是治疗阴水病的较好方剂，但临床应用时，必须随证加减，方能药证合拍，丝丝入扣。宋老体会，病在上焦时，除加重麻黄用量（一般不超过 6g）外，还可用桔梗、枇杷叶、杏仁之类宣肺；病在中焦时，用山药、薏苡仁、防己之类健脾利湿；病在下焦时，用鹿角胶、巴戟、沉香之类大补命门。若患者久病不愈或兼见唇紫、面晦，舌暗或紫斑者，当用丹参、五灵脂、益母草、桃仁、香附之类行气活血；若见胸闷、气短、心悸者，除采用行气活血药外，还当采用豁痰开塞之品，如瓜蒌、薤白、枳壳、桔梗之类。

宋老体会，治疗阴水病时，应注意以下几个问题：

关于攻水问题：宋老体会，用峻猛药攻逐水液，最易损阳伤阴，阳虚则运化无力，阴虚则变证迭出，只图取效于一时，最终却导致体质更虚，水势更涨。故为防犯虚虚之弊，当尽量勿采用攻逐之法，除非腑气不通，形体壮实，胃纳尚佳而不得不用者。宋老体会，体虚之人的全身高度浮肿、腹部胀满疼痛，用一味麝香外敷，既不伤正，又能速利小便。

大黄：一般的阴水患者应绝对禁用，但对腑气不通、大便不行、腹满疼痛拒按者，应用无妨。因为有病则病当之，又有附片、肉桂等的监制作用。腑气得开，有利于肃肺，亦可使一部分湿浊从大便而解。

关于温润药的同用问题：阴水病纯系阴证寒证，要以温通为主。但是，温热药每易伤阴，通利药也可伤阴，故在治疗过程中要很好地掌握温润药的同用，使温阳之品不致伤阴，育阴之品不碍利水。宋老体会，要解决这一矛盾，除注意用知母外，加用山萸一味。盖山萸性润，既可滋阴，又可通利小便。

消除蛋白尿方面，常选用黄芪、山药、菟丝子。宋老认为，黄芪能补气固表，开通水道；山药入脾肺肾三经，能固肾健脾疗损；菟丝子能补肾壮阳，又能滋阴，温而不燥，补而不腻。临床实践证明，黄芪、菟丝子、山药三者均能消除蛋白尿，恢复肾功能。

（畅建修　整理）

陈潮祖

兼顾汗利补，同调肺脾肾

陈潮祖（1929~　），成都中医药大学教授

对于水肿的治疗，《金匮要略·水气病脉证并治篇》提出："诸有水者，腰以下肿，当利小便；腰以上肿，当发汗乃愈。"千百年来，历代医家无不奉为绳墨，少有会意变通者。陈潮祖教授认为凡水肿证，水湿停聚泛滥是其主要矛盾。脾主水液运化，肺主水津敷布，肾主浊阴排泄，脾虚不运则水液不化，肺气闭郁则水液不行，肾失温煦则水壅窍闭，皆可造成水湿泛滥而发为水肿。治水当以此三脏为中心，以化气行津导浊为原则。仲景强调发汗，意在启上以开下，强调利小便者，意在因势而利导，均为示人以法，而非囿人之思。其所出"甘草麻黄汤""麻黄附子汤""防己茯苓汤""防己黄芪汤""越婢汤"诸方，皆各有专主，而非通治一切水肿者，于是以自己积年研究所得的理论认识为指导，仿仲景治水之法，效仲景组方之意，以麻黄附子细辛汤、五皮饮为基础，加减化裁，制得一方，名"泄洪饮"，用治各类水肿，其效如神。全方组成：

麻黄 10g　制附片另包，先熬 20 分钟，15g　辽细辛 5g　陈皮 10g　茯苓皮 30g　大腹皮 15g　桑白皮 15g　生姜皮 10g　紫苏梗 20g　白术 15g

方中麻黄宣肺气，通毛窍，开腠理，以启上焦之闭而助水津布散；附子壮元阳，以助三焦气化流行而复脏腑用清排浊之功；白术健

432

脾除湿，以助中焦运化而促进水液吸收；五皮健胃利湿降肺，专走皮里膜外而导浊阴下行；苏梗亦宣亦降，既可助麻黄开启毛窍，又可助五皮直走腠理，还可为水液之先行而导引下趋；辽细辛走窜三焦，深入命门，最能拨动肾中机窍，附子得之而命门真火立壮，麻黄得之而表卫毛窍顿开，五皮得之而膜腠气液流行。通观全方，肺脾肾三脏并调，发汗与利水同施，实为治疗水肿的最佳配伍。

（宋兴　整理）

姚子扬

肾炎热瘀终为主，祛邪务尽清肾汤

姚子扬（1916~？），山东临沂市人民医院主任医师

姚师素以治肾病见长。他认为肾炎乃湿热为病，责在脾肾，伤及气血，本虚标实，宜辨证而施治，非一法一方所能概之。急性期湿热瘀阻，水道闭塞为主，治以清热通利，慎勿滋腻温补。儿童患者更应一清到底。慢性期当根据不同情况，应用调补脾肾，畅和气血，注意祛邪务尽，清利湿热贯穿始终。他的经验方清肾汤治疗小儿急性肾小球肾炎，素为人们所习用。方药组成：

蛇舌草 15g 龙葵 15g 车前草 15g 益母草 15g 白茅根 30g 淡竹叶 6g 茯苓 10g 生苡仁 10g 甘草冬春季加鲜荠菜 30g，龙葵、茅根、车前草以鲜者为佳，3g

水煎服，每日 1 剂。若浮肿严重者，加麻黄 6g，生石膏 12g，或冬瓜皮 15g，泽泻 10g；尿血明显者，酌加生地榆、小蓟、茜草；咽痛红肿者，加蝉蜕 6g，射干 10g，桔梗 6g；后期脾虚明显者，加山药 15g，莲子 6g，白术 6g。

姚师认为，急性肾炎多因脾胃素弱，卫外不固，或起居不慎，风、湿、热邪侵袭，或皮肤疮毒，内归脾肺，导致肺脾肾三脏气化失常，肺气不得清肃，脾气不得运化，肾气不得蒸化，水湿积聚，酿成湿热。湿热瘀阻，气机不利，水道闭塞而成本病，故姚师以蛇舌

草、龙葵、车前草清热通利，除肾经湿热，为方中主药。益母草配白茅根，淡竹叶行血止血、利尿消水，祛肾经瘀滞。茯苓、苡仁、甘草健脾利湿。诸药合用，清湿热，祛瘀滞，畅水道，恢复肺脾肾气化功能。据现代药理学研究，蛇舌草能刺激网状内皮系统增生和增强吞噬细胞的活力。龙葵能降低血管通透性及透明质酸酶的活性，对抗免疫反应，促进抗体形成，减轻免疫损伤，还能降低血液凝固性。全方能增加肾脏血流量，调整机体免疫，减轻免疫复合物在肾内的沉积，利于肾脏组织的修复。

（陈权　整理）

王瑞道

完带汤治疗肾性蛋白尿的经验

王瑞道（1939~　），山东省名中医

蛋白尿为慢性肾病主症之一。王师认为，蛋白为人体之精微物质，从尿而泄，其病机主要与脾气受损、湿浊内生有关。清气不升，湿浊下注，清浊不分而形成蛋白尿。正如《内经》所云："中气不足，溲便为之变。"脾土不足，则肝木易乘之为害，而致肝郁脾虚，气滞湿阻。脾胃为后天之本、气血生化之源，有滋养先天之功用，若脾不生精，先天失养，则肾气亏虚，气化不利。气为血之帅，血为气之母，若气虚无力，则血行不畅而生瘀血。湿滞日久，易从热化，而成湿热之害。故治疗蛋白尿当以健脾益气、升阳除湿为主要治法。

完带汤出自《傅青主女科》，原方为脾虚湿盛之带下而设，方由白术、山药各30g，人参6g，黑芥穗、白芍、车前子、苍术、陈皮各10g，柴胡、甘草各3g组成。方中重用白术、山药、人参健脾祛湿为主药；佐车前子利湿，伍白芍、陈皮以行气活血，调和肝脾；甘草调和诸药。纵观本方，药性平和，温而不燥，补而不滞，配伍精密，寓意深刻。诚如其自注："此方脾、胃、肝三经同治之法，寓补于散之中，寄清于升之内，升提肝木之气，则肝血不燥，何致下克脾土，补益脾土之元，则脾气不湿？何难分消水气？至于补脾兼以补胃者，由里及表也，脾非胃气之强，则脾气之弱不能旺，是以补胃正所以补脾耳。"王师说：本方功能健脾益气，升阳除湿，调肝和血。抑肝则脾气可旺，脾旺则肾气自充，颇合慢性肾病蛋白尿之病机。

慢性肾病常见症状为蛋白尿持续不退，间有血尿，神倦乏力，少气懒言，纳呆便溏，面色萎黄，四肢消瘦，舌淡体胖有齿痕。根据兼症不同，均可以本方加减治疗。根据王师经验，为加强本方益气之力，常加用黄芪、白果，称为白芪完带汤。若见头晕耳鸣，五心烦热，潮热盗汗，舌红少苔者，此为气阴两虚，将人参易为太子参，合六味地黄丸。若见阴虚阳亢，头痛头晕，血压升高者，去人参加知母、黄柏、熟地、黄芩、龙骨、牡蛎、桑寄生；若见腰酸乏力，畏寒肢冷，小便清长者，此为脾肾气虚，加菟丝子、杜仲、桑螵蛸、仙灵脾、鹿角霜等；若阳虚水泛，浮肿尿少者，加附子、泽泻；若见气虚自汗，平素易感冒者，合玉屏风散；兼咽喉肿痛，口渴欲饮，鼻塞流涕者，此为风热上扰，加元参、野菊花、银花、蝉蜕、牛蒡子；兼见腹胀纳呆，下肢微肿，口苦咽干，小便黄赤，舌质红、苔黄腻者，此为湿热内盛，加黄柏、石韦、薏苡仁、白花蛇舌草、知母等；若见腰痛较剧，面色晦暗，病程较长，舌有瘀斑者，此为内有瘀血，白芍易赤芍，加水蛭、丹参、益母草、桃仁；兼见血尿者，加琥珀、旱莲草、小蓟。

王某 男，20岁。

患慢性肾小球肾炎2年，曾用激素及中药治疗，效果欠佳，尿蛋白持续在（++~+++）之间。现症：身倦乏力，精神不振，腰膝酸软，小便浑浊，纳食一般。舌体胖，边有齿痕，苔薄白，脉缓有力。测血压120/75mmHg，查尿蛋白1.5g/L，颗粒管型0~1个/HP。血常规：血红蛋白115g/L，白细胞6.9×10^9/L，中性粒细胞0.72，淋巴细胞0.28。肾功及肝功正常。诊断为慢性肾小球肾炎（普通型）。四诊合参，王师辨为脾气虚损，湿浊下注，久病及肾。治宜健脾补肾，升阳除湿。

处方：

黄芪 30g　白术 30g　熟地 30g　山药 30g　菟丝子 20g　太子参 20g
车前子 15g　白果 15g　柴胡 6g　陈皮 10g　苍术 10g　桑螵蛸 10g　赤芍 10g
甘草 5g

日 1 剂，水煎服。服上方 10 剂后，精神转佳，体力增加，查尿蛋白 0.3g/L。虑其久病入络，为加强其活血之力，上方去苍术，加丹参 30g，水蛭 6g。服 30 剂后，尿蛋白转阴。后以此方略事增减，服药半年而愈。1 年后随访，再未复发，已正常工作。

（吕贵东　整理）

陈可望

芪汁赤豆汤治疗慢性肾炎蛋白尿

陈可望（1907~1993），安徽中医药大学教授

慢性肾炎迁延日久，蛋白尿不易消退。此时患者一般都已经过较长时间治疗，病情虽暂有缓解，但浮肿、蛋白尿却起伏不消，治疗甚为棘手。如蛋白尿长期不能消失，水谷之精微物质汩汩外泄，精气大伤，肾气衰微，则凶险之候随时可至，医家常苦无良策，视为危症。家父积数十年治疗肾病之经验，常用芪汁赤豆汤治疗慢性肾炎蛋白尿，治愈者甚众。此方合药疗、食疗于一体，其味适合，又简便易行，故用者无不相宜。方用黄芪100g，煎汁去渣，加入饭赤豆30g，文火熬煮烂熟，每日分2次服尽。如此连服半个月到1个月，待浮肿尽退，蛋白尿检查阴性，再继服半个月至1个月（视病情轻重而定），以巩固疗效，可保不复发。家父认为，脾肾之气大伤，气化失司，封藏不固乃慢性肾炎浮肿、蛋白尿的基本病机，因而精微物质不能运化固藏而漏出，水湿不能气化而内停。此方重点在于以黄芪重剂大补脾肾之精气，以扭转脾肾衰败之气机，恢复其封藏气化功能，则水谷之精微得以运化而固摄，水湿亦得以开合而通利。《本草备要》言：黄芪"补中，益元气，温三焦，壮脾胃"。《汤液本草》云："黄芪，柔脾胃，是为中州药也，又补肾脏元气，是上中下内外三焦之药。"家父认为，用黄芪如不用重剂，则难以奏效。饭赤豆，王好古曰："消水通气而健

脾胃。"《本草经疏》云："主下水肿胀满，止泄，利小便也。"用饭赤豆助黄芪通利水道以消肿，且饭赤豆利水而不伤阴，又富含钾，虽利水却不会引起电解质紊乱。为其他利水药所不及。如治雍某，男，45岁。10年前患慢性肾炎，治疗已逾半年，尿蛋白不减，下肢浮肿，双肾功能受损，服芪汁赤豆汤3个月告愈，后考取研究生，现在某大学任教，每年复查1次，至今未发。

（陈荣东　整理）

李寿山

非湿即瘀，逐邪为主

李寿山（1922~2013），大连市中医院主任医师

治疗慢性肾炎有两难，一是水肿易消易聚，时起时伏，时轻时重而经年累月难以平伏；二是水肿虽消（或始终水肿不显）而尿蛋白之排泄难以控制，而后者较前者更难。其所以难治者，主要由于脾肾亏损，气阴两虚（或阴阳俱虚）而兼夹湿邪内蕴，本虚标实，正邪交错，因而给辨治带来诸多困难。历代医家多以健脾、温肾、益气、固精为主，淡渗利湿为辅，对改善临床症状有一定疗效，但控制尿蛋白之排泄，收效甚微。

本病始终呈现本虚标实之病理状态：正虚难复，易感外邪，外邪侵袭，正气更伤，进而使病情反复多变，此其其二，湿邪久恋，郁而化热，热伤气阴，进而阴阳气血俱虚，正气愈虚，湿邪更张；其三，久病气虚（阳虚）不运，血行不畅而气虚血滞，导致湿阻血瘀互相蕴结，虚者更虚，实者更实。如此恶性循环，反复增剧，终至正气大伤，先后天俱衰，脾失健运，肾失封藏，血瘀湿阻，互相影响，肺脾肾三脏失调，造成严重后果。对慢性肾炎的治疗，正气尚未大伤时，应抓住时机及时清利湿热，活血化瘀以澄源，使邪去而正复。即使正气已衰时仍应祛邪为主，"泻七补三"，祛邪与扶正兼顾。临床上应始终着眼于"湿"与"瘀"的病理症结，治宜"清利"与"化瘀"二法

441

并重，以清除病邪而恢复正气。若一味补涩，则越补越恋，越涩越重，邪不去则正难安，而尿蛋白之排泄终难控制。若必欲补者，需湿去瘀消大半，施以"补七泻三"之法。即有一分湿邪存在，就不可补涩过早，以免闭门留寇。

在临床上应始终本着祛邪为主兼扶正气的治则，以《金匮要略》防己黄芪汤、葵子茯苓散、当归贝母苦参丸等化裁，拟清利湿热、益气化瘀之法，名清化益肾汤，治疗慢性肾炎，对消水肿、控制蛋白尿有较好疗效。药用黄芪、白术、冬葵子、茯苓、当归、丹参、益母草。

湿热偏重，尿少浮肿者加白茅根、车前草；瘀血明显，舌有瘀点，水肿难消者，加红花、水蛭；气虚甚者，短气面㿠加生熟地、阿胶；偏阳虚者，便溏尿少加桂枝、炮附子；尿蛋白久不消者，加芡实、金樱子、鱼鳔胶；食少难化者，加鸡内金、炒谷麦芽等。服药要持之以恒，短则 3 个月，长则半年，多能获效。

张某 男，35 岁。1982 年 3 月 6 日初诊。

患者经常浮肿，晨起面肿，午后腿肿，时轻时重。曾诊为肾病型慢性肾炎。近因过劳与饮酒而肿势加重，伴有腰痛，短气倦怠，胃呆纳少，大便溏薄，日 1~2 行，小便短黄，茎中有灼热感，面色㿠白不华，舌质淡、苔薄腻微黄，边有瘀点，舌下络脉淡紫细短，脉沉弦略数。血压 165/95mmHg，尿常规检查：尿蛋白（+++），红细胞 3~4 个 /HP，白细胞 1~2 个 /HP，颗粒管型 1~2 个 /HP。曾服五皮饮、实脾饮、济生肾气汤等效不显。脉症互参，诊为脾肾两虚，湿热挟瘀。治以益气化瘀，清利湿热，予清化益肾汤加减。

黄芪 50g　党参 20g　冬葵子 50g　茯苓 20g　白术 15g　苦参 15g　白茅根 30g　益母草 30g　当归 15g　怀牛膝 15g　水蛭焙，研末，分 2 次送服，1g

服药 6 剂，小便通畅，水肿大减，食欲好转，继进 10 剂，水肿消退，二便正常，脉沉弦不数，舌淡红苔退，瘀点减少。血压 140/80mmHg，尿常规检查：蛋白（++），红、白细胞、颗粒管型均消失，原方去水蛭、牛膝，加红花 15g，金樱子 15g，芡实 15g，鱼鳔胶（炮）5g，研末分送 2 次。在此方基础上增减，连续服药 3 个月，尿常规检查未见红、白细胞及颗粒管型，尿蛋白（-～±），血压正常，浮肿未发，脉转弱滑，舌淡红润，瘀点消退，舌下络脉转淡红色，诸症消失，随访半年未见复发。

赵 棻

慢肾三要应记取，慢肾汤方效可期

赵棻（1911~2000），福建中医药大学教授

治疗慢性肾炎，应温补肺肾，以治其本；扶正祛邪，以治其标；固肾敛精，以复其元。此为治疗慢性肾炎三大要法。"外邪侵袭，内伤脾肾"为本病发生的根本病机。因此在治疗本病演变的各个阶段，以扶正为主，兼顾祛邪，或以祛邪为主，不忘扶正，两者不可偏废。所创慢肾汤治疗慢性肾炎，疗效比较满意。

慢肾汤

淫羊藿 15g　鹿衔草 15g　川续断 15g　金狗脊 9g　潞党参 15g　稻香陈 6g　麦谷芽各 30g　土茯苓 15g　金丝草 15g　益母草 9g　紫苏叶 6g　秋蝉蜕 6g　粉甘草 4g

方中以淫羊藿、鹿衔草温补肾阳，配合川续断、金狗脊补肾强腰；党参、稻香陈、麦谷芽温土暖肺，取后天以助先天，有化源不乏之意；金丝草、益母草、土茯苓均利水消肿而不伤正；苏叶、蝉蜕，既能驱逐风邪，又能宣开肺气，发汗消肿以利水之上源，能增强消肿利尿之力。甘草调和诸药。全方共奏温脾补肾、祛风散邪、利尿消肿之功。

1. 温补脾肾

治疗急性肾炎，或慢性肾炎急性发作期间，当从肺论治；治

慢性肾炎则应从脾肾入手。温补脾肾，应作为治疗慢性肾炎大法，并在整个治疗过程中，贯彻始终，然后兼顾利水消肿，疏散风邪。但用药须避刚燥呆腻，以温而不燥、补而不腻、利不伤正、消不损元为原则。

2. 扶正祛邪

慢性肾炎，因病程迁延日久，正气多虚，如因保养不慎，或骤受六淫外侵，形成本虚标实之格局，不宜全力攻邪，应扶正祛邪，标本兼顾。

如遇淋雨涉湿，寒湿束表，症见头重头痛，周身酸楚，胸脘痞满，倦怠无力，脉濡，苔白腻者，在慢肾汤的基础上，酌加制香附、苍术、川朴、藿香之类；如遇风邪犯肺，咽痒咳嗽，痰白质稀，脉虚浮，苔薄白者，酌加蜜炙麻黄、苦杏仁、桔梗、前胡；如遇湿热交蒸，症见浮肿溲赤，口干不欲饮，低热不退，神倦纳呆，脉濡数，舌红苔黄厚浊者，酌加连翘、赤小豆、蚕沙、炒薏米之类；如遇热毒内聚，症见高热咽痛，溲赤便干，口渴喜饮，脉数，舌红苔黄厚者，酌减温补脾肾药物，可去淫羊藿、川断、狗脊、党参、苏叶，加银花、板蓝根、蒲公英、六神丸、碧玉散之类。在治疗慢性肾炎的整个过程中，无论出现任何症状与兼症，应慎用苦寒直折，峻攻妄下，宜暖宜温。如非用苦寒泻下药不可，亦须中病则止，再转温补脾肾为治。

3. 固肾敛精

慢性肾炎因肾气久耗，肾失封藏固摄之权，以至精微下注，形成长期、反复性顽固性蛋白尿，为临床棘手难题之一。对此可在"慢肾汤"基础上加强补益肾气、固肾敛精之品，对降尿蛋白有良效，酌加枸杞子、菟丝子、山萸、芡实、鸡内金之类。如气虚下陷，精微不摄者，可加用生黄芪 30~60g，以益气摄精。

慢性肾炎久治不愈者，亦可试用民间单方治疗，如冬虫夏草 15g

炖水鸭母，玉米须大量（250~500g）浓缩并服，或用猫须草单味炖冰糖长期服用，均有一定效果。

陈某 男，36岁。1981年6月4日初诊。

患者于1969年患急性肾炎，经住院治疗，临床症状痊愈。10余年来，浮肿反复发作，尿蛋白（+~++++），屡经中西药治疗，顽固性蛋白尿不能消除。近因劳累过度，复感风邪，症见咽痒咽痛，咳嗽痰稠，畏风怕冷，面目浮肿，腰膝酸楚，形神倦怠，纳呆便溏，小溲短赤，眼花头晕，舌淡红苔薄腻，脉濡。血压150/110mmHg。尿检：蛋白（+++），红细胞（+），脓细胞（+），上皮细胞少许，颗粒管型0~3个/HP。诊为：风邪犯肺，湿热交蒸，脾肾两虚，水液不行。治宜疏风宣肺，清热利湿，健脾补肾，佐以消肿。处方：

蜜炙麻黄3g　苦杏仁g　桔梗6g　连翘9g　制香附6g　苏叶6g　党参12g　麦谷芽各30g　川断15g　鹿衔草12g　益母草9g　土茯苓15g　赤小豆20g　焦山楂12g　鸡苏散24g

2剂。

药后诸症均减，上方续服2剂，外感诸症消失，小溲转清长，浮肿亦清，纳食增进，大便成形，仍见轻度腰酸，倦怠，脉细弦，舌淡红苔薄。血压17.3/12kPa。尿检蛋白（++），红细胞（-），脓细胞（-），上皮细胞少许。外邪已去，宜从根本治疗，用慢肾汤加味。

紫苏叶6g　秋蝉蜕6g　淫羊藿12g　鹿衔草15g　芡实15g　金狗脊9g　甘枸杞15g　潞党参15g　稻香陈6g　麦谷芽各30g　土茯苓15g　金丝草15g　益母草9g　粉甘草3g

以上方出入，服药120余剂，并以水鸭母炖冬虫夏草佐餐，蛋白尿消失，随访至1986年底，未见复发。

（蒋远征　整理）

姚九江

慢性肾病，重在通补

姚九江（1920~　），江苏省如东县中医院主任医师

通补治则，用于慢性肾炎的治疗，可使清者升，即藏清也；浊者降，即去糟粕也。实践表明，慢肾如精气失藏，糟粕不去，则证呈虚象而暗有邪恋，采用通补远较温补为佳。"通可去滞"，乃祛水、湿、热、瘀之滞结；"补可益正"，为补肺、脾、肾阴阳气血之虚亏。据证选方用药，对水肿、蛋白尿、血尿、氮质血症的消失与改善，有较为满意的效果。

温阳利水常配清利疏风

慢性水肿，其本多为肾虚，其标有寒湿、湿热之别，一般规律是阳虚多见寒湿，阴虚多为湿热。但有些阳虚患者，溲黄赤而短少或苔干白而板滞，脉象沉细而滑者，投温阳行水，水肿却不消。水湿内蕴日久，化热之象表现为本寒标热的特殊性。挟湿热者，单温其阳则湿热愈甚，气化不复，水肿难消。故取温阳与清利并行，以温补其源，清通其流，双向调节，水肿易消。温阳药可重用附、桂，清利药可取黄柏、石韦、凤尾草、木通、蝼蛄、碧玉散、车前子等。若溲多肿消则去之，避其渗利伤阴，苦寒伤阳。并酌加仙茅、仙灵脾、鹿角片、

菟丝子等药温养肾督，以固其本。"风胜湿"，疏风药除用于肾炎阳水外，对反复发作之阴水，有肌肤胀痛或咽痛骨楚者，均可配合使用。温散者取麻、桂、羌活、防风，凉散者取浮萍、薄荷、秦艽、蝉蜕，如此更能加强通阳之力，有利于水肿之消退。

蛋白尿：益脾养肺，佐以活血淡渗。

慢性肾炎见大量蛋白尿，与肺虚气失治节、脾虚精微下泄、肾虚封藏失蛰均有密切关系。治疗以养肺健脾为补，活血淡渗为通，对肾有益。

肺主皮毛，养肺固卫，增强卫外功能，保持病体内在环境稳定，便于提高疗效。肾病治肺，旨在治节有度，水道通调，增进肾之分清泌浊。重用黄芪、太子参、百合、玉竹益气养肺。气为血帅，血为气母，肾病久延，气虚血滞，加用活血之品，促使气血运行，畅通少阴经脉之滞涩，有助于肾气的恢复。大量丹参、益母草，小剂红花、赤芍尤为相宜，但应避免破血化瘀重剂。脾主运化，输布水谷精微，脾虚则"中气不足，溲便为之变"，故精微下泄的尿蛋白与脾虚有关。党参、白术、怀山药、莲肉健脾补中。肾炎虽无水肿，毋忘湿邪暗恋，佐以甘淡渗湿之茯苓、泽泻、石韦、通草、茅根、玉米须等，务使湿化脾健，增强后天之本，充实气化之源，更利于蛋白尿之消失。

血尿滋阴益肾，参以凉血化瘀

慢性肾炎血尿，原因有三：一为水湿伤阳，脾肾阳虚，气不摄血；二为阳病及阴，阴虚火旺，络伤血溢；三为肾病日久，气虚血滞，瘀阻络伤。从临床病例观察，其症腰痛明显，溲色有鲜红、暗红、深褐、黄浑、淡黄等区别，总以镜检为据。面色萎黄或颧红，神态倦乏或虚烦，或有耳鸣、口干咽燥，舌质暗紫或边尖殷红，脉象多为细小、细数或细涩。慢肾病程较久，血尿长期不愈，多属气阴两虚、瘀热阻络、络伤血溢之机。常用熟地、萸肉、甘杞子、女贞子、黄精、川断、杜仲等以滋阴兼益肾气；丹皮、人中白、生地、白茅根、茜草根、旱莲草以凉血清热；血余炭、蒲黄炭、小蓟炭、藕节炭以化瘀止血。气虚明显者加黄芪、太子参、怀山药；湿热重者加知母、黄柏。守法治疗，随症损益，其效远较单纯止血为佳。辨治过程中如血尿间断出现或腰痛而热者，此为新血，可偏重凉血清热；若长期持续血尿或腰痛如刺者，此为瘀血，则着眼活血化瘀，必要时凉血化瘀并行。由于本病以虚为主，故应在滋阴益肾的治法上配合选用。

氮质血症泄浊解毒，兼益肺脾肾

氮质血症，肾功能不全，体内氮质及其他代谢物潴留，中医责之肺、脾、肾三脏亏损。肺失治节，肃降通调失司；脾失健运，输布生化乏源；肾失封藏，分清泌浊无权。水、湿、热、瘀蕴而生毒，伏结血分，成为"溺毒"，诸症蜂起，复杂多变。轻者面色虚浮，头晕目眩，腰酸腿软，神疲乏力，口干肤痒；重者神情烦躁，泛恶欲吐，齿鼻易衄，溲黄量少；危者神明蒙闭，昏迷谵语，筋肉抽搐，口有尿臭，小便癃闭，舌苔多干白、腻浊、黄垢，脉象多细数、小滑、虚大。治以泄浊解毒为主，兼顾其正。泄浊解毒药如大黄、郁李仁、番泻叶、土茯苓、贯众、紫贝齿、地龙、紫草、槐花、六月雪、葶苈子、泽兰、刘寄奴、益母草、地丁草、败酱草、黄连、黄柏等，可据证选用。肺虚者养肺凉血泄浊，配沙参、百合、玉竹、黄芪；脾虚者调脾和胃泄浊，合党参、白术、茯苓、怀山药、法半夏、陈皮；肾阳虚者温肾养督泄浊，加附子、肉桂、仙灵脾、胡芦巴、鹿角片、菟丝子；肾阴虚者滋阴柔肝泄浊，取生熟地、甘杞子、白芍、萸肉；如肝阳亢旺者加石决明、生牡蛎、钩藤、夏枯草、怀牛膝；胃逆呕吐较甚者，加干姜、黄连、赭石、白蔻仁、竹茹；鼻血者配生地、水牛角、茜草根、丹皮、赤芍、茅花、茅根。辨证用药，有降低尿素氮、改善临床症状的效果。治疗期间，尤须重视二点：一为脾胃之升降，一为肾阳之气化。俾能呕止食增，小便增多，即为佳兆。

直肠透析法，有温阳泄浊解毒的作用，药以附子、牡蛎各 30g，槐花、大黄各 20g，贯众、紫草各 15g，煎汤保留灌肠。用药 1 周，停药 1 周，反复使用，纠正"溺毒"症象，效果较好。如邪毒猖獗，肾衰竭的晚期患者出现"关格""大衄血""昏厥"等险恶症情者，用鼻饲法，据证分别投以玉枢丹（化服），己椒苈黄汤加蟋蟀、琥珀，犀角地黄汤加京墨汁、人中白、苏合香丸（化服），或牛黄解毒散以急救。此时，五脏俱损，正不胜邪，预后多属不良。

郑荪谋

肾病综合征，苏蝉六味方

郑荪谋（1913~2001），福州市中医院主任医师

治疗肾病综合征，应以宣肺为急，益肾为本。肾本肺标，肺气顺则膀胱之气化，而水自行矣。以格物之理论之，凡禽畜之类，有肺者有尿，无肺者无尿，足见宣肺在治水中的重要地位。临证师法前贤自拟苏蝉六味地黄丸加减治疗肾病综合征，有一定疗效。

方剂组成：

紫苏叶 6g　蝉蜕 3g　熟地 18g　山萸 9g　黄芪 15g　泽泻 10g　山药 18g　丹皮 9g　桃仁 5粒　玉米须 12g　益母草 10g

用清水文火煎，空腹服，每日1剂。

临床加减：外感症状明显者，加连翘、紫背浮萍以祛风，清热，解毒，利水；蛋白尿多者，可重用黄芪至30g；尿少者加怀牛膝10g，车前子9g（布包）；脓球多者加马齿苋24g；红细胞多者加血余炭10g，黑蒲黄10g（布包）；皮肤甲错，舌紫者可用少量大黄以通瘀解毒；周身浮肿，总蛋白偏低者参以血肉有情之品补之，可用羊肉250g，生黄芪30g，生姜皮2g（用竹刀刮下），煎汤去渣（羊肉不吃），饮汁，每周2次，以健脾温肾利水。

赵某　男，19岁。1985年3月23日初诊。

半年前在市某医院确诊为"肾病综合征"，现因病停学1年。经常

感冒，小便常规反复见有蛋白（++），脓球1~2个/HP，上皮细胞1~2个/HP，红细胞少许，颗粒管型1~2个/HP。

现小便常规仍同前。面浮，眼睑肿，神差，畏冷，喷嚏，腰酸痛，疲乏，纳呆。大便正常，小便有泡沫，舌淡红苔黄厚，脉数，咽红。证属风邪外束，肺气不宣，水道失调。治以宣肺行水。处方：

紫背浮萍10g　连翘10g　赤小豆拌，15g　川黄柏9g　蝉蜕3g　小木通6g　生蒲黄包，6g　六一散包，18g　泽泻9g　苍术5g　怀牛膝9g

服5剂。

3月28日二诊：尿常规：蛋白（+），上皮细胞0~1个/HP，脓球偶见，红细胞1~2个/HP，咽红，腰酸，仍疲劳，纳呆。治法同上，佐以益肾。处方：

生蒲黄包，9g　滑石18g　蝉蜕3g　甘草梢5g　茯苓10g　仙鹤草12g　台乌6g　泽泻10g　山药12g　熟地18g

4月12日三诊：服7剂，尿常规蛋白少许，纳食一般，仍疲乏，腰背下酸，脉沉弦，苔微黄，咽红。治以宣肺益肾。处方：

紫苏叶5g　蝉蜕3g　生地黄24g　泽泻10g　丹皮6g　云苓10g　生黄芪12g　山药18g　益母草10g　怀牛膝9g

服5剂，另嘱患者用羊肉250g，炖生黄芪30g，去渣饮汁，每周2次。

病情比较稳定后用上方治疗年余，小便常规正常。

郑某　女，12岁，小学生。于1984年5月12日初诊。

发病至今已1半年，在省某医院诊为"肾病综合征"并住院治疗数月不愈。服激素后身体更肥胖。诊见面及全身浮肿，口不干，纳呆，欲呕，胃脘胀满，气喘，动则为甚，小便少，大便溏，每日数次。尿常规：蛋白（++），红细胞少许。目前已停服激素1周。证系脾虚作胀，肾虚作喘。宜先宣肺顺气，通调水道而消肿。处方：

紫苏叶 6g　丹皮 8g　蝉蜕 3g　生黄芪 18g　山药 15g　茯苓 10g　益母草 12g　车前草 2 株　泽泻 10g　紫背浮萍 10g

5 月 18 日其母代诉：服 3 剂面肿消，但腹部仍肿，压之凹陷，视物模糊，纳食转增，胃胀，欲呕，仍喘。仍按原法，照上方加归尾 6g，续服 3 剂。

5 月 31 日其母诉：纳食少，小便长。尿检：蛋白少许，红细胞少许，脓球少许。病有转机，以宣肺益肾法治之。处方：

生黄芪 12g　熟地 18g　怀牛膝 10g　蝉蜕 3g　益母草 12g　紫苏 5g　山药 18g　菟丝子包, 9g　茯苓 10g

服 5 剂，并嘱用羊肉 250g，炖生黄芪 30g，去渣饮汁，每周 2 次。

依前法加减治疗 3 个月，服药 30 剂后，诸症悉除。随访 3 年未复发。

（郑婉如　整理）

史寿之

扶脾温肾利水气，建功每需仗经方

史寿之（1909~？），新乡医学院教授

殷某 男，8岁。1965年7月8日诊。

患儿数月前曾患麻疹，后又用驱蛔药物，渐渐面部浮肿，又蔓延至上半身。先后在鹤壁市各医疗单位医治数月，反复发作，又来我院儿科病房，以肾炎诊治。诊见除上半身水肿外，睾丸肿如茄子，外肾肿如成人之大指。腹壁青筋暴露，面色苍白，恶心纳呆，大便正常，小便短少，日排尿量200ml左右。脉极虚弱，舌淡。气血双虚是因，肺气失宣泛肿为果。宜"伏其所主，先其所因"，权衡缓急，先议宣肺，俾肺脾疏通，水有去路，爰用下方。

黄芪 10g　桂枝 5g　芍药 5g　麻黄 3g　猪苓 3g　知母 3g　炙甘草 3g

7月11日复诊：服3剂。未见汗象，但尿量却增至700ml，腹壁见软，脉亦见起色。守方加防己 3g，苍术 3g。

7月13日三诊：水肿基本消失，小便量又增至2100ml，阴囊、阴茎均恢复正常，脉象大有起色。停止配合治疗，继用金匮肾气丸善后。反复数月之证，竟愈于几日之间。

本方系《金匮要略》黄芪芍药苦酒汤加减，临床常用以治气虚水肿之属心、肾、脾俱病者，屡收奇效，麻黄则甚少用及。

朱某 男，16岁。

　　患慢性肾炎已久，近在我院内科病房治疗，病情危笃，经治医生邀诊。会诊时因患者长期服激素药品，面如满月，容光焕发，而腹部却膨隆如箕，双下股肿似桶样，小便一昼夜200ml，腰以下常自觉如坐水中，纳呆便溏。脉弱甚，双尺微。综合上症，乃系肾、脾虚重证，不能运化水湿所致。补肾健脾之外，别无捷径可循，俾肾强脾健，方可望复。若单纯利尿而不得利，反劫阴气，更不利于阳长。乃与经治医生协商，暂停呋塞米及渐减激素药，试服中药观察。选用真武汤加减双补脾肾，服3剂小便即增至600ml，6剂增至1700ml，9剂增至2600ml，腹水基本消退，下肢肿势亦大减，腰以下如坐水中之感亦基本消失。继用上法略事增损约1个月而愈。药用：

　　茯苓30g　桂枝10g　白术15g　干姜6g　附子7g　椒目6g　沉香6g　炙甘草10g

　　上方实系苓桂术甘汤加味，与真武汤混合，去芍药之阴寒，用姜、附温肾脾，更加沉香、椒目以增强其温阳利水作用。此系多年临床逐渐形成的方剂，对证施用，多取得满意效果。又逐渐体会到真武汤重在温肾，肾着汤重在温中健脾，二方对阳虚水肿有珠联璧合之妙。

　　温化水湿法，是水肿病属于功能衰惫者常用之法。如苓桂术甘、真武、肾着汤以及后世之实脾饮等，其间出入进退，各有所指，而温化之意则同。试看肾着汤即苓桂术甘汤加干姜去桂枝，加干姜重在温脾，去桂枝是为证非心阳不宣，实脾饮中则多两味气分药而证则因多胸腹胀满。惟细心体察古圣先贤制方之意，加以印证，才可作到对证选方，用药不滥，而效如桴鼓矣。

　　宋某　女，59岁，汲县农民。

　　患者多年以慢性肾炎就治于各大医院，1973年冬就诊。几年来病情时轻时重，气短眩晕，小便余沥，精神倦怠，逢劳加重，脉虚弱，测血压 180/115mmHg，且常随水肿加重而升高。肾主五液司二便，如从小便余沥等着眼，宜从肾阳亏损施治，血压高者多为肾亏肝旺，邪气迫血上升。此证之血压高则以肾阳亏损，浊气上升而血压随之升高，于理亦通。脉虚弱沉微，似属阳虚，不可偏执于平肝降压。故置血压高于不顾，而投以补气利水之剂。选方宗参芪五皮饮加减。

黄芪 30g　党参 15g　茯苓皮 30g　五加皮 15g　陈皮 10g　防己 10g　附子 7g

4 剂知，8 剂血压亦平，继用补中益气善后。用补气法以治高血压，临床甚少见到。缘气虚之人往往畏寒，寒则凝泣，血管收缩，亦可导致血压高。因思某康复医院医师，年老体弱，有高血压多年，但每次沐浴，血压当即下降 20mmHg。受此启发，后改用补气法辄效。舍辨证论治而用药，不可取也。

水肿之治不外乎"开鬼门、洁净府"两途，以发汗为主，可佐以利水药；以利小便为主时，可佐发汗药。双管齐下，水陆并进，往往事半功倍，较之单用一端为优。

刘渡舟

温热郁毒壅滞三焦，尿中蛋白勿过温涩

刘渡舟（1917~2001），北京中医药大学教授，著名中医学家

据刘老临床观察，慢性肾病以蛋白尿为主者临床表现大多为体倦乏力，易外感，头晕，腰酸腿软，纳呆，眠差，尿量少而色黄，舌苔白厚腻或黄腻，脉沉而濡或沉滑。尿蛋白长期持续阳性（++~++++），甚至尿素氮高于正常值。多数医家认为，本病病机乃为脾肾两虚，脾虚运化失司，肾虚封藏失职，导致精微下泄而形成蛋白尿，治疗多主张以六味地黄丸为主加补脾固肾涩精之品。刘老结合舌象、脉证特点提出：本病虚证固然有之，但近年临床上以实证为多，其病机为湿热之邪，久郁成毒，壅滞三焦，下注于肾，气机不利，诸脏功能失调所致。

中医治病，力主因人、因地、因时制宜，"人与天地相参"之谓也。由于社会的发展、生活水平的提高而多为湿热型。外邪客人，随湿化热，客风易散，湿热难除，迁延日久，下注肝肾，壅滞三焦，三焦不利，气血被遏而不能正常运行，诸脏功能随之失调。上焦不利，肺卫易外感；中焦不利，脾失健运，四肢肌肉失养故纳呆，体倦乏力；下焦不利，肾失气化，故腰酸腿软；湿热下注膀胱，故尿量少而色黄，湿热邪毒壅阻于肾，肾失封藏之职，加之脾失健运，清浊不分，精微物质失其运化，正气愈虚，湿热之邪更为难除，故本病长期

难愈。本病单从症状表现看似与脾肾两虚大致相同，然其辨识之要点在舌、脉及小便情况，舌苔白厚腻或黄腻，脉沉濡或沉滑，小便黄而少均为湿热之明证，非虚证之舌淡、脉弱、尿清可比，医者若能从此处着眼，则所辨并不难矣。

辨证既明，法随而立，当以清利湿热、宣通三焦气机为主，方用加减败毒散。

荆芥 6g　防风 6g　羌活 6g　独活 6g　茯苓 15g　生地榆 10g　炒槐花 10g　柴胡 10g　前胡 10g　枳壳 10g　桔梗 10g　川芎 10g　赤芍 10g　茜草 10g　炙甘草 6g

方中荆芥、防风、羌独活均属风药，风能胜湿，其气轻扬上浮。且风药能鼓舞清阳，于阴中引阳，用以宣散上焦湿邪以引阳气。茯苓淡渗中焦之湿，生地榆、炒槐花清利下焦湿热，柴胡、前胡、枳壳、桔梗调和气分，川芎调和血分，赤芍、茜草凉血活血，炙甘草调和诸药。综观全方，上、中、下三焦俱清，气血同调，俟湿热俱清，气血同调，大气一转，清阳上升，病乃向愈。若下焦湿毒较甚者可加半枝莲、白花蛇舌草以清热利湿解毒；尿中带血或镜检尿中有红细胞者加大小蓟以凉血止血。

本方乃由荆防败毒散加味而成。荆防败毒散出自《摄生众妙方》，原治疮疡时毒、焮肿发热之证，后人多用此方治外感时疫之疾。刘老结合临床经验，兼收近代诸家之长，对本方稍事化裁而用治慢性肾病蛋白尿，收效甚佳，实为法中之法，用心良苦之至。同时启发我侪，中医治病必求于本，"理法方药"是其灵魂，而对待古人名方，不可拘于一方一证，而应善于领会其心法，旁及各家之长，灵活掌握，然后大而化之，推而广之，必能获效于临床，亦能光大中医事业。

另外，对此病的治疗，刘老非常重视患者的饮食将息调养，每每再三叮嘱患者禁食肉、蛋、荤腥食物，只吃青菜、豆腐等素食。脾肾已被湿热所遏，运化、传导功能低下，肉、蛋、荤腥不易消化吸收，反碍脾胃，助湿加重病情，故当禁忌。其次，若湿毒壅甚，食欲甚差，恶心呕吐，尿量极少者可嘱患者以鲜茶叶每日晨起煮粥服。

马莲湘

既重脾肾，又求专方

马莲湘（1907~1992），浙江中医药大学教授

蛋白尿是慢性肾炎病程中的主要症状之一。脾气散精，灌注一身，脾虚则不能运化水谷精微，上输于肺而布运全身，水谷精微反与湿浊混杂，从小便而泄；肾主藏精，肾气不固，气化蒸腾作用减弱，致精气下泄，出于小便而为蛋白尿。故脾肾不足是产生慢性肾炎蛋白尿的关键。从这一病机出发，临床应以辨证论治为主，并结合专方专药治疗慢性肾炎蛋白尿。根据慢性肾炎的临床表现及蛋白尿久治不消的特征，分为下列三证辨治。

脾虚湿困

多见于慢性肾炎早期，尿检常呈蛋白 +~++，兼见面色苍白或萎黄不华，倦怠乏力，轻度浮肿，脘闷纳呆，大便易溏，小便短少，舌淡胖，苔薄白或薄腻，脉濡弱。或仅有长期蛋白尿 ±~+，及轻度疲乏感而无其他症状。这类患者多属于西医学的慢性肾炎普通型或隐匿型肾炎。

临床应以益气健脾利湿为治，参苓白术散加减。方中党参、黄芪、白术、山药益气健脾，恢复脾运；茯苓皮、猪苓、泽泻、米仁、

460

玉米须利湿而不伤阴。若舌苔白厚腻，湿重者，去山药，加藿香、砂仁、苍术芳化燥湿；湿蕴日久，口苦，舌苔黄腻者，去党参、山药，加黄柏、车前草、鸭跖草、石韦清利湿热；偏寒者，加桂枝通阳利水；兼见血尿者，加大小蓟、淡豆豉、地骨皮；血压偏高者，加怀牛膝、夏枯草、珍珠母平肝降压；脾虚日久，生化之源不足，兼见头晕不寐、四肢麻木、唇舌淡白等血虚诸症者，去泽泻，加当归、杞子、鸡血藤以养血。

脾肾阳虚

以慢性肾炎中、后期患者为多，脾虚日久，损及于肾，而表现为脾肾阳虚，尿蛋白常呈 +++~++++，症见面色㿠白或灰暗不华，四肢欠温，形寒神疲，腰膝酸软，大便溏薄，全身浮肿，腰以下为甚，小便短少，或浮肿不甚明显，而小便频数清长，入夜尤多。舌质淡胖或淡暗，苔白润，脉沉细无力。此类患者多见于西医学慢性肾炎肾病型，血液化验常见血浆蛋白偏低，胆固醇偏高，若不进行及时合理的治疗，可逐渐由阳损而及阴，由脾肾而及肝，由正虚而致湿浊内阻，最后发展至肾衰竭。此证当以真武汤合五皮饮加减为治，方以党参、黄芪、白术补气健脾；附块、巴戟天温肾，与参、芪相合，激发命门之元气白芍监制其温燥；茯苓皮、大腹皮、猪苓、泽泻行气利水，共奏温阳利水之功。一般来说蛋白尿随着水肿的消退而渐减。若肿退而蛋白尿未消者，脾阳不足为主用实脾饮加减，肾阳不振为主以济生肾气丸加减治之。慢性病一旦辨证确切，守方数月，必能见效。从临床所见，调整和恢复脾肾功能是治疗的中心环节，更重要的是助其脏用，发挥脏腑固有的生理功能。

肝肾阴虚

慢性肾炎日久，可因阳损及阴，或过用温补刚燥伤阴，或屡使清利耗阴，逐渐形成肾阴亏损，肾病及肝，以致肝肾阴虚；阴虚日久，阳失其涵，火失其济，则阴阳不能维持正常的平衡关系，出现阴虚火旺的病理现象。这类患者多见于西医学的慢性肾炎高血压型，或因长期使用激素的慢性肾炎患者。症见浮肿不甚，面灰暗而颧红，头痛眩晕，心悸，耳鸣，夜寐不宁，腰膝酸软，遗精带下，舌质偏红，苔少，脉细弦等，尿蛋白 ++~+++，多兼见血尿。肺肾阴虚者，常以六味地黄汤加女贞子、旱莲草、车前子为主方。女贞子滋补肾阴而不腻不燥，为清补之良品，与旱莲草相合为二至丸；配车前子取其补中有泻，寓泻于补中，与六味地黄丸通补开合之剂的特点相似，两者合用，相得益彰。

阴虚阳亢者常以知柏地黄汤加龟甲为主方，壮水以制火，泻火以滋水。阳亢甚者酌情选加龙骨、牡蛎、怀牛膝、丹参、赤芍等平肝潜阳、活血化瘀之品。

专方专药，以消尿蛋白

慢性肾炎尿中蛋白的长期流失乃属人体精华的丧失，人体精华藏之于肾而来源于脾，故脾气之健运，肾精之固藏是控制蛋白流失的关键，为此应以健脾固肾涩精为原则，自拟消蛋白基本方，以黄芪、玉米须为主，益气升脾，降泄浊阴；佐茯苓、苡仁健脾利湿；山药益脾而固肾涩精；萸肉温肾而固肾涩精；乌梅去核烧存性研粉吞服，酸敛涩精。全方升清降浊而不伤阴，健脾固肾而不温燥，对加快蛋白尿的消退，促进慢性肾炎的缓解具有良好作用。

　　对于选择专药，在学习各地经验的基础上结合多年临床实践中筛选出几十种对消除蛋白尿有一定作用的药物，但这些药物的使用必须是在辨证论治基础上酌情选配。如蛋白尿以气虚为主者选用黄芪、党参；以阳虚为主者选用淡附块、巴戟天、补骨脂、菟丝子、仙灵脾、黄肉；阴虚为主者选用生熟地、女贞子、墨旱莲、山药、制龟甲；兼夹外感表证者选用石韦、泽泻、白茅根、苡仁根、大蓟根、鸭跖草、车前草；瘀滞不通者用野山楂、怀牛膝、益母草。此外金樱子、芡实、五味子、益智仁、煅龙骨、煅牡蛎、乌梅炭等固涩肾精之品对肾炎蛋白尿的消除都有一定作用，可以适当配伍运用，但在使用时应注意涩中有通的原则。

　　应某　女，19岁。

　　幼时患过急性肾炎，发育营养良好，高中毕业体检时发现蛋白尿（++），辗转治疗年余，尿蛋白始终为（+~++）。1981年5月来诊时诉说咽喉干燥不舒，晨起有时面部胀感，余无其他不适，二便如常，脉舌正常，经检查咽喉轻度充血，扁桃体已切除。

　　黄芪 15g　山药 15g　生苡仁 15g　黄肉 9g　茯苓 9g　石韦 9g　蝉蜕 9g　玄参 9g　玉米须煎汤代水，30g　乌梅炭研粉吞，3g

　　7剂后尿检尿蛋白微量。继服21剂，尿蛋白消失。续服原方3个月余巩固疗效，此后尿检一直阴性。

　　梁某　男，28岁，工人，未婚。

　　患慢性肾炎5年，1982年劳累后全身浮肿，尿蛋白（++++），入某院住院治疗，诊断为慢性肾炎。经激素、环磷酰胺、利尿剂及五苓散、五皮饮等治疗后，浮肿消退未尽，尿蛋白（++~+++）。出院后，于4月16日来诊。当时每天服泼尼松40mg，尿蛋白（++++），颗粒管型（++），血胆固醇12mmol/L，血压150/95mmHg。出现满月脸、面色灰暗、两颧红赤、夜寐不安、情绪激惹等激素副作用，并见腰酸乏力，眩晕，耳鸣，口苦，尿黄而少。舌尖红，边有齿印、苔黄腻，脉弦滑，重按无力。辨证属肝肾阴虚，内蕴湿热。治拟滋阴补肾，清利湿热。

生地 15g　生苡仁 15g　萸肉 12g　山药 15g　茯苓 12g　泽泻 9g　怀牛膝 9g　女贞子 9g　知母 9g　玉米须煎汤代水，30g　楤木 10g　乌梅炭研吞，3g

14 剂后，尿蛋白降为（++），颗粒管型偶见，尿量增多，色微黄。再服 14 剂，泼尼松减为每天 30mg，并逐渐减量，尿检有蛋白痕迹，精神好转，夜寐渐安，舌苔薄腻，脉弦细。原方去泽泻、生地，加黄芪 15g，炙龟甲 10g。连服 21 剂后尿蛋白转为阴性，以后连续 4 周尿蛋白均为阴性。

（盛丽先　整理）

颜德馨

中药治蛋白尿及代激素之探索

颜德馨（1920~2017），同济大学附属第十人民医院主任医师，国医大师

中药治蛋白尿

肾病综合征之蛋白尿，从现象分析，以前多认为是尿中大量精微物质流失，肾之封蛰失职，精气外泄的表现，治从固肾涩精入手，但难以为功。发现问题所在，是尿中除蛋白以外，还有诸多细胞沉渣，无疑是精浊不分。仅仅注意脏腑亏损的一面，而忽略了浊瘀内停的另一面。肾病综合征呈本虚标实之候，浊气不能外泄，精气反而渗漏，浊气不去，精微不固，正所谓"邪不去则正不安"。"尿"字《说文解字》从尸从水，以字会意，水浊同下，是为正常排尿活动，水浊夹精而下，一味固涩，似非善策。我治疗蛋白尿，重在气化，气化而愈者，愈出自然，固涩亦偶然有得，愈出勉强。

精浊混处的原因比较复杂，主要在于脏腑功能失调。肾司开阖，脾主升清，肾病综合征有严重的低蛋白血症，可使胶体渗透压降低，形成水肿，其表现为水肿长踞不退，肤肌淖泽，按之如泥，精神委顿，面色无华。多因脾虚不能制水，水渍妄行，当以救脾为先，脾

得健运，以复升降功能，枢机一转，停水自行。若因肾阳不振，精血从乎阴化，水肿多属虚败，非温补肾阳，难回阳和之局。所以说脾虚者不可复行破气，肾虚者自当慎投伐水，真气真水对预后及防止复发、提高远期疗效都有不可估量的作用。肺主一身之气，而治节行焉，肺气通调，气化有责，尤其对精微不能四布，壅聚膀胱，尿少而蛋白不时下渗的患者，参合运脾温肾诸法能提高消减蛋白尿的速度。故而说：肺气的宣肃，脾气的升降，肾气的开阖，是气化的三大要素。经多年临床探索，总结消减蛋白尿验方数则，介绍如下。

益肾汤

生地　太子参各15g　党参10g　黄芪20g　茯苓　巴戟天　补骨脂　胡芦巴各9g

水煎2汁，1日分服。临床观察，本方对提高血浆蛋白、消除蛋白尿有一定作用。

龙蜂方

龙葵　蜀羊泉　蛇莓各30g　露蜂房9g

水煎2汁，1日分服。具有清热解毒，祛风利水之效，可治肾病蛋白尿反复不愈，有免疫抑制剂的作用。

僵蚕粉

僵蚕研末

每服1.5g，日服3次。也可用蚕蛹代替。本品能抗过敏及提高血浆蛋白。

疏风汤

苏叶　荆芥　防风　芫荽　西河柳　浮萍各9g　蝉蜕6g　薄荷4.5g　薏苡仁根30g

水煎2汁，1日分服。治疗蛋白尿久治不愈。

对肾病综合征可先投僵蚕粉；病程较长而症情复杂，且反复发作的病例，则给以龙蜂方或疏风汤；对血浆蛋白偏低者，则予益肾汤；疗程较长，久病入络，宜加活血化瘀药如益母草、泽兰叶、水蛭粉。

郭某 男，12 岁。2 年来间歇性浮肿 6 次，病日甚。诊断"真性类脂性肾病"，乃转入中医病房。全身浮肿如一大水囊，小便极少，腹围 73.5cm，体温 38.6℃，血压 105/82mmHg，尿比重 1.007，蛋白（++++），颗粒、红细胞（+），血总蛋白 33.5g/L，其中，白蛋白 11.9g/L，球蛋白 21.6g/L，白蛋白/球蛋白 0.555∶1，胆固醇 17.32mmol/L，X 线摄片显示胸膜炎，两侧横膈升高。已呈弥留阶段，症极危笃。脉沉细，舌淡、苔白。见水休治水，气化肿自退，治以健脾补肾。处方：生地、党参、黄芪、茯苓各 15g，破故纸、胡芦巴、炙鸡内金、白术、巴戟天、生紫菀各 9g。煎 2 汁，每日 1 剂。外治方：鲜石蒜、蓖麻子等份捣烂如泥，敷两足涌泉穴，外以纱布扎定，日 1 换。

药后症状日见好转，尿量可达 4400ml/d。服 54 剂后浮肿全退，精神转佳。尿检：比重 1.022，尿常规无异常，血总蛋白 74g/L，其中，白蛋白 49g/L，球蛋白 25g/L，白蛋白/球蛋白为 1.95/1，胆固醇 2.89mmol/L，痊愈出院。随访 20 年，迄今无复发。内服方立足于肺、脾、肾三经，制水之正治也；外敷之石蒜叶，似蒜韭，开白花，多见于江南庭院花圃边沿，与蓖麻子捣烂敷两足涌泉穴，确能利尿。

代激素方之探索

激素的兴起，对某些疾病的治疗开辟了途径，其作用主要对抑制机体异常免疫，确有疗效。然而它容易损伤人体正常免疫功能，亦为人所共识，出现药源性后遗症更使人视为畏途。试从中药方面寻找同类药物，以冀取而代之，经使用于肾病综合征颇有所获。

代激素方

首乌　怀山药　黄芪　太子参　甘草　紫河车各等份

制成散剂，每服 1.5g，日 3 次，开水送下。

服用本方过程中，无不适反应。经治 30 余例，皆取得满意疗效，未见后遗症，亦未见复发。在试用本方治疗的 2 组中，一组已用过激素，另一组则否。临床观察，对激素依赖型，在抽减激素中出现反跳，加服本方后能顺利达到撤激素的效果；而对接受激素即产生严重副作用，或对于血尿、高血压、氮质血症等一些不能耐受激素治疗的患者，服本方后能有效地控制蛋白尿和改善胆固醇血症，疗效巩固，很少复发。

我们还发现用激素产生副作用后，气血乖违已成为一个干扰正常治疗的因素。肾病未愈而继发医源性皮质酮过多症或继发感染，由于水去浊留，蕴积化热，临床表现为面红体胖，五心烦热，夜寐少安，心悸头晕，咽干溲赤，大便秘结，舌红，苔腻，脉滑而数。服上方时可加清热解毒之品，如白花蛇舌草、紫花地丁、带心连翘等；出现库欣综合征，可配伍生地、知母、益母草使用；病久瘀浊交阻，肌肤甲错，舌紫苔白，脉弦而数，服上方时加活血化瘀药必不可少。

李某　男，9 岁。诊断为肾病综合征。已用过激素。浮肿显著，精神萎靡，面色㿠白，血清蛋白降低，白蛋白仅 20g/L，血胆固醇 13mmol/L，尿蛋白（++++）。用泼尼松已 30 天，无效，改服上方半载，症状逐渐消失，实验室检查全部正常。随访 20 年，无复发，婚后得 1 子，已 6 岁。

赵某　女，7 岁。肾病综合征，未服过激素。头脸及全身浮肿，经门诊用麻黄连翘赤小豆汤、防己黄芪汤等中药治疗无效，乃收入病房。给服代激素方，每服 1.5g，日 2 次，连续服用 5 个月，症状消失，实验室检验正常出院。随访 20 年，无复发，婚后育 1 女，母女均健。

颜德馨

病至关格势已深，每从六证法可循

颜德馨（1920~2017），同济大学附属第十人民医院主任医师，
国医大师

小便不通者曰关，呕吐不止者曰格，小便不通与呕吐不止俱见者曰关格。《伤寒六书》云："关则不得小便，格则吐逆。"关格属于危重病证，多见于水肿、癃闭、淋证等疾病的晚期，是由多种疾病发展到脾肾阳虚，阳不化湿，水湿内生，浊邪壅滞三焦阶段所产生的结果。因此说，脾阳亏损，肾阳衰微是其本；浊邪壅盛，三焦不通是其标。

温补脾肾，阴中求阳

在关格整个发生和发展过程中，脾肾阳虚有着密切的关系。《证治准绳》曾提出"治主当缓"的原则，这里所谓的"主"指病之本，即脾肾阳虚，在病的早期或缓解期多有表现。故可用附桂八味丸加减温补脾肾，缓之补之，使脾肾之阳虚逐渐恢复。本方组成即六味地黄丸加附子、肉桂。原方为桂枝，但后世多用肉桂，何时用桂枝，又当依具体病情而定。在临床上治疗本病使用桂枝，取其通阳化气行水之功。方中六味地黄丸壮水之主，加附、桂补水中之火，以鼓舞肾气，俾水火相济，阴阳协调。用少量温肾药于滋肾药中，取少火生气

之意。此外，为加强补肾之功，或加仙茅、仙灵脾温柔之属，或加鹿角、紫河车血肉有情之品。再因气阳同源，气阳互根，脾肾阳虚者多兼脾肾气虚，在组方用药时人参、白术也常习用。人参大补元气，对疾病的稳定、阻止疾病进一步发展有作用，对正气不支者尤为适宜，原则是偏阳虚用生晒参，偏阴虚用皮尾参。吐逆症状缓解后方可重用白术。

标本同治，补中寓泻

关格属于本虚标实之证，虚实错杂。此"实"即浊邪，浊是阴邪，最易伤阳。浊不去，阳不复。但何以祛之？泻浊是一法也。此时应标本同治，补中寓泻，在附桂八味基础上加生军、六月雪、黑大豆等品。大黄乃降浊要药，其性寒苦泄，有蠲疾祛痰、泄热通腑之功。在此用之，是促使邪浊从大便而去。但用药后大便次数以每日 2~3 次为度。六月雪性味辛苦凉，有祛风消肿、清热解毒化瘀之功，常用治白喉、乳蛾、咽喉红肿、吐血、血淋、外伤肿痛等证。用此药降低尿素氮及肌酐，效果尚满意。黑大豆性味甘辛，入脾肾经，有活血利水、祛风解毒之功。

升清降浊，降中有化

脾阳亏损，不运精微；肾气亏耗，不分清浊。故使浊邪内阻，盛则壅滞三焦，而致恶心呕吐频作，汤药难进，饮食不纳。为使机体恢复正常升降功能，解决呕吐，实为关键。可用小半夏加茯苓汤和胃降逆，升清降浊。小半夏加茯苓汤为《金匮》方，方中半夏、生姜善能降逆和胃，茯苓有利水之功，更能蠲饮。此外，半夏尚有化浊之妙用，如浊邪尚轻者常制后用，湿浊重伤元气者则生用。用生半夏，常先煎 2 小时，用量达 30g 也未见副作用。如呕吐仍不止者，多配以旋覆代赭石汤，加强降逆化浊之功，或加伏龙肝煎汤代水以镇之，疗效也满意。

湿热兼治，清化浊邪

湿浊之邪，最易化热，而且久病体虚，外邪入侵，也易化热，症见神情萎靡，呕恶厌食，口气秽臭，苔黄腻而干。如不及时清化，病情可日趋加重。常用黄连温胆汤加味，化湿清热，和胃泄浊。其中黄连既能化湿清热，又能止呕，实有一举两得之功。温胆汤清胆和胃除痰，兼以止呕。只要掌握时机用之，常能应手而效。

活血化瘀，血水同求

《金匮》有"水病及血"之明训，前贤也有"血水同源"之论。关格一证，常由水气病久治不愈而成。临床上可见到唇萎舌青、口燥、但欲漱水不欲咽、肌肤甲错等种种瘀血表现。通过血液流变学测定及甲皱微循环检查，证实了这一论点。在处方用药时常加泽兰叶、益母草之属化血利水，或加水红花活血化瘀，水蛭粉吞服破血瘀。此外，丹参静脉滴注也乃常用之法，临床观察及实验检查，对改善肾功能有较为满意的效果。

上补下泄，邪去正安

通腑泄浊之法，本是治疗关格的传统方法。用生军、六月雪各

30g，煎成 100~150ml 保留灌肠，每日 1 次，保留时间以 1 小时为妥，5 天为 1 个疗程，可重复使用。为使药物在体内维持更长时间，起到相当于结肠透析的作用，近年又采用了中药煎剂点滴灌肠法，用法同上。运用中药煎剂灌肠导泻之后，血尿素氮及肌酐下降，可能是肠道内尿素氮等毒性产物排泄增加，促使浊邪从大便而去，而起到上补下泄、邪去正安的作用。

王某 男，27 岁，1982 年 7 月 21 日入院。

住院检查确诊为慢性肾炎、慢性肾衰竭。患者头晕头痛，畏寒，五心烦热，口干不欲饮，乏力，精神委顿，便溏，日 1~2 次，小便浑浊，脉沉细，舌尖红质紫。尿常规：蛋白（+++），红细胞 3~5 个 /HP，白细胞少许。血常规：红细胞数 2.45×10^{12}/L，血红蛋白 70g/L。血压 160/70mmHg。肾功能：尿素氮 25.3mmol/L，肌酐 571.9μmol/L。辨证为脾肾俱虚，阴虚阳充，久病血瘀。予补肾养阴，滋水涵木，健脾益气。处方以附桂八味丸加减。因浊邪较盛，又用生军 15g，六月雪 30g，煎成 100ml，保留灌肠，每晚 1 次。并用丹参静脉滴注活血化瘀，10 天为 1 个疗程。后因浊邪上扰，胃失和降，恶心呕吐频作，汤水难进，处方改以和胃降逆为主，予小半夏加茯苓汤合旋覆代赭汤。重用姜半夏至 30g，呕恶不除。再用生半夏 30g，先煎 2 小时，与生姜配合运用，再加伏龙肝煎汤代水镇吐。呕恶症状减轻后，逐步加用健脾之白术。饮食以低盐低蛋白为主，忌食肥肉及豆制品，多食水果。为加强泄浊之功，灌肠方中剂量逐步加至 30~45g，并配合西药支持疗法。经治月余，肾功能好转，尿素氮降至 17.8mmol/L，肌酐降至 452.6μmol/L，二氧化碳结合力正常。诸症均见缓解，治疗有效。用标本同治法，给予小半夏加茯苓汤合济生肾气丸，仍重用白术扶正，少加熟军缓缓泄浊。

本案病情较重，血液生化检查指标也较高，治疗分三个阶段，先

以扶阳补肾，继以和胃降逆，后以降逆佐以补肾，助以气化。并配合
灌肠法和静脉滴注丹参，饮食也加以调整。诸法合用，药随证转，故
疗效较为满意。本例用药的特点是重用生半夏，既能降逆，又能化
浊。另外是灌肠方中大黄量较大，患者正气虽虚，但浊邪也重，故倚
重将军。

（魏铁力　整理）

路志正

扁鹊三豆饮，慢肾辅助方

路志正（1921~　），中国中医科学院主任医师，国医大师

扁鹊三豆饮，系由绿豆、赤小豆、黑大豆各一升，甘草节二两组成。以水八升，煮极熟，任意食豆饮汁，治天行痘疮。预服此饮，疏解热毒，纵出亦少。

考绿豆，甘寒、无毒，行十二经，清热解毒，消肿下气，止消渴。赤小豆，味甘酸，性平，无毒，功能清热解毒，散恶血，消痈肿排脓，疗热中消渴。黑大豆，味甘寒性平，无毒，属水似肾，故能补肾镇心明目，行水下气，活血解毒，消肿止痛，止消渴。甘草味甘性平，生用泻心火补胃不足，炙用气温，补三焦元气，能协和诸药，使之不争，生肌止痛，通行十二经，解百药毒，而有国老之称。

余根据药食同源理论，结合长期临证实践，恒以此方加减，分别用于慢性肾炎蛋白尿、直立性蛋白尿以及消渴、湿阻、淋浊和西医学中部分慢性疑难疾病，作为辅助饮料，与内服药并投，每能提高疗效，缩短疗程。

消渴病虽有肺热、胃热、肾亏三消之分，而其病机不外阴虚燥热而已。而三豆饮中甘草味甘，消渴病忌甘，湿阻、下焦湿热者，亦非所宜，以甘能令人满也，故应去而不用为佳。除甘草外，三豆均有止消渴作用。

凡消渴病以及西医学之慢性肾炎蛋白尿、直立性蛋白尿者，均可用之。上焦属心肺，除肺热可导致外，心移热于肺，同样可出现口干舌燥，饮不解渴之上消。而赤小豆，色赤为心之谷，故以此为君，绿豆为臣，黑大豆为佐，竹叶少许为使，煎水作茶饮，以收清中寓补，补中有清，标本同治之效；中消属脾胃，热重者，以绿豆为君，赤小豆为臣，豌豆味甘性平，主治消渴，用以为佐，荷叶为使，以清胃泻热，升清降浊。若挟湿者，以黄大豆为君（甘温无毒，功能宽中，消水胀肿毒），豌豆为臣，赤小豆为佐，茯苓为使，俾收理脾和胃、祛湿清热之功；下焦属肾，凡下消、直立性蛋白尿、慢性肾炎蛋白尿者，则以黑豆30g为君，生、熟薏仁各15g为臣，荷叶6g为反佐，赤小豆15g为使，益肾健脾，祛湿清热，升清降浊。通过临床观察，蛋白尿可以逐渐减少或消失，尿糖可下降，而未发现副作用。

此外，对于湿热脚气、疮疖肿毒、斑疹等，均可根据湿热偏重与在营在血之不同，分别以三豆为主，稍事增损，如湿重者可加苏叶、生苡仁；热重入营者，加白茅根、绿萼梅。

当然，在整个治疗过程中，当以中医药为主，以此方为辅。为此，所见临床效果，应归功于中医综合疗法，至于单用本方是否功能相同，当须作进一步观察和验证。

路志正

解表化浊，温阳利水治关格

路志正（1921~　　），中国中医科学院主任医师，国医大师

老妪杜氏　年过六旬。1992 年 3 月从廊坊来京探亲，儿媳见婆母患有黄带之疾，恐妇科有其他病变，送往某某医院做全面检查，未见异常，于 5 月 7 日出院。5 月 9 日患者突然感觉脘腹胀满，恶心呕吐，倦怠乏力，头痛头重。急到某某门诊部就医。除发热与白细胞增多外，右下腹放射性疼痛，诊为"急性阑尾炎"而转某医院。查：体温 38.5℃，白细胞 17×10^9/L，尿常规：蛋白（++），颗粒管型 1~2 个/HP，红细胞满视野，白细胞 35~40 个/HP，大便 2 日未下。诊断为急性肾炎、肠梗阻。予以先退热后再行手术的治疗方案。静脉滴注青霉素、庆大霉素等，日输入液体量 3500ml。体温不减反呈上升之势，又用先锋霉素。于入院 4 日出现脑水肿、肾衰竭，因病情危重而下病危通知。于年 5 月 13 日请中医会诊。

患者面色萎黄、浮肿，双目紧闭，神志昏愦，懒言无力，咳喘气急，头重如裹，头晕头痛，心下悸动不安，呕吐大量黄绿色苦水。全身水肿，以眼睑及上下肢为甚，按之没指，皮肤明亮。水米不进，尿闭便结，成为"关格"重证。

体温 40.5℃，血白细胞 17×10^9/L，分类：中性粒细胞 0.58、淋巴细胞 0.40、嗜酸性粒细胞 0.02；尿化验同前。腹诊：叩之声沉实，阑

尾部位无明显压痛，直肠部位无硬结性包块。

舌质淡、苔水滑，脉浮大而数。为痰湿素盛，饮食不慎，外感风寒而致急性胃肠性感冒。细询其子，确于5月7日中午食用冷水浸泡之饺子，加之肉馅已有馊味，饭后即感胃脘不适。至此，病因已经明确。

患者为痰湿素盛之体，加之饮食不慎，脾阳受戕；进而外感风寒，形成表里同病，风寒袭表，肺气闭郁，冷食伤脾，中阳式微。复输大量液体，阴霾更张。病始正气尚充，能奋起抵抗病邪，然邪无宣泄之机，故热度反而增高，此并为实热。奈阳气虚馁，无能温化，致水势横溢，弥漫三焦，溢于肌肤，发为全身性水肿。治宜芳香化浊，温阳利水。

藿香后下，10g　佩兰后下，10g　桂枝10g　干姜9g　炒苍术10g　猪苓10g　泽泻10g　茯苓15g　炒枳实12g　海风藤15g

3剂，水煎服。

本证属表里同病，因输液量大且久，排泄失调，水液内积，非温难化；病虽以脑、肾为甚，而脾胃为三焦升降之枢纽，故治从中焦入手，脾阳得复，则清升浊降。"病在上下治其中"，则肺得肃降，肾气得化，水道自调。正如《素问·经脉别论》云："脾气散精，上归于肺，通调水道，下输膀胱。"三焦通利，水肿方消，故用桂枝、干姜、炒苍术、乌药温中散寒、通阳化水；藿香、佩兰、海风藤芳香化浊，散风胜湿，开肺气，利大肠，恢复肺金宣发肃降之职；猪苓、泽泻、茯苓淡渗利湿，使水湿从小便而出；炒枳实理气消胀、化痰除积。诸药合用，共奏化浊解表、温中利水之功。

1992年5月16日复诊：患者服药1剂，体温即降至37.7℃，小便通利，呕吐即止。进2剂，体温36.2℃，大便通下，3剂药后，头沉重、眩晕、头痛、嗜睡已解，浮肿大减，精神见振，能进少量流食。

查：白细胞 $8 \times 10^9/L$。分类：中性粒细胞 0.64、淋巴细胞 0.35、嗜酸性粒细胞 0.01；尿：蛋白微量、红细胞 5~7 个 /HP、白细胞 1~2 个 /HP。

周身仍感倦怠无力，舌质淡苔白润，脉细弱。为大病瘥后，正气未复之象。原方去藿香、佩兰、海风藤，加草蔻仁 5g、菖蒲 10g、川朴 10g，干姜改用 5g，以醒脾和胃、降逆宽中。5 剂。

1992 年 5 月 21 日三诊：上药连服 5 剂，胃纳得开，诸症均杳，已能下地活动。舌质淡、苔白，脉弦滑。既见大效，守方又进 6 剂，化验血、尿无异常，痊愈出院。

叶传蕙

虫药搜剔平肝通络，毓阴利水标本兼顾

叶传蕙（1936~　），成都中医药大学教授

注重活血化瘀，善用虫类搜剔逐邪

肾病之初，因三焦气化功能失常，即有肾络痹阻，瘀血内生。加之湿邪内停，阻滞气机，而使瘀血更甚。"血不利则为水"，血病及水又能进一步加重病情，且可使水湿泛滥肌肤。肾病日久，正气亏虚，气无以帅血，也可进一步加重瘀血。另外，肾小球本身就属毛细血管丛，肾小球一旦发生病变当必有瘀，且肾病又与高凝状态密切相关。所以叶教授在肾病治疗中又特别注重活血化瘀法的运用，认为若不疏其瘀滞，除水肿、蛋白尿顽固难消外，元气终不能复。主张将活血化瘀法贯穿在肾病治疗的始终。对难治性肾病，蛋白尿经常反复，日久不消者，还强调必须加大活血化瘀药的用量。常用丹参、红花、川芎、桃仁、益母草等药，且丹参、益母草每每用至30g，量大力宏，活血通络，祛瘀生新。除口服给药外，还可静脉滴注肾康注射液以加强其活血化瘀作用，必要时还可加用双嘧达莫片、阿司匹林肠溶片、肝素等西医抗凝活血药。叶教授认为肾性高血压和高血压肾病，除肝阳上亢外，主要是气血瘀滞，运行不畅。对此除平肝潜阳外，强调必须加强活血化瘀治疗，瘀血除而脉络畅，气血达而血压降。即使是肾

性贫血，除补益脾肾外，也强调加强活血化瘀，并特别喜用酒大黄，除通腑泻浊外，还可活血通络，推陈致新。

肾病多病程较长，病邪日久入络，潜伏于内，气血瘀滞而不畅，故肾病多病情顽固，不易根除。叶教授认为虫类药物，善于搜剔逐邪，通经达络，直达病所。故在肾病蛋白尿治疗中善用地龙、僵蚕、全蝎、蜈蚣等药通经活络，搜剔余邪，获效甚捷。肾病除蛋白尿经久不消外，还常表现为血压偏高，多因肝阳上亢，肝风内动所致。而地龙、僵蚕、全蝎、蜈蚣等不仅搜剔逐邪，通经活络，有利于尿蛋白的消除，而且还能平肝息风止痉，对肾性高血压有着良好的治疗作用。因此叶教授在肾病治疗中虽善用虫类搜剔通络，但更注重选用兼有平肝作用的虫类药息风止痉。又人身气血的运行，水液的流止，全赖乎气的推动，而气的运行，莫不依赖于肝。肝肾同源，共居下焦，叶教授善用虫类平肝药治肾病，除对蛋白尿、肾性高血压有良好的治疗作用外，实寓有深意，发前人之未发，

邪实必先祛邪

叶教授常强调肾病是一慢性经过，病程较长，且患者正气不足，极易感受外邪，恰当处理本虚与标实之间的矛盾，注意标本缓急相当重要。并一再告诫标证急者应先治标，邪气实者先祛邪，一般待邪退标除后，再着手本证的调理。对肾病常因外感而复发或加重者，先应祛除外邪，主张应疏散风邪、清热解毒、宣肺止咳三法并施。常用药：金银花、鱼腥草、板蓝根、射干、马勃、荆芥、防风、桔梗、苦杏仁、紫菀、冬瓜子、生甘草等。方中金银花、鱼腥草、板蓝根常常用至30g，量大力专，一般服2~3剂即能控制病情。对肾病患者出现尿频、尿急、尿痛，尿检有白细胞或脓球者，常施以大剂清热解毒、

利尿通淋药，并常加用西药抗生素，以迅速控制尿路感染。叶教授在长期临床实践中还发现，患者舌质常代表本证，舌苔常代表标证。故临床上不论是蛋白尿、血尿，还是肾炎、肾衰患者，若见其苔黄厚而腻，口干口苦，则先以清热化湿为主，药用藿香、佩兰、薏苡仁、白豆蔻、黄芩、龙胆草、栀子、法半夏、茵陈、金钱草、车前草、滑石等。待湿热渐清，舌苔已退，再着手本证或标本兼治。如此缓急有序，标本不乱，故能力挫病势，稳中见效，顽疾自有向愈之望。

利湿更善养阴

肾病多因外感湿热之邪而发病，湿热停滞体内，日久势必化火伤阴，加之激素及利水药的运用，伤阴则在所难免。故叶教授在肾病治疗中除强调邪实必先祛邪外，还应注意湿热易伤阴液的特点。若发现患者虽舌红、苔黄厚腻，但苔有裂纹，或苔仅居中央，边尖少苔而燥，或苔有剥脱，则在利湿清热的同时，配用养阴药。对肾病的治疗除注意利湿清热外，更善于养阴护津。因湿热与阴虚这一对矛盾在肾病病机演变过程中相当普遍，而化湿利水不利肾阴的恢复，滋肾养阴有碍于湿热的化除，对此叶教授常根据患者湿热与阴虚偏重的程度不同，分别加用清热利湿和滋养肾阴药于一方，育阴利水，标本兼顾。常用药如北沙参、黄柏、知母、石斛、天花粉、黄芩、栀子、白茅根、薏苡仁、赤小豆、车前草、金钱草、滑石等，且北沙参每用至30g。如是则湿除而阴不伤，肾阴充而湿不增，邪祛正复，肾病不难向愈。

重视综合治疗

注意多途径全方位综合治疗，又是叶教授在肾病治疗中的一大特色。因肾病多经年累月，虚实互见，寒热共存，病机错综复杂，并非单一治法所能独任。故叶教授在慢性肾衰竭的治疗中，除辨证施以中药汤剂外，还常以肾康注射液静脉滴注，同时还以肾衰宁灌肠液保留灌肠。对肾炎蛋白尿的治疗，除汤剂及肾病口服液外，常以赤小豆、芡实、金樱子、地龙、僵蚕、全蝎、丹参、川芎、红花、黄芪、肉苁蓉、党参、车前子等研末冲服或炼蜜为丸服用。同时还常用黄芪、白术、赤小豆、金樱子、地龙、僵蚕等与鲢鱼或鲤鱼共炖，吃鱼喝汤辅以食疗。对肾炎血尿及尿路感染患者，常以白茅根、仙鹤草、茜草、大蓟、小蓟、败酱草、金钱草、车前草、蒲公英、地丁草、野菊花等煎水代茶服用。对肾病大便秘结者，常以女贞子100g，生何首乌、肉苁蓉各200g，浓煎成糊状加蜂蜜500g（糖尿病肾病患者加香油150g）调匀频服。

在肾病治疗中，叶教授除特别重视中医辨证施治外，还充分发挥西医在控制感染、降压、降糖、纠正酸中毒及电解质代谢紊乱等方面的优势，及时配合有关西医抗生素、降血压、降血糖等药物治疗。对难治性肾病，尿蛋白长期在"+++"以上，叶教授除中医辨证治疗外，也注意配合激素，突出中西医之长。不但能迅速控制病情，而且还能明显减少激素的副作用，对巩固疗效、防止病情反复都有明显的作用。对缺乏临床表现，仅尿检有异常的肾病患者，常根据有关化验结果来选药治疗。如蛋白尿常用芡实、金樱子、赤小豆、地龙、僵蚕、全蝎；血尿常用女贞子、旱莲草、白及、白茅根、仙鹤草、大蓟、小蓟等；脓尿（包括白细胞尿）常加用土茯苓、黄柏、蒲公英、地丁草、败酱草、野菊花等，常收卓效。另外，叶教授在肾病治疗过程中，还常借助有关西医的病理机制来开拓中医的治疗思路。如对糖尿病肾病，西医认为除血糖升高外，主要是微血管障碍。叶教授对该病的治疗，除滋肾养阴外，注重加强活血化瘀。获效迅捷。

慢性肾小球肾炎

一、蛋白尿

蛋白尿是慢性肾炎的临床表现之一，以反复发作、经久不消为特征。对此叶教授多从脾肾亏虚、湿热瘀血，脏腑、气化失司立论，常以补益脾肾，收敛固摄，兼清化湿热、化瘀通络为法进行治疗，基本方为叶氏以水陆二仙丹化裁而成的自拟消白Ⅰ号方。

茯苓 15g　白术 15g　枣仁 15g　芡实 15g　川芎 15g　红花 15g　地龙 20g　僵蚕 20g　全蝎 冲服，12g　金樱子 30g　赤小豆 30g　车前草 30g　丹参 30g

并在此基础上根据临床表现不同拟定了消白Ⅱ、Ⅲ号方。消白Ⅱ号方以清热化湿为主。

藿香 15g　佩兰 15g　苡仁 15g　白蔻仁 15g　法半夏 15g　黄芩 15g　栀子 15g　芡实 15g　胆草 6g　茵陈 20g　地龙 20g　僵蚕 20g　全蝎 冲服，12g　金樱子 30g

适用于以口干口苦，纳呆，恶心，脘腹痞满，舌红苔黄厚腻，脉数，证属湿热内停为主者。消白Ⅲ号方以养阴清热为主。

北沙参 30g　白茅根 30g　赤小豆 30g　金樱子 30g　丹参 30g　黄柏 15g　知母 15g　黄芩 15g　栀子 15g　枣仁 15g　芡实 15g　川芎 15g　地龙 20g　僵蚕 20g

适用于舌红少苔或舌红苔黄腻而有裂纹，口干喜饮等兼有肾阴亏虚或阴虚挟有湿热者。

叶教授对肾炎出现蛋白尿者多用以上3方，并根据患者兼证不同，随证加减用药。肺脾气虚者加黄芪、党参各 30g；肾气不足者加肉苁蓉、菟丝子各 20g；瘀血阻络者加益母草 30g，桃仁、红花各 15g；肝阳上亢，血压偏高者加天麻、钩藤、刺蒺藜各 15g，夏枯草 30g。同时，还根据患者主要症状不同，随症用药，若浮肿，尿少明显者加泽泻、猪苓各 20g，车前子 30g，桂枝 6g 利尿消肿；腰痛明显者加川断、寄生、狗脊各 15g，元胡 30g 益肾强腰；夜尿多者加苁蓉、菟丝子各 20g，桑螵蛸 15g 益肾固摄；心悸气短者加太子参、丹参各 30g，麦冬 15g，五味子 10g 宁心定悸。

若蛋白尿经久不消，病情顽固，主张加强活血化瘀治疗，除常用丹参、川芎、红花、桃仁、益母草、僵蚕、全蝎等随症加减外，常以蚂蚁 2 条研末冲服，并配合肾康注射液静脉滴注，亦可用肝素钙、吲哚美辛、阿司匹林肠溶片等药进行治疗。

此外，叶教授十分重视食疗及丸散剂的配合，强调多途径综合治疗。其食疗方为：

黄芪 30g　赤小豆 30g　金樱子 30g　白术 15g　地龙 20g　僵蚕 20g

与鲢鱼或鲤鱼共炖，吃鱼喝汤。丸散剂以消白 I 号方为主，结合患者脉症加减用药。

若难治性肾病尿蛋白长期在"+++"以上，叶教授主张配合激素治疗。其激素用法是：泼尼松用量以 1mg/kg（儿童 1.5mg/kg）计，先服 8 周，然后双日减为 20mg，单日按原剂量每月减少 5mg。单日减至 20mg 后，每 3 个月减 5mg，此疗法配合中药，不但副作用小，且复发率低，疗效巩固，易于疾病的根除。

二、血尿

叶教授认为血尿的形成主要与肾阴亏虚、湿热下注、血热络损有关，故治疗常以滋肾阴、清湿热、凉血止血为主。

旱莲草 30g　白茅根 30g　白及 30g　仙鹤草 30g　地榆 30g　金钱草 30g　车前草 30g　石韦 30g　女贞子 12g　大蓟 12g　小蓟 12g　槐花 12g　黄柏 12g　茜草 20g

随症化裁。并以白茅根、仙鹤草、旱莲草各 30g，茜草 20g，大蓟、小蓟各 15g，煎水代茶饮，忌辛辣食品，配合治疗，常收效明显。

因肾脏病多病程长，患者抵抗力低下，常因外感致病情加重或反复。对此叶教授主张先治外感为主，药用银花、鱼腥草、板蓝根各 30g，射干、马勃、防风、桔梗、杏仁、冬瓜仁、紫菀、黄芩、法半夏各 15g，荆芥 12g，生甘草 6g。该方是叶教授数十年临床经验的结晶，对肾脏病合并上呼吸道感染而见鼻塞流涕、咽痛咳嗽等症有立竿见影之效。外感解除后，再针对血尿及蛋白尿进行治疗。若尿检示蛋白尿与血尿并存，叶教授一般同时施两方，一以治蛋白尿为主，一以治血尿为主，嘱患者交替服用，以兼顾全面。

继发性肾病

一、糖尿病肾病

糖尿病除血糖升高外，多有微血管障碍，故叶教授对糖尿病肾病的治疗多在滋阴的同时着重加强活血化瘀，使阴液充而虚火消，瘀滞除而脉络畅，使血糖易降，蛋白尿易消。药用北沙参、丹参、益母草各 30g，黄柏、知母、花粉、石斛、黄精、桃仁、红花、川芎各 15g，地龙、僵蚕各 20g，全蝎（冲服）12g，并适当选用降糖药配合治疗。因糖尿病患者免疫力低下，易合并尿路感染，治疗时应予以兼顾。叶氏在长期临床实践中体会到半枝莲、白花蛇舌草（各 30g）同用有调节免疫功能的作用，必要时可在处方中加以运用。

二、狼疮肾炎

对狼疮肾炎的治疗，叶教授特别强调激素的应用。因狼疮肾炎在所有肾脏病中对激素最敏感，疗效最确切，特别是狼疮危象，患者以抽风表现为主，更应采用激素冲击疗法。叶教授常强调对狼疮肾炎应首先用激素结合中药控制蛋白尿，待蛋白尿阴转后再逐渐减量并维持。狼疮肾炎患者需终身服用激素，不论肾功能好坏都应坚持激素治疗，这对缓解病情，巩固疗效有十分重要的作用。

三、高血压肾病

高血压既是肾脏病的主症之一，同时原发性高血压病长期血压偏高也可导致肾脏病。临床上患者多以头晕目眩为主症，叶教授认为这与肝阳上亢，脉络瘀阻有关，故治以平肝潜阳，活血化瘀为主，药用天麻、钩藤、刺蒺藜、菊花、黄柏、栀子、川芎、红花、桃仁各15g，夏枯草、丹参、益母草各30g，地龙、僵蚕各20g，并配合降压药治疗，以尽快控制血压，延缓病情。

四、痛风肾病

叶教授对痛风肾病的治疗除注意加用祛风除湿通络药外，还常配用白术、天麻、杜仲、秦艽各20g，鸡血藤、海风藤、海桐皮各30g，威灵仙60g，研末冲服或作丸剂服用，对降低血尿酸常有显著疗效。对部分病情经常反复，血尿酸持续升高的患者，也可配合别嘌呤醇进行治疗。

五、慢性肾衰竭

叶教授认为慢性肾衰竭多虚实寒热夹杂，病情错综复杂，除仍应以辨证治疗为主外，关键还应通腑泻浊，给病邪以去路。所以在治疗上除加用肉苁蓉20g，生首乌30g补肾润肠通便外，并以酒军12~15g通腑泻浊，活血通络，祛瘀生新。叶教授在长期临床实践中发现鸡内金除有消食积、止遗尿、化结石作用外，还有降尿素氮的作用。尿毒症患者多纳差食少，夜尿频数，鸡内金用之一举三得，用量至 30g，研末冲服，其效尤佳。

对慢性肾衰竭的治疗，叶教授特别强调注意控制导致并加速肾衰竭进展的可逆因素，主要是蛋白尿、高血压及感染。首先应争取把尿蛋白控制在"＋"以下，并中西医配合降血压，尽早将血压控制在理想水平。慢性肾衰竭患者尿路感染一般无自觉症状，若发现血肌酐明显上升，应高度警惕有无呼吸道和（或）尿路感染，并给予针对性治疗。

对肾性贫血，叶教授除施以益气补肾、活血化瘀、利湿泻浊辨证治疗，还嘱患者坚持每天冲服冬虫夏草 3g，或以冬虫夏草配阿胶（烊化）15g，鹿角胶（烊化）10g 等血肉有情之品辅以辨证用药治疗肾性贫血，收效明显。

此外，对慢性肾衰竭应注意综合治疗。除中药内服外，常运用"肾康注射液"静脉滴注，并配合"肾衰宁灌肠液"灌肠，全方位多途径进行治疗。同时，对乏力明显，恶心呕吐，纳差，二氧化碳结合力明显偏低的肾衰竭酸中毒患者，可用 5% 碳酸氢钠 200~250ml 静脉滴注，同时以 10% 葡萄糖酸钙 10ml，加入到 5% 葡萄糖 40ml 静脉注射，隔日或每日 1 次，连用 7~14 天，以纠正酸碱平衡及电解质代谢紊乱，除能很快缓解病情外，还能提高中药疗效。

（郭立中　关明智　毛炜　整理）

刘民叔

水 肿 举 验

刘民叔（1887~1960），上海名医

苏州叶永正君 住上海市邑庙区薛弄底街第 21 号。其妻孟菊英，年 24 岁，上海人，业摊贩，久病水气。于 1953 年 8 月 21 日入住山东中路 145 号上海交通大学医学院附属仁济医院三等病房，其号码为 43483 号，至 9 月 5 日出院，继续医治。于 10 月 2 日，始求治于先生。见其神气消索，肌肉浮肿如烂瓜状，足重不能步，步则哭，喘息不能言，言亦哭。同学詹阳春君为之骇然，请谢之勿治。夫子切脉虚大如葱叶，曰："此黄芪证也。"阳春曰：何谓也？夫子曰："汝其试检《金匮》，知用黄芪治水气病者，有防己黄芪汤主风水，防己茯苓汤主皮水，黄芪芍药桂枝苦酒汤、桂枝加黄芪汤并主黄汗，是则用黄芪治水病，早有成例可援。今用之于叶妇者，盖取法《神农本草》，黄芪，味甘微温，主痈疽，久败疮，据此移治肌肉浮肿如烂瓜状耳，意度之，百余日可愈。"后如师言，每 1 日服 1 剂，服至 1954 年 2 月 2 日，而始停药，病亦痊愈。兹于 4 月 2 日夫妻偕来诊所，夫子见其肌肉丰盛，精神充足，曰："可以勿药，但须禁食一切咸味。"

初诊：1953 年 10 月 2 日。方用：

生黄芪 30g　带皮茯苓 12g　干姜 6g　安南肉桂 3g　甘草 3g　生白

术 12g　黄附块 12g　白附块 12g　郁李仁 12g　杏仁 9g　厚朴 9g

　　二诊：4 日。方用：

　　生黄芪 30g　带皮茯苓 12g　干姜 9g　安桂 3g　甘草 3g　生白术
12g　黄附块 12g　白附块 12g　郁李仁 9g　杏仁 9g　厚朴 9g

　　三诊：6 日。方用：

　　生黄芪 30g　带皮茯苓 12g　干姜 9g　安桂 3g　甘草 3g　生白术
12g　黄附块 12g　白附块 12g　郁李仁 6g　鬼箭羽 12g　泽兰 9g

　　四诊：8 日。方用：

　　生黄芪 30g　带皮茯苓 12g　干姜 9g　安桂 3g　甘草 3g　生白术
12g　黄附块 12g　白附块 12g　鬼箭羽 12g　桔梗 9g　泽兰 9g

　　五诊：10 日。方用：

　　生黄芪 30g　带皮茯苓 12g　干姜 9g　安桂 3g　甘草 3g　生白术
12g　黄附块 12g　白附块 12g　蔤实 6g　泽兰 9g

　　六诊：12 日。方用：

　　生黄芪 30g　带皮茯苓 12g　干姜 9g　安桂 3g　甘草 3g　生白术
12g　黄附块 12g　白附块 12g　桃枝 9g　柳枝 9g　泽兰 9g

　　七诊：14 日。方用：

　　生黄芪 30g　带皮茯苓 12g　干姜 9g　安桂 3g　甘草 3g　生白术
12g　黄附块 12g　白附块 12g　鬼箭羽 12g　郁李仁 6g　泽兰 9g

　　八诊：16 日。方用：

　　生黄芪 30g　带皮茯苓 30g　干姜 9g　安桂 3g　甘草 3g　生白术
12g　黄附块 12g　潞党参 12g　防己 6g　厚朴 9g　泽兰 12g

　　九诊：18 日。方用：

　　生黄芪 30g　带皮茯苓 12g　干姜 9g　安桂 3g　甘草 3g　生白术
12g　黄附块 12g　潞党参 12g　枳实 6g　蔤实 9g　泽兰 12g

　　受业李鼎谨按：夫子治叶妇水病，共处五十余方，皆以黄芪、茯苓、姜、桂、附子为主，在三十方以后，重用熟地黄、枸杞子、白葡萄、桂圆、大枣，直至收功为止，方多未及备录，仅录起初九方于前。

（《鲁楼医案》）

魏长春

化裁经方治疗水肿

魏长春（1898~1987），浙江省中医院主任医师

沈信来 年32岁。8月22日诊。

虚寒肿。职司分报，栉风淋雨，感受寒湿。7月15日起患寒热，初延西医作疟治，寒热截止。后因恣食荤腥，遍体浮肿，改延中医，服小柴胡、五子、五皮及米仁、通草等。消肿除水，化湿套方，调治一月，前证悉在。遍体浮肿，足跗尤甚，干咳，小便通调，大便溏薄，面色萎白。左脉弦急，右脉沉迟，舌淡红无苔，证系阳虚湿肿。麻附五苓散加减，湿煦脾肾，兼化寒湿。

生麻黄 6g　厚附子 6g　茯苓 9g　猪苓 9g　泽泻 9g　桂枝 3g　炒白术 9g　苦杏仁 9g　桑白皮 9g　生姜皮 3g

次诊：8月24日。头面胸脘浮肿均退，左足亦觉稍消，胃醒便实，小溲清长。脉象左弦右软，舌色红润无苔。效不更方，仍宗前意。

厚附子 9g　桂枝 6g　茯苓 12g　猪苓 12g　泽泻 9g　炒白术 9g　干姜 3g　怀牛膝 12g　防己 9g　生米仁 15g

三诊：8月26日。头面胸腹左足之浮肿皆退，右足尚有微肿，咳嗽有痰，便燥溲清，胃强。左脉弦缓，右脉缓和，舌色红润。元阳渐复，寒湿稍化。拟五苓散合玉屏风加减。

生黄芪 15g　厚附子 9g　桂枝 3g　炙甘草 3g　炒白术 12g　带皮

苓 12g　防风 6g　干姜 3g　制半夏 9g　巴戟肉 6g　防己 9g　生米仁 15g

四诊：8 月 28 日。浮肿尽退，咳嗽亦愈，行履如常，胃强，脉象缓和，舌红润。拟甘温平补。

西党参 9g　生黄芪 15g　厚附子 9g　干姜 3g　茯苓 12g　白术 9g　巴戟天 9g　益智仁 9g　炙甘草 3g　杜仲 9g

效果：服平补方剂，精神恢复，病愈。

炳按：此证初治，用麻黄附子细辛汤甚效。

王阿陶　年 24 岁。4 月 14 日诊。

截疟变肿。农夫淋雨受湿，化疟误截，邪遏发肿。遍体浮肿，咳逆气促，足痹艰于行走。脉沉舌红，湿遏内闭成肿，此实证也。用越婢汤加减。

麻黄 9g　生石膏 3g　炙甘草 3g　制半夏 9g　生姜 3g　红枣 4 个　生米仁 30g　苦杏仁 12g

次诊：5 月 3 日。停药数日，遍体浮肿，气息喘促。脉沉。用牡蛎泽泻散下之。

生牡蛎 30g　泽泻 9g　海藻 9g　蜀漆 12g　商陆研粉吞，勿煎，9g　天花粉 24g　葶苈子 12g

三诊：5 月 5 日。便解气平，胃强，肿消未尽，脉沉实，舌红。用温脾汤下之。

干姜 3g　白术 9g　厚附子 9g　生大黄 6g　川柏 9g　生白芍 9g　木瓜 9g　防己 3g　怀牛膝 9g

四诊：5 月 8 日。肿未全消。胃强，气虽平，有咳嗽。脉沉软，舌淡。再用越婢加半夏合大青龙加花粉发之。

麻黄 3g　苦杏仁 12g　天花粉 24g　桂枝 3g　红枣 4 枚　炙甘草 3g　生石膏 30g　生姜 3g　制半夏 9g

五诊：5 月 11 日。浮肿尽消，咳嗽未止，筋络余湿未清。宜温化寒湿，兼通血络，使湿邪蠲化，以免成痹反复。

桂枝 3g　怀牛膝 9g　生茅术 9g　生米仁 24g　炙龟甲 24g　厚附子 6g　制半夏 9g　制川乌 9g　鲜桑枝 1尺

效果：服后，咳止胃强，停药病瘥。

说明：此证体强病实，故用汗下重剂奏效。录此方案，以供参考。若病者体质虚弱，切勿妄投重剂，致误人命，阅者宜知也。

炳按：因截疟化肿化黄，余屡用三丰伐木丸，每服 9g 大便下结痰宿垢而愈。

冯庆标君太夫人　年 47 岁。住布政房中堂。

湿热伤脾肿泻。八月间从扬州返慈，因水土不合，体倦潮热胃呆，适有儿科，为其孙儿治病。遂嘱诊治，杂进发汗消食，渗湿疏气之方，如苏叶、羌活、防风、谷麦芽、山楂、茯苓、川楝子、川朴、枳壳、滑石、半夏、陈皮、木香、砂仁、米仁、乌药等味。出入加减，服 6 剂，病势加重，咽燥渴饮，继服某医养阴平肝药数剂。大便溏薄，畏寒发热。延僧医作疟治，进柴胡、黄芩、藿香、佩兰等渗湿疏气之品无效。后延某君，投左金温胆，乃清暑消痰之品数剂，面虚足肿，腹痛便泻，胸闷气逆。改服五皮、枳术、五苓、滑石、米仁等，仍然无效。冯祯堂先生，介绍余治。

面虚足肿，洒淅恶寒，腹胀胃呆，泄泻不爽。脉象濡缓，重按如无，舌淡白光滑。病系湿热夹气，水土不服，杂药乱投，脾胃受伤，面无华色，腹胀胃呆，视舌色之白，乃质白失荣，非白苔有湿，可用渗利者也。脉象濡缓，重按如无，为气虚之候，经曰安谷则昌，此病以和脾胃，疏肝郁为主，暑湿已尽，毋庸忌口，择鲜美食品，引其胃气，则用药始有效力，否则有虚脱之虞。冯君信任我言，嘱为拟方。拟疏肝气，和脾胃入手，仿轻可去实之法。

绿梅花 3g　代代花 3g　玫瑰花 7朵　茯苓 9g　怀山药 12g　夜交藤

12g　生谷芽 15g　酸枣仁 9g　炙甘草 3g　鲜佩兰 7 片

次诊：服药尚安，腹胀稍宽，胃醒思纳，另以火腿冬瓜汤佐膳，治宗前法。原方去佩兰、绿梅花，加枳壳 1.5g，炒於术 6g，吉林参须 3g，吴茱萸 0.6g，炒白芍 4.5g。

三诊：面虚已退，腹舒而肿未消，胃苏，舌色淡红。脉弱，治宜和肝养胃健脾，仍宜食补与药并进，今以童鸡汁肚肺汤，诱引胃机。

西洋参 3g　炒於术 9g　茯神 12g　炙甘草 3g　橘皮 3g　木瓜 3g　扁豆衣 9g　炒米仁 12g　吴茱萸 0.9g　炒白芍 6g　怀山药 12g　远志 6g

服健脾和中疏气之品，浮肿尽退，便泻亦瘥，胃纳大增，寒热蠲除。脉象缓和，舌色润，改用归脾汤，加芳香疏气药数剂，即能行动。惟白带如注，盗汗、口干、耳鸣等症继起。改投杞菊六味汤，加龙骨、牡蛎，出入调理，白带、盗汗、耳鸣皆愈。惟日晡微有潮热，舌红破裂，改用吴鞠通增液汤熬膏，每日冲服 1 匙，1 个月后痊愈。12 月回扬州，身体恢复健康。

炳按：脾虚停湿，作肿作泻，肝乘脾虚反侮之，故治法当先疏肝调脾，利湿，开膀胱，以行治节，则肿泻皆除耳。

桂德荣　年 13 岁。10 月 11 日诊。

风湿肿咳。入学读书，途中栉风沐雨，受湿变肿。遍体浮肿，溲少，肌肤麻木，咳嗽有痰。脉迟，舌红。证系风湿变肿。小溲不畅，毛窍闭塞，邪无出路，当开太阳，徒用消肿无益也。用汗剂发表渗湿。

麻黄 3g　生石膏 24g　苦杏仁 9g　炙甘草 3g　防风 3g　防己 9g　五加皮 9g　带皮苓 12g　米仁 24g　生牡蛎 24g　泽泻 9g

次诊：10 月 12 日。小溲稍长，肿势略退，肌肤麻木，胃呆。脉缓舌红。仍宜辛开太阳。

麻黄 3g　苦杏仁 9g　生石膏 24g　炙甘草 3g　川牛膝 9g　防己 9g

车前子 9g　木通 9g　茯苓 9g　生白芍 9g　桂枝 3g　滑石 30g

三诊：10 月 13 日。湿化肿消，皮肤麻木不仁，脉缓舌红，胃呆。用和营化湿消肿法。

桂枝 3g　炒白芍 9g　炙甘草 3g　滑石 12g　猪苓 9g　泽泻 9g　茯苓 12g　桑白皮 9g　地骨皮 9g　川萆薢 9g　川牛膝 9g

服药，胃苏湿去，皮肤和柔，病愈。

炳按：风湿肿咳，乃辛苦奔走，感受风湿，伏于腠理膜原，变肿化咳，其治在肺。盖肺主一身之气，肺气应开当降，肺能清肃下降，以行治节。虽有咳肿诸症，自必霍然矣。

（《慈溪魏氏验案类编初集》）

傅宗翰

特发性水肿从肝论治

傅宗翰（1917~1994），南京市中医院主任医师

特发性水肿多见于女性中年患者，病程较长，经年不消，水肿以四肢明显，轻重不一，轻则按后留有压痕，重则凹陷没指，或自觉肤胀，握拳不紧，经期前后、疲劳过度加剧，亦与气候寒冷有关，常随情绪变动而波动。多数患者其体型呈"臃肥"状、"肿胖并存"，伴有怕冷，困倦思睡，胸闷腹胀，稍动则气短心悸，或有口渴思饮，善饥索食，头昏头痛，面部烘热，失眠多梦，夜尿偏多，但尿常规检查正常。患者每多月经不调，愆期者多，甚至经闭数月，经少色淡，经行不畅，经前紧张，经后肿甚。脉多沉细不扬或带弦。苔薄白或腻，舌质嫩淡，边见齿痕。一般在冬令和长夏季节较重。

对于水肿，传统认识多归咎于肺脾肾三脏，然本病循此三脏立法论治，很难取得满意疗效。按水之留止，全赖乎气，肝之疏泄得当，则气机流通，水道畅利。而本病之水肿时轻时重，或聚或散，口干渴饮，系肝郁气滞，水津敷布不匀；水肿与臃肥并见乃水脂混淆，清浊不分也；头痛，郁怒，面红升火，脉弦不畅，又系肝气滞郁而化热之征；胸闷腹胀，神疲思睡，乃因肝疏不及，气机失布，脾困湿滞所成；月经愆期，行而不畅，经前紧张，又莫不与肝郁累冲，气病及血之机制相关。故本病在病机上首责于肝，累及于肺所致。其治则首当

疏利，冀其肝得疏、气得行、血得活、脾得运、肿得消，不利水而水
自行矣。方择天仙藤散随证变通治之，颇能应手。按天仙藤散，出自
《妇人大全良方》，原为"子肿"而设，本方以天仙藤、香附疏肝行水
为君，按天仙藤性苦温、无毒，有祛风利尿、活血通络之功，既可理
气，又可活血；紫苏茎叶、乌药，香窜行气，冀"气行则水行"为臣；
佐以陈皮、生姜、木瓜，理气和中通络；甘草调和诸药为使。如面足
浮肿甚，酌加防风、防己、冬瓜皮、赤小豆；小便不畅者，酌加桂枝
或肉桂；怕冷、嗜睡、头痛者，加吴萸、桑寄生；肢麻难握者加丹
参、豨莶草；自汗、气短无力者，酌加黄芪、白术；月经不调者，酌
加当归、茺蔚子、泽兰；面红升火、心烦热躁者，酌加龙骨、牡蛎、
白芍；纳差、腹胀、便溏者，酌加熟苡仁、六曲、谷芽。总之，法随
理定，方依法转，药按症择，使之共奏疏肝调气，利水化湿，和营通
络之功。

（刘永年　整理）

吕承全

特发性水肿治宜开郁消胀

吕承全（1916~1997），河南中医药大学教授

　　特发性水肿是以清晨颜面及两手瘀肿，午后腹胀，晚间双下肢肿胀较甚，呈周期性变化为特征的一种疾病。本病既不同于肝病、肾病水肿和心源性水肿，又不同于黏液性水肿。理化检查：肝、肾功能正常，尿 17- 羟、尿 17- 酮及甲状腺 T_3、T_4 多在正常值低水平范围内，目前似属疑难病之一（1958 年在治疗肝肾疾病时发现此病）。初用补脾肾法，补而不受，肿胀更甚，继用渗湿利水法，则消而复肿；改用破瘀法消肿，则易伤正气，动则气短。经近 10 年临床探索研究，发现该病多有催乳素异常升高，与内分泌紊乱有关。根据病因调查分析，本病多发生在月经初潮、生育、节育术后及更年期前后。究其病机，则为情志不舒，气、血、痰、火、食、湿、瘀诸郁不解，或冲任虚损，肾气亏虚，阴阳失衡而成瘀胀之症。

　　瘀胀症之肿胀除呈周期性变化外，其肿胀特点虽似水肿，但肿胀较坚实，指压略带弹性，与水肿不同。本病尚可伴有胸闷气短，善太息，懊侬，易怒善悲，面部烘热，烦躁易汗，头晕耳鸣，腰腿酸困，关节疼痛，或月经不调，或性欲减退等症状。其舌质多淡胖或有瘀斑，苔白薄或腻或黄，脉多沉细或细涩。本证多属虚实夹杂。创用开郁消胀法，拟验方开郁消胀汤为主方调治，经 20 余年临床验证，疗效

达 91.2%。

开郁消胀汤组成：方中首用郁金，既破有形之血瘀，又散无形之气郁；辅以三棱、莪术，意在理气和血，化瘀消积；辅以丹参，既可活血化瘀，又可养血安神；佐以大黄、炒麦芽，以增消积导滞之功；为防攻伐太过，损伤正气，于方中伍用肉苁蓉、巴戟天、仙灵脾以壮元阳，温煦五脏。本方寓破于补，使之补而不滞经脉，破而不伤正气，开通内外，解郁散结，调补肾阳，消肿除胀。

任某 女，43 岁。1991 年 12 月 16 日初诊。

患者于 10 年前做人工流产后出现全身周期性肿胀，体重日益增加，曾在多家医院检查，未能确诊。服用利尿剂等，瘀肿稍减，停药则肿胀依旧。自诉晨起面浮手肿胀，活动后腹胀，晚间下肢肿甚，伴有胸闷易怒，头晕心慌，腰酸腿困，月经量多，心烦易汗。查体温 36.6℃，血压 120/75mmHg，体重 72kg，立卧位水试验：立位 4 小时后尿量 380ml，晚饭前体重较早饭前增加 1100g；肝、肾功能正常，T_3 1.01ng/ml，T_4 98ng/ml，PRL 17μg/L。脉沉细微数，舌质暗淡、苔白薄。辨证分析：冲任虚损，肾气不足，肝郁不舒，气滞血瘀，气滞作胀，血瘀则肿，日久而成瘀胀症。治宜开郁消胀，疏肝理气，调补冲任。

郁金、三棱、莪术、仙灵脾、巴戟天、柴胡、陈皮、川朴、泽泻各 10g，丹参、生龙骨各 30g，白芍、川牛膝各 15g。每日 1 剂，水煎服。加减治疗 50 余天，瘀肿尽消，体重减至 67kg，追访 1 年余，未再复发。

畅　达

疏肝气活血行水，治疗特发性水肿

畅达（1944~　），山西运城市中医医院主任医师

特发性水肿虽属中医"水肿"范畴，但以健脾、宣肺、温肾利水等常用治肿之法，效果多不显著。畅达主任医师从气水关系着眼，以气滞血瘀则水为肿立论，法循疏肝气，活血行水多获良效，兹整理介绍于下。

特发性水肿临床表现有其自身特点，发病机制亦有别寻常。畅师根据本病多发于更年期及月经不调之女性、精神创伤往往为诱发或加剧肿胀的主要因素、病情常时轻时重、肿胀部位常此起彼消等临床特点，提出"特发性水肿主要为肝失疏泄，气滞水停，瘀血内阻，经脉闭塞，布化失常而成"。肝主疏泄及藏血，若情志拂郁，肝失条达，则气机失畅，三焦失于通利，水聚液停，泛溢浮肿。气滞则血瘀，瘀阻经脉，气化失常，水液停蓄。故前人有"血不利则水肿"和"行水必先活血"之论。以血为本，故该病多发于女性。再者，木郁克土，脾失健运，痰湿内生，与水相合，久聚不去，则形体日渐肥胖。

畅师治疗本病以疏肝理气、活血行水为大法，但临证时又根据患者体质兼症之不同，治法用药亦各有所别，大抵归纳为以下4法。

1. 疏肝通阳，活血利水

适宜于特发性水肿而症见郁郁不乐，胸闷叹息，经期延后、量少

色暗，夹有血块，四末不温，散在紫斑，舌质暗淡、苔薄白滑，脉弦滑。药用：

当归　白芍　柴胡　郁金　香附　赤芍　泽兰　益母草　川牛膝　桂枝　茯苓　生姜

2. 疏肝解郁，活血利水

适用于特发性水肿而症见情志抑郁，烦躁不安，烘热汗出，经期不定，或前或后，量多色暗红，多夹血块，舌质暗红、苔薄白，脉弦细滑数。药用：

丹皮　炒山栀　青皮　香附　合欢皮　赤芍　白芍　益母草　泽兰　女贞子　旱莲草

3. 疏肝导痰，活血利水

适用于特发性水肿而症见形体肥胖，月经量少或闭经，胸胁满闷，整日昏沉嗜睡，舌质暗淡、苔白腻，脉弦滑。药用：

柴胡　香附　郁金　枳壳　陈皮　半夏　茯苓　天南星　苍术　泽兰　益母草　川牛膝　生山楂

4. 疏肝通腑，活血利水

适宜于特发性水肿而症见腹胀，便秘，舌质暗、苔白厚，脉弦滑。药用：

柴胡　赤芍　香附　枳实　苏梗　大腹皮　当归　酒大黄　牵牛子

王某　女，43岁，1994年9月11日诊。浮肿1年余，每于月经前或情绪不畅时加重。曾赴多个医院治疗，诊为特发性水肿。刻诊：患者形体肥胖，神情抑郁，自诉晨起面目浮肿，昼日活动后则双下肢浮肿，午后尤剧。素来月经延期，量少色暗，夹有血块。本次已3个月经血未潮。舌质暗淡、苔白腻，脉弦滑。证属肝郁血滞，痰水内阻。治宜疏肝导痰，活血利水。

柴胡 9g　香附 9g　陈皮 9g　半夏 9g　天南星 9g　桃仁 9g　红花 9g　茯苓 15g　苍术 15g　川牛膝 15g　泽兰 15g　益母草 30g　生山楂 30g

药服 7 剂，浮肿明显减轻，但月经仍未至。上方去天南星、生山楂，加穿山甲、土鳖虫各 9g，川牛膝加至 30g。服药 6 剂，经血来潮，块多色紫黑、夹有血块，面目浮肿消除。经后用药，当配以养血之品。

柴胡 9g　香附 9g　陈皮 9g　半夏 9g　桃仁 9g　红花 9g　当归 12g　白芍 12g　熟地 12g　茯苓 15g　泽兰 15g　怀牛膝 15g　益母草 30g

守方调服 30 剂，诸症悉除，月经再次来潮，且色量正常。后以成药逍遥丸、桂枝茯苓丸配服，以资巩固。随访 1 年，未再复发。

（南晋生　李祥林　整理）

刘志明

清利湿热邪毒，燮理阴阳胃脾

刘志明（1925~　），中国中医科学院广安门医院主任医师，国医大师

清 利 湿 热

辨证的核心，是对疾病病因病机的探求。分析肾炎病机，不仅要注意对全身证候的观察，还必须着眼于小便的变化，因为这是诊断肾炎的主要依据之一。肾炎小便变化的特点，是尿液中出现了超出正常范围的蛋白、细胞或管型，小便趋于浑浊。《素问·至真要大论》谓："水液浑浊，皆属于热。"虽然《内经》讲的浑浊，是肉眼的观察，与显微镜下的浑浊是有区别的，但其性质仍是相近似的。何况，肾炎患者的尿液，在肉眼观察下也有浑浊者。可见肾炎所引起的尿液为常变化，主要由于湿热所致。

肾为水脏，主一身水液代谢，司膀胱气化，开窍于二阴，尿液的形成与排泄过程，和肾脏的关系最为密切。故小便的变化，首先反映了肾的病变。唐代王冰在注释《内经》时进一步指出："溲变者，水火相交，火淫于下也，而水脏水腑皆为病也。"肾炎患者，随着小便的异常变化，常见面浮、身肿、腰酸乏力、脉沉滑等症，确由湿热之邪伤

肾而致。故湿热伤肾是肾炎病机的基本特点。

在多年的临床实践中，发现猪苓汤是治疗肾炎湿热病机的一张良方，方中诸药和缓而不峻烈，互相配伍，共奏育阴利水、清利湿热之功。其补而不滞，利而不伤，是治疗下焦湿热的专剂良方。

由于猪苓汤既可清下焦湿热，又可滋少阴之源，切合湿热伤肾的病机特点，故临床治疗肾炎以其为基本方，根据证情适当配伍，灵活运用，确能取得卓效。

调 理 阴 阳

水肿的分类繁多，治法多样，但对于水肿的治疗当以燮理阴阳为纲。

一般说来，急性肾炎多表现为阳证，属于中医阳水的范畴。阳水有以下几种证候。

1. 湿热兼表而肿

《金匮要略》称之为"风水"。风水发病迅速，始则一身肢节酸痛，小便不利，眼睑浮肿，继则四肢及全身皆肿，而以头面为著，并兼见恶寒、恶风、发热等症。可予越婢加术汤加减治疗，用以清热、宣肺、行水，使表里之邪由发汗、利小便而解。风毒郁于肌表而为肿者，则以荆防败毒散加减治疗，可收良效。

2. 水湿浸渍为肿

乃由居处卑湿，或涉水冒雨，水湿之气内侵，或平素饮食不节，湿蕴于中，脾阳为寒湿所困，属阳水范畴。临床症见肢体浮肿多从下肢而起，按之没指，小便短少而浑浊，体重困倦，舌苔白腻，脉沉缓。这种证情多见于急性肾炎或慢性肾炎急性发作期，治疗当以通阳利水之剂，常用五苓散合五皮饮加减。这里关键在通阳，阳气宣通，水湿自去。

3. 湿热壅盛为肿

肾炎病机由于湿热，用猪苓汤以清利之，使水去热清，水肿自退。今湿热壅盛，水肿为甚，猪苓汤力薄，当用疏凿饮子，使湿热从上下表里分消之。

属于阴水者，多责之脾肾二脏，这多见于慢性肾炎的患者。由于患病时间较长，故常表现为正虚邪实、虚实相兼的病机。临床见有水肿溲浊、腰酸乏力、脉弦细滑等症此，属脾运不健，水湿泛滥，宜用实脾饮温运脾阳，以化水湿。若因肾阳虚衰、气不化水而水肿不退者，则用金匮肾气丸合五苓散，温阳、化气、行水。

临床观察，不少慢性肾炎患者，久治不愈，蛋白尿持久不消，浮肿反复发作，则不可续进通利之剂。妄施之，邪不但不去，反致阴伤阳衰。因慢性肾炎，肾之阴阳两虚，正气不支，水肿泛滥，发汗利小便不惟不效，更伤阴阳。此时宜用"塞因塞用"之法，补阴和阳，水中求火，使阴生阳长，气化得利，水肿自消。张景岳的理阴煎配合《千金方》的鲤鱼汤即宗此法，每获良效。

升 降 脾 胃

肾炎病机的基本点在湿热伤肾，然而湿热之邪又常常影响到脾胃，而使其升降失度。肾炎患者脾胃升降障碍，临床可见浮肿日见加重，同时出现胸闷腹胀、身重疲乏、纳呆食少、二便不利等症。此时应从脾胃升降调理，促使脾胃健运，恢复其升降功能。常用补中益气汤或胃苓汤，方中宜重用生芪、太子参，以健脾升阳，使胃和则降，脾健则升，脾胃升降得调，湿热之邪自化。

尿毒症，是肾炎的危候。乃由肾炎久治罔效，以致肾气衰竭，湿热之邪潴留，浊阴上逆犯胃，甚至蒙蔽心神。临床表现为恶心呕吐，口中尿臭味，胸闷腹胀，神倦嗜睡，面色灰暗，尿少或闭，舌苔灰腻，脉象濡细，一派肾竭胃败之征象。此时必用胃肾同治之法，临床用张仲景之人参汤合橘皮竹茹汤，培本扶元，化浊和胃，斡旋于先后天之间，以求其生机，亦常获效。

（梁菊生　整理）

刘志明

功能性水肿治在调补气血

刘志明（1925~   ），中国中医科学院广安门医院主任医师，国医大师

功能性水肿是一种比较常见的水肿，因其发病原因不明，故亦称原因不明性水肿。本水肿男女均可发生，但以女性为多，水肿往往局限于两下肢，亦有扩展成全身者，呈轻度或中度，可间歇或持续数年，常伴有头晕，乏力，纳差，失眠等症。应用西药利尿剂，水肿可减轻或消失，但停药后又常反复，缺乏根治方法，给患者造成一定痛苦。

观中医对水肿的治疗，多责于肺、脾、肾三脏，在汉唐以前主要有攻逐、发汗、利小便等大法，其后乃增入健脾、补肾、温阳以及攻补兼施等法，但于此类水肿，效果多不满意。

我认为功能性水肿病因病机与一般水肿有别，故治疗不可拘于常法。根据个人的认识及临床经验，此类水肿主要是气血失调所致，故治疗应注重调补气血。

水液之代谢与气血生化有密切的关系。经云："饮入于胃，游溢精气，上输于脾，脾气散精，上归于肺，通调水道，下输膀胱。"又云："人受气于谷，谷入于胃，以传于肺，五脏六腑，皆以受气。其清者为营，浊者为卫。"（《灵枢·营卫生会》）。说明人之气血与水液本同出

一源，均化生于后天脾胃。张景岳在《景岳全书》"肿胀"篇中更明确指出："故凡病水者，水即身中之血气，但其为邪为正，总在化与不化。"这说明水液亦是身之气血，气血之气化正常则水液为正常之营养物质，若气血之气化失常，则水液可成水湿之邪而留于肌肤之中，遂成水肿之症。可见，水肿与气血功能的失调有密切的关系，"功能性水肿"即多属此类。

清代吴鞠通在《温病条辨》"治血论"中指出："盖治水者，不治水而治气。"所谓"治气"即包括益气和调气。气为阳，血为阴，欲达阴平阳秘，气血调和之目的，必须健脾调气与养血和血同时并举，况本病又常伴经血不调等症，故养血之品必不可少。临证中，多以归脾汤加减。其中党参、黄芪、白术、云苓、苡仁等健脾益气，当归、白芍养血调血，并酌用枣仁、远志养心安神，共奏益气养血，健脾养心之功。俾气血调和，水液代谢有常，不利水而肿自消。

功能性水肿属本虚标实之证，治疗应以补虚扶正为主，若重用分利之品，不仅浮肿不消，反易伤正气。曾遇患者李某，西医诊为功能性水肿已半年，西药治疗罔效而求治于中医。初诊时我即用党参、黄芪、白术、云苓，配当归、白芍以健脾益气养血调治之，服5剂而肿见消。患者第二次复诊，某医生观我所用方药有术、苓等健脾利湿之品，以为意在利水，故又于原方中加入若干分利之品，但三诊时患者肿反甚，我再处以第一方，数日后，患者欣然告曰肿已消尽。何以第二方无效？因过于分利，反致气血不调之故。

在多年临床实践中，我每以此法治疗功能性水肿而获效，故调补气血不失为治疗本病的方法之一。

（孙学东　整理）

焦树德

淋巴静脉回流障碍，降浊行气消肿有方

焦树德（1922~2008），中日友好医院主任医师，国医大师

党某 男，55岁，工人。初诊日期：1980年5月23日。

病史及现症：1966年始，左下肢浮肿10余年，此后渐至双下肢均浮肿胀痛，麻木筋挛，步履艰难，因双足浮肿胀大，不能穿鞋。近4年来病情加重，每到夏季即复发，逢雨天更重。西医诊断为"下肢静脉回流受阻"，曾服多种中西药物均不效，建议手术治疗。舌苔薄白，六脉皆弦。约其每年夏季前来治疗，连治3年。

湿邪下注，络脉郁阻，气机不畅，属中医脚气病范畴。宜降浊利湿行气，佐以益肾。自拟"足胕消肿汤"加减。

焦槟榔 12g　木瓜 10g　茯苓 20g　生薏米 30g　防己 10g　吴萸 6g　苍术 6g　炒黄柏 10g　桑寄生 20g

6月3日诊：双足及小腿浮肿、沉重感均减轻，舌苔薄白，脉沉细弦。上方茯苓改为30g，苍术改为9g，继服6剂。

6月17日诊：头晕及下肢浮肿均明显减轻，足及小腿仍感发胀，上方改焦槟榔15g，加红花6g，服12剂。

1980年夏共服上述中药68剂，症状消失。1981年、1982年夏天均服上述中药预防。追访3年，未见复发。

"足胕消肿汤"系据《证治准绳》鸡鸣散加减而成，原方组成为：

焦槟榔 12~15g　茯苓 20~25g　木瓜 10g　苍术 6g　紫苏梗叶各 9g 生薏米 30g　防己 10g　桔梗 4.5g　吴萸 6g　黄柏 10g　牛膝 12g

水煎服。方中以槟榔辛温降气，质重达下，破滞气而行水为主药；辅以茯苓、紫苏散寒行气，辟秽利湿；佐以生薏米、木瓜理脾行湿，舒筋活络；苍术、黄柏、防己益肾祛水，吴萸温肝肾，燥湿浊，桔梗宣肺气而利水；使以牛膝引药下行直达病所。适用于风寒湿之邪流注于小腿、足踝，而致足踝、小腿浮肿胀痛、沉重、麻木，筋脉挛急，行走障碍等症。包括西医诊断的下肢淋巴或静脉回流障碍等引起的足踝及小腿部肿胀疼痛。本例因皆在夏季发病，故去掉紫苏梗、叶辛温发散之品。因病已 10 余年，久病可致虚，故用桑寄生补肝肾、壮筋骨、治脚气、益下元之品，以易去牛膝。

刘启庭

鸡鸣散治疗下肢淋巴管阻塞症

刘启庭（1934~　），山东省临沂市中医院主任医师

槟榔 30g　木瓜 30g　陈皮 10g　吴茱萸 6g　桔梗 15g　苏叶 15g　生姜 15g

水煎 2 次，取汁混合，置床头待次日晨起空腹 1 次冷服。其在五更鸡鸣时用药，一则取阳升阴消之时，使寒湿之阴邪随阳气升发而散；二则取空腹时药力吸收快，可直达病所，宣通气机，行气降浊，温化寒湿，疏通经络。

主治下肢淋巴管阻塞症。

下肢淋巴管阻塞症，以足胫肿胀、沉重无力、行动不便为特征，多为感染丝虫病或其他慢性炎症引起。因淋巴液回流受阻，壅滞肌肤，而致下肢肿胀，不红不痛，麻木发冷，可伴见整个下肢连脚（有的一侧，有的两侧）漫肿，按压凹陷，肢体沉重无力。此为寒湿凝滞，脉络闭塞，壅滞不通所致。惟宣通可去壅滞，故采用宣散湿邪，下气降浊的方药。方中重用槟榔、木瓜行气通络、化湿消滞为君药；配以吴萸散寒降浊，陈皮行气化湿，苏叶、生姜辛温宣散，祛风利湿；佐以桔梗宣开上焦。妙在桔梗开上，陈皮行中，吴萸泄降下逆，具有开上导下疏中、温宣降浊的作用。再令晨起空腹冷服，使药力下行，气机通畅，壅滞散而肿自消。以此再加薏米 30g，防己 12g 利水消肿，

使湿随小便而出，效果更佳。

治疗此病35例，配合药渣趁热外敷，或加水熬热烫洗，一般15~20剂肿消病愈，多者服50剂，少者服15剂。服药后腿脚如蚁行，刺痒，小便清长，下肢肿胀渐消。对淋巴管阻塞初期效果特好，对已形成象皮肿、表皮粗糙有粗皱纹者效果欠佳。

李某 男，48岁。1989年6月7日就诊。

双下肢肿胀、不红不痛月余。近来自觉两下肢走路无力，沉重，开始在踝关节处呈凹陷性肿胀，下午尤甚，后逐渐波及两小腿，上至膝盖，下至整个脚部漫肿，局部发凉，不痛，稍觉麻木，全身酸软，口淡无味，饮食较前减少，大便稀，小便少，舌质淡胖，苔白，脉缓。追其病因，言半年前下矿井，受阴寒水湿浸渍，当时觉有袭骨般的凉，好似失去知觉，上井后两下肢仍有凉感，后逐渐感觉麻木、无力、肿胀。综观脉症，中医辨证为寒凝经络，湿邪壅滞。治予温通经络，散寒祛湿。药用：

槟榔30g　木瓜30g　陈皮10g　吴萸6g　桔梗15g　苏叶15g　薏米30g
防己15g　生姜15g

水煎2汁混合，早晚冷服，外用药渣熬水烫洗下肢。治疗3天，自觉下肢轻松，食欲增加，肿胀较前减轻。效不更方，继续服用25剂，肿胀消退，皮肤温度复原，麻木已除，食欲恢复。停药观察，随访1年未发。

此病虽不属血丝虫感染引起，但症状、病机仍属湿脚气。因系寒湿浸渍所致，故用上方宣通温散，使寒散湿消而病除。从众多病例体会，用药渣加水熬热烫洗，对局部有直接温散祛邪的作用，有助于肿胀的消除。

祝谌予

少见疾病所致水肿治验

祝谌予（1914~1999），北京协和医院主任医师，著名中医学家

腔静脉栓塞双下肢水肿

李某 女，28岁，工人。1985年12月9日初诊。

主诉双下肢水肿伴胀痛半年。患者于1985年5月10日因双胎妊娠7个月胎死宫内而行引产术，又因胎盘滞留再行刮宫术。术后2周继发急性盆腔炎、泌尿系感染、败血症休克，经积极抗感染和抗休克治疗，病情缓解。但1周后双下肢内侧疼痛明显，伴压痛和胫前可凹性水肿，外科诊断为"双下肢髂股静脉血栓性静脉炎。"血管造影示腔静脉栓塞。因栓塞范围广泛，不宜手术，住院行抗凝治疗4个月，于1985年11月出院后求治于中医。

现症：双下肢肿胀、疼痛，按之凹陷，尤以两股明显，久立或活动后胀痛加重。患肢麻木，肢端发冷不温，腰酸腿沉，二便如常。月经量少，色暗，夹有血块。舌淡暗，苔白，脉沉细。

辨证立法：术后气血两虚，营卫不和，寒湿乘虚而入，瘀阻络脉，水湿不运。治宜益气养血，温经通脉，活血止痛。方宗归芪建中汤加味。

生黄芪 30g　当归 15g　桂枝 10g　白芍 10g　炙甘草 5g　制附片 10g
丹参 30g　益母草 30g　鸡血藤 30g　桑枝 30g　桑寄生 20g　地龙 10g
益母草 15g　威灵仙 10g

每日 1 剂，水煎服。

服药 28 剂，双下肢麻木感消失，胀痛减轻，但遇冷后仍疼痛明显。考虑瘀阻日久，顽症痼疾，非数剂汤药所能收功。原方加伸筋草、功劳叶，取 3 倍量配成蜜丸缓图。服药两月有余，患者再诊时欣然告知，双下肢肿痛大为减轻，久立或活动后疼痛已不明显，仍有腰痛，肢端不温。此血脉痹阻，阳气不达之象，治疗侧重于祛寒除湿，温经通阳，化瘀开结。方用独活寄生汤加减。

羌独活各 10g　桑寄生 15g　当归 10g　川芎 10g　生地 10g　赤芍 10g
桂枝 15g　苏木 10g　刘寄奴 10g　鸡血藤 30g　益母草 30g　制附片 10g
北细辛 15g　威灵仙 10g　豨莶草 60g　络石藤 50g　钩藤 50g

诸药共研细末，炼蜜为丸，每丸 10g，每日服 3 丸。

至 1987 年 4 月，患者因深静脉栓塞回流障碍所致的下肢肿痛基本告愈。

深静脉栓塞或血栓形成属于中医"血痹""脉痹"或"恶脉"的范畴。常以妊娠、外伤、手术、感染或长期卧床为诱因，逐步造成血流缓慢，血液黏滞性增高，静脉壁损害，导致血栓形成。主要病机为气血瘀滞，脉络不通。本案由于产后，术后正气不足，气血两虚，寒湿乘虚而入，痹阻于血脉，不通则痛；气滞血瘀，津液失布，外溢皮肤则为水肿；阳虚寒凝，阳气不达四末则肢端不温。治疗用黄芪、当归、白芍、丹参、鸡血藤益气养血，桂枝、制附片、细辛、羌独活等温阳祛寒，茯苓、白术、防己健脾利湿，赤芍、丹参、益母草、苏木、刘寄奴、鸡血藤等活血化瘀，穿山龙、地龙、络石藤、钩藤、威灵仙、豨莶草祛风除湿，舒筋活络，桑寄生、川断、狗脊补益肝肾，强筋壮骨，标本兼顾，通补结合，取效满意。

深静脉栓塞、血栓形成或深静脉炎的中医辨证一般分为急性发作期的湿热阻络证和慢性期的寒凝血瘀证。祝氏认为本病属本虚标实之证，在其发展过程中虽有偏热、偏寒之异，但瘀血内阻、脉络不通之病机贯穿于疾病始终，活血化瘀通络是其基本治则。本案治疗虽先后以归芪建中汤、独活寄生汤、真武汤、防己黄芪汤为主方，但一直配伍丹参、赤芍、益母草、鸡血藤、苏木、刘寄奴等，瘀血得化，脉络通畅则肿胀、疼痛、肢冷均随之而解。

皮肌炎合并妊娠肾炎

庞某 女，29 岁，工人。

患者于 1970 年因居处潮湿，发现四肢浮肿，乏力，步履不稳，继之全身暴露处皮肤紫红肿痛，脱皮，脱发。某医院查尿肌酸、肌酐增高，确诊为皮肌炎。几年来经用激素及中药治疗，病情好转，皮损恢复，但遗有面部及上肢肌肉轻度萎缩。患者于 1978 年 10 月结婚，婚后 2 个月妊娠，出现双下肢浮肿，尿色发红，浑浊不清，镜检尿蛋白（++~+++），白细胞 5~10 个 /HP，红细胞满视野。经我院皮肤科、妇产科和内科会诊，考虑皮肌炎系结缔组织疾病，且又并发急性肾炎，不宜于妊娠，劝其中止妊娠，被患者拒绝。乃于 1979 年 4 月 20 日求治于中医。

现症：腰痛腰酸，下肢无力，轻度水肿，小便浑浊，甚则黄赤，乏力纳差，晨起恶心，偶或呕吐。尿检蛋白（+++），红细胞大量。每日服泼尼松 15mg。舌边红，苔薄黄，脉弦滑。

辨证立法：肾虚血燥，水湿内停，内热灼烁，络伤血溢。治宜滋阴益肾，利水清热，凉血止血。方宗六味地黄汤合四生丸化裁。

大生地 10g　山药 10g　五味子 10g　丹皮 10g　茯苓 20g　泽泻 10g　生荷叶 10g　生艾叶 10g　生侧柏 10g　川断 10g　菟丝子 10g　生黄芪 25g

服药 14 剂，腰痛膝软明显减轻，尿色转清，但胃失和降，脾不健运，妊娠恶阻，晨起泛恶，呕吐加重，镜检尿蛋白 +，白细胞 0~7，红细胞大量，乃易以和胃安胎、补益脾肾之剂。

黄芩 10g　白术 10g　竹茹 10g　陈皮 10g　白扁豆 30g　大生地 10g　山药 10g　五味子 10g　丹皮 10g　茯苓 15g　泽泻 10g　生黄芪 15g

再服 6 剂，恶阻控制，镜检尿黄白微量，白细胞红细胞大量。以后用上方为主加减化裁，补肾则加川断、桑寄生、菟丝子；利尿则加汉防己、生苡仁；止血则加生荷叶、生侧柏、生艾叶、黑芥穗、小蓟。治疗两月余，患者泛恶呕吐已除，水肿消失，激素停用，尿检正常，至当年 10 月，足月顺产一女婴，母女均安。

皮肌炎系自身免疫性结缔组织疾病之一。据文献报道结缔组织疾病合并有心肾损害而妊娠者，应作为治疗性流产的适应证，因为妊娠可使皮肌炎病情加重，尤其在合并心肾损害时，常可因其引起妊娠中毒症或心力衰竭而危及孕妇和胎儿的生命。本案为皮肌炎合并妊娠肾炎，尿镜检有大量蛋白和红细胞，同时又服用激素，证情复杂，预后堪虞，治疗棘手。祝氏在治疗时紧紧抓住患者脾肾亏损，胃气不和，血热妄行之病机，始终以益肾健脾，和胃安胎，凉血止血为原则，用生地、五味子、川断、桑寄生、菟丝子、桑椹子等滋阴补肾；生黄芪、茯苓、白术、山药、白扁豆健脾益气；防己、生薏仁、泽泻利水消肿；黄芩、丹皮凉血清热；生荷叶、生艾叶、生侧柏凉血止血；陈皮、竹茹和胃安胎。方药虽似平淡无奇，收效出人意料，可见中医疗效之好坏，并不取决于药贵方奇，关键是辨证准确，圆机活法。

张镜人

清化湿热，和胃泄浊
益气养阴，慎用刚燥

张镜人（1923~2009），上海市第一人民医院主任医师，国医大师

湿热蕴阻，耗气伤阴，升降失序

从中医辨证看，不论急性或慢性肾功能不全，其病邪离不开湿和热，病位离不开脾和肾。一方面是湿热蕴阻，脾肾受累，气阴俱损，影响了营血的生化与肾阳的蒸腾；另一方面是脾肾衰弱，湿热困扰，清浊蒙混，阴阳乖乱，开阖失序。这种本虚标实、虚实错综的病理，产生了严重的连锁反应，因而病势沉危，险象环生。现举 3 例病案的证治，进行分析探讨。

周某　男，64 岁。

泛恶呕吐两旬余，询得 4 月 12 日突然高热至 39℃，伴恶心呕吐，当地医院按"上呼吸道感染"处理，予庆大霉素 16 万单位 / 日。1 周后热退，但恶心呕吐未止，继而颜面浮肿，尿少，仍给庆大霉素 24 万单位 / 日，其后又出现腰酸，肉眼血尿，血沉 42mm/h。B 型超声波示：前列腺炎。遂来沪治疗。4 月 29 日市某医院检查肾功能：肌酐 1060μmol/L；尿素氮 30.7mmol/L；尿检：蛋白（+），颗粒管型 0~1 个 /HP；B 型超

声波提示：两肾外形稍饱满，肾内结构稍模糊；肝功能：谷丙转氨酶56U/L，拟诊为"肾功能不全，尿毒症"。诊见：颜面灰滞，精神萎靡，口气秽臭，呕恶厌食，伴低热咽痛，夜宿不宁，脉形细滑，舌苔黄厚而浊腻，质暗。此外感风热之邪，内犯少阴，肾气受损，开阖失常，水湿潴留，邪毒内盛，充斥中焦，以致清气不升，浊阴不降，形成关格重证。急拟和脾胃以化湿浊。方拟：

炒白术 9g　赤白芍各 9g　土茯苓 15g　六月雪 30g　川连 3g　生甘草 3g　炒陈皮 6g　银柴胡 6g　连翘 9g　晚蚕沙包, 9g　黑大豆 30g　制半夏 6g　薏仁根 30g　石韦 15g　大蓟根 30g　白花蛇舌草 30g

复诊：1985 年 5 月 13 日。精神略振，呕恶亦止，但颜面发黄，纳谷呆滞。自诉曾口服透析药，因胃脘胀痛，泛酸而停用。5 天来仅进中药，诊脉细滑带数，舌黄腻，盖湿遏热伏，气机失调，胆液不循常道，与胃之浊气共并，因而面见黄色。治宜和中化浊，清泄胆热。

炒白术 9g　赤白芍各 9g　小川连 3g　土茯苓 15g　六月雪 30g　茵陈 30g　炒黄芩 9g　旋覆花包, 9g　代赭石 15g　制半夏 9g　薏仁根 30g　石韦 15g　白花蛇舌草 30g

复诊：1985 年 7 月 1 日，迭进和中化浊、清泄胆热之剂，面黄已退，低热呕恶均除，纳谷转香，小便通利，惟觉神疲乏力，脉细，舌苔薄腻，中州得运，湿浊渐化，少阳郁热亦获清泄。拟予健脾益肾，兼清余邪。

孩儿参 12g　生白术 9g　怀山药 9g　香扁豆 9g　女贞子 9g　旱莲草 15g　黑大豆 30g　赤白芍各 9g　薏仁根 30g　石韦 15g　大蓟根 30g　制半夏 6g　晚蚕沙包, 9g　白花蛇舌草 30g　香谷芽 12g

患者在中药治疗期间，曾经医院实验室检查 3 次，5 月 11 日查肾功能：肌酐 265μmmol/L，尿素氮 15.4mmol/L；肝功能：谷丙转氨酶 139U/L。5 月 28 日肾功能：肌酐 177μmol/L，尿素氮 4.6mmol/L；肝功能：正常。

6月26日肾功能：肌酐106μmol/L，尿素氮4.9mmol/L。肝功能：正常。临床症状亦逐步缓解，而获痊愈。

本例患者少阴肾气本虚，复感外邪，湿热交遏互阻，抗生素用量又较大，脾胃升降、肾气开阖因之受损，遂致清浊相干，上格下关。所以见黄疸者，盖湿与热合，侵及中清之府，胆液渗溢而引起，病情更为复杂。虑及脾主升清，胃主降浊，必先除其湿热，和其脾胃。湿热除，脾胃和，则升降自调，三焦通利，肾气开阖复常，或可济困扶危于万一。爰宗此旨，主用川连配半夏、陈皮以除湿热；白术配芍药、甘草以和脾胃；更参《温病条辨》宣清导浊汤方意，增入晚蚕沙一味，以奏协同之效。

叶某 女，51岁，初诊：1976年12月16日。

发热3天，咳嗽，胸痛，神志曚眬嗜睡，恶心呕吐，伴浮肿，腰部酸痛。体温39℃，血压150/100mmHg，面目四肢浮肿，贫血貌，两肺底呼吸音低，有干性啰音；胸透示：支气管肺炎征象；肾功能：肌酐234μmol/L，尿素氮30.7mmol/L，二氧化碳结合力20.1mmol/L；尿检：蛋白（+++），红、白细胞满视野；中段尿培养：大肠埃希菌阳性。拟诊为"慢性肾炎合并肾盂肾炎、支气管肺炎、氮质血症"，收住病房。

发热3天不解，咳嗽痰出黏稠，胸臂疼痛，神志似明若昧，泛恶呕吐，小溲量少，脉细数，舌根腻，前半光干。系脾肾气阴素虚，风温之邪犯肺，痰热内蒙心神，法当清热养阴，泄肺化痰。

皮尾参另煎代茶，9g　鲜石斛30g　南沙参12g　水炙桑皮15g　甜杏仁9g　连翘9g　银花藤30g　干菖蒲6g　水炙远志3g　天竺黄6g　陈胆星6g　小蓟草30g　六月雪30g　茯苓皮15g

复诊：1976年12月30日。热退神清已经1周，但昨起意识又转模糊，烦躁谵妄，肢体浮肿，小便短少，脉细滑，舌根腻，前半无苔，质淡。气阴两损，营血亦亏，痰浊挟热蒙蔽三焦，气化失司。再拟益阴养血，清热而化痰浊。

皮尾参另煎，代茶，9g　鲜石斛30g　丹参9g　川连3g　干菖蒲6g　水炙远志3g　竹茹6g　枳壳6g　六月雪30g　黑大豆30g　大小蓟各15g　天竺黄6g　陈胆星6g　赤猪苓各9g　钩藤后下，9g

中药治疗1个半月，浮肿消退，神识清晰，肾功能：肌酐132.6μmol/L，尿素氮10.4mmol/L，二氧化碳结合力22.9mmol/L；尿检：蛋白（±）。症状明显改善出院。至今随访稳定。

陈某　男，62岁，初诊：1980年1月30日。

4年来尿频量多，未予介意。至1978年4月感头晕乏力，测血压较高，虽经治疗，效果不显。今年1月份起症状加重，面色日渐苍白，并见心悸气短，腰脊痛软，下肢轻度浮肿，检尿常规及肾功能，均不正常而住进我院。当时查血压200/96mmHg，尿常规：蛋白（++）；血红蛋白45g/L；血肌酐760μmol/L；尿素氮24.9mmol/L。拟诊为"慢性肾炎、肾性高血压、肾性贫血、慢性肾衰竭"。入院后病情继续发展，出现嗜睡、呕恶。复查血肌酐990μmol/L，尿素氮49.9mmol/L，因不愿透析而采用中药治疗。诊见：面色苍白少华，动则心悸气短，头晕腰痛，嗜睡呕恶，口气秽浊，脉象虚弦，舌苔薄黄少润，质偏淡。系脾肾虚衰，气血暗耗，湿浊内停，肝阳浮越，胃失和降。治拟健脾化湿，益肾泄浊，佐以和胃清热。

炒白术9g　丹参9g　黑大豆30g　赤白芍各9g　川连3g　制半夏5g　炒陈皮5g　炒竹茹30g　炒枳壳5g　薏仁根30g　晚蚕沙包，9g　罗布麻叶后下，15g　六月雪30g　徐长卿15g　香谷芽12g

复诊：1980年2月7日。泛恶已减，仍嗜睡昏沉，口气秽浊，脉虚弦，舌苔黄，质淡少润，营血不足，气阴亦亏，痰浊中阻，清阳不展，再守前法。上方加皮尾参（另煎代茶）9g，干菖蒲6g，炙远志

3g，广郁金 9g。

中药治疗 1 月余，肾功能稍见改善，自觉症状好转，于 3 月 6 日出院，继续门诊治疗。11 月 18 日复查血红蛋白 57g/L，血肌酐 680.8μmol/L，尿素氮 30.3mmol/L，纳食均佳，生活自理，直至 1981 年底，因肺部感染未及时控制，病情变化而死亡。

慢性肾病迁延不愈，常损伤肾脏功能，导致肾衰竭。究其发病之端，莫不因于风邪湿热。客风易散，湿热难除。逗留的湿热，中侵伤脾，下注伤肾，累及脾肾气阴，日久气损及阳，阴损及血。脾愈虚则运化无权，肾愈虚则开阖失司，水湿困聚，浊阴不从下窍而出，凌逆上冲，多见面色萎黄暗滞，口气秽臭，纳呆呕恶，嗜睡神昏，小便不利等症。正虚邪实，切忌滋腻壅补，泄利攻逐。惟宜生晒参或皮尾参以益气阴，炒当归或紫丹参以和营血，并用川连温胆汤以化湿泄浊，徐长卿、六月雪清热解毒，晚蚕沙"走浊道而使之归清"，黑大豆补肾利水，尤所必须。正邪兼顾，每可缓解症状，延长生命。上述第 2 例，因风湿化热，耗伤阴液，痰浊内盛，蒙蔽窍络，故配合清热养阴，泄肺化痰，疗效甚为满意；第 3 例肾功能已濒衰竭，采用中药治疗，维持达 2 年，已超过国外文献报道 112 例血肌酐大于 88.4μmmol/L，平均仅能存活 210 天的统计。此乃中医药石之功。

肾功能不全的病理变化，前期多由湿热蕴阻，耗伤气阴；后期则为正气亏损，邪毒内盛。

一、湿热蕴阻，耗气伤阴

在肾功能不全的病变过程中，内蕴之邪湿积久，渐从热化，无形之邪热和有形之邪湿结合，致湿热逗留三焦，损伤脾肾气阴，升降开阖失常，当藏不藏，当升不升，当降不降，当泄不泄，精微（蛋白）不摄而漏出，水浊（血中废物）反而滞留。更由于癸损及乙，热灼伤阴，故出现一系列虚阳上扰的高血压及血尿等症。

二、正气亏损，邪毒内盛

病情的迁延不愈和失治误治，致使脾肾功能严重损害，湿浊得不到排泄，充斥中焦，清浊相干，于是肌酐及尿素氮升高，进一步气损及阳，阴损及血，正气大为耗伤，形成本虚标实、虚实并存的病理状态。

这一阶段的证候，常被认作脾肾阳虚，浊阴上逆。然本病初起，即以风邪夹湿热（如咽喉红肿疼痛，口干欲饮，苔薄黄）为多见。大部分患者于中期又都表现为口唇干燥，头晕，耳鸣，心烦寐差，溲少色赤，脉细弦滑数等气阴两虚的证候，有的可能与服激素有关。如按"脾肾阳虚"来解释，缺乏临床依据。至于晚期出现呕恶上泛，口气秽臭，苔垢腻等，亦反映并非单纯湿邪，而是湿浊，或是湿中夹热。如脾肾阳虚，水湿上泛，舌质应表现为滑润而胖嫩，惟此类患者往往是从偏红转为色淡，这是中虚不能受气取汁化赤为血，舌失充养之故。肾功能不全患者血红蛋白常低于正常水平，便是营血匮乏的凭证。应该承认，这是慢性肾功能不全病理转归的基本规律，在个别病例或病程的某个阶段，阴损及阳，时或也会显示阳虚的某些症状，但毕竟不是主要矛盾。

清化湿热，补益脾肾，标本同治

按以上分析的病机，对肾功能不全的治疗原则应为清化湿热，补益脾肾，标本同治。但在疾病的不同阶段，"扶"与"祛"究竟孰轻孰重，遇有兼证又该辨孰主孰次。如何从复杂的变化过程中，找出重点矛盾，抓住实质，这是辨证论治的关键。

一、清化湿热，补益气阴

当处于湿热蕴阻，耗气伤阴的阶段，临床可见头晕耳鸣，口干唇燥，咽嗌疼痛，面目浮肿，腰脊酸楚，夜寐欠安，溲少色赤，舌苔薄黄或黄腻，质偏红，脉象濡数或细弦滑。尿检蛋白增多，尚有管型及红细胞，肾功能检查已有中度减退，部分患者可见血压偏高。治则为补脾益肾，化湿清热，方宗保真汤化裁。用生黄芪、党参、白术、大生地、丹参、赤白芍、石斛、知母、黄柏、川断等。如脾气偏虚，去生地、石斛，加生晒参；肾阴偏虚，去黄芪、党参，加南沙参、枸杞子、二至丸。尤需注意者，如苔黄垢腻，切忌黄芪，防其壅补助湿，亦忌生地，恐其滋腻碍邪。血尿，选加仙鹤草、贯众炭、乌蔹莓、蒲黄炭、赤石脂等；尿蛋白高，选加薏仁根、石韦、大蓟根、蝉蜕；出现管型，选加莲须、芡实、扦扦活；血压波动，可酌加平肝潜阳的羚羊角粉、生石膏等。参照本病的病理，西医学认为系肾小球毛细血管腔阻塞，球囊腔内纤维蛋白沉积，肾组织缺血与缺氧，以及纤维组织增生等改变，与"瘀血"的病理基本一致，因而于辨证论治的方药中，可加入活血祛瘀之品，如赤芍、丹参、益母草等，或用丹参注射液 16~20ml 加入到 5% 葡萄糖溶液 500ml 中静脉滴注，每日 1 次，以扩张局部血管祛除瘀滞，改善肾脏有效血循环量与肾缺血状态，这不仅有利于促进肾功能的恢复，且对水肿、蛋白尿、高血压等，都有一定疗效，符合"血不行则病水"之说。后期有出血倾向，血小板黏附试验低于正常，则不采取此法。

补益脾肾药中，如黄芪、党参、茯苓、白术、生地、石斛、沙参、山药、知母等，已被药理研究证实，大都含生物活性多糖体，可以调整免疫机制，这对肾功能不全患者的免疫功能低下，具有积极的治疗意义。

二、邪毒内盛宜和胃泄浊，化湿清热，扶助正气

当处于正气亏损，邪毒内盛的阶段，肾功能严重受损，临床可见面色晦滞，神情萎靡，呕恶厌食，口气秽臭，浮肿，尿少或尿闭，进而出现头痛嗜睡，甚至昏迷，衄血，肢体抽搐等危象。这一阶段的证候极为复杂，虚实交错，变化迅速，临床用药必须随机应变。在表现有邪浊内盛，上格下关的氮质血症时，治宜益气养营，化湿清热，和胃泄浊，方宗黄连温胆汤加减。常用生晒参、生白术、赤白芍、川连、半夏、陈皮、竹茹、枳壳、晚蚕沙、黑大豆、土茯苓、六月雪等。此际正气已趋衰惫，而湿浊弥漫中宫，又急待宣化，故选择补而不腻、凉而不润的生晒参另煎代茶，寓扶正于祛邪之中。由于患者严重贫血，方中人参，亦即遵"精血不能速生，元气所当急固"的旨意。且本病的贫血，总因中虚生化无源，治疗时必须调补脾胃，促其滋生。如湿浊较重，腻苔满布，可少加苍术 5~9g，助白术、黄连化湿清热；黄连兼能止呕，最为理想；黑大豆利中善补，与晚蚕沙、土茯苓、六月雪都具有降尿素氮的作用；晚蚕沙和胃化浊，《温病条辨》称其"得蚕之纯清，虽走浊道而清气独全，既能走下焦之浊邪，又能化湿浊而使之归清"；遇呕吐频繁妨碍进食者，加玉枢丹 1.5g，温开水调送，或用姜汁少许滴舌；如出现神昏，则仿"菖蒲郁金散"意，酌加干菖蒲、炙远志、广郁金、胆星、竺黄等。与此同时，常配合中药生川军 9g，生牡蛎 30g，六月雪 30g，徐长卿 15~30g，皂荚子 9g，浓煎 100ml，保留灌肠，导滞泄浊。对因肾气开阖无权，水湿泛滥，高度浮肿的患者，亦可暂投五苓散以入肾启阳，温通阳气。一俟肿退尿利，病还其本，仍宜转入健脾益肾，继续耐心守治。病情稳定后，则根据王旭高"久病虚羸，胸无痞满者宜补肾，胸有痞满者宜补脾"的原则，或以地黄丸为主益肾，或以薯蓣丸调脾，巩固疗效。

三、慎用桂附，泻下当从直肠给药

对于肾功能不全的治疗，应审慎使用温下之法。分析本病的病机，主要是湿热久稽，以致气阴及营血耗竭，气损虽可及阳，但阳虚处于从属地位，气阴复则阳虚自复。妄投桂、附等刚燥药物，欲期温补，更伤阴血，误助邪火，临床上可见到部分患者出血症状加重。即使兼见阳虚征象，而需参用补阳之品，自应效"善补阳者，必于阴中求阳，则阳得阴助而生化无穷"的法则，以仙灵脾、巴戟天、苁蓉等药温润两顾。

尿毒症期，一般主张投温阳祛浊之温脾汤，冀从肠道排除氮质代谢产物。患者虽然湿浊内盛，但中气日益虚陷，阴血已趋衰竭。大黄破气伤正，附子耗阴助邪，愈虚虚，愈实实，非徒无益，抑且有害。惟临床观察，患者进服大黄，必致泻下，开始几天，神清气爽，诸症缓和，每在一周后转入嗜睡状态，旋即昏迷突变。十分清楚，大黄确能导滞解毒，问题是口服峻猛，诛伐过甚，虚体难支。因此，可改变给药途径，配入灌肠方内，并监以生牡蛎收涩敛阴。实践证明，大黄与其他药相合，保留灌肠，峻药缓用。便行 1 日，至多 2~3 次，溏而不泻，利而不伤，确可排泄潴留之代谢产物。

邹云翔

治肺肾肝脾，难循一法
用宣清疏补，惟求应机

邹云翔（1896~1988），著名中医学家

肺肾相关，从肺治肾

中医认为肺肾相关，急性肾炎多犯肺系，从肺论治，可使原发疾病及早处理。慢性肾炎从肺论治对于调整脏腑气化功能，亦有十分重要的意义。疏风宣肺、清肺解毒、降肺理气、养肺滋阴等法不但行之有效，而又注重了肺脾、肺肾、脾肾、肝肾、肺脾肾、肝肺脾肾、心肝肺脾肾等同病患者的治疗方法。

一、疏风宣肺法

适用于急性肾炎，风水相搏，水湿泛滥，以及慢性肾炎急性发作等出现肺卫症状者，如恶寒发热，头痛鼻塞，咳嗽，浮肿，脉浮等等。常用药物：若偏于风寒者，可用麻黄、杏仁、苏叶、荆芥、防风、防己、甘草等；偏于风热者，可用桑叶、薄荷、银花、连翘、牛蒡子、大贝、杏仁、桔梗、茅根、芦根等。夹湿加苍术、薏米；气虚加黄芪、白术；胸水明显可用三子养亲汤加减；颈项肿胀加海

藻、昆布。

二、清肺解毒法

适用于急性肾炎或慢性肾炎急性发作，肺经热毒较盛者。症见发热，咽喉肿痛，浮肿，溲少而黄，苔黄脉数等。治以玄麦甘桔汤合银翘散加减，常用药物有玄参、麦冬、桔梗、沙参、银花、连翘、牛蒡、甘草、芦根等。射干、山豆根、蝉衣、木蝴蝶、马勃、土牛膝等亦可酌情选用。如热重加黄芩、玉枢丹；口干加川石斛、花粉。

急性肾炎大多有上呼吸道感染、丹毒或皮肤化脓性疾患病史。肾气不足者，患以上疾病后，易于发生肾炎。如能在辨证治疗中注意病因，重视原发疾病的控制与预防，则肾炎的治疗就较顺利；如不注意对原发疾病的控制，则肾炎的治疗效果就差。如由急性乳蛾红肿引起急性肾炎者，常辨以风热蕴结咽喉。治以疏风清热，利咽解毒。以玄麦甘桔汤合银翘散加减治疗。若由皮肤疮疡引起者，则诊断为疮毒内攻性肾炎，治以清宣解毒，祛风利湿。以麻黄连翘赤小豆汤加减治疗，皆能获较快疗效。

三、降肺理气法

适用于急、慢性肾炎水湿泛滥、上逆清窍、肺气不利者。主要见症为浮肿，胸闷咳嗽，气急心悸，不能平卧，苔白，脉弦等，并且胸透见有胸腔积液。治以三子养亲汤加减。常用药物为川朴、香橼皮、大腹皮、苏子、葶苈子、白芥子、莱菔子、陈葫芦瓢、炙麻黄、杏仁、炙甘草。

四、疏达清渗法

适用于急性肾炎或慢性肾炎急性发作，由皮肤湿热毒邪内攻，稽留营血，伤及肾脏者。症见发热，浮肿，皮肤红痛，或患有疮疖、湿疹、疱疹等，脉数，苔黄。麻黄连翘赤小豆汤加减，常用药物有麻黄、连翘、赤小豆、荆芥、防风、生地、云茯苓、甘草、当归、丹皮、赤芍、茅根、芦根等。如皮肤疮疖、湿疹未愈者，需加清解渗利湿毒之品，如银花、紫花地丁、苦参、地肤子、晚蚕沙、绿豆衣、二妙丸、六一散、玉米须等。皮肤疮毒也可用玉枢丹醋调外敷患处，丹毒可用如意金黄散麻油调敷。

烂喉痧之后所患肾炎，若毒邪未彻，营热未透者，亦须清营透达，可用荆芥、防风、银花、前胡、生地、丹皮、茅根、芦根、六一散、生薏米等。若咽喉腐毒未去，疫痧未化，则仍宜清咽化痧，可用玄参、桔梗、甘草、牛蒡子、制僵蚕、马勃、丹皮、赤芍、连翘等，咽喉部可用锡类散吹之；若有低热不退者，加青蒿、银柴胡、白薇、地骨皮之类；气虚加黄芪、太子参。

五、培补实表法

适用于急、慢性肾炎肺气虚弱、卫外不固而易患感冒者。主症有气短乏力，汗多恶风，脉细，苔薄白。有的自觉症状不著，但尿常规检查异常，易发感冒。有的则常发咽部炎症，尿检结果亦因之愈差。治以玉屏风散加味。常用药物如黄芪、防风、白术、南沙参、糯根须、浮小麦、甘草、冬虫夏草。感冒时以气虚外感论治，咽红疼痛加玄麦甘桔汤。

六、养肺滋肾法

适用于急性肾炎恢复期，以及慢性肾炎出现肺、肾阴虚者。主症有干咳少痰，低热咽干，咽炎及扁桃腺红肿疼痛，腰酸倦怠，脉细，苔少质红等。尿常规检查结果常随咽部炎症反复发作而更趋异常。治以麦味地黄汤加减。常用药物为沙参、玄参、麦冬、五味子、百合、地黄、山萸肉、山药、云茯苓、枸杞子、芦根。如咽痛明显，加桔梗、生甘草、射干、牛蒡子等。

七、补气行水法

适用于急性肾炎及慢性肾炎水肿明显，属于肺脾气虚者。症状可有气短纳少，面肢浮肿不易消退，大便溏薄，脉细，苔薄白，易感冒而导致水肿反复消长。治以防己黄芪汤加减。常用药物有黄芪、防己、防风、党参、连皮苓、薏米、炒山药、炒白术、甘草。黄芪剂量用 30~60g。

顾护后天，调理脾胃

中医一向重视顾护脾胃，认为病者有胃气则生，无胃气则死，药物的作用须藉胃气敷布，所以非常重视调理脾胃的功能，以补后天而养先天。凡见脾胃虚弱者都以健脾和胃入手，喜用甘缓和络。医生如司厨，用药配伍必须注意调味，以适合患者所好。平时慎用苦寒伤败胃气之方药。虚实夹杂，则应扶正祛邪。

一、健脾益气法

适用于慢性肾炎隐匿型或急性肾炎恢复期脾虚气弱者。主要症状有气短纳少，倦怠无力，有时腹部微胀，大便不实，脉细，苔薄白，浮肿轻微，有的患者无自觉症状，仅为尿检异常。补中益气汤或参苓白术散、香砂六君子汤等均可加减运用。常用药物如党参、黄芪、炒白术、炒山药、云茯苓、薏米、炒扁豆、法半夏、陈皮、炙甘草等。如腹胀气滞症状明显，可加木香、砂仁、佛手片、防风等。

二、运脾化湿法

适用于慢性肾炎或急性肾炎恢复期出现脾虚湿困者。症状可见胸脘胀闷，纳少便溏，头重微肿，脉细濡，苔白腻。治以胃苓汤加减。常用药物有苍术、白术、薏米、云茯苓、半夏、陈皮、炒山药、炒扁豆、甘草、谷麦芽。如浮肿明显，可加温阳利水之品。

三、和胃降逆法

适用于急、慢性肾炎胃气上逆者，症状以恶心呕吐、不能进食为主。治以旋覆代赭汤加减。常用药物有代赭石、旋覆花、法半夏、陈广皮、姜竹茹、云茯苓、潞党参、薏米、谷芽、麦芽。偏于胃寒者加干姜、吴萸、肉桂；便溏者加炒山药、炒扁豆、补骨脂；偏于胃热者加川连、黄芩；偏于湿浊者加苍术、白术。临床常以吴萸配川连，或肉桂配川连，清温并用，苦辛通降。

四、健脾补肾法

适用于慢性肾炎及急性肾炎恢复期脾肾两虚者。主症为胃纳减少，腹胀便溏，神疲无力，腰府酸痛，耳鸣耳聋，浮肿轻微，脉细，苔白。常用药物有党参、黄芪、白术、云茯苓、薏米、山药、枸杞子、生地、川断、桑寄生、炒巴戟天、陈皮、冬虫夏草等。阳虚明显者加桂、附、鹿角片、紫河车等。

五、补气养血法

适用于慢性肾炎及急性肾炎恢复期气血两虚者。主要症状有面色㿠白，头昏心悸，气短神疲，脉细弱，苔白质淡。治以人参养荣丸加减。常用药物有黄芪、党参、白术、茯苓、磁石、枸杞子、当归、白芍、骨碎补、补骨脂、红花、丹参、鹿角片、阿胶。

维护肾气，治病求本

维护肾气，加强肾脏的气化功能，是治疗肾病的根本原则。维护肾气的措施，一方面在辨证中佐以益肾之品，如川断、桑寄生、杜仲、枸杞子、地黄等品，又根据患者某些体虚正亏的具体表现而注意扶正祛邪；另一方面需忌用伤害肾气的药物，防止克伐肾气，亦即避免过用苦寒、辛凉之味，必须用时，用时宜短，剂量要小，同时要注意适当的配伍。如黄柏与苍术同用；知、柏常配肉桂；川连伍以吴萸等。西药抗生素及磺胺类药物等常致伤肾，临床要慎用、少用，尽量不用。

一、温阳利水法

适用于慢性肾炎及急性肾炎全身浮肿属脾肾阳虚者。主症可见面、肢、胸、腹一身尽肿，迁延不已，面色㿠白或黧黑，腰酸乏力，肢冷畏寒，大便不实，腹胀气急，脉沉细，苔白质淡，有齿痕。治以金匮肾气丸加减。常用药物有附子、桂枝、川椒目、巴戟天、胡芦巴、干姜、陈皮、黄芪、云茯苓、薏米、山药、商陆、车前子。胸水明显者合三子养亲汤，也可用控涎丹对症处理。若腹水明显，腹胀难忍者，可加用行气利水之品，如大腹皮、香橼皮、广陈皮之类。如气分药不效，可加用养血和络之品，如当归、白芍、桃仁、红花等。水肿重症，本虚标实，阳虚阴盛者，重在温阳，剂量宜重，附子可用30~60g，但须久煎150分钟以上，以去其毒性而存其温阳之效力。对于本虚标实之肾炎水肿重症，峻猛逐水，泻水，抽取胸水、腹水的方法，均不相宜。

二、滋养肝肾法

适用于慢性肾炎肝肾阴虚者，主要症状有头昏头痛、耳鸣眼花、咽干少饮、腰酸乏力、脉细弦、苔薄质红等。血压升高，治以杞菊地黄丸加减。常用药物有制首乌、枸杞子、菊花、制豨莶、牛膝、杜仲、生地、红花、磁石、山萸肉、云茯苓、怀山药、阿胶。

三、补肾固摄法

适用于慢性肾炎，症见头昏耳鸣、腰腿酸软、遗精滑泄、脉细、苔薄白者。治以金锁固精丸合水陆二仙丹加减。常用药物为沙苑蒺藜、芡实、莲子须、煅龙骨、煅牡蛎、桑螵蛸、金樱子、菟丝子、怀山药、枸杞子。偏于阴虚者加白芍、桑椹子、地黄、女贞子、五味子、阿胶等品；偏于阳虚者可加巴戟天、杜仲、鹿角霜、紫河车等。

四、补气养阴法

适用于慢性肾炎及急性肾炎恢复期气阴两伤者。主要症状有气短乏力，头昏眼花，口干心烦，睡眠不实，脉细弦，苔薄白，舌质红；或兼血压升高。常用药物有黄芪、党参、川石斛、制首乌、枸杞子、杭白芍、麦门冬、熟枣仁、厚杜仲、生地黄、川续断、广陈皮。

五、阴阳并补法

适用于慢性肾炎、急性肾炎恢复期阴阳两虚者。主要症状有精神萎靡，倦怠无力，头晕腰酸，面黄，肢冷畏寒，腰酸体软，不浮肿或浮肿不著，脉沉细，苔白质淡。部分患者有不同程度的肾功能下降。常用药物有附子、肉桂、紫河车、鹿角片、川续断、炒巴戟天、淫羊藿、地黄、枸杞子、阿胶、全当归、杭白芍、云茯苓、广陈皮。

久病入络，养肝活血

人体的经络，是上下内外运行血气的通路。脉之真者为经，支而横者属络，络之别者为孙络，经即大地之江河，络犹原野之百川，经络相贯，如环无端，经络血气运行通畅，则百病不生。一有怫郁，诸病皆生。

慢性肾炎，浮肿而夹有瘀血症状或妇女经闭；或水肿重症，尤以腰以下肿甚，腹水明显而采用其他各法治疗不效者，主要症状有全身浮肿，尿少，面部轻微浮肿，但腹部膨大，经久不消，面色灰滞黧黑，脉细，苔白，质紫暗或见瘀斑。此类水肿，除与肺脾肾失调有关外，尚与肝络瘀阻有关。盖肝为血海，主一身之气机，久病入络，故从气分用药不效，而应从血分求之。养肝活血，每能见效，治以桃红四物汤加减。常用药物有桃仁、红花、当归、白芍、杞子、淡附片、益母草、鲍鱼、酒炒牛膝、三七粉、大黄䗪虫丸。并常配用生黄芪、党参以益气行血；伍用连皮苓、薏米以健脾渗利。

将活血化瘀法运用于肾病，诸如急、慢性肾炎，肾性高血压，多囊肾，肾功能不全等，通过养肝活血、通滞行血，以增强肾气，常取得满意疗效。

清热渗湿，疏滞泄浊

肾为水脏，气化不及，水湿内滞，郁而化热，故急、慢性肾炎颇多湿热内蕴者。主要症状有口苦而黏，溲黄而浑，或有尿频尿急尿痛，脉细濡而数，苔黄腻。治以胃苓汤合滋肾丸加减。常用药物有制苍术、生薏米、法半夏、广陈皮、云茯苓、黄柏、肉桂、知母、茅根、芦根、车前草、六一散。

慢性肾炎运用激素后尿蛋白不消，或因无效且激素副作用较明显而停药者，主要症状为浑身疲乏无力，胃纳减少，有药物性柯兴综合征，妇女经闭，脉细，苔白腻。上述诸症乃人体升降出入功能紊乱，气血、痰湿郁滞经隧，阻于络脉肌腠所致。治以越鞠丸加减。常用药物如苍术、薏米、香附、郁金、合欢皮、半夏、陈皮、当归、红花、川芎、桃仁、神曲、茯苓、芦根等。汗出较多加糯根须；痰多加橘络、冬瓜子；腹胀加木香、佛手；口干加川石斛、花粉；气虚加党参、黄芪、大枣；腰痛加川断、桑寄生、功劳叶等。

慢性肾炎的治疗，除应抓住脾肾外，同时还必须注意脏腑阴阳气血之整体调理。以肾病型为例，常见应用激素无效，且因副作用明显而停药者，症见全身倦怠无力，胃纳减退，呈满月脸，水牛背，围裙腹，于腹部及大腿内侧常有紫纹，皮里膜外，水饮滞留。若系妇女，还见经闭等症状。我认为此系服用激素之后，人体升降出入之功能紊乱，初伤气分致气机怫郁阻滞，久延血分致气滞血瘀，变气血精微为湿浊痰瘀，阻于脏腑络脉肌腠而成病，辨证为湿郁络阻。为此创用疏滞泄浊法，以疏其气血，泄其湿浊痰瘀，使失常之升降出入功能得以恢复。取方常以越鞠丸加减：制苍术、生薏米、制香附、神曲、郁金、合欢皮、法半夏、陈皮、当归、红花、川芎、桃仁、茯苓、芦根等。汗出较多，加糯稻根须；痰多，加橘络、冬瓜仁；腹胀，加木香、佛手、香橼皮；口干，加石斛、花粉；气虚，加党参、黄芪、大枣；腰痛，加川断、桑寄生、功劳叶等。通过多年临床实践，此法有较好效果。值得提出的是，根据临床体会，苍术对控制湿邪效果甚为显著。

一、肾阳衰微，肺气郁闭

症见全身酸楚，小便不利，舌润脉沉。病机在于肺不通调，肾阳衰微，开合失司，治宜宣肺温肾，上下合治。我用仲景桂枝去芍药加麻辛附子汤，疗效较著。麻、桂宣肺利水；附子温肾阳；细辛入少阴，温肾除水。妙在麻、附合用，一则宣肺气祛风邪，以助通调；一则温肾阳消阴霾，以助开合，为治此证的有效方剂。如治孙某，女，35 岁，工人。罹水肿 8 个月，全身浮肿，尿量 200~300ml/d，手足稍有厥冷，全身乏力，肢节酸楚，舌苔白滑，脉象沉，尿蛋白颗粒管型 1~3 个 /HP，血浆蛋白 57g/L，白蛋白 30g/L，球蛋白 27g/L。诊为肾病综合征。经用泼尼松等无效，始于 1987 年 4 月 20 日来门诊求治。脉症合参属阴水，无腹胀便溏脾阳衰证，应从肺肾合治，宜宣肺温肾法。

麻黄 10g　附子 15g　细辛 5g　桂枝 15g　甘草 10g　生姜 15g　红枣 3 个　益母草 30g

水煎服。服药 6 剂，尿量增至 1500ml，浮肿大消，全身较前有力。继续服用上方 6 剂，浮肿全消，尿蛋白（+），余皆转阴，患者携上方回家服药。7 月 2 日来复诊，自述服药 20 剂，尿蛋白（±），血浆蛋白、胆固醇皆恢复正常值。

二、肾病综合征用过激素后，多见寒热错杂证

肾病综合征的顽固性水肿、蛋白尿，大多数患者用过激素后出现寒热错杂证，既见尿少浮肿、口干舌燥、咽喉赤痛、舌赤脉滑，同时又见面㿠肢冷、畏寒腰痛、手足不温、腹胀便溏等。此为肺热失于清肃，脾肾阳虚运化失职，关门不利。治应清上温下，寒温并用。药用：

麻黄 15g　生石膏 50g　苍术 15g　连翘 20g　瞿麦 20g　萹蓄 20g　滑石包，20g　西瓜翠衣 50g　附子 15g　苡仁 30g　泽泻 15g　花粉 15g

本方为越婢加术汤与瓜蒌瞿麦丸合方化裁。病机错综，涉及肺脾

肾三脏，属上热下寒之证。笔者经验，凡肾炎水肿，中西药罔效，多为此类情况，本方颇效。如近治孙某，男，3岁。患肾病综合征1年余，初用激素有效，停药后水肿更剧，小便不利，尿蛋白（++~+++），再用泼尼松效不显，脉滑，手足厥，口舌干燥，苔白舌红，腹胀便溏，腰痛乏力，嗜卧。此为寒热错杂证，投以本方，附子用至15g，连服18剂，水肿全消，尿蛋白转阴。可见此方之效，但必须掌握肺脾肾寒热错杂之病机，用药方能切中肯綮。

三、慢性肾炎、肾病综合征有属脾湿胃热者

慢性肾炎、肾病综合征有属脾湿胃热，湿热中阻，升降失司，症见小便利、大便不爽、口干口苦、脉沉或沉滑者，治宜分消法。药用：

黄芩15g　川连15g　砂仁10g　川朴15g　枳实15g　半夏15g　泽泻15g　陈皮15g　知母15g　干姜15g　茯苓15g　猪苓15g　姜黄15g　白术15g　党参15g　海藻30g

本方为东垣之中满分消丸加海藻，方中黄芩、姜黄除满；二陈汤除痰；四苓散利湿；加海藻以软坚利水。合而为剂，对脾湿胃热、升降失常、水湿潴留之肾炎水肿、蛋白尿具有捷效。近治李某，女，5岁。患肾炎2年余，中西药用之甚多，初有效，继则无效。腹满膨大，腹水征（+），呕恶不食，尿蛋白+，颗粒管型2~5个/HP，红细胞2~3个/HP，肾功能检查在正常范围，手足心热，小便不利，色黄，口干口苦，大便不爽，舌苔厚腻，脉象沉。予此方服6剂，尿量增至1500ml/d，食纳好转。继用上方化裁，连服10剂，尿量至2000ml/d，浮肿全消，尿蛋白（+），携方回家。

四、肿微尿蛋白甚多，此属气阴两虚夹有湿热

慢性肾炎，水肿消退后，尿蛋白不消退，或者开始即无浮肿，仅大量蛋白尿，临床表现为面肿浮、色㿠白，脉象沉滑，此为气阴两虚夹有湿热。治宜益气养阴，清利湿热。药用：

黄芪 50g　党参 30g　石莲子 15g　地骨皮 15g　柴胡 15g　麦冬 15g　车前子包, 15g　萆薢 20g　土茯苓 25g　益母草 30g　白花蛇舌草 50g　甘草 10g

此方治疗肾炎水肿消退后，蛋白尿不消者有一定疗效，但若水肿不消者当先治水，待肿消后方可用此方。近治崔某，男，38 岁。患肾炎 2 年余，无浮肿，仅见腰酸乏力，手足掌心热，余无所苦，舌尖赤苔白，尿蛋白（+~+++），辨证为气阴两虚，以此方化裁，连服 60 余剂，尿蛋白（±~+），诸症悉除而基本缓解。

邹云翔

肾劳沉疴，切勿株守一法
顾护脾肾，惟求辨证收功

邹云翔（1896~1988），著名中医学家

对尿毒症病机，一般认为是肾病日久，因失治或误治致肾功能日益衰退，气血阴阳虚惫，肺脾心肝等内脏功能亦为之虚损，故在治疗上处处维护肾气，以求增一分元阳，多一分真阴。

治疗肾病与治疗其他疾病一样，除强调维护肾气外，还非常重视保护胃气，反对使用败伤胃气之方药。症见呕哕不能食者，乃由肾气衰败，内毒蕴于胃腑，致气逆不降，治应健脾益肾，和胃降逆；内毒蕴肠，气虚下陷，致大便溏泄不已，治宜健脾升阳，补肾暖土；如血枯肠燥，大便干结者，则以养血润肠、清养肺气治之。

尿毒症病情复杂多变，治疗要重视辨证施治，整体治疗，不要见肾只知治肾。如董案（见后），病发于暑天，症以呕吐为主，辨证为暑热呕吐，以清暑益气，芳香化浊，和胃降逆等法治疗而获良效。又如赵案（见后），为肝肾阴虚，气血两亏，从滋肾柔肝，补养气血等法治疗并配合药酒和血通脉，使肝肾功能获得改善。亦有阴阳气血虚损症状明显者，根据阴阳互根，气血相关，脏腑之间相互制约和依存的关系，注意运用补益气血，调摄阴阳，肺脾肾心肝并治等法，获得效验。若见面色黧黑灰滞，唇舌瘀紫，或女性患者有经闭等症状者，用

活血化瘀，和血通脉之品皆能有效。如有出血，可用健脾统血、补气摄血、滋阴清热、温经摄血、补肾固摄等法。如出血量多，虚脱衰竭者，可用回阳救逆等法。

1. 鼓舞胃气

炒秫米 15g　生谷麦芽各 9g　鲜莲子 15g　小红枣切开，7 个　炒陈皮 3g　佛手 3 片

2. 消除腹水

炒秫米 15g　生谷麦芽各 9g　鲜莲子 15g　小红枣切开，7 个　炒陈皮 3g　佛手 3 片

3. 消除腹水

金匮肾气丸引，包煎，　饭赤豆杵，15g　车前子包煎，15g

4. 清养肺气

南沙参 9g　北沙参 9g　炒潞党参 15g　活磁石先煎，9g

5. 活血化瘀

桂枝尖 2.4g　炒当归 9g　焦白芍 9g　川红花 9g　炒桃仁 9g

根据《内经》"肾主骨""肾生骨髓"，以及"肾者，作强之官，技巧出焉"等理论，对肾性贫血、肾性骨痛，运用强肾坚骨填髓之法而取得了较满意的疗效。

赵某　男，38 岁，1966 年 9 月 16 日初诊。

患者于 1958 年因浮肿乏力，尿检异常，被某医院诊断为慢性肾炎，经治疗，病情稳定。1966 年 5 月下旬，恶寒头痛，气短乏力，眼睑浮肿，腹胀便稀，日行五六次，无脓血及黏液，继则呕吐，而于 5 月 25 日住入某医院。经检查，腹部有移动性浊音，尿检：蛋白（++），脓细胞 0~1 个 /HP，颗粒管型 0~3 个 /HP，尿浓缩稀释试验：夜尿总量 1400ml，比重 1.009，血非蛋白氮 51.8mmol/L，二氧化碳结合力

14.7mmol/L，血钾 4.28mmol/L，钠 102.6mmol/L，氯化物 106mmol/L。诊断为慢性肾炎、早期尿毒症。经西医治疗，病情有所好转，于 1966 年 7 月 1 日出院。9 月 16 日，由单位医务室医师陪扶求诊。症见头昏乏力，腰府酸痛，苔色淡嫩，脉象细弦。血压 170/100mmHg，尿检仍有蛋白、管型、红细胞、白细胞等。证属肾劳，气血不足，肝肾两虚，治当兼顾。

潼沙苑 9g　白蒺藜 9g　枸杞子 12g　煅磁石先煎，18g　怀牛膝 5g 西当归 9g　绵黄芪 9g　潞党参 9g　炒红花 5g　金狗脊 9g　核桃肉 9g 炒菟丝子 12g　南沙参 9g　海蛤壳先煎，9g

药后精神好转，至 10 月，尿常规检查蛋白阴性。时觉腹胀，吃凉性食物后腹胀明显，甚则腹泻。系脾肾阳虚之征，以原方加胡芦巴、紫河车、佛手片后腹胀减轻，然头昏腰酸仍作。1967 年 4 月加服药酒方。

制狗脊 15g　炒巴戟天 15g　怀牛膝 15g　川断肉 15g　西当归 24g 麦门冬 12g　潞党参 15g　大熟地 9g　杜红花 9g　小红枣切开，7 个　陈橘皮 9g　生薏米 9g

用优质黄酒 1.25kg，浸 1 周后服用。服药酒后头昏好转，但停药后即发。配合煎剂持续服用。

1967 年 5 月中旬起，又纳少，便稀不能成形，矢气频转，从扶脾升阳、芳香化湿法治疗。处方如下：

午时茶 3g　炒山药 12g　炒扁豆 12g　炒党参 9g　云茯苓 9g　焦六曲 9g　干荷叶 9g　藿香正气丸吞服，5g

药后胃纳好转，大便成形。又继服补益肝肾原方。于 1967 年上班，参加工厂轻工作。1969 年 8 月复查血非蛋白氮 27.4mmol/L，二氧化碳结合力 24.2mmol/L。1970 年起参加重体力劳动。

1971 年 6 月 23 日，因工作忙累，致腰酸头昏，口干便难，肢麻抽摇。尿检：蛋白（++），红细胞（+++）。脉细缓。血压110/90mmHg。仍宗补益肝脾肾法，服用汤剂、药酒。

汤剂方

炙黄芪 18g　潞党参 18g　枸杞子 15g　川石斛 12g　功劳叶 15g　怀牛膝 9g　活磁石先煎，9g　佛手片 9g　杭白芍 12g　炒山药 12g　二至丸包煎，9g

药酒方

制狗脊 18g　巴戟天 18g　制首乌 30g　枸杞子 46g　大熟地 24g　潞党参 30g　潼沙苑 30g　怀牛膝 30g　川断肉 30g　杭白芍 15g　炒川连 9g　黑玄参 24g　肉桂心 0.5g　炒杜仲 24g　西当归 18g

黄酒 1.5kg，浸 1 周后服用。

上药服至 1971 年 7 月初，头晕，肢麻，抽搐等症均好转，服至 7 月底，尿常规检查蛋白阴性，肾病已达临床治愈。症情稳定而停服中药。1977 年 8 月，患者来本院复查，自觉无不适感，体力充沛，能参加重体力劳动，已长期不服任何药物。观其面色红润，复查血尿素氮 6.4mmol/L，肌酐正常，二氧化碳结合力 22.8mmol/L，血浆白蛋白 46g/L，球蛋白 30g/L，胆固醇 6.6mmol/L。

本例肾劳，气血阴阳俱虚，脾肾功能衰退，木失涵养，肝阳上亢，故用气血双补，阴阳平调，健脾益肾以养肝木。必须坚持长期用药，方能获得如此效果。

临床常用药酒方治疗肾功能不全，大多有效。肾功能不全，症见血脉不和，肾络不通，邪气蕴结，腰府酸痛，血压升高者，用调补之剂，和血通络之品，黄酒浸渍，去渣取汁服用，其效较之丸散膏丹为佳。盖酒能行药性之滞，通邪气之结，逐隧道之涩，和血脉之壅。药酒尚有能长久保存，服用方便，患者易于接受等优点。

药酒制法有两种：①将药料浸渍酒内，密封，经过相当时期（夏天1周，冬季适当延长），去滓应用；②将药料浸酒中，置瓦罐中隔水加热，至酒沸腾，然后连滓入缸内，趁热密封，静置相当时期，去滓澄清，收贮备用。

暑热呕吐（慢性肾炎、尿毒症）

董某 男，43岁，干部，1970年7月16日初诊。

1970年7月初发热腹泻，日解20余次，质稀如水，呈酱油色，稍带黏液。前几年有腰酸乏力病史。曾用抗生素而热退，大便次数减少。但又反复呕吐，吐出深咖啡色液体，不欲进食，大便色黑。诊断为上消化道出血而于7月7日住入某医院。入院后仍呕吐不止，尿量减少。尿检：蛋白（+++），血非蛋白氮130.6mmol/L，二氧化碳结合力19mmol/L，肌酐1149μmol/L，血钾1.75mmol/L，钠142mmol/L，氯化物107mmol/L。诊断为慢性肾炎尿毒症，尿毒症性胃炎，上消化道出血。采用补液、纠酸、补钾、止血等措施，出血减少，但仍呕吐不能食，于7月16日会诊。

病始腹泻发热，继则呕逆频仍，今已泻止热退，但恶心呕吐，不思饮食已周余，口渴不欲饮，大便已由酱色转为棕色，精神倦怠，卧床不起，脉细数（96次／分），舌绛。血压130/80mmHg，暑热为患，致胃逆呕恶，病势重笃，未可忽视。治当清暑益气，芳香宣浊，和胃降逆。

鲜荷叶9g 广藿梗9g 紫苏叶9g 潞党参12g 川石斛12g 姜汁炒川连3g 姜竹茹9g 云茯苓15g 佛手片9g 六一散包煎，12g 炒红花9g 鲜芦根去节，30g

西药继用补液、补钾、补钙等措施治疗。

7月18日二诊：前拟清暑益气方，昨日呕吐已减，今欲进饮食。

复查血非蛋白氮降为 81.3mmol/L，病有转机，仍以原法踵进。

生黄芪 12g　潞党参 15g　鲜荷叶 5g　广藿梗 6g　云茯苓 15g　川石斛 9g　焦白芍 9g　炒川连 2.4g　扁豆衣 12g　炒红花 9g　鲜芦根（去节）60g

7 月 20 日三诊：食欲略振，已能进些饮食，精神好转，口不渴。血非蛋白氮下降至 64.2mmol/L，二氧化碳结合力为 25.5mmol/L，血钾 2.9mmol/L。从 18 日后停止补液、补钾等措施。食后仍感胃部不适，偶感恶心，脉细数（104 次 / 分）。血压 140/90mmHg。方拟斟酌前制，以冀续效。

紫苏叶 1.5g　炒川连 2.4g　姜竹茹 12g　鲜荷叶 5g　潞党参 9g　云茯苓 12g　枸杞子 9g　肥知母 9g　黄柏炭 3g　江枳实 3g　生玉竹 9g

7 月 22 日四诊：泛恶已止，纳食增加，胃气已醒，脘不胀痛，大便色黄，质已成形，小溲通畅，浮肿退，寐不实，脉细数（96 次 / 分），苔色正常。查血钾 4.05mmol/L，病情已趋稳定。昨日上消化道钡餐透视未见异常。原方有效，再拟化裁前制。

紫苏叶 0.9g　姜川连 1.8g　潞党参 12g　云茯苓 12g　鲜荷叶 3g　广藿梗 5g　生薏米 12g　枸杞子 12g　炒玉竹 5g　炒陈皮 3g

7 月 28 日五诊：病情大有好转，自觉不适感消失，食欲佳。查血非蛋白氮 55.6mmol/L，酚红排泄试验 30%（2 小时）。血压 140/96mmHg。病势已稳定。脾虚两亏，气血两虚。予健脾补肾，补气养血，图本治疗。

潞党参 12g　云茯苓 12g　枸杞子 9g　活磁石先煎，9g　骨碎补 9g　西当归 9g　杭白芍 9g　真阿胶烊化冲入，3g　熟枣仁杵，9g　炒玉竹 5g　炒陈皮 3g

经上方治疗至 9 月中旬，已无不适之感，尿复查无异常，肾功能正常，血化验红细胞 3.59×10^{12}/L。至 11 月 11 日复诊时，症情稳定，以原意巩固之。

潞党参 15g　淡附片 3g　枸杞子 12g　西当归 9g　紫丹参 9g　单桃仁杵, 9g　杜红花 9g　柏子仁 12g　朱茯苓 9g　炙远志 6g　炙甘草 3g

服至 11 月底停药，参加车间轻体力劳动。1971 年 5 月复查酚红排泄试验已升至 72%（2 小时）。

1973 年 2 月，发热后病情反复，腰痛乏力，胸痛心悸。2 月 22 日查血非蛋白氮 40.6mmol/L；尿检：脓细胞（++），红细胞（+++）；血压正常。脉细数（120 次分），苔薄腻。从补气通阳，健脾化湿，活血化瘀，滋阴宁心法治疗。

潞党参 24g　薤白头 5g　瓜蒌仁 9g　制苍术 5g　单桃仁 9g　杜红花 9g　紫丹参 9g　朱云苓 9g　川石斛 15g　二至丸包煎, 12g　杭白芍 9g　芦苇根去节, 60g

服药后自觉症状逐渐消失，各项化验亦恢复正常，至 4 月份停药，上班工作，但劳动时体力仍差。至 1976 年后，体力渐复正常，可参加重体力劳动。1978 年 5 月来院复查，形体壮实，面色红润。自述胃纳很好，日进 0.6kg。自 1973 年 4 月份停药之后，直至 1978 年夏季，未再服药。1978 年 6 月 1 日复查，血尿素氮 5.2mmol/L，二氧化碳结合力 26.1mmol/L，肌酐亦正常，胆固醇 6.1mmol/L，血压 116/78mmHg，尿检：偶见透明管型。追访 8 年，肾功能恢复较好，疗效巩固。

张琪

辨证循规律，应机拟效方

张琪（1922~　），黑龙江省中医药研究院研究员，国医大师

肾炎有水肿、血尿、蛋白尿、高血压、贫血、氮质血症等表现，属于中医学多种疾病范畴，如肿胀、虚劳、尿血、腰痛、眩晕等。临床表现有以水肿为主者，称为"肿胀"；有的水肿消退或无水肿，而以显微镜下尿液中蛋白、管型为主，特别是大量蛋白尿、血浆蛋白含量低，患者表现有面色㿠白，倦怠无力，五心烦热，气血亏耗，属于中医学"虚劳"的范畴；或以肉眼及显微镜下血尿为主者，皆从血尿论治。肾炎患者多伴有腰痛，"腰为肾之府"，故又应从"腰痛"中求之。高血压型肾炎多出现头痛眩晕，又属于"头痛""眩晕"之疾患。肾功不全，氮质血症而出现贫血：恶心、呕吐，又当隶属于中医"虚劳"及"呕吐"门。总之，肾炎涉及病证较多，不能单从"水肿"一种病考虑。下面就肾炎的水肿、蛋白尿、血尿、氮质血症的辨证论治规律分述之。

水　肿

一、外邪束肺，三焦气化不利

风寒湿热之邪外侵，阻遏肺气，三焦气化不利，起病急，初时恶

寒，发热或无热，咳嗽气逆，口渴，全身水肿，皮色光泽，以头面、颊、颈部为甚，尿少，舌苔薄白，质淡，脉滑或滑数。血压偏高，尿蛋白（+++~++++），有程度不同的血尿及颗粒管型。治则：宣肺、清热、利水。

肾一方

麻黄 15g　生石膏 50g　苍术 15g　杏仁 15g　西瓜皮 50g　车前子 25g　红小豆 50g　鲜姜 15g

（1）本方的作用为宣肺、清热、利水。适用于急性肾炎或慢性肾炎急性发作，属于湿热侵袭、肺气郁闭、水气不行、小便不利所形成的水肿。因挟风邪，故称"风水"。

（2）本方主药为麻黄，辛开肺气，宣散邪气；杏仁开降肺气；西瓜皮、车前子、苍术、红小豆调理脾肺，除湿利水消肿；石膏清热，使肺气得以肃降。"肺为水之上源"，肺气清则小便利。肿甚者，麻黄可重用 15~25g。并发感染时，可选加连翘、银花、公英、地丁、白花蛇舌草等清热解毒。

（3）若本症出现肾阳衰，如面色㿠白、畏冷、肢端冷、舌润口和等，可于方中加入附子 15~25g（附子须先煎）。麻附合用可宣肺气、温肾阳，附子与石膏寒热并用，一清肺一温肾，并行不悖，相得益彰。

二、脾虚湿滞

脾气虚不能运化水湿，气滞水蓄，以腹水为主症者，多见于慢性肾炎、肾病综合征，临床表现为尿蛋白（+++~++++）、血浆蛋白低、胆固醇升高，可有管型。症状：水肿，腹胀满，食欲不振，小便不利，全身重着，口淡神疲，面㿠白，腰痛无力，大便溏；舌淡苔白滑或白腻，舌体肥大，脉象沉缓或沉弱。治则：健脾、理气、利水。

肾二方

猪苓 20g　茯苓 30g　木瓜 10g　槟榔 20g　泽泻 20g　白术 20g　紫苏 15g　陈皮 15g　木香 10g　党参 20g　海藻 30g　寸冬 15g

（1）本方适用于慢性肾炎辨证为脾虚不运，气滞水蓄，以腹水为主症者。方用参、术、苓益气健脾；槟榔、木香、海藻、紫苏理气；茯苓利水。水与气同出一源，气滞则水停，气顺则水行。前人所谓"以胀为主者治在气，以肿为主者治在水"。本方在益气扶助脾胃的基础上，用一些理气利水之剂，消补兼施。

（2）肾炎患者大多胃纳不佳，脘腹胀满，本方有恢复脾胃功能的作用，用药后随着脾胃功能的恢复，小便增多，水肿消退，食欲好转，血浆蛋白随之升高。

（3）如兼肾阳衰，畏寒，肢冷，便溏，则在方中加入附子、肉桂扶助肾阳。

（4）海藻为治腹水之要药。《千金方》中治大腹水肿，气息不通，危在旦夕的大腹千金散即以此药为主。自拟"藻朴合剂"，亦重用此药。藻朴合剂由海藻 50g、川朴 50g、党参 30g、生姜 15g、半夏 15g组成。主治慢性肾炎水肿，以腹水为主者颇效。海藻亦治腰以下连睾丸肿。如治一慢性肾炎男性患者，腰以下肿甚重，睾丸肿大如鹅卵，用中西药利水，皆不效。因思海藻为治疝之要药，又治腰以下水肿，投以生牡蛎、海藻各 40g，泽泻 30g，茯苓 30g，桂枝 15g，连服数剂，小便达 2000ml，水肿全消。

三、脾肾阳衰

脾肾阳衰，不能温化水湿，水湿潴留而成阴水。腰以下肿甚，按之凹陷，不易恢复。小便不利，畏寒肢冷，腹胀便溏，腰痛，或水肿反复发作，舌胖嫩色淡，苔白滑润，面色晦暗，神疲。脉象沉弱或沉迟，多见于慢性肾炎。尿液中有大量蛋白质、管型。血浆蛋白低下，胆固醇增高，治宜温肾阳，健脾利水。

肾三方

附子先煎，30g　茯苓 30g　白术 25g　白芍 25g　鲜姜 15g　人参 15g　五加皮 25g

（1）本方主治慢性肾炎之脾肾阳衰水肿（阴水）。肾阳不足，不能蒸化水液，主以附子之辛热，温壮肾中阳气，使三焦气化健旺。肾主水，主水即蒸化水液之意。脾制水，即运化水液。脾阳衰则运化失职，故辅以白术健脾制水；术附合用，温脾肾阳气，驱逐在里之寒水；茯苓淡渗利水；人参益气为辅，白芍敛阴防止辛热伤阴，五加皮除皮水。

（2）本方也可以用于心功能不全之水肿，辨证属明显的脾肾阳虚者。附子、干姜、人参等药温肾健脾制水，活跃全身功能。《伤寒论》中的附子汤、真武汤治疗此类水肿颇效。治心衰水肿，可于本方中加麦冬、五味子以护阴，合人参为生脉散，有益气滋阴强心之作用，桃仁、红花改善末梢循环，也可辨证选用，前方加丹参 25g 效果更好。

（3）附子有回阳救逆、散寒止痛之作用。主治亡阳厥逆（休克）。临床表现为肌肤冰冷，呼吸气微，四肢厥逆，脉微或沉伏，是由循环衰竭所致。通过附子的回阳作用，改善血液循环，从而恢复心血管功能，故对脾肾阳衰（包括慢性肾炎、心力衰竭）所致之水肿，有明显的效果。

（4）附子味大辛性大热，有毒，宜久煎，久煎后有毒成分被破坏，仍保留温阳作用，故一般可煎 1 小时以上。

蛋 白 尿

蛋白尿是急慢性肾炎、肾病综合征的一个常见临床表现。中医学中没有对蛋白尿的专门论述，但由于蛋白的大量丢失，血浆蛋白低可出现全身浮肿、面浮气短、腰痛乏力等症状，应于"水肿""虚劳""腰痛"中探索治疗规律与方法。

就临床观察，属于阳虚及气阴两虚者，可以温补脾肾，益气滋阴，而使蛋白尿消失或减少。属于湿热蕴蓄者，宜清热利湿，湿热除则蛋白尿随之消失。因此，治疗蛋白尿，可以概括为补、清、利三法。温补法已有肾三方。现将气阴两虚及湿热蕴蓄的辨证论治阐述如下。

一、气阴两虚

慢性肾炎水肿基本消退，血浆蛋白低，白、球蛋白比例倒置，大量蛋白尿，高胆固醇血症，全身衰弱，腰酸气短，面色㿠白，浮肿不明显，或仅有轻度浮肿，面浮神疲乏力，头昏心悸，口干，咽干，手足心热，食纳不佳，舌红苔白。脉象弦滑或沉滑带数者，此属气阴两虚。治宜益气滋阴。

肾四方

黄芪 50g　党参 50g　地骨皮 20g　柴胡 20g　甘草 10g　石莲子 15g　茯苓 20g　麦冬 20g　车前子 15g　黄芩 15g

（1）肾小球肾炎开始为阳虚，如面色㿠白、畏寒、腰酸肢冷、水肿等。由于病程久，阳损及阴，多由阳虚转化为"气阴两虚"。气虚的临床表现为气衰乏力、四肢疲倦、懒于言语、动则气乏、面浮色㿠，舌体胖嫩等。阴虚证为心烦发热、咽干舌干、手足心热，舌尖红苔薄，脉象弦滑或滑数等。由于证属气阴两虚，治法必须益气滋阴兼顾，方中黄芪、党参益气为主药；地骨皮、麦冬、黄芩、石莲子、柴胡清热、滋阴为辅；茯苓、车前利湿为佐使。此时切忌一味温补，否则重伤其阴，以致口干舌燥、尿少、水肿重新发作。

（2）本方虽然治疗气阴两虚，但毕竟侧重于气虚（方中黄芪、党参皆用50g）。如阴虚内热重于气虚症状时，宜加入滋阴和清热解毒之品，如玉竹、知母、花粉、白花蛇舌草、公英、银花等，皆可选用；倘血尿明显时，可加入茅根50~100g及藕节、二蓟等凉血止血药。本方用一个阶段，如出现咽干、口干、舌尖赤、食纳减少等症状时，则是阴虚内热之象已露端倪，宜及时加入滋阴清热解毒之品，防止阴伤邪张，变证丛生，才能继续收效。

（3）慢性肾炎水肿，有不少患者肿消后又发作，屡消屡肿，不易巩固，利水过度，每易脱斩。所以，当水肿消后，可用黄芪、党参一类药物，如保元汤、升阳益胃汤等益气健脾胃以巩固疗效。

二、湿热蕴蓄

急慢性肾炎，症见腰酸痛，尿黄、口苦干，眼睑浮肿，或伴有上呼吸道感染，咽痛，舌红苔白腻，脉滑数。尿检：蛋白（+~+++），有红细胞少量及管型。属于湿热蕴蓄。治宜清热解毒利湿。

肾五方

木通 15g　大黄 7.5g　车前子 15g　萹蓄 20g　瞿麦 20g　滑石 20g　茅根 50g　生地 20g　小蓟 30g　甘草 10g　白花蛇舌草 50g

（1）慢性肾炎属于湿热蕴蓄之证，虽然临床上也有面㿠白、浮肿、畏冷等阳虚见症，但咽干口苦、尿黄、苔黄腻等湿热内蕴诸症不可忽略。此症表现为虚实夹杂，因此，不能单纯致力于补，必须补药与清热解毒药合用，蛋白尿常常随之而消除。

（2）本方为清热解毒利湿之剂，适用于急慢性肾炎及泌尿系感染，属于湿热下注者。方中大黄一味，取其泄热解毒利水用量5~10g，一般不宜过大，以免引起腹泻。

（3）本方又适用于隐匿型肾炎无明显症状，尿检有微量蛋白及少量红细胞，管型时隐时现，经久不愈者。如见脉滑而有力、舌红苔白腻、尿黄等湿热证候，用本方颇效。若用补肾补气法治疗此症多不效。据多年临床经验，此型肾炎并非纯属虚证，病程日久，虽有腰酸腿软、倦怠无力等症，多属虚实寒热夹杂，可用补肾之品，如熟地、枸杞、山萸肉，或用补气之品，如黄芪、党参等，与清热解毒之药熔于一方，正邪兼顾，疗效确切。

血 尿

中医学以痛者为血淋，不痛者为尿血，泛指肉眼见血者（西医学将肉眼及镜下所见者皆称血尿，本方沿用其名）。

一、热侵下焦，灼伤血络

身热，小便短或黄，手足心热，尿急尿频，或以血尿为主，脉滑数，舌红苔白干，多见于泌尿系感染。尿检：红细胞满视野或肉眼血尿，有大量白细胞及少量蛋白、管型者，属于热侵下焦（膀胱），灼伤血络，迫血妄行。治宜清热解毒，凉血止血。

肾六方

生地 50g　小蓟 40g　藕节 20g　生蒲黄 15g　茅根 50g　木通 15g　滑石 20g　白花蛇舌草 50g　黄芩 15g　侧柏叶 20g　甘草 10g

（1）本方适用于急性肾炎及泌尿系感染，以血尿为主，属于热邪迫血妄行者。慢性肾炎未显虚象，有湿热证候者也可用此方。

（2）肾炎血尿与感染有密切关系，临床观察不少肾炎血尿已消失，一经感染，如扁桃体炎、咽峡炎、尿路感染或皮肤起脓疱疮等，血尿即加重。治疗此类血尿，必须用清热解毒之品，如白花蛇舌草、公英、地丁、金银花、连翘等解毒清热，血尿即止。此类药无苦寒伤胃之弊，可以大剂量使用。

（3）白花蛇舌草有清热解毒之功，主治各种感染，如尿路感染、扁桃体炎、咽峡炎、阑尾炎，用于治疗急慢性膀胱炎、肾盂肾炎，以及急性肾炎疗效较佳。一般用量是 50~100g，历代本草均未入药，近年来才开始大量用于临床治疗。

二、热结下焦，迫血妄行

尿少色赤涩痛，灼热，或小便如酱油色，小腹胀满，大便干，舌红干少津，苔白或干燥，脉滑或滑数。尿检：红细胞满视野或肉眼血尿，用凉血止血药无效，属热结下焦，迫血妄行。治宜泄热逐瘀止血。

肾七方

大黄 10g　桃仁 20g　桂枝 15g　茅根 50g　小蓟 50g　生地 30g　侧柏叶 25g　甘草 7.5g

（1）用本方要点在于有实热之象，如五心烦热、下腹满痛、小便赤涩、大便秘结，舌红干，脉滑实等。主药为桃仁、大黄泄热结，热除则血止。桂枝温通以防寒凝，诸凉血止取药配伍，共奏逐瘀散结、凉血止血之效。

（2）大黄泻热毒，破积滞，行瘀血，通利二便。因其有泄热、凉血止血的作用，故治火热亢盛、迫血上溢的吐血衄血，同时亦治热结下焦迫血下行的溺血。临床观察有不少血尿患者，用一般凉血止血药无效，改用大黄、桃仁后，血尿即止。《伤寒论》用桃核承气汤治热结膀胱蓄血发狂，本方即师其意，瘀热除则血止。但大黄用于凉血止血，量不宜大，量大则可导致腹泻。

三、气阴两虚，气不摄血

血尿日久，顽固不愈，全身衰弱，气短心悸，腰酸，下肢软，面色苍白，咽干口燥，手足心热，唇淡舌淡，脉细数无力或沉弱。属于气阴两虚、气不摄血之证。治宜益气滋肾，固摄止血。

肾八方

炒侧柏叶 20g　阿胶烊化, 15g　大黄炭 10g　蒲黄炭 15g　二地各 25g　黄芪 30g　党参 30g　地榆炭 20g　血余炭 15g　茜草根 20g

（1）本方适用于慢性肾炎，血尿日久不愈，出现气阴两虚者。气虚不摄血，阴虚则阳浮，故以黄芪、党参益气，阿胶、二地滋阴。益气与滋阴合用，收固摄止血之效，加诸炭类收敛止血，乃标本兼顾之法。

（2）阿胶有育阴、补血止血之功。对血尿日久出现阴亏者最为适宜。

张琪

温肾健脾益气图固本，化湿解毒活血缓标急

张琪（1922~　），黑龙江省中医药研究院研究员，国医大师

肾功能减退初期，代表肾小球滤过率的肌酐清除率下降至50~30ml/min，而血中尿素氮尚正常或稍高。这时患者仅表现为代偿性多尿，无其他症状，属肾功能不全代偿期。当肾功能进一步受损，肌酐清除率下降到30~15ml/min，血中尿素氮增加到14.3~24.9mmol/L后，则出现夜尿、贫血、乏力、食欲减退等症状，这时属于肾衰竭期。当肌酐下降到5~15ml/min或更低，血中尿素氮大于24.9mmol/L时，除上述症状外，还有恶心、呕吐、酸中毒及其他典型症状和出血倾向。这时患者已进入肾衰竭后期，临床上称为尿毒症。

通过大量病例观察，慢性肾功能不全系脾肾虚损，尤以脾虚不运为本，因而形成水液潴留，郁而成毒，或湿浊化热，入侵血分，湿浊血瘀交阻，上逆为病。治疗宜芳化湿浊，苦寒泄热，或清热解毒，活血化瘀。但皆系治标之法，温补肾气，健脾益气则为治本之图。标急于本，首应治标，迨标证缓解后，再图其本，乃本病施治的一般规律。

秽浊中阻，化热上逆

秽浊中阻，化热上逆。胃脘胀满，口干，恶心呕吐，头昏，大便

秘，口臭、口有氨味，小便清白，舌胖色淡，质灰少津、苔厚腻，脉虚弦。尿素氮高，二氧化碳结合力低，血压高，贫血。辨证为秽浊中阻，湿浊化热上逆，宜芳香化浊，佐以苦寒泄热。

炒草果仁15g　醋制大黄10g　半夏15g　藿香15g　槟榔20g　茵陈20g　黄芩15g　陈皮15g　甘草10g

水煎服。

（1）本方以草果仁温祛湿浊，醋制大黄苦寒泄热为主，对于肾衰竭或不全所致之尿素氮增高，氮质代谢产物潴留，有降氮作用。用药后，尿素氮下降，二氧化碳结合力上升，酸中毒得以缓解，对维持肾功能有一定的作用。

（2）醋制大黄有泄热解毒作用，使氮质产物从肠道排出，从而纠正酸中毒。草果仁为祛浊之药，用之与藿香、槟榔以逐秽除湿，大黄、茵陈、黄芩苦寒泄热解毒，两者合用相辅相成。

（3）尿毒症出现精神症状，意识呈昏迷或半昏迷状态，牙龈破溃、舌淡等，可于本方加一些清热解毒之剂，用药后精神症状可随之改善。

董某　女，52岁，家庭妇女。1976年5月13日初诊。

自诉既往有慢性肾盂肾炎病史，发作时即用抗生素控制，但始终未治愈。本年4月又复发，尿频、尿急、尿道涩痛，用青、链霉素治疗后，症状缓解。但出现恶心呕吐，心烦不宁，心难受，口干黏臭，胃脘壅塞，头昏阵痛，小溲色黄。实验室检查：尿中蛋白（++++），红细胞5~10个/HP，脓球2个/HP，透明管型2个/HP，非蛋白氮42.1mmol/L，二氧化碳结合力17mmol/L，血压180/90mmHg。舌质紫，苔白腻，脉缓。西医诊断为慢性肾盂肾炎、尿毒症。中医辨证为湿热挟毒滞留于血分。宜清热化浊，活血祛瘀之剂。

葛根25g　连翘20g　桃仁15g　红花15g　赤芍20g　甘草10g　醋

制大黄 7.5g　　生地 20g　　茵陈 15g　　藿香 15g　　神曲 15g

6月3日复诊：服前方19剂，头痛减轻，恶心消失，心难受大好，能进食100g，胃脘堵胀好转，惟饭后3~5分钟稍有头痛及恶心。5月19日尿常规：蛋白（＋），白细胞5~7个/HP，红细胞3~5个/HP；5月22日尿常规：蛋白（±），白细胞1~2个/HP，红细胞1~2个/HP。肌酐测定100.8μmol/L，尿素氮测定8.1mmol/L，二氧化碳结合力23.3mmol/L，舌苔白腻，脉象沉滑。因病情缓解，于本日出院。出院后，继以前方增减治之。

茵陈 30g　　芦根 50g　　醋制大黄 5g　　陈皮 15g　　桃仁 15g　　连翘 25g
葛根 25g　　生地 20g　　当归 15g　　赤芍 20g　　草果仁 10g　　甘草 10g

1977年5月17日其爱人来述，自用上方后，1年余未犯病。今年4月曾感冒一次，用药即愈。尿检皆为阴性。肾功能因限于条件未做。

邪热入血，血瘀络阻

恶心、呕吐，心烦，头痛，搅闹不安，身热，头昏，疲乏，皮肤瘙痒，口干，舌质紫有瘀斑，唇紫，脉弦滑。尿素氮高，二氧化碳结合力低，血压高，贫血。属邪热入于血分，血瘀络阻。治则：清热解毒，活血化瘀。

葛根 25g　　桃仁 15~20g　　红花 15g　　连翘 20g　　赤芍 20g　　生地 25g
甘草 10g　　丹皮 15g　　醋制大黄 10g　　川连 10g

（1）本方为清热、活血、解毒之剂，适用于急慢性肾炎、氮质血症，辨证为邪热入于血分者。

（2）活血化瘀用于本病，试图通过改善肾血流量，增加排氮作用，似有一定疗效。

（3）急性肾小球肾炎肾衰竭，尿少，尿闭，血压急进性升高，可能与死血瘀塞肾脏、致使排泄功能障碍有关，试用破血攻瘀之剂后，部分患者获救。

马某 女，25 岁，干部。1976 年 11 月 9 日初诊。

5 年前患过急性肾炎，经治疗后病情缓解。1 个月前突然出现呕吐，按胃病治疗无效，而住某医院。实验室检查：非蛋白氮 58.5mmol/L，二氧化碳结合力 14.1mmol/L，钾 7.0mmol/L、钠 140mmol/L、氯化物 99mmol/L，红细胞 3.15×10^{12}/L，白细胞 4×10^9/L，血小板 70×10^9/L。血压 170/110mmHg。确诊为慢性肾炎、氮质血症。11 月 9 日会诊：患者面色㿠白，烦躁不安，恶心呕吐，不能进食，小便少色清，无明显浮肿，舌淡边紫，苔薄干，脉象弦滑。辨证为毒热滞留于血分，以清热解毒、活血化瘀法治疗。

连翘 25g　桃仁 15g　红花 15g　当归 15g　葛根 25g　赤芍 15g　生地 20g　白花蛇舌草 50g　公英 50g　丹皮 15g　玄参 20g　甘草 10g　醋制大黄 5g　丹皮 15g　甘草 10g

11 月 28 日三诊：连用前方 6 剂，症状基本消失，精神好转。实验室检查：非蛋白氮 44.9mmol/L，二氧化碳结合力 22mmol/L，钾 5.5mmol/L，血红蛋白 100g/L。脉象弦滑。经治疗，呕吐及烦躁不安得以解除，非蛋白氮由 58.5mmol/L 下降至 42.8mmol/L，二氧化碳结合力由 14.1mmol/L 上升至 22mmol/L，病情有所缓解，但肾功能尚未恢复正常，有轻度贫血，血压仍高。拟以补肾益气法配制丸药，以期恢复肾功能。

菟丝子 50g　首乌 50g　当归 50g　熟地 50g　生地 30g　银花 40g　白芍 40g　红参 50g　丹参 25g　天冬 25g　山萸肉 25g　茯苓 25g　丹皮 25g　泽泻 25g　山药 50g　枸杞子 25g　玉竹 25g

研末蜜丸，每丸 15g，日 2 次，每次 1 丸。

1977 年 5 月 17 日患者父亲由外地来云：患者病情向愈，无自觉症状。4月18日实验室检查：非蛋白氮 24.9mmol/L，二氧化碳结合力 22.2mmol/L，钾、钠、氯化物均在正常范围。尿检蛋白（++）、颗粒管型（+）。再以益气养阴、清热解毒之剂治之。

黄芪 40g　党参 30g　白花蛇舌草 50g　公英 50g　生地 30g　寸冬 20g　茅根 50g　甘草 15g

5月26日患者父亲来述：其女服前方7剂，尿检蛋白+，余皆正常，脉象滑，舌正。血压 140/90mmHg。

本案以烦躁不安、呕吐、舌边紫、舌苔干、脉弦滑为主，结合实验室检查，辨证与辨病全面考虑，为毒热入于血分，用清热解毒、活血凉血之品，烦躁呕吐之症悉平，非蛋白氮亦随之下降，经过治疗获得缓解。

脾肾两虚，脾不统血

面色㿠白，四肢乏力，食欲不振，纳少，皮肤干燥，便溏，尿清，脉弱，舌淡，血红蛋白含量低，血小板减少，时有鼻衄及胃肠道出血，尿素氮高、二氧化碳结合力低。属于脾肾两虚，脾不统血之证。治则：温肾补脾，益气养血。

菟丝子 20g　苁蓉 20g　巴戟 20g　白术 20g　茯苓 15g　红参 15g　黄芪 30g　当归 20g　远志 15g　枣仁 15g　甘草 10g　陈皮 15g　半夏 15g

（1）此类贫血出血，中医辨证为脾肾阳虚，脾不统血，故用归脾汤加补肾之品，以补脾为主，兼顾肾虚。

（2）本类贫血由肾功能不全所续发，故恢复肾功能为治本之法。黄芪、人参对肾功能之恢复有一定的作用，尤以人参更佳。

（3）本方适合于脾肾阳虚者，出现阴虚证候如口干舌燥、舌苔少津、手足热等则非所宜。

脾肾两虚，精微不化

面㿠无华，乏力短气，爪甲淡，脘闷呕吐纳少，便溏，皮肤憔悴，肌肤甲错，眼睑浮肿，口干咽干，心烦，腰酸，舌淡少津，脉弱。实验室检查：血红蛋白低，尿素氮、肌酐高，二氧化碳结合力低。此属脾肾两虚，以脾虚失运，无以化生精微为主。治则：益气健脾为主，佐以补肾养血。

红参 20g　白术 15g　茯苓 15g　半夏 15g　陈皮 15g　白芍 20g　当归 15g　甘草 20g　菟丝子 15g　玉竹 15g　熟地 20g　枸杞子 15g

凡肾功能不全、氮质血症湿浊上泛，或湿毒血瘀，扰心神犯胃腑，用大黄、草果仁泄湿浊，或活血解毒，皆可使症状改善，尿素氮、肌酐一时下降，但此属治标之法。其本在于脾肾，尤其在脾。因脾主运化精微及水湿，慢性肾功能不全，与脾之运化功能失常有极为密切的关系，尤其慢性肾功能不全日久多出现阴阳两伤之证，滋阴则碍脾之运化，助阳则伤阴，因之滋阴与助阳之药皆不可用。六君子汤益气扶脾，以助其运化功能最为适宜，但参、术、半夏毕竟性偏温，故加当归润以养血，白芍酸以敛阴，以济药性之偏，故久服无偏温偏凉之弊。肾功能不全时，贫血是主要症状之一，其皮肤憔悴，面色无华，皆属精微不能敷布滋养灌溉所致。六君子汤加归芍，乃从中焦脾胃论治，辅以补肾之剂相得益彰。近年来，用以治肾性贫血，在恢复肾功能及补血方面有一定效果，须注意的是，方中之人参不可代以党参，用党参效果不佳。

牛某　女，45 岁，干部。1982 年 6 月 18 日初诊。

于 1968 年罹患肾炎，经治疗已缓解。近年来，全身乏力，恶心不欲食，头昏，心烦，来哈尔滨市就诊。诊见面色㿠白，眼睑浮肿，疑其肾功能不全，检查尿素氮 21.4mmol/L，二氧化碳结合力 17.2mmol/L，尿蛋白（++），血红蛋白80g/L。慢性肾炎；氮质血症。口干，舌干边紫，脉弦。辨证为湿热毒邪与血瘀交阻，内扰心神，土逆犯胃，故烦躁不宁，恶心呕吐。急则治标，先宜清热活血解毒之剂。

连翘20g　桃仁15g　红花15g　丹参20g　赤芍20g　生地20g　柴胡15g　丹皮15g　当归20g　葛根20g

7月4日~8月24日，3次复诊，共服上方30剂，恶心、头昏、心烦俱除，当益气健脾以图本。

红参15g　白术15g　茯苓15g　甘草10g　半夏15g　陈皮15g　白芍20g　当归20g　草果仁10g　玉竹20g

9月16日复诊：服上方10剂，诸症俱减，能进食150~200g，精神转佳，但仍腰酸乏力，继宜益气健脾补胃之剂。

红参15g　白术15g　茯苓15g　甘草15g　半夏15g　陈皮15g　熟地20g　枸杞20g　菟丝子15g　女贞子15g　当归20g　白芍20g

10月16日来哈尔滨复诊：服上方15剂，全身有力，食欲增加，面色红润，有性欲要求。实验室检查：血红蛋白150g/L，白细胞11×10^9/L，尿素氮4.8mmol/L，二氧化碳结合力25mmol/L，尿蛋白（+）。

红参15g　白术20g　茯苓20g　甘草10g　白芍20g　当归20g　陈皮15g　砂仁15g　木香7.5g　熟地20g　菟丝子15g　女贞子15g

服上方15剂，病情稳定，近期缓解。

本例氮质血症，始用活血解毒之剂，呕吐及精神症状解除，肾功能得以好转，尿素氮下降至正常值。但贫血无改善，腰酸乏力，食纳不佳，继宜六君子汤益气补脾，加归芍以养血，草果仁化浊，连用10剂，获得显效。继则加入补肾之剂，全身有力，食欲增进，血红蛋白升到150g/L，肾功能恢复正常，获得近期缓解。

何某　男，41岁，工人。1977年5月18日初诊。

发现血压高已 3 年，但从未做过系统检查。本月初因感冒发热，3 天后出现尿少，浮肿，继而恶心呕吐，烦躁不安。实验室检查：尿蛋白（++），红细胞 3~5 个 /HP，颗粒管型 0~1 个 /HP，非蛋白氮 77.1mmol/L，二氧化碳结合力 14.4mmol/L，血压 170/110mmHg。经某医院检查会诊诊断为慢性肾炎、尿毒症。

5 月 18 日中医会诊：患者恶心欲吐，厌食，精神抑郁，烦躁不安，夜不能寐，腹满便秘，尿少，浮肿，手足不温，尿量每日 500ml。脉沉滑有力，舌边赤，苔白腻。辨证为湿热挟毒，蕴蓄血分。宜清热解毒、利湿活血之法治之。

连翘 25g　桃仁 15g　红花 15g　当归 15g　葛根 25g　赤芍 20g　柴胡 15g　生地 20g　醋制大黄 7.5g　银花 40g　蒲公英 50g　泽泻 15g　甘草 10g

服用上方 3 剂后，精神抑郁、烦躁清除，恶心止，能少量进食。又服 7 剂，夜能入睡，手足转温，大便每日一行，稍溏，但尿量未增，一昼夜可排小便 700ml 左右。仍浮肿，腹胀，脉弦滑带数。5 月 23 日实验室检查：非蛋白氮 29.9mmol/L，二氧化碳结合力 17.6mmol/L。病情逐渐好转，仍以前方增减，佐以利尿之剂。

草果仁 15g　茵陈 20g　醋制大黄 7.5g　茯苓 20g　白术 15g　桃仁 15g　赤芍 20g　红花 15g　葛根 20g　木香 10g　银花 40g　公英 50g　泽泻 20g　甘草 10g

6 月 7 日复诊：服用上方 6 剂。食纳继续好转，精神转佳，心烦消除，夜能入睡。但腹胀、尿少不见好转。舌苔已由腻转薄，脉象沉取滑而有力。实验室检查：非蛋白氮 24.9mmol/L，二氧化碳结合力 22mmol/L。患者已连用前方 23 剂，毒热已清。惟腹胀，尿少，属脾湿肾热，湿热中阻。拟中满分消汤加减治疗。理脾以祛湿，清胃以除热。俾湿热除，脾胃和，则腹胀自解。

　　黄芩 15g　川连 10g　砂仁 5g　川朴 15g　枳实 10g　半夏 10g　陈皮 15g
姜黄 15g　泽泻 15g　茯苓 20g　桃仁 15g　猪苓 20g　白术 15g　党参 15g

　　6月13日复诊：服用上方5剂，尿量增多，每天可达1300~1400ml，腹胀明显减轻，食欲进一步好转，浮肿全部消退。尿常规检查：蛋白（+），红细胞 3~5 个 /HP，白细胞 2~5 个 /HP。继续服用前方4剂，已无腹胀，尿量增至每天 1500~2000ml，食欲好转，每餐 100~150g。腰酸，咽稍痛，苔白，脉弦滑。尿常规检查：蛋白（+）、红细胞 0~2 个 /HP、颗粒管型 0~1 个 /HP。改用活血清热解毒之法。

　　连翘 25g　桃仁 15g　白花蛇舌草 50g　滑石 20g　竹叶 15g　生地 20g
甘草 10g　赤芍 20g　茯苓 20g　车前子包煎, 20g

　　6月29日复诊：服用上方6剂，患者已无明显症状。尿常规检查：蛋白（+）、红细胞 2~5 个 /HP，其余皆为阴性。血压 140/80mmHg。苔白，脉弦滑。继用前方。

　　其后连续复诊多次，9月1日复诊无明显症状。尿常规检查：蛋白（+），其余皆阴性。血压波动在（130~150）/（80~100）mmHg。

　　王某　女，14岁，学生。1972年4月7日初诊。

　　病儿罹病 14 个月。尿少，高度浮肿，在某医院住院 8 个月，经用利尿剂后，浮肿见消。近 2 周，胃脘搅闹，恶心不能食，食即吐，烦躁不安，面色㿠白，精神衰惫，发枯黄，脱落甚多，掌心热。舌质紫干无苔，脉虚数。实验室检查：尿蛋白 +++，红细胞 3~5 个 /HP，颗粒管型 2~3 个 /HP；非蛋白氮 83.5mmol/L，二氧化碳结合力 10.mmol/L；血红细胞 2×10^{12}/L，白细胞 6×10^9/L，血浆总蛋白 36g/L，球蛋白 19g/L，白蛋白 17g/L，血压 160/110mmHg。诊断为慢性肾炎尿毒症。辨证为气阴两伤，邪热蕴于血分，上冲犯胃。先拟清热解毒，活血凉血之剂。

连翘 30g　桃仁 15g　红花 15g　归尾 10g　葛根 15g　赤芍 20g　甘草 7.5g　生地 20g　丹皮 15g

4月11日复诊：服前方3剂，恶心呕吐止，能进少量饮食，但食纳不佳，小便量不多，舌脉同前，仍以前方加减。

连翘 30g　桃仁 15g　红花 15g　归尾 10g　葛根 15g　赤芍 15g　寸冬 15g　生地 20g　丹皮 15g　甘草 10g

4月15日三诊：服上方3剂，呕吐消失，不恶心，食纳稍好，小便稍增，全身仍肿，烦躁消退，精神转好。舌质紫，脉弦滑。实验室检查：非蛋白氮 19.2mmol/L，二氧化碳结合力 17.9mmol/L，继用清热活血利湿之剂。

连翘 30g　桃仁 15g　红花 15g　归尾 15g　葛根 15g　赤芍 20g　生地 20g　茯苓 20g　泽泻 15g　白术 15g　滑石 20g　甘草 10g　猪苓 15g

4月19日四诊：小便增多，每天约1000ml，浮肿消退，全身衰弱，口干，手心热，气短乏力，脉象弦而无力。尿常规检查：蛋白（+++），红细胞 2~3 个 /HP，颗粒管型 2 个 /HP。邪热水湿虽退，正气已耗，阴液已伤，治以益气滋阴之法。

黄芪 30g　党参 25g　石莲子 15g　地骨皮 15g　柴胡 15g　茯苓 15g　寸冬 15g　车前子包煎, 15g　茅根 50g　甘草 10g

5月15日五诊：服前方12剂，全身有力，水肿未复发，口干，舌红，尿量较少。脉象弦滑。实验室检查：尿蛋白（+++），红细胞 1~2 个 /HP，颗粒管型（-）；血红细胞 4×10^{12}/L，白细胞 7×10^9/L；血浆总蛋白 65g/L，球蛋白 30g/L，白蛋白 35g/L，非蛋白氮 27mmol/L。远期追踪观察，病情趋于稳定。

1976年6月27日患者腰痛复查，尿常规检查：蛋白（+）、红细胞 0~1 个 /HP、白细胞 0~1 个 /HP。血压 130/80mmHg。3 年来未用药，已能参加一般劳动。

本例为慢性肾炎尿毒症，辨证以气阴两亏为本，湿热毒邪蕴于血分为标。初诊因标急于本，故投以肾十方化裁，解毒活血，清热利湿以治标，连用12剂，呕逆平，小便增，浮肿消，非蛋白氮下降。以后肾四方益气滋阴。服药20余剂，体重增加，发枯转润，新发重生，各项化验检查接近正常，血常规完全恢复正常，病情获得缓解。

傅灿冰

扶正补肾，降逆泄浊

傅灿冰（1917~1993），四川省第二中医医院主任医师

慢性肾炎尿毒症的形成是由于肾病迁延日久，肾阳衰竭，脾不制水，肾不主水，膀胱气化不行，造成水湿浊邪壅塞内聚，横逆上犯，以致引起种种危险证候，甚则肾气衰败，正气将亡，阴阳离决，故死亡率极高。本病在治疗中，往往因阴阳错杂，虚实混淆，处理相当棘手，难于急切取效。临床所见，尿毒症多属脾肾阳虚，其间或有脾肾阴阳俱虚者，由阳损及阴所致，而纯属肝肾阴虚者颇为鲜见。"治病必求于本"，应当透过错综复杂的表面现象抓住疾病的本质，尿毒症的本质就是"虚"，即"正虚""肾虚"。至于出现湿浊壅塞的"实证"现象，仍由于正虚、肾虚所引起。在把握以虚为主的基础上进行辨证，视其阳虚、阴虚或阴阳俱虚而相机施治：初则扶正祛邪，以扶正为主；症状缓解后即直治其本。对慢性肾炎尿毒症的治疗，初步总结为八个字：扶正、补肾、降逆、泄浊。亦即扶正补肾治其本，降逆泄浊治其实。

脾肾阳虚

以扶正补肾，温阳降逆为治。处方以真武汤为主，加红参以扶

正，加菟丝子、枸杞、杜仲、巴戟天协真武以温阳补肾，加陈皮、竹茹以降逆。盖肾主下焦，膀胱为腑，肾气化则二阴通，气化水行，浊邪自能下泄而降也。

李某 男，34岁。

病已1年半，初起恶寒发热，腰痛尿少，目窠、一身悉肿。某院诊为"肾炎"，用激素等治疗半年，诸症缓解，出院后未及1个月，又告复发，另入某院治疗达8个月之久，亦罔效。再转某院治疗5个月，症状反而加重，遂来住院治疗。查体：面色晦暗，目窠浮肿，腹部膨满，有移动性浊音，舌体胖，质淡，苔白腻，脉沉缓无力。胸透：双膈升高，右肋膈角钝。尿（++++），颗粒管型（++），24小时尿蛋白定量9.52g；血浆蛋白27g/L，白蛋白/球蛋白为1.5/1.2；血胆固醇13.5mmol/L，血非蛋白氮53.5mmol/L，尿酚红排泄试验19.5%/（2小时）。脾肾阳虚，阳不化气，水湿不行。以温补脾肾，益气化水为治。初以苓桂术甘汤加味以温脾助肾，继以桂附理中汤加味温补脾肾，补火生土。脾健而中宫和，温运而气机利。经此治疗，患者胃纳转佳，浮肿尽消。不意2个月后，患者突然感冒发热，遂以解表和中之剂治之。5日后热退，未及一旬，复又发热，一身紧重，鼻衄如注，水肿又起。数日后，患者突感头晕耳鸣，目视眈眈，心悸喘急，两手掣动，面唇苍白，时时欲呕。舌体胖，质淡，浊苔满布，脉虚数。化验：红细胞1.21×10^{12}/L，非蛋白氮70.6mmol/L，二氧化碳结合力10mmol/L。慢性肾炎、尿毒症。此乃脾肾阳气虚衰，阴血伤损，肝失所养，风动于内。以温固脾肾，镇肝之法治之，用真武汤加红参、杜仲、枸杞、红糖以及镇肝息风之品。住院一载余，出院时，红细胞升至3.65×10^{12}/L，血浆蛋白52g/L（白蛋白/球蛋白为3.5/1.7），胆固醇4.6mmol/L，非蛋白氮37.1mmol/L，尿酚红排泄试验25%/小时，尿蛋白定量0.9g/24h。

脾肾阴阳俱虚偏阴虚

以扶正养阴，补肾降逆之法治之。处方：六味丸加红参以扶正，加菟丝、枸杞、女贞、旱莲协六味以养阴补肾，加陈皮、半夏、旋覆、竹茹以降逆，稍加上桂以温阳化气。

白某 男，30岁。

病已4年余，初起腰痛，某院诊为"慢性肾炎"，经中医治疗半年，腰痛减轻，不久复发，自此时轻时重，反复不已。半个月前，出现面目浮肿，2天后，一身悉肿，服西药利尿剂不效，血压升高，非蛋白氮85.6mmol/L，尿蛋白（++），头昏乏力，失眠腰胀，口苦心烦，呕恶时作，不欲食饮，遂送我院治疗。

慢性肾炎皆属内伤，伤甚为虚，虚极为劳，或伤先天阴阳，或损后天营卫。肾伤则气弱，膀胱气化不行，水湿留滞体内，泛滥成肿。脾伤则营卫不充于五脏，脏腑无赖，精血日衰，病久阳损及阴。该患者虽有脾肾俱虚见证，然以阴虚为主，故治疗应以滋阴补肾、健脾和胃为主，方用六味丸加菟丝子、枸杞、女贞、旱莲、桑螵蛸、京半夏、陈皮、竹茹等药。服上方10余剂后，肿消症减。复以上方加减合蜜为膏服。住院3月余，出院时，非蛋白氮下降至28mmol/L，尿蛋白（-），基本痊愈出院。

肝 肾 阴 虚

以扶正养阴，补肾降逆法治之。方用六味丸加人参以扶正，加五味、杜仲、枸杞、女贞、旱莲协六味以补肾；加旋覆、竹茹、代赭石以降逆。

周某 女，35岁。

5年来反复水肿，腰痛，尿蛋白(++~+++)，某院诊为"慢性肾炎"，久治不愈。常感头晕耳鸣，失眠疲倦，食少便溏，入我院时已无浮肿，血压160/110mmHg，尿蛋白（+++），定量2.24g/24h，非蛋白氮在39.3~43.5mmol/L之间，西医诊为慢性肾炎、氮质血症。初按脾肾阳虚施治，头昏失眠反而加重，后用调补脾肾、养阴益精之法施治，诸症逐渐好转，住院10个月，出院时血压110~130/70~95mmHg，尿蛋白定性：（±），定量：0.948g/24h，血非蛋白氮32.1mmol/L。

以下几点必须注意：

（1）见少尿或无尿而强行利尿，忽视其本虚，而重标实，常常是尿未得到，反使病情恶化。经再用扶正补肾、降逆泄浊法治之，方获得气化水行、尿增肿消之效。曾治袁某，女，37岁。1年前，初起感冒，1个月后，两下肢浮肿，尿蛋白（++++），住某院用泼尼松及中药治疗，3个月后肿消，尿蛋白（–），出院后用泼尼松维持量。半年后水肿复起，头晕呕恶，非蛋白氮高达104.6mmol/L，治疗无效，水肿日甚，遂转我院治疗。查体：全身重度水肿，血压160/95mmHg，恶心呕吐，不欲食饮，小便不利。乃予胃苓、五皮以及其他通利之品，同时加用降压、利尿西药，亦不见效，水肿明显，呕恶喘急。经会诊后，决定给用卢老太太"肿半截"方帖。服后尿量未增，而大便频数，呕恶腹痛，甚至见食即吐，遂转用温补脾肾、降逆泄浊之剂，尿量始逐日增多，水肿大减。住院半年余，出院时，血非蛋白降至24.3mmol/L，血压120/70mmHg。

（2）见出血即重用止血药，血不得止而反加重。本病常有出血现象，其原因是气虚失摄，血无所依；或因肾阴耗损，虚火伤络所致。

治疗上应在扶正补肾、养阴温阳的基础上，根据阴阳消长情况相机施治。脾肾阳虚者，则于真武汤中重用芍甘加红参，并改生姜为姜炭，止血极其有效。曾治一例，鼻衄大出，多日不止，服此方2剂，衄血全止。如证属脾肾阴阳俱虚者，则于上述济生肾气丸加味，方中加旱莲，效亦佳；肝肾阴虚者，则于上述六味加味，方中再加旱莲30~60g、怀牛膝24g，并改熟地为生地，以协助丹皮、旱莲、白芍而达到止血目的。

（3）本病因肾病日久，反复发作，处于肾气衰败、正气将亡境地，切忌攻伐，决不可为某些表面现象所迷惑而不顾其实质，损之再损，一虚再虚。

（金家浚　协助整理）

何炎燊

枇杷叶煎，治风水上干
苤韦良方，除水邪横逆

何炎燊（1921~　），广东省东莞市中医院主任医师，临床家

风水邪干阳位，法宜清肃上焦

《内经》与《金匮》所论之"风水"，与急性肾炎早期症状相似。因其浮肿先起于面目，叶天士谓"邪干阳位，气壅不通"，主张清肃上焦气分。以肺为水之上源，主一身之气化，肺气肃降则治节令行，而三焦水道通调，溺畅肿消。叶氏立枇杷叶煎一方（方名为何廉臣后来所定）：枇杷叶、北杏、焦栀皮、香豉、茯苓皮、通草、滑石、苡仁。此方看似平淡，然实具奥义。正如徐灵胎所评："喘胀此方甚合，足见心思灵巧。"枇杷叶煎一方妙在杏杷、栀豉两组药物。杏仁、杷叶微辛微苦，辛者能开，苦者能降，则肺气之壅塞者因之宣通。焦栀苦寒泄热，香豉和中化浊，两者合用，"宣其陈腐郁结"，辅以苓滑苡通等甘淡而凉，除湿解热，而且性质和平，不比发汗峻剂，易损上焦之阳，泻下峻剂易伤中焦之气，利尿峻剂易耗下焦之阴，虽久服亦无副作用。

　　临床用此方治肾炎水肿，已40余年。近年再加蝉衣之轻扬，白

茅根之清利，效果尤佳。惟肾炎水肿，每多兼夹，临证化裁，又不可不究。如阳水暴肿，皮色光亮者，加麻黄、石膏；发热咽痛，上焦有风热者加射干、连翘；湿热浸淫，兼皮肤疮疖者加银花、公英、土茯苓；中焦困顿，便溏腹满纳呆者加苍术、厚朴、陈皮；下焦湿热，溺涩茎痛者加车前草、石韦；热伤血络，血尿者加旱莲草、蒲公英。

知常知变，方能执简驭繁，提高疗效。

水邪横溢莫制，实脾又须固肾

"水惟畏土，其制在脾"。故水肿经久不愈，以致全身浮肿，按之没指，且大便艰涩，先硬后溏，或夹黏液，小便黄短，溺出后如肥皂泡经久不散，此《内经》所谓"中气不足，溲溺为变者，皆脾虚不能制水之征"，慢性肾炎肾病型最多此状。由于肿甚，寸口脉须重按始得，故不甚可凭，人迎脉多搏指无力，近似于芤。舌质暗淡，多布厚苔，或滑或浊不等。至于方书所描述之面色萎黄、气怯声低、神疲倦怠、畏寒肢冷等，未必悉具，惟"纳少运艰"较为多见。方书治此脾土虚衰、阴水泛滥之证，一用防己黄芪汤补脾，一用实脾饮祛阴水，古今如出一辙，用之多无显效，尤以实脾饮为然。初服二三剂，浮肿确能消减，数剂以后即不再消。而病者则因脾气虚衰，不能生化精血，多是阳损及阴体质，姜附蔻朴等温燥之品久服每易伤阴生热，以致口干咽喉红肿，即罹外感，外邪与里水相搏，不旋踵而肿胀如前矣。至于防己黄芪汤中之防己，用治心性水肿，犹可藉其宣通经隧之力，暂快一时，用治虚肿，尚嫌苦寒伤气。然治水肿，不利小便非其治也。临床常用甘淡之石韦代之，又今玉屏风散用防风助黄芪走表之例，使水邪从卫分宣泄，再加带皮苓、扁豆助白术补脾祛湿，砂仁资其健运，生姜用皮，又去甘草之聚水，改订为黄芪石韦汤一方，大旨在"损者益之"，久服乃有效，盖王道无近功也。黄芪石韦汤方：

黄芪 60~120g　石韦 20g　白术 15~30g　大枣 4 枚　生姜皮 5g　带皮苓 30g　扁豆 30g　砂仁 5g　防风 10g

若水肿迁延日久，或旋肿旋消，最后水肿不消，侵及胸腹阴囊均肿，下肢尤甚，按之如泥者，"久病穷必入肾"，是肾阳亦惫矣，人迎脉多浮现。若水肿暂消之际，诊其寸口脉亦浮者，病最深重。面色㿠白者少，灰暗萎黄者多，常有目眶上下，色素沉着，俗谓"黑眼圈"者，乃肾气虚衰之兆。因见舌质暗晦不华，极似瘀斑，故医刊论述多有用活血化瘀法者。又方书多用真武汤，取其温阳行水，然方中少补益脾肾之药，可暂用而不可久持也。仍宜用黄芪石韦汤，去防风，于补脾制水之中，再加温煦固肾之品，巴戟、杜仲、芡实其首选也。诸药既不刚燥助火，又不滋腻碍脾，可以久服。至于低蛋白血症，则又需温补命火，盖阳生而后阴长。再用熟附配以鹿角胶，形不足者即需温之以气，精不足者尤应补之以味，此之谓也。

何炎燊

浊阴火化急治标，神芎导水尿毒方

何炎燊（1922~   ），东莞市中医院主任医师

尿毒症之血氮增高，中医谓之"邪"，此非外感六淫之邪，乃疾病发展过程中脏腑功能紊乱、阴阳失调所致之病理产物。慢性肾炎患者脾肾久虚，虚甚则损，损不易复，则脾之升清降浊，肾之气化布津失职，于是水液无主，泛滥莫制，蕴聚脏腑肌肤内外，成为浊阴之邪。浊邪阻塞，气壅不通，壅为有余，气有余便是火矣。火与浊邪上乘于颠为晕为痛，凌心则悸，射肺则喘，犯胃则呕，迫血妄行则吐血，内闭心包则神昏，引动肝风则痉厥。此"重阴必阳"，久虚变实。多年来，细察此证，若寒热虚实互见者，患者虽有眩晕头痛、呕吐恶食、心悸、便闭溺涩等恶候，尚未至吐衄神昏痉厥者，犹可攻补并施，如用六君、黄芪补气运中，温脾汤、左金丸破阴降浊，合崩大碗、紫苏清化湿热之方治之，救治及时，预后尚好。若神昏吐衄，抽搐迭见，乃浊阴悉从火化，此时标证急，急则治标，每用神芎导水丸（改汤）有效。

方中川芎、薄荷宣行气血以通其壅塞，大黄、黑丑荡涤实邪，滑石通调水道，黄芩、黄连清热解毒，更重用崩大碗、紫苏清除血氮。呕恶神昏者鼻饲给药，亦有能挽回者。然后"谨察其阴阳所在而调之"，为却疾延年之计。所治存活 5 年以上者，已有 6 例。

加味神芎导水汤方：

川芎 12g　薄荷 9g　滑石 30g　黑丑 15g　大黄水浸后下，15g　黄芩 15g　黄连 10g　紫苏 30g　崩大碗或用鲜者 500g 捣取自然汁服，60g

赵恩俭

解毒排毒觅效方，豆衣防草土茯苓

赵恩俭（1926~　　），天津南开医院主任医师，著名中医学家

尿毒症在"急则治其标"的原则下，首先要设法解决如何解毒和排出毒素的问题。要结合全面的辨证论治，恢复肾脏功能等治疗措施，并按轻重缓急，合理的配合，才能取得近期和远期的疗效。从 20世纪 50 年代起，自拟一解毒方。

土茯苓 30~60g　　防己 15~30g　　稽豆衣 30g　　甘草 10g

此方意在解毒排毒。尿毒症当为水湿性质之毒，故首选土茯苓，以解毒利尿，补益脾肾；配以防己使水湿之邪自大小便而泄，辅佐药为稽豆衣（或稽豆、黑豆）、甘草，亦具解毒养正之功，此方可以单用，亦可以与辨证论治的其他方剂或药物（包括意在恢复肾功能的方药）配合化裁使用。

土茯苓即草禹余粮，又有土萆薢、刺猪苓、小猪粪等别名，气味甘淡平无毒。《本草纲目》云："食之当谷不饥，调中止血，健行不睡。"藏器云："健脾胃，强筋骨，去风湿，利关节，止泄泻，治拘挛骨痛，恶疮痈肿，解汞粉银朱毒。"《本草汇言》云："土茯苓……李氏方（指李时珍），又言解蛊结毒，解内注汞粉药气者。因味甘兼淡，淡能利窍，淡能发留结，淡能泄陈垢耳。故恶疮有服水银、轻粉，外虽光洁，内注筋骨，久而破烂复溃，致成废疾，以此熬汁屡服数月，不惟

积毒渐消，且得补益之力。"观土茯苓之疗效实兼入肾经，本草但言其入脾胃是因其味甘性平可充饥，又能健脾利湿的缘故。土茯苓可解诸毒，对铅汞等金石毒、疮毒均有疗效。说明它对无机的毒性物质及体内代谢的有毒物质都有解毒的作用。曾用以治疗铅中毒，亦取得很好的疗效。以土茯苓治疗尿毒症，疗效亦佳。

防己，辛平无毒，《本草纲目》："东垣老人曰：按本草十剂之通可去滞，通草、防己之属。夫防己之大苦寒，能泻血中湿热，通其滞塞，亦能行大肠，通小肠，泄阴泄阳之药，至于十二经有湿，壅塞不通，及下注脚气，暨膀胱积热非此药不可，真行经之仙药无可代之者。"《肘后方》记载可解雄黄毒。此方用防己在于泄邪解毒。

稽豆衣，解毒益肾，平肝利水；甘草具有多种解毒作用，并能补脾和中。四药结合，解毒祛邪兼有扶正之效。

如患者中满证明显，一定要用稽豆衣而不用稽豆或黑豆，无中满证可将甘草加至 15g，亦可再加扁豆 10g。

肝经龙雷之火挟阴浊上逆之证候明显，可加龙骨、牡蛎、白芍、沉香、牛膝、赭石等，必要时反佐少量肉桂。

正气过虚可加用人参、黄芪。

当尿毒症减轻或控制后，可根据辨证用药与此方出入加减，以收全功。

由于毒素的作用，多数病例，恶心呕吐，中满厌食等非常明显而且顽固。临床体会一般降逆止呕药效果不著。可用吴茱萸、黄连等份，或根据辨证调其比例，效果较好，不必株守丹溪左金丸法的比例。膈间满塞兼有停痰宿饮等证可加半夏、橘红乃至急性子、威灵仙等。对于呕吐明显的病例不能再用具有伤残脾胃之中西泻药及峻烈之物。

尿毒症之出血者可用三七、旱莲草、仙鹤草、茅根等止血剂，重者加参、芪以补气摄血。但此病至出血阶段多现危象，不易挽救。至于贫血，一般补血药效果不大，且胃纳不佳亦不易运化，可用当归、地黄等与参、芪合用。

对尿毒症之血压高者，治疗应以镇摄为主，避免用苦寒泄火药。以杜仲、牛膝、石决明、豨莶草等药为宜，但此种高血压为继发性，一般疗效不佳。如能控制或解决尿毒症，肾功能有所恢复，高血压之治疗方可取得明显效果。

心力衰竭及心包炎为危重表现，治疗可用人参或配合茯苓、甘草、肉桂等以希冀万一。

对尿毒症之昏迷者，余使用以土茯苓为主之解毒方外，可加用菖蒲 15~20g，白芷 10g，或加用苏合香丸。严重昏迷患者多不可救。

肾功能的恢复从某种意义上来说是肾气、元气、正气的恢复。治疗原则上，在任何情况下都要考虑到尽可能补益肾气或起码不伤肾气，少伤肾气（包括利小便药的使用），并抓住每一时机和条件扶护肾气。这当然不是说必须泻邪治标时亦不用泻邪治标药，而是要将补泻两者的矛盾关系，在更加重视治本或最终目标放在治本的认识上统一起来。恢复肾功能的具体方法仍以六味、八味为基础，再加用补气药如参、芪；活血药如桃仁、红花、益母草；血肉有情之品如鹿茸、鹿角胶、龟甲、龟甲胶、阿胶、淡菜等。其他可根据患者具体情况辨证化裁。

在标证减去一分时，治本证药就酌量加入一分，标证基本解决就及时转为全力治本。肾炎患者的调护很重要，尤其是治本阶段需要有平稳状态以保证长时间的服药，这个治疗恢复过程，有效的病例常需经过数月乃至数年。

中医中药治疗尿毒症，首先要有明确的诊断和有效的解毒方药。由于尿毒症影响全身若干系统和器官，辨证论治所体现的整体观对改善全身状态和解决各个方面问题有着重要意义，这又是使用解毒药的条件，因为在正气过虚，诸症蜂起的情况下，解毒药效果会受影响甚至没有条件使用（如呕吐严重不能服药等）。所以临床上往往血氮很高，但临床症状较轻、正气较充的患者，比血氮较高但临床症状较重正气不足的患者治疗效果要佳。

中药治疗尿毒症的有效范畴大致是：一般情况较好，尽管血氮高，疗效仍是好的。如果呕吐严重、出血、精神状态差、贫血、高血压等症较严重，效果就差。有心衰、心包炎、出血、昏迷等效果则极差或无效。配合矫正水电解质紊乱、酸碱平衡，及透析等方法可增强疗效，但如从中医辨证上看出现绝象，仍不可救。

虽部分患者无效，但取得疗效的仍然不少，一部分患者并得到临床治愈，包括肾功能极坏的患者。中医中药治疗尿毒症，无论解毒方药还是系统的辨证论治（包括恢复肾功能的治疗），如能深入研究，都可以取得更大的成效。

边某　男性，36 岁，医生，门诊患者。

于 1974 年发病，西医诊断为慢性肾炎尿毒症。化验尿蛋白（++~+++），红、白细胞不多但经常有管型出现。非蛋白氮 57.1mmol/L，血红蛋白 70g/L，下肢浮肿。患者一般情况尚可，但面色苍黑少泽，腰痛无力，有泛恶少食、头晕等症。脉弦略涩，舌淡暗有少量黄白苔。用本方加杜仲、半夏、菊花等治疗约 1 个月后，非蛋白氮转为正常。血压一度增高（160/100mmHg）。经用镇摄之剂后恢复正常。改用扶正培本补肾药善后。3 个月后尿蛋白（-~+），红、白细胞，管型均消失。血红蛋白上升至 120g/L，浮肿完全消失，亦无其他症状，脉舌转为正常。至今观察 6 年情况良好。

刘 锐

附子大黄汤，治疗尿毒症

刘锐（1928~　），西安医科大学教授

附子大黄汤

制附子先煎,10~20g　　生大黄 15~30g　　生黄芪 20~30g　　芒硝冲,10~20g　　益母草 15~30g

尿毒症早、中期应用本方，能缓解症状，改善肾功能，提高生存质量，延长患者生命。

水煎服，1 日 1 剂，病情危笃者可每日加服 1~2 剂。亦可按辨证易方口服，同时加用本方灌肠治疗，不便口服者可单用本方灌肠亦好。

尿毒症，临床常按湿浊内阻、脾肾阳虚、脾胃湿热、气阴两虚、肝风内动五种证型辨证论治。病机为水毒湿浊壅塞，三焦气机失常，病多虚实夹杂。《医门法律》云："凡治关格病，不知批郄导窾，但冀止呕利溲，亟治其标，伎穷力竭，无益反损"，"凡治中湿危笃之候，即当固护其阳"，"在里之湿，其有可下者，用附子合细辛大黄以驱之下之"，故采用标本兼顾、攻补并施的方法，以附子大黄汤为治。慢性肾小球肾炎或慢性肾盂肾炎所致尿毒症，以此方图治，多可取效。根据关格病机，尿毒症早、中期临床表现多属脾肾阳虚，开阖失司，升降失调，湿浊壅滞三焦，清气不能上升，浊气难以下降，清浊相干，弥漫充斥脏腑内外而致本病。

方中附子辛温大热，归脾肾心诸经，有温煦脾肾、畅达气机、交通三焦之功；大黄大苦大寒，通腑泻浊，活血化瘀；黄芪甘温，益气利水，协附子温补脾肾之阳；芒硝咸寒，配大黄推荡毒邪；益母草微苦寒，善于活血利水，引诸药直达病所。五味药物相伍，相得益彰，降中有升，寒热并用，标本兼顾，补泻同举，共奏通腑泻浊、活血利水、温补脾肾之功。宗大病施重剂之法，泻而不峻，补而不滞，治疗证属脾肾阳虚、水毒壅塞、浊泛三焦者，疗效颇为满意。

尿毒症多由慢性肾脏疾病发展而来，临床表现常见面色晦暗，或舌质青紫，或有瘀斑点，血液检测常存在不同程度的高凝状态。辨证论治，除用大黄、益母草活血外，亦可加丹参、赤芍、泽兰、桃仁、牛膝等，以提高疗效。对于症状减轻、肾功能改善者，加白术、冬虫夏草等；阴虚者加沙参、山药、白芍等；血压偏高，伴有头晕头痛者加决明子、天麻、钩藤、龙骨、牡蛎等；水肿严重者加车前子、白茅根、大腹皮等。

附子大黄汤为刘锐教授临床治疗慢性肾炎或慢性肾盂肾炎所致肾衰竭的常用方剂，本方用于缓解症状、改善肾功能确有显著效果，总有效率为86%。组方中所选用药物，从许多资料统计来看，应用频率均较高，说明本方治疗本病颇为适宜。

范某 男，50岁，1980年12月16日求诊。20年前曾患"急性肾炎"经某医院治愈。1个月前因受凉全身浮肿、尿少，以慢性肾炎急性发作、尿毒症住院。主症：头晕乏力，胸闷气促，腹胀纳呆，恶心泛吐，平素畏寒肢冷，腰膝酸痛，大便溏薄，小便短少，浮肿以双下肢为甚，嗜睡，血压正常，腹水征明显，舌苔白质瘀暗，脉沉细。二氧化碳结合力14.5mmol/L，非蛋白氮49.3mmol/L，肌酐229.8μmol/L，血浆总蛋白36g/L，血沉为126mm/h，酚红试验3%，尿蛋白（+++），高倍镜下可见颗粒及细胞管型各为0~1个/HP。服用附子大黄汤20剂，自觉症状明显好转，肾功能恢复正常。后依原方加减又服10剂，症状减退，实验室检测全部正常出院，随访4年未见复发。

杜雨茂

消肿仗附子，连翘畅三焦

杜雨茂（1934~　），陕西中医药大学教授

温肾消肿，善用附子

对于各种原因（如心性、肝性、内分泌性、营养不良性及肾性）引起的水肿，尤其是慢性肾炎引起的水肿，如果患者表现出肾阳虚衰或脾肾阳虚的症状，杜教授常采用熟附片配以茯苓、泽泻、桂枝、葶苈子等药加减治疗，甚至对于脾肾阳虚之人，亦可在大队滋补脾肾、养阴退火之品中伍入熟附子（先煎）6g。杜教授认为附子性味辛甘大热，有毒，主要入肾、心、脾三经，除具有温补心肾、急救回阳、散寒镇痛作用外，尚有温脾胜湿，利水消肿之效。尽管临床上较少单味应用，但在多数复方中，附子均在其中发挥主导作用。如对脾肾阳虚型水肿患者，杜教授常以附子理中汤化裁，熟附片用量为9~15g；对肾阳虚衰，水邪泛溢者善用真武汤化裁，附子用量略加，酌用12~18g；肾阴阳两虚者多用济生肾气丸加减，熟附片一般用量为15g；脾肾两虚者用实脾饮出入治疗，亦以熟附子为主要药物。综观以上方证，莫不以附子为君，合它药以收大功。

至于阴虚（虚火不甚）水肿遣用附子，其用量不宜太大，一般在

6g 左右，究其原因，在于阳虚者得之可峻补肾阳，阴虚者得之可阳中求阴，阴津速复，故其适应证颇广。杜教授时常告诉学生，对于许多慢性肾炎患者，若惧怕附子毒性而弃之不用，则疗效大多不佳，甚至久治无效。因此，无论是何种类型的水肿，只要患者热象不甚明显，均可大胆遣用附子以温阳利水。

西医学及实验研究已证实，附子中的有效成分具有兴奋肾上腺皮质功能、抗炎解热、强心利尿及平衡血压等药理作用，均有利于慢性肾炎水肿的消除。

附子性热有毒，所以杜教授多用制附子，并嘱患者用开水先煎。用量亦当符合病情，不可太大，一般先小量，渐加量，多为 6~15g，非特殊情况不可超过 30g，每日仅服 1 剂。如在病情允许的情况下，酌情反佐一些可解附子毒性的药物，如甘草、连翘、白花蛇舌草及茯苓等，则更为安全。另外，如果患者在病初或服药过程中表现出明显的热象时，则应忌投附子或及时减去附子，以免加重病情，延长病程。

连翘消胀散结，调畅三焦

杜教授认为连翘性味辛苦微寒，可入心、肺、三焦等经，不但具有清热解毒、消肿散结之功，而且以辛散之性取长，善入三焦，调气活血，疏利水道，上可清肺肃降，下可利肾退肿，故在临床上无论阳水、阴水，皆可于辨证方药中伍入连翘。如对湿热壅滞，三焦气机不畅而见全身浮肿、小便不利且黄、口渴而干、恶心纳差者，可于柴胡四苓散（小柴胡汤合四苓散）中加入连翘 15~30g，收效明显；对于膀胱气化不利，水湿内停之水肿，杜教授亦在五苓散合五皮饮加减方中伍入连翘 15g，意在疏通下焦，利水消肿；若水肿久不退舍，则可累及心肾而成心肾阳衰，水湿内留之证，杜教授常选用真武汤佐连翘 9~15g 化裁治之，意在清心利肾，利水退肿，同时还可以减除附子大热之性，使其去性存用，更好地发挥有效治疗作用。

总之，杜教授认为治本病运用连翘有清热而无过伤阳气之弊，利湿消肿而无损阴之害，因其味辛可通壅滞，微寒可除郁热，故可用于本病之实证患者。又因本品质轻而苦寒不甚，故稍作加减又可用于虚证水肿患者，且药理确已证实连翘有明显的抗菌消炎作用，故对慢性肾炎性水肿酌情用之，确实合拍。

活血利水，重用坤草

中医认为"久病多瘀"，慢性肾炎中期，尤其晚期，瘀血内阻，血水互结几乎十有八九，因为水湿停留，经脉不畅，影响血行而致瘀血内阻，血水互结，病情更加缠绵。在这种情况下，杜教授常在辨证用方中加入生益母草一味，并且用量均在 30g 左右，以求重剂取效。杜教授认为，益母草辛凉微苦，归肝、肾经，以活血祛瘀、调经利水为突出功能，它不但是妇科诸病的常用药物，而且在本病的治疗上亦有显著作用。在本病的任何证型中，只要有瘀水并存的情况，均可取益母草 30g 加入相应的方药中进行治疗。如为肾阴不足，日久不愈者，杜教授常于二至丸（女贞子、旱莲草）中加入桑寄生 15g，益母草 30g，山萸肉 15g，生地 12g；如属湿热下注，阴虚日久者，则可于猪苓汤中加入益母草 30g，山萸肉 10g，连翘 12g 等；如属肾阴阳俱虚，水难消退者，则在济生肾气丸中加入益母草 30g，白茅根 30g 等。如此灵活配伍，切证应用，则可收到较为满意的疗效，值得读者仿用。

尿少而赤，首选茅根

慢性肾炎水肿，小便不利和尿量减少常是主要原因，因此利尿是消除水肿的重要治疗途径之一。杜教授在此方面体会尤深，他每遇小便短少、尿中带血，或镜检发现则加入白茅根 30~45g，玉米须 30g，连续服用，多可收到清热凉血，利水消肿之良好效果。由于白茅根甘淡微寒，清热而不碍胃，止血而不留瘀，利尿消肿而不伤阴，故对慢性肾炎水肿伴血尿者用之最为对症。根据杜教授经验，本品用量不可太小。

杜雨茂

肾炎水肿，治从六经

杜雨茂（1934~   ），陕西中医药大学教授

"六经铃万病""仲景六经为百病立法，非为伤寒一病主法。"杜氏在长期的临床实践中，对急慢性肾炎进行了深入研究，认识到这类肾脏病在早期多与外感有关，并常常因外感而发病或使病情加重。因此，肾炎与外感有着内在的联系，与六经病证十分相似，初步形成了肾炎病六经辨证纲领，现简介如下。

太 阳 病 期

1. 太阳经证

急性肾炎多在链球菌感染 1~4 个月后起病，感染后患者多表现为发热恶寒、头痛、咽痛、腰痛、脉浮数等。或素有肾炎，复感外邪，内外相应，旧病又发。此为外邪侵犯太阳，经气不利所致。治当发汗解表，开鬼门以利内湿。一般以经方麻黄连翘赤小豆汤为通治之方。若表证较重者，当详辨属风寒或风热，风寒者酌用麻黄加术汤或麻杏薏甘汤；风热者，可选用越婢加术汤或麻杏石甘汤或银翘散化裁。

（1）风寒外袭型：症见眼睑浮肿，晨起为著，或双下肢水肿，甚则全身水肿，发热，恶寒较重，小便不利，心烦，干呕，脉沉细，苔

薄白等。治宜散寒解表，宣肺利水。以麻黄连翘赤小豆汤加减。

麻黄 6g　连翘 12g　赤小豆 30g　杏仁 12g　猪苓 15g　茯苓 12g　桂枝 6g　桑白皮 12g　丹参 15g

方以麻黄、桂枝辛温解表，开鬼门，散风寒；杏仁宣降肺气，畅通水之上源，一宣一降，肺气通调，水道自畅，水湿可散；以猪苓、茯苓淡渗利湿，合桂枝温阳化气，利膀胱，决水道，使水湿自下而出。一散一渗，药虽相反，但各行其道，暗合开鬼门、洁净府之意。不惟表邪得散，水湿亦自有出路。一作汗消于无形，一化尿排之于外。连翘、赤小豆二味，以其寒性，既可防辛散之温，免其生热，又能利其水湿，一举多得。桑白皮开宣肺气，畅通水道，且防辛散伤阴。诸药合用，共奏解表散邪、除湿利水之功。

（2）风热型：症见水肿明显，小便不利，发热恶寒，咳嗽、口干，咽喉肿痛，舌质红苔薄黄，脉细数等。此为风热之邪外侵、肺失宣降、水湿内停外溢所致。治当清热解表，利湿解毒。以经方越婢汤加减。

麻黄 6g　石膏 30g　生姜皮 10g　茯苓 15g　白术 12g　银花 24g　连翘 15g　生益母草 30g　炙甘草 3g　桔梗 10g

方以麻黄宣肺解表，配以石膏清肺胃之郁热，变辛温为辛凉，此为仲景应用之一大特点。生姜用皮，一则可发汗解表，更能化气行水，配合麻黄，亦宣亦散，使肺宣发。茯苓、白术渗利水湿，药性向下、向内，与生姜、麻黄相伍自有相辅相承之意。配合银花、连翘、桔梗辛凉散邪，解毒祛火，与麻、姜之辛温，一寒一温，使清热而无伤阳之弊。生益母草一味，清热利水，活血化瘀，使三焦郁积荡涤无余，病可自去。

以上二型，若伴见汗出、恶风等表虚征象者，可随证合用防己黄芪汤，以补卫固表，利水除湿。若汗出较多，恶风较甚者，可合玉屏风散用之。

急性尿路感染，特别是急性肾盂肾炎，在早期除有尿频、尿急、尿痛等尿路刺激征外，常伴见有发热、恶寒、头痛，或咽喉疼痛等外邪初犯太阳经之表现。除用上述方法外，还应辅以清热解毒及清利湿热之品。

2. 太阳腑证

急性肾炎在链球菌感染后若治不得法，或失治、误治，经过 1~2 周，上述太阳经证不解，或部分消失，可继之出现颜面、眼睑及四肢浮肿，此为太阳表邪循经入腑，影响膀胱气化，水气内停。因此，肾脏病初期浮肿出现与否，可作为病邪在腑的重要标志之一。此时治宜宣化膀胱，利水消肿，兼以疏泄外邪。方用五苓散。若水湿较甚，浮肿明显者，可用五苓散合五皮饮；表邪仍甚者，越婢加术汤合五苓散化裁。

（3）水湿内停型：此型相当于太阳蓄水证。症见眼睑、颜面浮肿，晨起为著，双下肢浮肿，按之凹陷，甚则全身高度水肿，小便不利，而发热恶寒不明显者，乃水饮内停、膀胱气化不利所致。治宜化气行水，通利膀胱。方以五苓散加味。

茯苓 12g　猪苓 12g　白术 12g　泽泻 15g　桂枝 6g　大腹皮 12g　白茅根 30g　连翘 12g

方以猪苓、茯苓、白术健脾燥湿，利水消肿；泽泻、腹皮通利小便，药效趋下使水湿自下窍而排；桂枝一则促膀胱气化，开关利窍，二则辛散温通，开鬼门以散表邪；合以连翘，作用向外向上，可于散邪之中，发越水气；佐以白茅根清热利尿，既可防桂枝辛温助火，又能与连翘清泄郁热，相反配伍，药效归一。若有明显阴虚者，可加生地、女贞子、怀牛膝等；肾阳虚者加用附子；重度浮肿者，用五皮饮化裁。

若病邪深入，或病久不愈，邪入下焦，与血相结，膀胱气化不行。

症见少腹结胀硬满，小便不畅，面肢浮肿，泛恶欲吐，烦躁不宁，脉沉结，舌质暗紫。治当活血化瘀，方用桃核承气汤为主以治之。

阳明病期

1. 阳明经证

急性肾炎或急性肾盂肾炎表邪不解，治疗失当，内传阳明。亦有素体热盛之人，在罹患肾炎或肾盂肾炎之初，不经太阳而直犯阳明。临床常见有发热、口渴、尿黄赤不利、面肢浮肿，脉数，舌红少苔等。治当育阴清热利水，方用白虎汤合猪苓汤为主化裁。

2. 阳明腑证

急性肾炎或急性泌尿系感染，外邪不解，传入阳明之腑。或胃有宿食，肠中积滞化热化燥，形成阳明腑实，或慢性肾炎日久，阴津损伤，误用大量辛温渗利之品，伤津助热，化燥化热，与胃肠糟粕互结，成为阳明腑实。症见腹胀满，大便秘结，午后潮热，唇干，舌红、苔黄燥，可随证选用三承气汤以治之。临床观察，慢性肾炎尤其是尿毒症期，随着以大黄为主的方剂的应用，大便通畅，其肾功能可随之而改善。因此，对于体质不衰者，只要见到大便硬结，不必具备潮热、谵语等典型症状，皆可投予，阳明燥热结滞一除，肠道通畅，使体内邪毒有外排之机。

少阳病期

急性肾炎患者，若素体正气亏虚，一发病即可直犯少阳。或慢性肾炎、肾病综合征、慢性肾衰，特别是慢性肾盂肾炎，又常易因感受外邪而引发或遇劳即发。本病病程日久，正气亏虚，甚至正气虚衰，一感外邪，最易涉及少阳，以致正邪分争，枢机不利，胆气内郁。临床表现除该病的自身特点外，以心烦喜呕，胸胁苦满，嘿嘿不欲饮食，小便不利，汗出不畅，易反复感冒为特征。故治以和解少阳，扶正达邪，用小柴胡汤或柴苓汤化裁。

太 阴 病 期

急性肾炎失治误治，日久不愈，易发展为慢性肾炎。此时病情可能由三阳转入三阴，标志着邪气的深入发展。肺属太阴之脏，为水之上源，主通调水道；脾亦属太阴，居中焦，主运化水湿，病至太阴，肺脾气虚，水湿不运，常有水肿反复发作；中气下陷，统摄无权，则精微下漏而见大量蛋白尿。同时，尚伴有体倦乏力，纳差，食后腹胀，舌淡胖有齿痕，脉弱无力等症。治当补脾益肺，桂枝人参汤化裁。

党参 15g　白术 12g　黄芪 20g　茯苓 15g　桂枝 6g　炙甘草 3g　陈皮 6g

方以党参、白术健脾益气，合茯苓利湿散邪。黄芪一味，既能补脾，又能补肺。肺之气机一转，水湿自散，肺气宣发，水津四布。桂枝通阳化气，合茯苓通利膀胱，使湿自小便去。更合陈皮，一辛一苦，升清降浊。桂枝之辛，能开能宣，开则脾气得以升散而行运化之能。陈皮之苦能降能泄，降泄则胃气得以通畅而无胀闷之苦。脾升胃降，中焦气机枢纽灵活，四方气机调畅，则水湿之患自除。亦可选用理中汤、参苓白术散等。

少 阴 病 期

1. 少阴寒化证

各种肾脏病日久不愈，进一步耗伤正气，皆可传入少阴。病至此期，肾阳亏虚，温化无权，水液泛溢则颜面及肢体水肿；肾虚不能藏精致精微下泄，尿蛋白日久不消，机体失于温养，则畏寒怕冷；腰为肾之府，肾阳不足则腰膝酸软而痛。同时还可见到小便不利或小便清长，夜尿量多。治当温阳利水，若水肿较轻微有肾阴虚表现者，可用金匮肾气丸化裁。

生地 16g　山萸肉 9g　山药 15g　泽泻 10g　桂枝 6g　附子先煎，9g　猪苓 15g　白术 12g　生姜 3 片　白芍 12g　川断 15g　桑寄生 18g　党参 15g　山萸肉 9g

前方以肾气丸温阳化气，阴阳双补，自有"善补阳者，必阴中求阳"之意。从治本入手，配猪苓以淡渗利湿，消水于下，丹参活血祛瘀，以防水湿郁久，血脉凝滞。后方则标本齐治，以附子温肾壮阳，肾阳一振，气化自复，前后二关，开合有度。配党参、白术、茯苓健脾培中，利水渗湿；川断、寄生，壮肾气，化瘀血，助附子以行气化；山萸肉补肝肾、收精微，以防蛋白流失；白芍补肝潜阳，合萸肉之酸，敛阴收精，既可防诸药辛温伤阴，又能收纳浮阳。全方辛热壮阳而无伤阴之弊，走窜不居而无耗散正气之忧。

慢性肾炎及肾病综合征若肾阳不足，复感外邪，水肿加重者，证属太少两感，宜麻黄附子细辛汤合五苓散化裁。

2. 少阴热化证

肾脏病日久，除损伤肾阳外，亦有不少患者以肾阴不足为主要表现。究其原因，或素体阴亏，或过服辛燥渗利之品，特别是应用肾上腺皮质激素及免疫抑制剂日久，皆可损伤真阴，从而水气内停，真阴不足，成为少阴热化证。此类患者多水肿不甚，腰膝酸软，五心烦热，口干喜饮，耳鸣耳聋，舌红少苔，尿检验有蛋白及红细胞等。当育阴利水，治宜猪苓汤合二至丸（肾炎Ⅱ号）化裁。

猪苓 15g　泽泻 10g　云苓 15g　滑石 12g　生地 12g　旱莲草 10g

女贞子 15g　怀牛膝 12g　山萸肉 9g

水煎服，每日 1 剂。

猪苓汤原方用阿胶，杜氏常将阿胶以生地易之，因生地既能养阴，又能清热，尤其可凉血止血，更切合慢性肾炎之病机。方以茯苓、猪苓、泽泻渗利水湿；以滑石清热利湿，清解下焦湿热；二至丸滋补肝肾，加入怀牛膝、山萸肉等以增强滋补之力，滋肾阴以治其本。全方淡渗与滋润相合，药虽相反，但其效归一，补中有散，滋中有渗，补而不滞，滋阴而不助湿，利尿而不伤阴，对慢性肾炎阴虚水停，水热互结之证，颇为合拍。值得一提的是，由于现阶段激素及免疫抑制剂的应用，使本型患者更为常见，肾炎Ⅱ号，用之多效。

厥 阴 病 期

肾脏疾病后期，除肾功能不全外，还常累及心脏、血管、胃肠、神经、血液、骨骼以皮肤等。其病情往往虚实互见，寒热错杂，病机复杂多变，其病邪已深入厥阴，预后不良。慢性肾炎后期，多肝肾亏虚，肝阳偏亢，肝风内动，则血压持续偏高，日久不降，甚或伴见四肢抽搐。当在详辨阴阳虚实的基础上灵活施治，可适当加用柔润及镇肝息风之品。对于尿毒症患者，因真阳衰败，浊毒内留，影响脾胃，致呕吐不止。此时，当以大黄附子汤加味保留灌肠，亦可内服真武汤，以温阳泄浊。至于阴虚失摄，热毒交迫，水瘀互结，瘀阻脉络所出现的大便色黑，或吐血、咯血等，则当以桃仁承气汤合大黄附子汤化裁等。总之，邪陷厥阴，病机复杂多变，非一方一法可贯穿始终。临证当依据具体情况，灵活辨证，恰当用药，庶可逆转病机，促其向愈。

运用六经理论指导肾脏病的临床治疗，仅是一个初步尝试。应当看到，六经分期虽有一定的阶段性，但肾脏病在临床上往往形成合病并病等，应据证立法选方遣药，以应病机。

张某 女，42 岁，工人。1969 年 9 月 14 日初诊。患肾病综合征 6 年，加重半年。1963 年患者不明原因出现浮肿、高血压等，即行就医，初诊为肾病综合征。6 年来，病情时轻时重，近半年来，病情加重，全身浮肿，面肢尤甚，按之深陷不起，胸满微喘，恶风无汗，小便不利。曾用多种西药利尿剂及中药利水消肿、温阳利水之品，效果不显，证情不变，特来求诊。查其症如前述，脉沉细，舌质淡红而胖嫩，苔薄白，手及足胫不温。分析此病，乃是太阳少阴合病之证。肾阳亏于内，风寒束于外，水气泛滥，弥漫表里，脾、肺、三焦之机为之壅遏，其阳气不得宣通，宗气不能运行，水不行散，故仅用利水、逐水、温阳等法实难奏效。治当扶阳气，温宣并施，宜宗《金匮》桂枝芍药加麻黄附子细辛汤化裁。

桂枝 9g　生姜 12g　大枣 5g　麻黄 6g　炙甘草 3g　附片 9g　细辛 3g　桑皮 12g　猪苓 15g　冬瓜皮 30g　车前子 9g　茯苓 12g

服上方首剂尿量增加，2 剂得微汗，尿更利，3 剂尽，水肿已消去大半，脉细，但较前明显有力，舌淡红，苔薄白。原方又进 6 剂，水肿消退，仅足踝轻微肿胀，余症消除，精神转佳。改用金匮肾气丸调理善后。随访两年，可操持家务，未再出现过明显水肿。

肾病之发生发展，若单纯表现为六经典型证候者，医者易辨，治法不难。难就难在证候兼挟，出现合病、并病。

辨证要点有二：一是全身浮肿，小便不利，手足厥寒，脉沉细；一是恶风无汗，苔薄而白。前者为少阴阳虚，气化不行，水邪泛滥之征，医者易辨；而后者则是风寒束表，营卫郁闭，易被忽略。因肾病综合征以"三高"为突出表现，故除非患者病程中不慎感冒，出现明显的发热、恶寒、咳嗽、鼻塞等症状，往往不易考虑到表邪存在。常常被误认为阳虚不温所致。此亦即前医投利水消肿、温阳利水诸药不效的原因。杜氏接诊后，不依日期定传经，参考以往，直取当前，从分析患者刻下表现入手，而辨为太阳少阴合病，药进9剂，水肿消退，表邪散解，惟肾阳未能全复。病机转变，治当紧随，故以金匮肾气丸阴阳双调，补益肾气，终收全功。

蛋白尿调脾肾祛湿瘀

在慢性肾炎治疗过程中，尿蛋白往往很顽固，在短期内不易消失，且容易反复出现，即使一般症状消失后，尿蛋白也可能仍然存在。所以，能否有效地控制蛋白尿，对慢性肾炎的治疗来说，就显得十分重要。通过数十年的临床观察，将其治疗总结为以下四法。

一、肾元亏虚，调补阴阳

慢性肾炎的病变部位主要在肾脏，其病变根本皆属于虚。由于肾虚，功能活动衰减，以致水液代谢紊乱，失其封藏之职，元气亏虚，从而出现蛋白尿、血尿、遗精、滑精、浮肿、小便不利等病理变化。临床观察慢性肾炎肾虚以阴虚型为多。肾虚是慢性肾炎发生发展变化的基础，能否恰当地补肾，是治疗慢性肾炎及蛋白尿的关键。肾阳虚，症见手足心热、腰酸腰痛、头晕耳鸣、口咽干燥、脉细数等，用二至丸（旱莲草、女贞子）加生地、山萸肉、桑寄生；肾阳虚，症见畏寒肢冷、腰部冷痛、小便清长、舌淡胖有齿痕、脉沉细等，宜在补肾阴的基础上选加附片、桂枝、杜仲、菟丝子、淫羊藿，所谓阳得阴助，生化无穷。

二、截流止涩，固摄精微

在慢性肾炎的过程中，由于肾虚失于固摄，从而出现蛋白尿、血尿及遗精、滑精等精微物质直接流失的现象，精微物质的大量流失又造成正气亏虚日渐严重。所以，能否有效地固涩精微，控制蛋白尿，是调治慢性肾炎患者正气日渐虚衰的主要环节。若兼见小便清长频数，尿后余沥未尽，女子带下清稀，在补肾的基础上选加金樱子、莲须、芡实、潼蒺藜、鹿衔草等收涩精微的药物，以增加肾之固摄能力。

三、肾之蛰藏，必藉土封

早年治疗蛋白尿，多从肾入手，但对部分病例有时屡治无效。明明是病变主要在肾，虽日久兼见脾虚，重在补肾为何无效？百思不得其解。后读清·沈金鳌《杂病源流犀烛》，顿悟其理。其云："试观江湖河海，未有不载于土上，行于土中者。故其水得土之冲气，而足为蛟龙之所潜藏……亦可知肾之蛰藏，必藉土封之力。"自此，对肾虚为主而兼见纳差、食后腹胀、大便稀溏、面色萎黄者，便常于补肾之中加入补脾之品（如四君子汤加黄芪等），疗效大进。确系经验之谈。

四、逐湿热瘀血，祛邪安正

慢性肾炎以虚为主，病变主要累及脾肾。由于脏腑功能低下，水液代谢失调，气血运行受阻，故常夹有水湿、湿热、瘀血等邪气。邪气一旦产生，又进一步影响及肾脾，如此互为因果，恶性循环，使慢性肾炎在肾脾虚弱的基础上进一步复杂，蛋白尿、血尿、浮肿、小便不利等进一步加重。邪气内扰，是慢性肾炎迁延难愈、病情发展变化的主要因素之一，所以必须及时地祛除病邪才能提高慢性肾炎疗效，消减蛋白尿。在治疗上，夹有瘀血，症见面色晦暗，舌质紫暗、瘀斑等可选加益母草、丹参、红花、丹皮；夹有水湿，症见小便短涩、水肿等，可选加薏苡仁、茯苓；夹有湿热，症见小便短赤、口干不欲饮、心烦、舌苔白干或黄腻等，可选加金钱草、猪苓、石韦等以祛邪安正。

由于临床上慢性肾炎病情复杂，上述四法所提出的适应证候，可以单独出现，亦可相兼出现，还可互相转化，故施治时，此四法可分可合，在证候、病机转变时，治法亦应随之改变。病者经过治疗，尿蛋白消失，其他检验项目已恢复正常或基本恢复正常之后，应重视善后巩固，继续按法服药2~3个月，以防重发。饮食调理，一般宜清淡，辅以豆类制品，或黄芪、薏米煮粥，并可佐餐鲤鱼、鲫鱼、猪瘦肉等。

袁某　男，20岁，工人，就诊日期：1977年6月28日。

患者去年4月患肾病综合征，住院经西医治疗244天后好转。今年6月初，病又加重。经当地医院用环磷酰胺及泼尼松等治疗，效不显，故由宝鸡市来咸阳求治。查其面部及下肢浮肿，按之有轻度凹陷，自感头晕乏力，腰酸痛，尿黄少，脉细弦，舌红苔黄厚。面部有少数痤疮，面色发红。尿常规化验：蛋白（++++），颗粒管型5~8个/HP，白细胞（+），红细胞少许，上皮细胞少许。辨证：久病水肿，病情起伏，肾阳亏虚，水湿留滞，夹有瘀热。治拟滋肾利水，清热化瘀。方拟：

生地12g　枸杞12g　丹皮9g　泽泻12g　茯苓12g　车前子12g　怀牛膝9g　桑寄生12g　连翘18g　鱼腥草30g　白茅根30g　丹参18g　当归12g　生益母草30g

服上方期间，在1周内全部撤去西药，守方服中药，至8月11日，共服药32剂，肿全消，腰不痛，惟口干，劳后稍有腰酸，余无明显不适，脉沉缓，舌淡红，苔白微腻。尿常规检查：蛋白（－），上皮细胞及白细胞少许。宗前法，加重益肾，减少清利。

生熟地各9g　山药12g　女贞子12g　枸杞12g　泽泻12g　茯苓12g　丹皮9g　猪苓12g　丹参18g　当归9g　鱼腥草30g　白茅根30g　生益母草30g

上方有时稍事出入加减，至9月28日，共服54剂，诸症平复，予以丸剂善后巩固。

生地 90g　熟地 60g　山萸肉 60g　山药 45g　丹皮 45g　茯苓 45g　泽泻 45g　旱莲草 45g　巴戟 45g　车前子 45g　党参 45g　芜蔚子 45g　黄芪 60g　石韦 60g

共为细末，炼蜜为丸，每日2次，每次9g。连服丸药2料，病痊愈。1978年至1982年，每年均来我院复查1次，一切均正常。

李某　女，25岁，农民，山西运城人。就诊日期：1975年6月12日。

1974年10月患肾炎，水肿明显，先后在山西及西安某医院住院治疗半年多，用过环磷酰胺、泼尼松及中药等，水肿明显减退，但其他症状改善不着，且尿蛋白一直为++~+++，颗粒管形时有时无，白细胞（+），白细胞（++），上皮细胞（+~++），血压偏高，特出院来咸阳求治。查患者面肢微浮肿，头昏，乏力，恶心纳呆，腰酸，小便色黄不畅利，大便正常，脉细弱，舌淡红苔白，面色萎黄，体瘦。久病水肿，大邪虽衰而未尽，肾脾两虚。治拟补气健脾益肾，清肃余邪。

党参 12g　黄芪 21g　白术 9g　茯苓 15g　苡仁 24g　炙草 4.5g　陈皮 9g　白蔻 6g　怀牛膝 12g　泽泻 15g　桑寄生 12g　生益母草 30g　白茅根 30g　石韦 12g

二诊（6月28日）：服上药15剂后已不浮肿，食欲增进，余症亦大减。化验：尿蛋白（－），上皮细胞（+），血压已趋正常，脉细缓，舌淡，苔薄白。上方增黄芪9g，另加芡实15g、当归12g，泽泻改为9g，去车前子、白茅根。

连服15剂，自感精神好转，食欲接近正常，偶有头昏及腰酸，化验小便正常，乃携二诊方回原郡续服以巩固疗效。

杜雨茂

肾衰析四证，著效仗经方

杜雨茂（1934~　），陕西中医药大学教授

各种肾脏疾病进一步发展，正气日衰，各种邪毒瘀积于内，导致多脏腑、多功能的病变，从而形成正衰邪实、寒热错杂的厥阴证。此时元气大衰，邪毒内留，为正气极虚的危重证。治疗之时，一是要详辨证情，恰当立法；二要时刻注意正气，保护胃气。据临床表现及辨证，主要有以下几种类型。

真 阳 衰 败

此型临床较为常见，除尿素氮、血肌酐升高外，每有四肢发凉、畏寒、恶心、呕吐、面色㿠白、舌淡苔白、脉沉细无力。治拟温阳降浊，用真武汤化裁（肾衰Ⅰ号）。

附片 9g　西洋参 3g　怀牛膝 12g　猪苓 15g　泽泻 20g　白术 12g
茯苓 15g　白芍 10g　生姜 3 片　黄连 3g　苏叶 9g

方中以附子温肾扶阳利水，怀牛膝善补肝肾，滋真阴，与附子相合，一阴一阳强肾气，固肾关，且能引药下行，直达肾所。西洋参大补元气，扶正以抗病邪，与附片相配，温补肾中元阳，且无伤阴之弊。合白术补脾益气，燥湿扶正，以助中焦健运，壮土制水。配白

芍，酸甘化阴，敛阴和阳，以防肝风内动。猪苓、茯苓、泽泻淡渗利湿，开肾关，泻浊毒，与上药配伍，一补一泄，真气得壮，饮食可纳，正气恢复有望。生姜之辛温行散，既能助附子温阳，又能助渗利以温散水气。全方共具温阳利水、补气益阴、和中降浊之效。

三焦气机壅滞

此型之特征，除有肾衰竭的一般见症外，尚有恶心呕吐，胸闷，口苦，饮食不入，而寒热之象不明显，舌淡苔白而腻，脉弦细而沉。此为三焦气机壅塞不利、浊毒内壅已甚所致。治当疏达三焦气机，扶正利湿泻浊，兼解毒化瘀，以小柴胡五苓散化裁（肾衰Ⅲ号）。

柴胡 12g　黄芩 9g　姜半夏 10g　生姜 3 片　泽泻 15g　茯苓 12g　白术 12g　桂枝 20g　党参 15g　桑寄生 15g　虎杖 12g

一升一降，和解少阳枢机，疏达表里内外。半夏、生姜和胃降逆止呕，且又味辛能散，与柴苓同用，以疏达三焦郁滞，宣通上下内外，用为主药。泽泻、茯苓、白术、桂枝淡渗利湿，温阳化气，使水湿浊阴得去，阳气得以宣展流通，则三焦气机得畅，用为辅药。党参、桑寄生补益脾肾，扶正固本。虎杖清热解毒，既有活血祛瘀之长，又兼通便泄浊之妙。益母草具活血祛瘀之长，兼有通便泄浊之妙。益母草活血祛瘀，又能利水消肿，与虎杖相配则活血通络之中，一利前阴，一开后窍，皆用为佐药。又方中茯苓、白术与党参相伍，则益气健脾之力更盛，半夏、生姜、黄芩与虎杖相合则降浊解毒之力倍增；益母草、虎杖与桂枝相配则活血通络之力尤强。且柴胡、桂枝、生姜同用，则疏展气机的同时，宣散邪气于外，由是三焦无壅塞之气。泽泻、半夏、黄芩、益母草、虎杖共用祛瘀解毒、利湿降浊，湿利浊泄，毒解瘀消，由是三焦无有形之邪。再加党参、茯苓、白术补气健脾于中，桑寄生补益肾气而利湿于下，则三焦达而气机展，湿浊泄而瘀毒除。从而正气得复，疾病向愈。综观全方，既有疏通两用，升降并调之妙，又有寒热并举、攻补兼施之长。诸药合用则共奏疏达三焦气机、补益脾肾、利湿降浊、解毒化瘀之功。

阳 虚 浊 壅

此型除脾肾阳虚的见症外，尚有尿素氮升高较著、恶心呕吐明显、皮肤瘙痒等特征。此为正气衰弱，邪毒壅盛所致。治当通腑泻浊，急开后窍，以大黄附子汤化裁（肾衰Ⅲ号）灌肠。

大黄 12g　附片先煎，9g　桂枝 6g　赤芍 15g　丹参 18g　生龙骨 20g　煅牡蛎 20g　炒枳壳 12g

浓煎保留灌肠。方中大黄通腑泻热，对尿素氮升高者疗效确切，且能清热解毒，活血利水。附子、桂枝温阳益肾，扶助正气，二者一寒一热，温阳泻浊，一补一攻，扶正达邪，俱为刚猛之品，走窜不宁，夺关斩将，救病于顷刻。寒温并用，攻兼施，泻浊不损阳，壮阳不生火，正合本证之复杂病机。丹参活血祛瘀，且有养血之功，赤芍活血之中又有凉血之力，合于桂枝，则祛瘀通络之力更强，络通机畅，正气可复。生龙骨、煅牡蛎镇静安神，平肝潜阳，使上逆之气通降，自无风动之忧。炒枳壳能使气机调达，三焦通达，配合大黄，使泻浊之力增强。全方共奏通腑泻浊、温阳益肾、活血化瘀、平肝潜阳之功。且以灌肠给药，取效较速，故适用于浊毒壅盛之疾。

下 焦 瘀 滞

此型除肾衰的一般见症外，尚有呕吐，大便硬或色黑，小便量少，面色萎黄而暗，烦躁不安或谵语，腰痛，少腹结痛，舌质暗红或紫红，脉沉细或沉涩无力。治宜活血化瘀，温降益气，清热解毒。方以桃仁承气汤化裁（肾衰Ⅳ号）。

桃仁 12g　大黄 6g　桂枝 6g　炙甘草 5g　黄芪 20g　附子先煎, 12g　泽泻 15g　生益母草 20g　女贞子 12g

方中大黄活血化瘀，推陈出新，通腑降浊，伍以桃仁活血祛下焦之瘀。配桂枝引药直达下焦，荡除瘀结，且开肾关。配附子，则攻补兼施，寒温并用，暗合仲景温通攻下之妙。附子合黄芪补益中土，温肾壮阳，再合桂枝，尤能启动下焦气化。女贞子味甘而凉，与附子一补阴一扶阳，阴阳相合，生化无穷。用益母草、泽泻二味，通利水湿，活血化瘀。临床体会，泽泻对改善肾功能有良效，在本方中具有利水、清热、固肾一石三鸟之功。益母草辛开苦降，专入血分，行瘀血、散恶血、生新血，行血而不留瘀，其集活血、利水、解毒于一身，正合瘀、湿、热毒胶结下焦之病机。与桂枝相合，借桂枝通阳化气、开通水道之功而畅利小便，排除湿邪；合大黄，以清热解毒；配附子以温肾利关；合黄芪、桂枝畅利血脉，降低血压；伍桃仁、大黄活血化瘀，降低血脂，且与大黄相伍，一开前阴，一通后窍，治关格于通利之中，使湿浊有外排之道。附子与大黄相伍，温阳攻下，通滞散结，各行其道，相得益彰。寓攻于补之中，攻邪无伤正之弊，施补于攻之内，补正无助邪之虞。对慢性肾衰竭虚实并见，寒热混杂之体，尤为适宜。黄芪为补气要药，主入脾经，对脾虚诸疾，尤有殊功。对慢性肾衰之脾虚水肿，小便不利，兼有补气及利尿双效，用之尤良。黄芪善入脾肺，补气生血，合桃仁、大黄祛瘀荡积，则瘀血去，新血生，大有气血双补之妙。且黄芪善固气涩关，收精微于纳气之中，对精微外漏之蛋白尿取效较捷。与桂枝相配，通行表里，固护卫阳，防御外邪入侵。全方攻补兼施，寒温并用，药虽异途，但取效则一，对慢性肾衰竭之血瘀下焦者，确有奇功。

李文瑞

攻邪以扶正，大黄治肾衰

李文瑞（1927~　　），北京医院主任医师

慢性肾功能不全是内科难治之症，西药仅是对症治疗，以缓解症状。中医药治疗本病的显效报道亦不多见。李氏用大黄粉治疗慢性肾功能不全疗效较为满意，可显著降低血尿素氮，对减低血肌酐亦有明显的作用。

自 1988 年 6 月至 1993 年 6 月，用大黄粉治疗慢性肾功能不全 82 例。其中，男 48 例，女 34 例；年龄最小 42 岁，最大 89 岁，平均 58.4 岁；病程最短半年，最长为 17 年，平均 5.2 年；原发病为肾病综合征者 24 例，肾小球肾炎者 20 例，糖尿病者 18 例，肾盂肾炎者 14 例，肾结石者 4 例，肾囊肿者 2 例；血尿素氮 $\geq$ 22.5mmol/L 者 45 例，$\leq$ 22.5mmol/L 者 37 例；血肌酐 $\geq$ 265.25μmol/L 者 143 例，$\leq$ 265.2μmol/L 者 39 例。

将大黄研细末为粉（每克药粉约装 3 粒），装入 2 号空心胶囊，予以口服。根据患者病情轻重及体质强弱之不同，大黄粉的用量亦不同。一般用量为每日 1~3g，最多可用至 4~5g，分 2~3 次服。临床应用以便稀，日 3~5 次，不泻，且无腹痛为原则。凡接受治疗者均宜长期连续服用。

本组 83 例患者服药时间最短 3 个月，最长 5 年，平均 3.5 年。经

治疗后，显效：临床症状完全消失，血尿素氮下降至正常范围者22例，占26.83%；良效：临床症状明显改善，血尿素氮下降35%以上者28例，占34.15%；有效：临床症状有所改善，血尿素氮、肌酐下降在15%以下或上升者14例，占17.07%。总有效率为82.93%。本组82例，除11例死亡外，平均血尿素氮下降13.84mmol/L，血肌酐下降137.68μmol/L。按原发病分析，以肾小球肾炎及糖尿病所致肾病疗效为著。此外，服用大黄粉后，患者大多血压有所下降，贫血随肾功能的改善而逐渐回升。

患者在接受大黄粉治疗后，一般至1~2个月后，自觉身体轻爽，体力渐增。同时复查血尿素氮、肌酐则明显下降，病情亦渐好转，部分患者经长期连续服用而降至正常水平。

中医认为，慢性肾功能不全虚实夹杂，为正虚邪实之证。其变化发展过程常因实致虚，继而又由虚致实，可涉及全身五脏六腑。其中脾肾阴阳衰败、湿浊水毒潴留是本病的关键，而瘀血内阻在慢性肾功能不全患者中也是常见的。湿热水毒瘀久可生热化毒，瘀阻血脉或病久入络，则可致瘀血。所以中医认为湿浊、热毒、瘀血既是肾功能减退的病理产物，又是使肾功能进一步恶化的主要因素。因此，李氏认为泄浊和胃、清热解毒、活血化瘀等是治疗慢性肾功能不全的重要手段之一。慢性肾功能不全患者虽系正虚邪实、虚实夹杂之证，但邪不去则正不复。临床多主张攻邪扶正，而达到治疗本病之目的。生大黄，苦寒，归脾、胃、大肠、肝、心包经，具有泻浊清热、凉血解毒、行瘀破结之功效。现代药理研究证实：大黄可使肠道再吸收增加，致合成尿毒的原料减少；使血中的必需氨基酸浓度增高，致尿素氮合成体蛋白；可抑制体蛋白分解，致血中尿素氮及肌酐下降；促使肝、肾组织合成尿素减少；可促进尿中尿素氮及肌酐的排泄量增加。因此，李氏选用大黄粉治疗慢性肾功能不全患者，湿浊可泻，热毒可清，瘀血可化，推陈致新，促进正常的机体代谢，邪去正复，而获满意疗效。从治疗的82例患者中观察，大黄粉对于早、中期的慢性肾功能不全疗效满意，但对晚期患者效果则较差。

本组病例，选用大黄粉，攻邪以扶正为治。临床凡见慢性肾功能不全的患者，均能长期连续服用。然而，亦有少部分患者服药后，腹痛腹泻甚，故停用大黄粉，改用大黄复方制剂，亦可获效。所以，此类患者不适宜本方治疗。

骆安邦

温胆汤加味治疗尿毒症

骆安邦（1921～　），福建省晋江市中医院主任医师

"胆主决断，十一脏皆取决于胆"，骆老剖析胆属少阳，为枢，是脏腑功能枢机的开始，枢机不利，则开合之机废。据此，骆老认为尿毒症虽病脾肾阳衰，盛邪壅塞三焦，但与枢机开合不利相关，故提出温肾泄浊、调和胆胃、升清降浊之法，运用温胆汤为主治疗尿毒症。每能使患者起死回生。处方：

制半夏 10g　姜竹茹 12g　陈皮 15g　枳实 10g　茯苓 20g　红枣 5 枚　附子先煎，10g　大黄后下，10g　牡蛎 30g

水煎频服。方中半夏辛温降逆止呕以化浊，竹茹清痰热，枳实行气导滞，茯苓、红枣益气和中，附子温肾阳，化气利水，大黄苦降泄浊，且能降低血中氮质，妙用牡蛎滋阴济阳，又取其味咸制酸以中和尿酸。诸药合之，有清胆和胃、清热化痰、温阳泄浊之功。对少尿或尿闭，恶心，呕吐，浮肿，腹胀，舌淡苔腻或黄腻，脉濡细，中医辨证属虚中夹实、寒热错杂的早期尿毒症患者用之，颇有效验，曾挽救不少患者。本方用之于临床，疗效确切，对较重的尿毒症配合西医抢救也能活人，是一张值得研究推广的验方。

跋

　　余有幸受教于经方家洪哲明先生，耳提面命，启迪良多。并常向陈玉峰、马志诸先生请益，始悟及古今临床家经验乃中医学术之精粹，舍此实难登堂入室。

　　自1979年滥竽编辑之职，一直致力于老中医经验之研究整理。以编纂出版《吉林省名老中医经验选编》为开端，继之编纂出版《当代名医临证精华》丛书，并对整理方法进行总结，撰写出版了《老中医经验整理方法的探讨》一书。1999年编纂出版《古今名医临证金鉴》，寝馈于斯，孜孜以求，已30余年矣……登门请益，开我茅塞；鱼素往复，亦如亲炙，展阅名师佳构：一花一世界，千叶千如来；真知灼见，振聋发聩；灵机妙绪，启人心扉……确不乏枕中之秘，囊底之珍，快何如之！

　　《古今名医临证金鉴》出版后为诸多中医前辈所嘉许垂青，得到了临床界朋友们的肯定和关爱，一些朋友说：真的是与丛书相伴，步入临床的，对于提高临床功力，功莫大焉！其中的不少人已成为医坛翘楚，中流砥柱，得到他们的高度评价，于心甚慰！

　　《古今名医临证金鉴》出版已16年了，一直无暇修订。且古代医家经验之选辑，乃仓促之举，疏欠砥砺，故作重订以臻于完善，方不负同道之厚望。这次修订，由原来22卷重订至36卷，妇、儿、外、五官科等卷，重订均以病名为卷，新增之内容，以古代、近代医家经验为主。囿于篇幅之限，现代医家经验增补尚少。

蒙国内名宿鼎力支持，惠赐大作，直令丛书琳琅满目，美不胜收。重订之际，一些老先生已仙逝，音容宛在，手泽犹存，不尽萦思，心香一瓣，遥祭诸老。

感谢老先生的高足们，探蠡得珠，筚路蓝缕，传承衣钵，弘扬法乳，诸君奠基，于丛书篇成厥功伟矣！

著名中医学家国医大师朱良春先生为丛书作序，奖掖有加，惓惓于中医事业之振兴，意切情殷，余五内俱感！

《古今名医临证金鉴》丛书是1998年应余之挚友吴少祯先生之嘱编纂完成的，八年前少祯社长即要求我尽快修订，出版家之高屋建瓴，选题谋划，构架设计，功不可没。中国医药科技出版社范志霞主任，主持丛书之编辑加工，核正疏漏，指摘瑕疵，并鼓励我把自己对中医学术发展的一些思考，写成长序，于兹谨致谢忱！

我的夫人徐杰编审，抄校核勘，工作繁巨，感谢她帮助我完成重订工作！

尝见一联"徐灵胎目尽五千年，叶天士学经十七师"，与杜甫诗句"别裁伪体亲风雅，转益多师是汝师"异曲同工，指导中医治学切中肯綮。

文章千古事，得失寸心知。相信《重订古今名医临证金鉴》不会辜负朋友们的厚望。

单书健
二〇一六年孟夏于不悔书屋